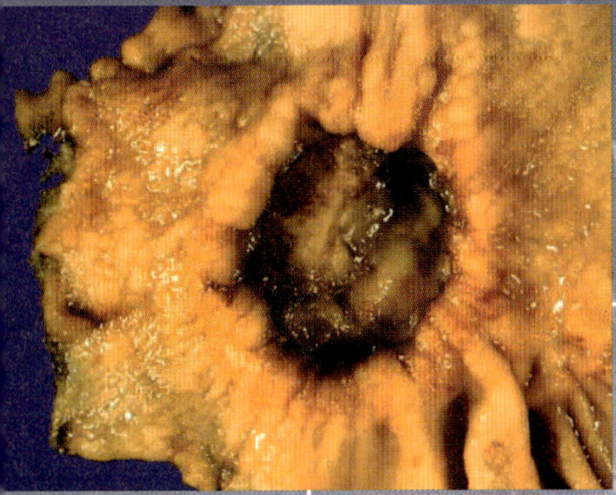

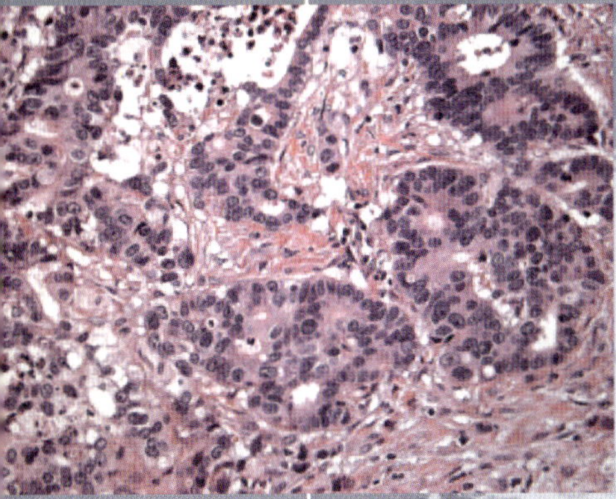

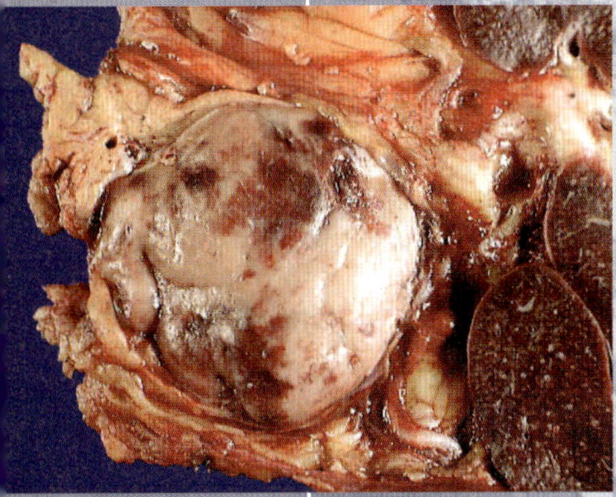

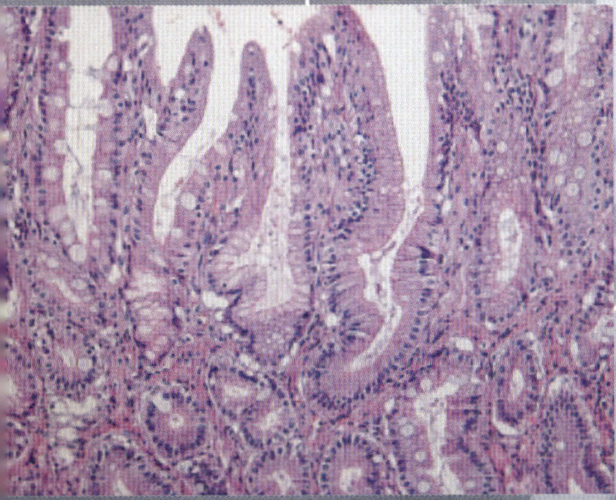

개정3판

기본병리학

대한병리학회 대전 · 충정지회 저

청구문화사

머 리 말

병리학이란 병의 이치를 연구하는 학문입니다. 생체에 가해지는 외부로부터의 병적인 요인들에 대한 반응을 육안, 광학현미경, 전자현미경, 및 분자생물학적 방법 등을 이용하여 형태학적으로 파악하는 것이 병리학입니다. 따라서 질병의 형태학적인 지식을 임상의학에 연결하는 매우 중요한 기초의학의 한 분야이고, 병리학을 통하여 인체에 발생하는 질병의 원인, 기전, 육안 및 미세 현미경 소견 등을 이해함으로써 질병의 진단, 치료 및 예후의 판정과 예방에 응용할 수 있는 자질을 함양하는데 교육의 목표를 두고 있습니다.

현재 우리나라에 보급된 병리학 교과서로는 외국에서 발간한 Robbins Pathologic Basis of Disease(Cotran, Kumar & Robbins)와 Pathology(Rubin & Farber)외에 대한병리학회에서 발행한 병리학 교과서 등 다수의 교과서들이 있습니다. 이들 교과서는 의학을 전공으로 공부하는 의과대학 학생들 이외에, 상대적으로 짧은 시간 내에 병리학을 공부해야 하는 다른 분야의 학생들에게는 교과서로 사용하기에는 어려움이 있다고 생각합니다. 이러한 점을 감안하여 '기본병리학' 교과서는 대부분 한 학기만에 병리학의 전반적인 내용을 공부해야 하는 학생들에게 조금 더 쉽게 병리학을 이해시켜 정확한 질병의 개념을 파악할 수 있도록 구성되어 있습니다. 따라서 저자들은 이 책을 집필함에 있어 병리학의 방대한 분야 중에서도 학생들이 필수적으로 알아야 될 내용들을 기술하고자 최대한 많은 시간과 노력을 기울였습니다.

좋은 책을 출판하고자 최선을 다하였으나 아직 부족한 점이 많이 있을 것으로 생각되며, 미흡한 점들은 앞으로 계속 수정, 보완해 나갈 것을 약속하는 바입니다.

끝으로 강의와 연구 및 진단에 바쁘신 와중에서도 집필에 기꺼이 동참하여 주신 대한병리학회 대전충청지회 여러 선생님들의 노고에 감사드립니다. 또한 이 책이 출판되고 개정3판에 이르기까지 물심양면으로 아낌없는 지원을 해주신 청구문화사 이상태사장님을 비롯한 직원 여러분들께도 감사드립니다.

2011년 8월
집필자를 대신하여
박미자

목 차

제 3 장 염증과 수복

염증 · 51

치유와 수복 · 67

제 4 장 체액과 혈류역동

제 5 장 유전질환

제 6 장 면역질환

면역계의 특징 · 101

면역계의 질환 · 106

제 7 장 신생물

제 10 장 신생아 및 유소아질환

제 11 장 노인질환

제 12 장 심장과 혈관

심장 · 217

혈관 · 231

제 13 장 조혈 및 림프계

적혈구질환 · 241

백혈구질환 · 247

제 14 장 호흡기계

제 15 장 소화기계

구강 및 침샘 · 275

식도 · 282

제 16 장 간, 담도 및 췌장

제 17 장 신장 및 하부요로

신장 · 347

요관 · 376

방광 · 377

요도 · 379

제 18 장 남성생식기계

음경 · 381

제 20 장 유방질환

제 21 장 내분비계 질환

제 22 장 피부 질환

제 23 장 골격, 관절 및 연조직질환

골격계 · 477

1 병리학의 개요
Introduction of Pathology

I 병리학이란?

병리학(pathology)의 어원은 원래 희랍어의 Pathos(질병)와 Logos(학문 또는 과학)를 합한 라틴어 Pathologia로서 생체에서 일어나는 병적상태, 즉 질병의 본태를 추구하는 학문이라 할 수 있다. 이 과정에서 병리학이 중점적으로 다루는 것은 질병의 원인(cause), 질병의 발병기전(pathogenesis), 형태학적 변화(morphologic change) 및 기능적 변화(functional change)이다.

병리학의 분야는 크게 인체병리학과 실험병리학으로 나누며, 전자는 환자로부터 얻어진 재료를 연구대상으로 하고, 후자는 주로 동물이나 배양세포를 대상으로 하지만 궁극적인 목표는 인체병리학이다. 인체병리학은 다시 진단검사의학과 병리학으로 나눌 수 있는데 진단검사의학은 주로 환자로부터 얻은 검사물을 생물학적, 화학적 방법으로 검사하여 질병을 연구하며, 병리학은 생검(biopsy)이나 수술재료, 박리 및 흡인 세포 등을 재료로 하여 주로 형태학적으로 연구 규명하는 분야이다. 특히 병리학 중에서도 생검 및 수술재료만을 전적으로 검사하는 분야를 외과병리학(surgical pathology)이라 하며 주로 미국을 중심으로 발달하여 왔다.

병리학에서 주로 이용하는 기술적 방법은 조직표본의 헤마톡실린-에오신(hematoxylin-eosin, H&E)염색이 기본이며 그 외에 조직화학법, 면역조직화학법, 조직배양법, 자기방사능표지법, 급속동결법 뿐만 아니라, 최근에는 분자생물학적 방법, 즉 제자리부합법(in situ hybridization), 중합효소연쇄반응법(polymerase chain reaction, PCR) 및 유전자 재배열법(gene rearrangement) 등이 이용되고 있다.

II 병리학의 역사

원시사회

원시시대 사람들은 생명의 본체를 영혼이나 정령이 육체 내에서 활동하는 것이라고 생각하였고, 질병은 잡귀 또는 악마가 육체 내에 침입하여 생긴다고 생각하였다. 이를 악마설이라 하며 치료는 무당이 담당하였다.

고대사회

고대사회에서는 질병을 신이 준 벌이라 생각하였다. 따라서 질병 치료를 담당하는 사람이 무당에서 성직자로 변하였고. 치료방법도 주술에서 기도 등으로 변하였다. 그러나 농업경제가 발달되었던 중동, 인도, 중국 등에서는 경험 등에 의한 간단한 약물요법, 외과적 요법, 또는 식이요법이 태동하게 되었다.

노예사회

히포크라테스(Hippocrates, 460~375 BC), 갈레누스(Galenus, 129~201 AD) 등은 근대 의학의 시초인 액체병리학설을 주장하였다.

히포크라테스는 인체를 포함한 만물의 구성 요소인 불, 공기, 흙, 물 중 특히 물 성분의 부조화 때문에 질병이 발생한다고 하였다. 즉 인체의 액체 성분은 황담즙, 흑담즙, 점액, 혈액 등 4 가지로 되어 있는데 이들의 조화가 깨짐으로서 질병이 발생한다고 본 것이다. 그 후 아스크레피아데스(Asklepiades, 124~208 AD)는 고체병리학설을 주장 하였다. 즉 우리가 음식을 먹으면 미세하게 분해되어 작은 분자로 분포하다가 합해져서 조직을 이룬다고 하며 이러한 분자들은 혈관을 통하여 액체와 함께 질서정연한 배열을 하는데 이들의 부조화가 곧 질병의 상태라는 것이다.

중세봉건사회

액체병리학설을 집대성한 갈레누스(Galenus, 129~201 AD)의 사망후 해부학의 아버지라고 할 수 있는 베사리우스(Vesalius, 1514~1565)가 나타나기 까지 1300여 년 동안은 의학의 암흑기였다. 다행히 이 때부터 시체해부가 비로서 시작되고 해부학이 의학교육의 교과과목으로 들어가게 되었다. 이 후 해부학의 발전과 함께 병리학이 나란히 발전하게 되었다.

문예부흥기

의학에서는 베사리우스가 탄생한 16세기부터 비르효(Virchow, 1821~1902)가 세포병리학을 수립한 시기인 19세기 후반까지를 문예 부흥기로 볼 수 있다. 이 기간에 광학현미경이 발명되고, 혈액 순환이 발견되며, 모세혈관과 적혈구가 관찰되는 등 의학 전반에 걸쳐 획기적인 발전이 있었다. 또한 이 시기에 모르가니(Morgagni, 1682~1771)는 질병의 장소, 즉 병소(lesion)라는 용어를 도입하여 이 병소 때문에 임상증상이 나타난다는 장기병리학설을 주장하였다. 이후 프랑스의 삐샤(Bichat, 1771~1802)는 인체를 결합조직, 혈관, 뼈, 연골, 등 조직 단위로 분류하여 질병을 장기보다는 조직을 단위로 관찰해야 한다는 조직병리학설을 주장하였다.

현대

19세기 중반에 비르효는 '모든 세포는 세포에서 생긴다(omnis cellula e cellula)' 라고 주장하며 신체의 형태적 단위인 세포를 중시하여 질병은 1개의 세포 또는 세포군의 장애에 의하여 일어난다는 세포병리학설을 제창하였다. 이를 근간으로 주로 광학현미경을 이용한 병리학이 발전되어 오다가 전자현미경이 나오면서 다시 세포내의 미세구조 차원까지 그 범위를 넓혀온 것이 오늘날의 병리학이다.

근년에는 면역조직화학 염색법이 도입되어 질병에 관여하는 세포의 기원을 밝히는 데 크게 기여하였고, 최근에는 분자생물학을 이용한 유전학적 방법이 도입되어 유전자와 질병과의 관계를 밝히는 데 이용되고 있다.

이처럼 발전을 거듭하여 온 병리학이 향후 어떤 모습으로 발전되어 갈지는 알 수 없으나, 앞으로도 변함없이 인류의 질병을 퇴치해 가는 데 중추적인 역할을 할 것임에는 분명하다.

2 세포손상 및 적응

Cell injury and adaptation

세포손상

I 자극에 대한 세포 반응

세포(cell)는 많은 효소체계와 소기관들로 구성된 생명의 가장 기본단위이다. 또한 세포는 내부 및 주변 환경의 변화로부터 다양한 자극을 끊임없이 받게 되는데, 이러한 자극이 생리적 범위일 경우, 세포는 제한된 범위 내에서 구조적 또는 기능적 변동을 보이나 곧 안정 상태(steady state)로 되돌아오는 항상성(homeostasis)을 가진다. 그러나 생리적인 자극의 범위를 벗어난 병적인 자극이 세포에 가해지면 세포는 형태와 기능의 변화를 보이게 된다. 이러한 세포반응은 크게 두 가지로 나눌 수 있으며 여기에는 세포 적응(cellular adaptation)과 세포 손상(cell injury)이 있다(그림 2-1).

세포 적응은 생리적 자극이나 비교적 약한 병적 자극이 오랫동안 지속될 때 흔히 볼 수 있으며, 이러한 자극이 가해지면 세포는 스스로를 보호하기 위하여 세포 자체의 크기, 모양, 수 또는 기능을 변화시켜 새로운 환경에 적응하며 변화된 안정 상태를 유지하려고 한다. 이 경우 원인이 되었던 자극이 소멸되면 다시 정상 세포로 돌아갈 수 있다.

만약 자극 자체가 세포 적응 능력의 한계를 벗어난 경우이거나 적응을 유발할 수 없는 자극일 경우에는 손상을 받게 된다. 세포 손상에는 그 정도가 가벼운 것부터 세포를 죽음에 이르게 하는 치명적인 것까지 있다. 세포 손상 중에서 손상을 일으키는 자극이 비교적 가볍고 지속시간이 짧을 경우 자극이 중단되면 손상 이전의 상태로

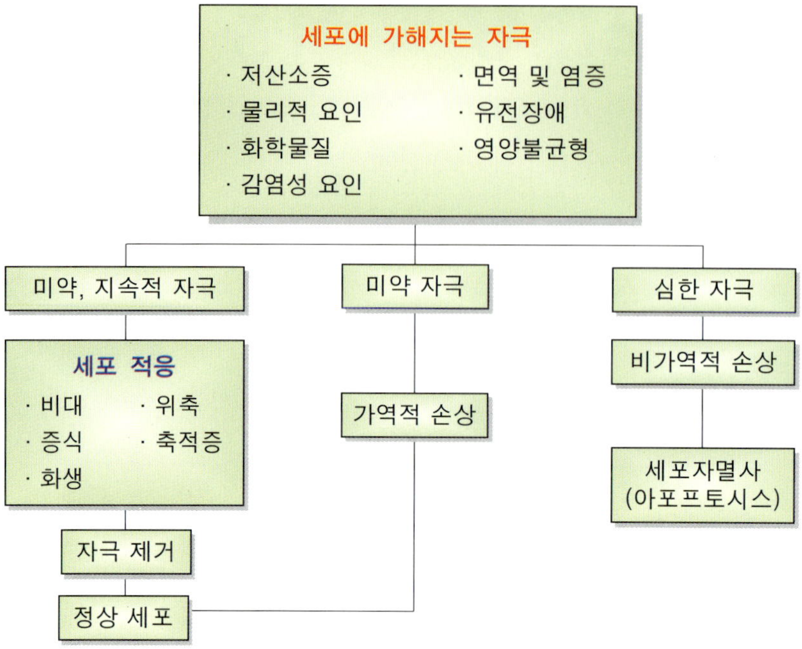

그림 2-1. 자극에 대한 세포 반응.

세포는 회복할 수 있다. 그러나 자극이 매우 강하고 지속적인 경우 자극이 중단되어도 원래 상태로 회복될 수 없으며 마침내 세포는 죽게 된다. 예를 들어 심장의 어느 부위에 혈류 공급이 10분 혹은 15분간 차단된 후 혈류 공급이 재개되었다면 심장근육세포는 어느 정도의 손상을 받지만 곧 정상으로 회복된다. 그러나 혈류 차단이 1시간 또는 그 이상 경과하면 심장근육세포는 혈류 공급이 다시 이루어져도 정상으로 회복될 수 없다. 이런 경우 전자를 가역적 손상(reversible injury) 또는 준치사성 손상(sublethal injury)이라 하고, 후자를 비가역적 손상(irreversible injury) 또는 치사성 손상(lethal injury)이라 한다.

II. 세포손상의 원인

저산소증(hypoxia)

저산소증은 세포 손상을 유발하는 가장 흔한 원인이다. 세포에 산소 공급이 중단 또는 저하되면 산화적 인산화(oxidative phosphorylation)가 억제되어 세포손상이 일어난다. 죽상경화증(atherosclerosis)이나 혈전(thrombus) 때문에 혈관이 막혀 혈액 공급이 줄어드는 허혈(ischemia)은 저산소증의 가장 흔한 원인이다.

그 외에 심폐기능상실에 의한 혈액의 부적당한 산소화(oxygenation)나 빈혈 또는 일산화탄소 중독 시 산소 운반 능력의 부족도 저산소증의 원인이 될 수 있다.

물리적 요인

물리적인 요인에는 기계적 외상, 극한적 온도, 급격한 기압 변동, 방사선 노출 및 전기 쇽 등이 있다.

화학 물질과 약물

우리 일상생활에서 항상 마주치는 환경 및 대기오염물질, 살충제, 제초제 등은 물론 산업 및 작업장에서 자주 접촉하는 일산화탄소, 석면, 규소, 그리고 기호품인 술, 담배와 각종 치료약제 등도 세포에 손상을 줄 수 있다.

감염 요인

바이러스, 리케치아(rickettsia), 세균, 진균 및 기생충 등이 여기에 속한다.

면역 또는 염증반응(immune or inflammatory reaction)

면역 또는 염증반응에 관여하는 여러 세포(호중구, 림프구, 대식세포)나 화학적 인자(항체, lymphokine, 보체)등이 다른 세포들에 손상을 줄 수도 있다.

유전장애

유전장애는 육안적으로 관찰되는 결함부터 미세결함까지 다양한 세포 손상을 일으킬 수도 있다.

영양 불균형

경제수준이 낮은 나라에서는 단백-칼로리 부족(protein-calorie deficiency)으로 사망하는 사람이 아직도 많고 특정 비타민의 결핍은 경제 수준이 높은 나라에서도 간혹 볼 수 있다. 이와는 반대로 칼로리, 탄수화물 및 지방의 과잉섭취는 죽상경화증이나 비만의 원인이 되며, 이들은 고혈압 및 각종 심장 질환과도 밀접한 관계가 있다.

III 세포손상의 기전

1. 세포손상의 일반적 기전

- 세포손상을 일으키는 물질의 정확한 작용 장소를 밝혀내는 것은 상당히 어렵다.
- 손상물질이 세포의 어느 특정 부위를 선택적으로 손상시켰다 하더라도 세포의 구조 및 생화학적 요소는 서로 밀접하게 연관되어 있기 때문에 즉시 세포 내의 다른 부위에 이차적인 광범위한 영향을 주게 되어 맨 처음 공격한 부위를 알아내기란 쉽지 않다.
- 손상에 의한 세포의 형태학적 변화는 손상 당시에 오는 치명적인 생화학적 변화 보다 늦게 어느 정도 시간이 경과된 후에 관찰된다. 또 비가역적 손상의 형태학적 변화는 가역적 손상의 형태학적 변화보다 더 오랜 시간이 걸린 후에 보인다.
- 손상에 대한 세포의 반응은 자극의 종류 뿐 아니라 지속시간과 강도에 따라 달라진다.
- 세포손상은 자극의 종류, 기간 및 강도 뿐 아니라 세포의 종류, 상태 및 세포의 적응능력에도 달려있다(표 2-1). 세포의 영양상태 및 호르몬상태 그리고 대사 요구량 등도 손상의 정도를 결정하는데 중요하다.
- 대부분의 손상기전은 복합적이다. 그러나 자극이 무엇이든 세포손상을 매개하는 데에는 산소결핍 및 산소 라디칼 생산, 칼슘의 농도 증가 및 항상성 소실, ATP 고갈, 막투과의 장애, 그리고 미토콘드리아의 손상 등 세포내 생화학적 변화가 중요하다.

표 2-1. 허혈성 괴사에 대한 세포의 감수성.

감수성	세포의 종류
높음	신경원 세포(3~5분)
중간	심장근육세포, 간세포, 신상피세포(30분~2시간)
낮음	섬유모세포, 표피세포, 골격근세포(수시간)

2. 허혈 및 저산소 손상

1) 가역적 세포손상

저산소증 손상의 첫 공격 지점은 세포의 호기 호흡, 다시 말해서 미토콘드리아에서 일어나는 산화적 인산화 과정이다. 세포 내의 산소 분압이 점진적으로 감소하여 산화적 인산화가 소실되면, ATP의 생산이 감소되거나 중지된다. 에너지원인 ATP가 소실되면 세포 내의 여러 계통에 광범위한 영향을 미쳐 다음과 같은 변화가 일어난다.

- 첫째, 세포 내의 ATP의 감소와 함께 이의 분해 산물인 AMP가 증가하게 되면 phosphofructokinase와 phosphorylase가 활성화되어 당원으로부터 직접 ATP를 생산하는 혐기성 당분해작용이 증가한다.
- 둘째, 허혈 손상시 가장 초기에 나타나는 형태학적 변화인 세포부기이 나타난다.
- 셋째, 저산소증이 계속되면 과립세포질그물(rER)의 리보솜이 탈과립되고 폴리좀(polysome)의 해리가 일어나는데, 이는 세포질그물과 리보솜의 결합이 에너지 의존성이어서 에너지가 감소하면 서로 붙어 있을 수 없기 때문이다. 이렇게 되면 세포는 결국 필요한 단백을 생산 할 수 없게 되며 세포 내 지방이 축적될 수도 있다.

2) 비가역적 손상

허혈 상태가 지속되면 비가역적 손상으로 이행한다. 형태학적으로는 미토콘드리아의 심한 공포화, 세포막의 광범위한 손상 및 리소좀의 심한 부기 등을 비가역적 손상을 받았다는 기준으로 삼고 있다.

세포가 죽으면 세포의 구성성분들은 점차 분해 되고 세포 내 효소들이 세포 밖으로 흘러나오며, 세포 사이에 있던 고분자 물질들이 죽은 세포 내로 유입되어 인지질 덩어리로 변하게 된다. 이들은 다른 세포에 의해 탐식되거나 분해되어 지방산으로 된다. 이런 지방산의 찌꺼기들은 칼슘과 결합하는 석회비누화가 일어나 석회화(calcification)되기도 한다.

3) 자유 라디칼과 세포손상

저산소 세포 손상 외에도 여러 가지 화학적, 물리적, 감염 및 면역 손상은 허혈 손상과정과 비슷하게 주로 세포막에 손상을 주어 비가역적 손상을 일으킨다. 이러한 손상에서 모두 자유 라디칼(free radical)이 생성되어 세포에 손상을 일으킨다고 알려짐으로써 최근에는 자유 라디칼에 의한 세포손상의 기전이 일반적인 세포손상 과정의 최종 공통 경로로 여기고 있다. 자유 라디칼은 세포 내에서 다음과 같은 과정을 통하여 형성된다.

- 방사선 에너지의 흡수(예, 자외선 및 X선)
- 정상적인 대사과정, 특히 산화반응 과정
- 외인성 화학제와 약물(예: 사염화탄소 및 아세트아미노펜의 산물)의 효소 대사 과정에서 형성된다.

자유 라디칼은 어떤 물질이나 원자로도 구성될 수 있으나 생물학적으로 중요한 것은 산소, 질소 및 탄소 중심의 라디칼이다.

3. 화학적 손상

화학물질에 의한 세포손상은 다음과 같은 두 가지 기전에 의해 일어난다.

첫째, 화학제가 세포 내 중요한 구성 성분이나 세포 소기관과 직접 결합하여 손상을 유발한다. 이런 경우에 최대 손상이 일어나는 부위는 그 화학물질을 이용, 흡수, 분비 또는 농축하는 세포에서 일어난다.

둘째, 화학물질 그 자체로는 독성이 없으나 대사과정에서 독성물질로 변하여 표적이 되는 세포에 손상을 주는 물질이 있다. 이들 대사물은 직접 세포막의 단백이나 지질과 공유결합 하여 세포막손상과 세포 손상을 일으킬 수도 있지만, 세포막손상에서 가장 중요한 기전은 전술한 바와 같이 자유 라디칼 형성과 이에 의한 지질과산화(lipid peroxidation)를 들 수 있다.

IV 세포손상의 형태학적 변화

1. 가역적 손상

종래의 병리학에서는 준치사성 손상으로 일어나는 세포의 형태학적 변화를 '변성(degeneration)'이라 하였으나 지금은 단순하게 가역성 손상(reversible injury)이라 하며 세포부기과 지방변화가 여기에 속한다.

1) 세포부기 혹은 종창(cellular swelling)

세포부기는 모든 종류의 손상에서 손상자극이 세포에 가해지면 가장 먼저 나타나는 변화이다. 장기를 구성하는 모든 세포에서 부기가 나타나면 그 장기는 창백하고, 팽팽해지며 장기의 무게가 증가한다. 현미경으로 보면, 세포는 커져있고, 기관의 작은 혈관, 예를 들면 간(liver)의 굴모양혈관(sinusoid) 및 신장 피질 내 모세혈관 등의 미소혈관이 압박된다.

세포내에 수분이 계속 축적되면 세포질 내에 작은 공포가 생긴다. 이런 비치사성 손상을 '수포성 변화(hydropic change)' 또는 '공포성 변성(vacuolar degeneration)'이라 부르기도 한다. 세포부기는 가역적이다.

2) 지방변화

세포 안에 크고 작은 지방질의 소포가 보이는 것으로 저산소증이나 여러 독성물질에 의한 손상에서 볼 수 있다.

2. 괴사 (necrosis)

괴사는 세포사의 형태중 하나로서 살아 있는 조직이나 기관 내에서 세포가 죽은 후에 일어나는 형태적 변화들의 총합으로 대부분 치사성 손상을 받은 세포의 효소작용으로 일어난다. 괴사에는 두 가지 꼭 필요한 과정을 거쳐야 하는데 그 하나는 세포자체의 효소 소화이고 다른 하나는 단백의 변성이다.

죽은 세포 자체의 용해소체(lysosome)에서 흘러나온 효소에 의한 소화과정을 자가용해(autolysis)라 하고 이주해 온 백혈구의 용해소체에 의한 경우를 이종용해

(heterolysis)라 한다. 괴사 때 관찰되는 핵의 형태학적 변화와 괴사의 종류는 다음과 같다.

- 첫째, 핵이 점진적으로 수축하고 염색질이 농축되어 작은 과염색상의 쭈글쭈글한 덩어리로 변하는데 이를 핵농축(pyknosis)이라고 부르며 시간이 지나면서 농축된 염색체가 분절된다.
- 둘째, 핵용해(karyolysis)로 용해소체 기원인 endonuclease의 가수분해작용으로 핵의 DNA 소실이 일어난다.
- 셋째, 핵이 농축된 후 여러 개의 덩어리로 깨지는 과정을 핵파괴(karyorrhexis)라고 부르며 결국 핵은 1~2일 후 사라진다.

1) 응고괴사(coagulative necrosis)

응고괴사는 괴사의 가장 흔한 종류로, 보통 핵은 소실되나 적어도 수일간 세포의 모양이 보존되어 세포윤곽이나 조직의 구조를 인식할 수 있다(그림 2-2). 구조단백뿐만 아니라 단백을 분해하는 효소단백의 변성으로 단백분해가 차단되어 생기며, 허혈에 의한 세포사의 특징으로 뇌를 제외한 어떤 조직에도 올 수 있다. 그중 심근경색(myocardiac infarction)이 가장 일반적인 예로써 특징적인 응고괴사가 오며 핵이 없는 세포를 보인다.

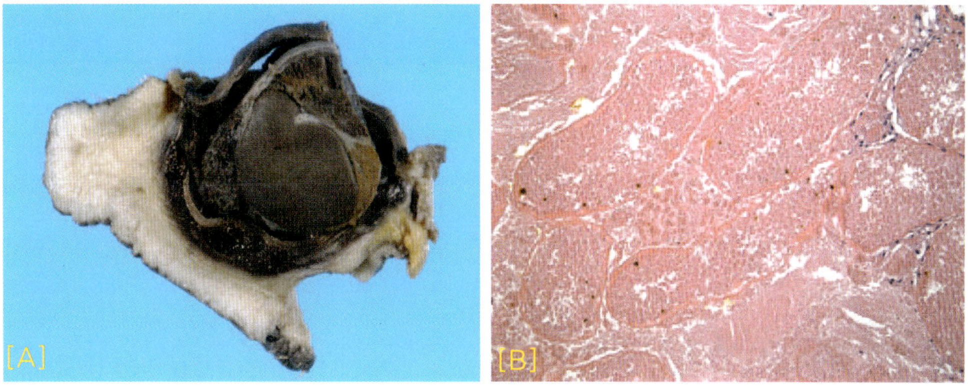

그림 2-2. 고환 응고괴사의 육안사진[A]과 조직소견[B].

고환이 허혈에 의하여 검은색을 띄며 괴사되었고[A], 세포의 윤곽 및 조직의 구조는 그대로 유지되나 핵은 호산성으로 균일 또는 과립상으로 희미하게 보인다[B].

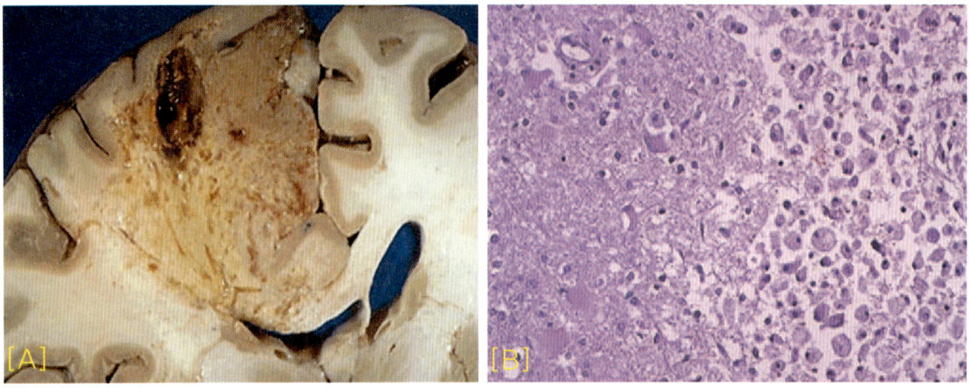

그림 2-3. 뇌 액화괴사의 육안사진[A]과 조직소견[B].
대뇌의 액화괴사로 괴사부위의 액체가 빠져나와 일부가 비어있다[A].
괴사에 의한 뇌세포의 파괴가 관찰된다[B].

2) 액화괴사(liquefactive necrosis)

액화괴사는 강한 가수분해 효소의 작용으로 발생하며, 자가용해와 이종용해가 단백의 변성보다 더 강할 때 일어난다(그림 2-3). 결과적으로 조직이 점성액체 성분으로 변화된다. 이런 괴사는 뇌조직의 허혈 손상에서 특징적이며, 세균 감염병소에서도 흔히 나타난다.

3) 괴저괴사(gangrenous necrosis)

괴저괴사는 실제로 세포사의 한 특징적인 소견은 아니지만 외과 등 임상영역에서 흔히 사용되고 있다. 사지, 특히 하지에서 자주 관찰되며, 혈액공급의 상실 후 세균 감염이 중복된 경우에 일어난다.

조직은 허혈 손상으로 응고괴사가 일어나고 그 위에 세균과 백혈구에 의한 액화작용으로 변형이 일어난다. 응고괴사의 소견이 우세하면 이를 건성괴저(dry gangrene)라 하고, 반대로 액화작용이 더 심하면 습성괴저(wet gangrene)라고 부른다.

4) 지방괴사(fat necrosis)

지방괴사는 지질분해효소(lipase)의 작용으로 지방조직이 괴사를 일으키는 세포사의 특수형태이다(그림 2-4). 이런 괴사는 흔하지 않으며 치사성 급성 복통의 하나인

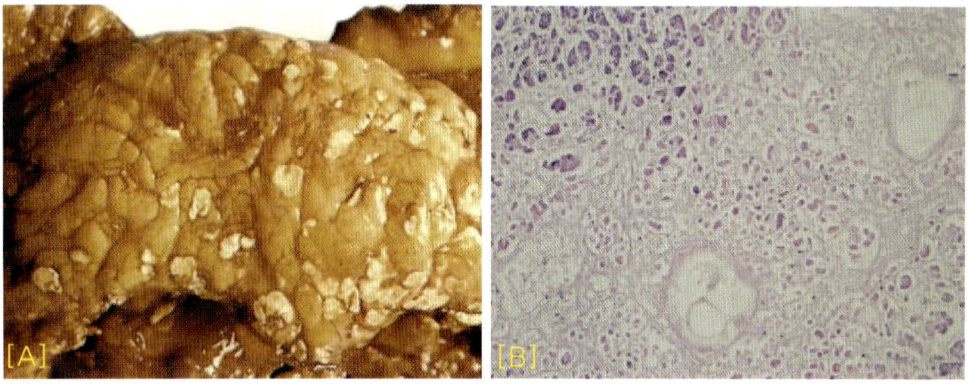

그림 2-4. 췌장의 효소성 지방괴사 육안사진[A]과 현미경소견[B].
췌장표면이 삼출물로 덮여 있고[A], 괴사된 지방세포가 희미하게 호염성으로 염색되어 보인다[B].

급성 췌장염(acute pancreatitis)에서 흔히 보인다. 활성화된 지질분해효소가 췌장 샘꽈리세포(acinar cell)와 분비관으로부터 방출되면서 췌장과 그 주위 및 복강에 있는 지방세포의 원형질막을 파괴하여 저장된 트리글리세리드(triglyceride)가 가수분해되어 유리 지방산이 생성된다. 조직학적으로 지방세포의 윤곽은 그림자처럼 보이고 지질은 분해되며 병소는 염증반응으로 둘러싸인다.

5) 치즈괴사(caseous necrosis)

치즈괴사는 맨눈으로 병소를 보았을 때 치즈와 유사하여 붙여진 이름이다. 원칙적으로 결핵(tuberculosis)의 육아종성 염증반응(granulomatous inflammation)의 중심에서 볼 수 있는 특징적인 소견으로 일종의 응고괴사이다(그림 2-5).

이런 괴사는 결핵균(Mycobacterium tuberculosis)의 막에 함유된 지질다당류(lipopolysaccharides) 때문이다. 현미경으로 세포는 완전히 액화되지 않았으나 윤곽이 파괴되어 특징적인 무구조의 과립성 부스러기로 보인다.

3. 세포자멸사(apoptosis)

세포자멸사는 세포사의 한 형태로 엄격히 조절되는 세포 자살 프로그램에 의해 유발된다. 세포자멸사의 특징은 응고 괴사와는 여러 면에서 구별된다. 세포자멸사의 형태학적 변화는 다음과 같다.

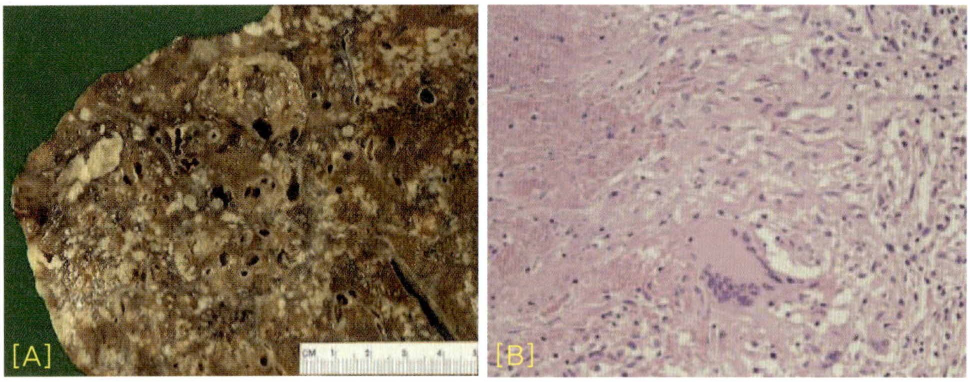

그림 2-5. 폐 건락괴사의 육안사진[A] 및 현미경 소견[B].
폐실질에 덩어리진 치즈와 같이 연하고 부서지기 쉬운 회백색의 괴사가 보이며[A], 건락괴사 주위에 상피모양 세포와 랑거한스 거대세포가 보인다[B].

1) 형태학적 소견

- 세포 수축: 세포 크기가 작아지고 세포질은 진해지지만, 세포 소기관들은 비교적 정상을 유지한다.
- 염색질 응집: 세포자멸사의 가장 특징적인 소견으로 염색질(chromatin)이 핵막 주변으로 응결되며 여러 형태 및 크기를 이루어 주위와 구별이 뚜렷한 진한 덩어리를 형성한다.
- 세포막 소포와 자멸사체: 자멸사 되는 세포는 표면에 광범위한 소포를 형성하며 점차 여러 개의 막으로 싸인 자멸사체(apoptotic body)를 형성한다. 자멸사체는 세포질 및 세포내 소기관으로 구성되고 분절된 핵편(nuclear fragments)을 포함하기도 한다.
- 자멸사세포 또는 자멸사체의 탐식: 자멸사세포 또는 자멸사체의 탐식은 주위의 건강한 대식세포(macrophage)에 의해 일어난다. 자멸사체는 용해소체에 의해 급격히 붕괴된다. 자멸사세포가 제거된 공간은 이주 또는 증식된 세포로 대치된다. 또한 세포자멸사는 주위 조직에 염증반응을 유발하지 않기 때문에 조직학적으로 관찰하기 어렵다(그림 2-6).

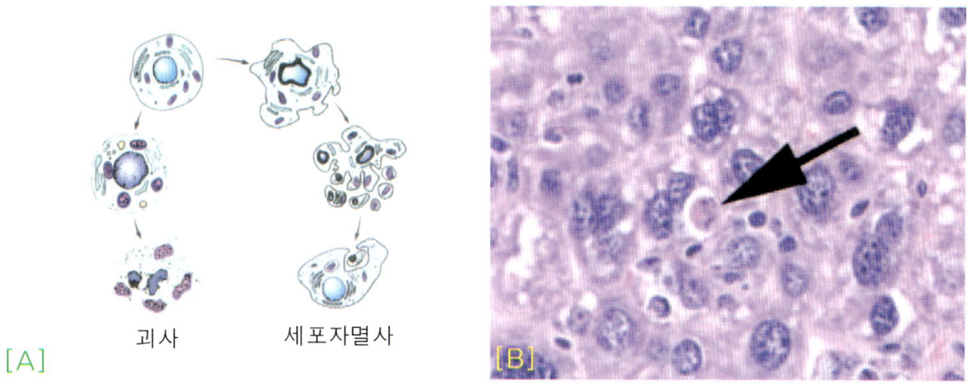

그림 2-6. 세포자멸사.

괴사와 세포자멸사의 탐식[A]. 염색질이 핵막 주변으로 응집되며, 여러 모양과 크기의 작은 덩어리로 변한다[B].

2) 세포자멸사의 역할

세포자멸사는 정상적인 과정으로 발생 시 기관형성, 면역기능, 조직의 성장 등에서 불필요하거나 원치 않는 세포가 생겼을 때 이를 제거하는 기능을 한다. 그러나 세포자멸사의 조절 이상이 생기면 여러 가지 질병이 발생 할 수 있다. 예를 들어, 세포자멸사가 일어나지 않으면 비정상적인 세포가 제거되지 않고 오히려 이런 세포들이 성장하여 악성종양이나 자가면역질환 이 발생하고, 반대로 세포자멸사가 과도하게 일어나면 척수성 근육위축증과 같은 퇴행성 질환이 일어날 수 있다.

V 세포내 축적

세포 내에는 여러 가지 물질이 비정상적으로 축적될 수 있다. 축적되는 물질은 3종류로 구분 할 수 있으며 ① 세포 내에 정상적으로 존재하는 물질(수분, 지질, 단백, 탄수화물 등의 과량 축적), ② 비정상 물질, 즉 외부에서 유입된 물질이나 비정상적인 대사로 인해 생겨난 산물, ③ 색소 또는 감염에 의한 산물 등이 있다. 이들은 일시적으로 축적되어 없어지기도 하고 영구적으로 축적되기도 한다. 또한 세포에 손상을 주지 않기도 하지만 심한 세포 독성을 보일 수도 있다.

1) 지질(lipids)

지방증 또는 지방변화(steatosis or fatty change)

지방증 또는 지방변화란 실질 세포내에 트리글리세리드가 비정상적으로 축적된 것을 말한다. 원인에는 독소, 단백 부족, 당뇨병, 비만증 그리고 무산소증 등이 있다. 지방변화는 지방대사의 주요 기관인 간에서 자주 보이나, 심장, 근육, 신장, 그 외의 장기에서도 일어난다. 장기의 실질세포내에 투명한 공포를 형성한다.

- 간 : 지방간(fatty liver)의 가장 흔한 원인은 알코올 남용으로 알려져 있다. 간의 지방변화가 경미할 때는 육안적 변화가 없다. 그러나 지방축적이 진행되면 간의 무게가 3~6kg까지 커질 수 있으며, 점차 밝은 황색의 부드럽고 기름기가 많은 장기로 변한다. 지방변화의 초기에는 지방과립이 핵주위의 세포질에 작은 공포 형태로 관찰되나, 더 진행되면 공포는 서로 합쳐져서 핵을 세포의 주변으로 밀어내고 하나의 큰 공포를 이룬다(그림 2-7).
- 심장 : 지질, 즉 중성지방은 심장근육세포내에 작은 방울 형태로 흔히 발견된다. 심한 빈혈로 인한 지속성 저산소증 또는 심장근육염(예: 디프테리아 감염증)에서 일어난다. 콜레스테롤 및 콜레스테롤 에스터
- 죽상경화증 : 죽상경화판(atherosclerotic plaque)은 주로 대동맥과 큰 동맥 내막층(intima)에 발생하며 대식세포와 평활근육세포에 콜레스테롤 및 콜레스테롤 에스터(cholesterol ester)로 구성된 지질이 축적된다. 지질이 축적된 세포는 거품과 같은 포말형태를 보이며 내막층에서 콜레스테롤을 함유한 판상의 죽종(atheroma)을 형성한다(그림 2-8).

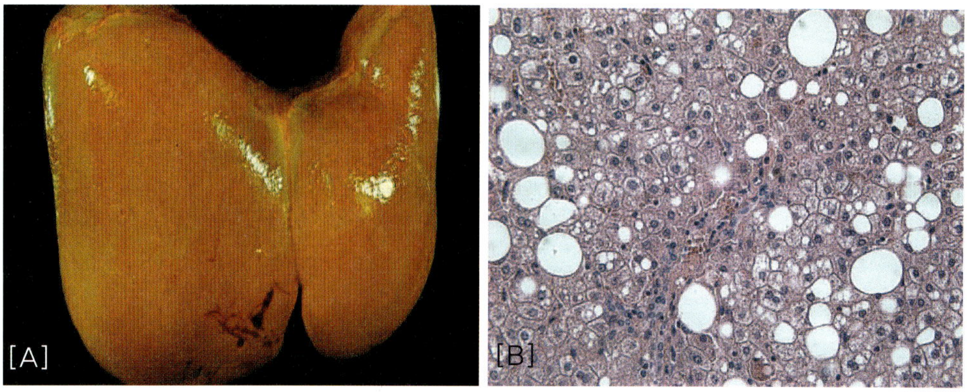

그림 2-7. 지방간의 육안 사진[A]과 조직소견[B].

정상 간보다 크고, 표면이 연한 황색으로 보인다[A]. 간세포의 세포질안에 여러 크기의 지방공포가 보인다[B].

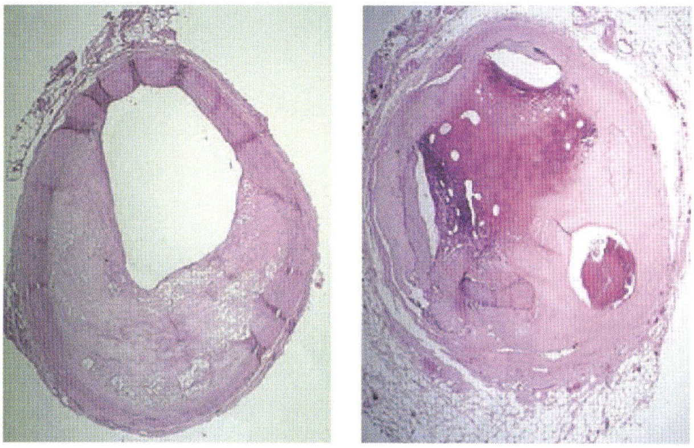

그림 2-8. 관상동맥 경화증.

관상동맥내에 석회화가 보인다.

- **황색종 :** 후천성 또는 선천성 고지질혈증(hyperlipidemia)에서 대식세포내에 콜레스테롤 및 콜레스테롤 에스터가 축적되어 거품세포(foamy cell)를 형성한다(그림 2-9). 거품세포의 군집은 흔히 피부의 피하 결합조직과 건(tendon)에서 종양성 종괴를 만든다.

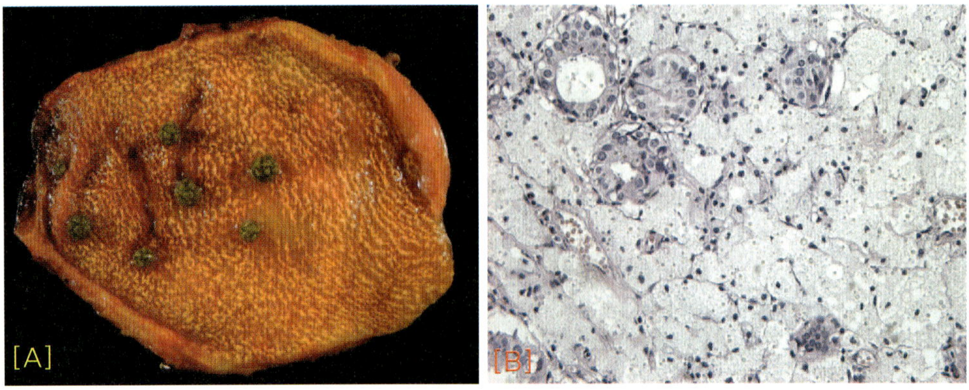

그림 2-9. 담낭의 콜레스테롤 침착의 육안사진[A] 및 조직소견[B].
담낭의 상피표면에 노란 줄무늬가 보이고 녹색의 담석이 관찰된다[A]. 담낭의 점막내 콜레스테롤을 함유한 대식세포인 포말세포가 모여있다[B].

2) 단백(proteins)

형태학적으로 관찰될 수 있는 단백 축적은 지질의 축적에 비해 드물다. 단백의 축적은 대개 원형의 호산성 작은방울(droplet) 혹은 공포의 형태로 관찰된다.

3) 당원(glycogen)

당원의 세포 내 과잉축적은 포도당이나 당원의 대사이상이 있는 환자에서 볼 수 있다. 당원의 축적은 임상적 소견과는 상관없이 세포질 내에 투명한 공포로 나타난다. 당원은 무수 고정액(non-aqueous fixative)을 사용할 경우 가장 잘 보존된다.

4) 색소(pigments)

색소는 세포의 정상적인 구성성분일 수도 있고(예 : 멜라닌), 비정상적인 물질이 세포내에 축적된 경우도 있다. 각 색소는 기원에 따라 크게 외인성과 내인성으로 나눌 수 있다.

외인성 색소

- 탄소 : 탄소(carbon) 또는 석탄분(coal dust)은 가장 흔한 외인성 색소이며, 이것이 흡입되면 폐포 내에 있는 대식세포에 의해 탐식되어 림프관을 따라 주변 림

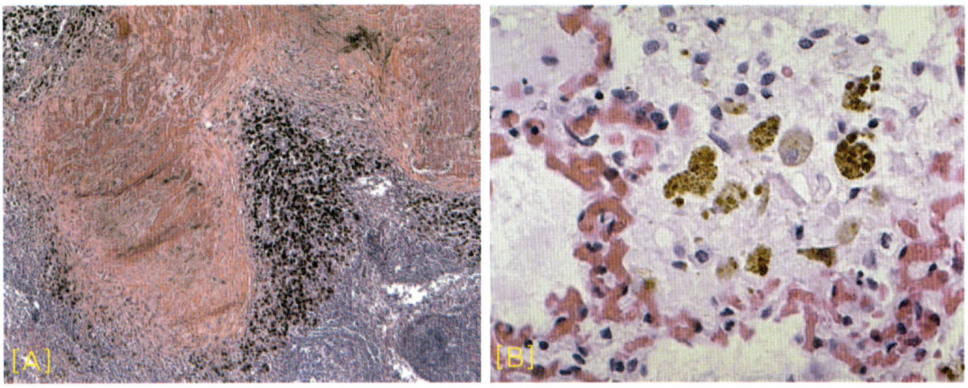

그림 2-10. 탄분 색소 침착.

림프절 대식세포 내에 탄분색소[A]와 폐포낭의 대식세포내에 탄분색소[B]가 보인다.

프절로 옮겨져 폐와 림프절을 검게 만드는데 이것을 탄분증(anthracosis)이라 한다(그림 2-10).

- 문신 : 문신(tattooing)은 피부에 생긴 국소적 외인성 색소침착의 한 형태이며, 색소가 주입되면 진피의 대식세포가 탐식한 상태로 일생 동안 남아 있게 된다.

내인성 색소

내인성 색소는 지방갈색소, 멜라닌, 혈색소 유도물(derivatives of hemoglobin) 등이 있다.

- 지방갈색소 : 지방갈색소(lipofuscin)는 물에 녹지 않는 지질색소(lipochrome) 혹은 노화색소(aging pigment)로 알려져 있다. 이 색소가 중요한 이유는 자유 라디칼에 의한 손상이나 지질과산화가 발생하였다는 증거가 되기 때문이다.
- 멜라닌 : 멜라닌(melanin)은 내인성이며 비혈색소성 유도물이고 흑갈색을 띠는 색소이다.
- 혈철소 : 혈철소(hemosiderin)는 혈색소에서 유도된 연황색 혹은 갈색의 과립상 색소로서 정상적인 조건하에서는 골수, 비장, 간 등의 대식세포에서 관찰될 수 있다. 국소적 또는 전신적인 장애에 의해 철이 과잉된 경우에도 혈철소가 세포내에 축적된다. 철과 혈철소의 국소적인 과잉침착은 심한 출혈이나 혈관 울혈을 동반한 작은 출혈로부터 생긴다.

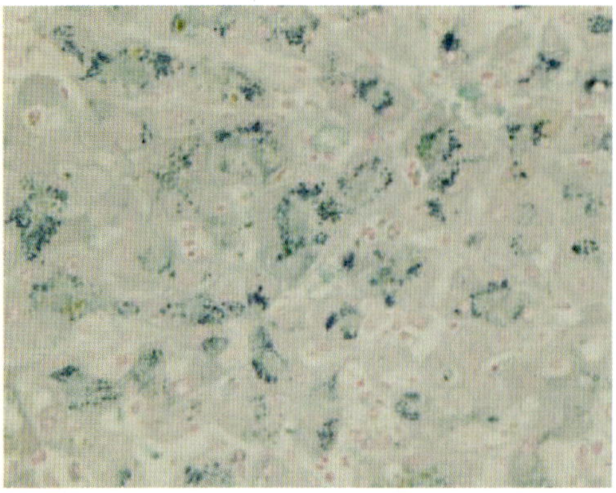

그림 2-11. 혈색소증. 간 세포내 철 침착이 보인다(Iron stain).

국소적 혈철소증(hemosiderosis)의 좋은 예는 타박상이다. 철이 전신적으로 과잉 상태가 되면 혈철소가 여러 장기와 조직에 축적되는데 이를 전신적 혈철소증(hemosiderosis)이라 한다. 철이 실질세포에 다량 침착하는 경우 세포손상을 일으켜 간경변, 심기능상실, 당뇨병 등이 발생하는데 이런 상태를 혈색소증(hemochromatosis)이라고 부른다(그림 2-11).

- 빌리루빈 : 빌리루빈(bilirubin)은 담즙의 주성분으로서 혈색소에서 유래되지만 철은 포함되어 있지 않다. 빌리루빈이 세포나 조직 내에 다량 존재하면 임상적으로는 황달(jaundice)을 나타낸다.

VI 병적 석회화

석회화는 석회염이 소량의 철분, 마그네슘 등의 광물질과 함께 비정상적으로 침착되는 것을 말한다. 석회화에는 비정상조직석회화와 전이석회화가 있다.

비정상조직석회화(dystrophic calcification)

비정상조직석회화는 괴사조직 내에 육안으로 보일 정도의 칼슘염이 침착된 것이다. 이것은 단순히 죽은 세포에 칼슘이 축적된 것이 아니라 순환혈이나 간질액에서 유래된 칼슘이 세포 바깥에 모여 덩어리를 이룬 것이다(그림 2-12).

진행된 죽상경화증의 죽종에서는 거의 항상 석회화가 관찰되며 심장 판막에서도 노화 또는 손상으로 인하여 석회화가 발생한다.

전이석회화(metastatic calcification)

전이성 석회화는 고칼슘혈증(hypercalcemia)을 동반한 칼슘의 대사 장애에서 연유한다. 일반적으로 전이석회화는 폐포벽, 신세뇨관, 혈관 및 위점막 등 부적절한 장소에서 광범위하게 일어난다.

전이석회화는 고칼슘혈증을 유발하는 만성 신장기능상실(만성신부전증, chronic renal failure), 비타민 D 중독증, 부갑상샘 기능항진증(hyperparathyroidism) 등 여러 가지 다양한 질환에서 발생하지만 비정상조직석회화와는 달리 세포손상이 없는 곳에서 진행된다.

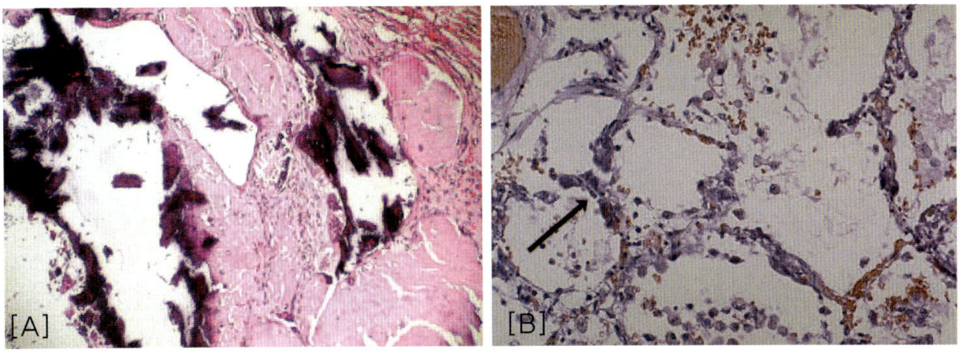

그림 2-12. 퇴행성 석회화[A]와 전이성 석회화[B].
근육손상을 동반한 짙은 무정형 석회와[A]와 화살표 방향으로 폐포벽의 미세한 석회화[B]

VII 유리질

유리질(hyaline)이란 일반적으로 헤마톡실린-에오신 염색에서 붉고, 균질성인 물질 모두를 통칭하는 것으로, 이러한 물질이 세포 내외에서 관찰되는 것을 유리질 변화(hyaline change)이라 한다. 예를 들면, 유리질성 동맥경화증, 간장 내 알코올성 유리질, 폐포 내 유리질막 및 세포 내 유리질 작은방울 등이 있다(그림 2-13).

사람이 나이를 먹으면서 대다수 장기의 기능이 변하고 구조적인 변형도 발생된다. 개인의 노화는 유전적 요인, 식이, 사회적 여건, 죽상경화증, 당뇨병, 퇴행성 관절염 등과 같이 노화와 연관된 질환의 유무에 의해 영향을 받는다.

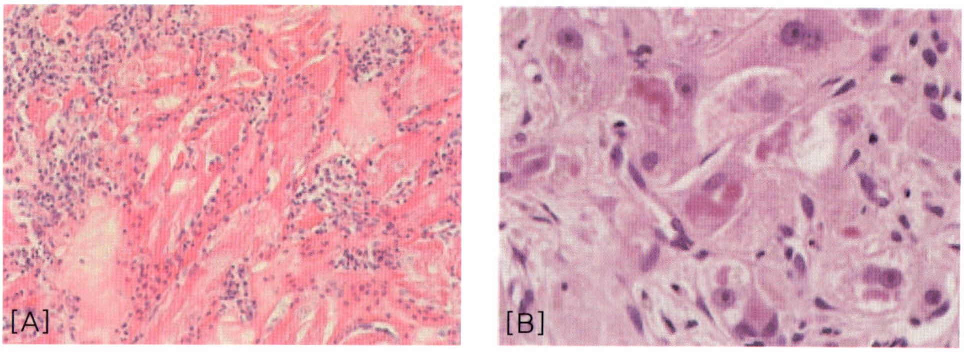

그림 2-13. 유리질 변성.
신세뇨관의 유리질 변성[A]과 간세포내의 유리질[B]이 침착되어 있다.

세포성장의 조절과 적응

Ⅰ 세포유형과 성장

1. 세포주기에 따른 세포의 유형

1) 불안정세포(labile cell)

불안정세포는 한 세포주기가 끝나면 다음 세포주기로 이어지는 일생동안 증식하는 세포군으로서 지속적으로 탈락되거나 파괴되는 세포들을 대치한다. 인체의 표면을 덮고 있는 상피세포는 모두 불안정세포로 구성되어 있다.

즉 피부, 구강, 질, 자궁목(uterine cervix) 등의 중층편평세포, 침샘, 췌장, 담관 등 분비관의 입방상피, 위장관 및 자궁관의 원주상피 및 요로계의 요로상피 등이 여기에 속하며 비장, 림프계 및 조혈조직의 구성세포도 여기에 속한다.

2) 안정세포(stable cell)

안정세포의 분열능력은 정상에서는 매우 낮지만 자극을 받으면 신속하게 세포분열이 시작되어 단시간 내에 손상 전의 원래 조직으로 복구된다. 여기에는 간, 신장 및 췌장을 비롯한 모든 샘 장기들의 실질세포와 섬유모세포, 평활근육세포, 골모세포 및 연골모세포와 같은 간엽세포 그리고 혈관내피세포 등이 포함된다. 안정세포의 신속한 재생능력에 대한 좋은 예는 간소엽 절제 후나 독성 또는 바이러스성 및 화학손상 후에 보이는 간의 재생능력이다.

3) 영구세포(permanent cell)

영구세포는 출생 후에는 세포분열을 하지 않는 세포로 여기에 신경세포, 골격근육 및 심장근육세포가 속한다. 중추신경계의 신경세포는 한번 파괴되면 영구히 소실되며 신경아교세포로 대치된다.

심장근육의 경우 재생능력이 아주 제한되어 있어 심장에서 큰 손상이 일어날 경우 결합조직으로 대치되는 흉터(scar)가 된다. 특히 심근경색 시 흉터를 남기며 치유된다.

2. 성장의 억제

조직에서 세포성장에 대한 동전의 또 다른 면은 성장의 억제이다. 성장억제신호는 조직의 통합성을 유지시킨다. 그 예로 세포 배양시 세포가 증식하여 군집을 이루면 세포간의 접촉에 의해 성장이 억제된다. 생체내에서도 성장억제 현상이 관찰된다. 예를 들면, 간의 일부를 절제한 후 간이 수술 전의 정상 형태로 재생되면 세포의 증식이 멈추는데 이것은 억압신호에 의한 것으로 생각된다.

3. 성장인자

성장인자는 여러 종류의 세포에 두루 작용하는 것도 있고 일부는 표적기관에만 특이하게 작용하기도 한다. 성장인자는 세포의 운동, 수축, 분화 등에 영향을 미치며 성장촉진의 한 기능으로 치유 및 수복에 중요한 역할을 한다.

성장 인자는 내분비(endocrine), 주변분비(paracrine), 자가분비(autocrine)에 의한 방식으로 작용한다. 일반적으로 결합조직 치유에는 주변분비에 의해 작용하며 한 개의 세포에서 생산되어 주위에 있는 다른 종류의 세포에도 영향을 준다(예 : 대식구유래 성장인자가 섬유모세포에 작용). 그러나 대부분의 세포는 스스로 생산한 성장인자에 대한 수용체를 가지고 있으며(자가분비 자극), 상피세포의 보상성 증식(예 : 간의 재생)이나 종양이 좋은 예이다.

II 세포외 기질

세포외 기질은 조직의 많은 부분을 차지하며, 세포의 성장, 이동 및 분화에 영향을 준다. 세포외 기질을 구성하는 물질로는 첫째, 다당류와 당단백(proteo-glycan, glycosaminoglycan), 둘째, 섬유성 구조 단백(아교질과 탄력소), 셋째, 접착성 당단백(피브로넥틴, 라미닌 등)이 있다.

III 세포적응

세포는 정상상태에서 환경의 변화에 항상 적응하려고 하며 이를 세포적응(cellular adaptation)이라 한다. 세포적응에는 2가지가 있는데 첫째, 세포가 호르몬이나 내인성 화학물질 등 정상적인 자극에 반응하는 생리적 적응과, 둘째, 여러 유해한 상황 시 이상 자극에 대해 반응하는 병적 적응으로 분류되고 있다. 세포적응에 의해 나타나는 양상은 다양하나 주로 증식, 비대, 위축, 화생의 변화로 나타난다.

1) 증식(hyperplasia)

증식은 기능항진을 유발시킬 수 있는 자극에 의해 장기나 조직에서 세포 수가 증가하는 것을 말하며 결국에는 장기나 조직의 부피가 증가하게 된다. 증식은 생리적인 경우와 병적인 경우로 구분 할 수 있다.

생리적 증식에는 사춘기 유방의 샘상피나 임신시 자궁의 평활근육세포 증식을 유발하는 호르몬성 증식(hormonal hyperplasia)과 간을 부분 절제를 하였을 때 유발되는 보상성 증식(compensatory hyperplasia)이 있다.

병적 증식은 대부분 호르몬의 과잉 분비나 표적세포에서 성장요소에 대한 과잉반응에 의한다. 호르몬의 균형이 깨져 에스트로겐이 계속 증가되는 경우에는 배란이 유발되지 않으며 임상적으로 불규칙적인 질출혈(vaginal bleeding)이 나타나는데, 이때 자궁내막의 조직검사를 해보면 자궁내막 상피의 병적 증식이 관찰된다(그림 2-14).

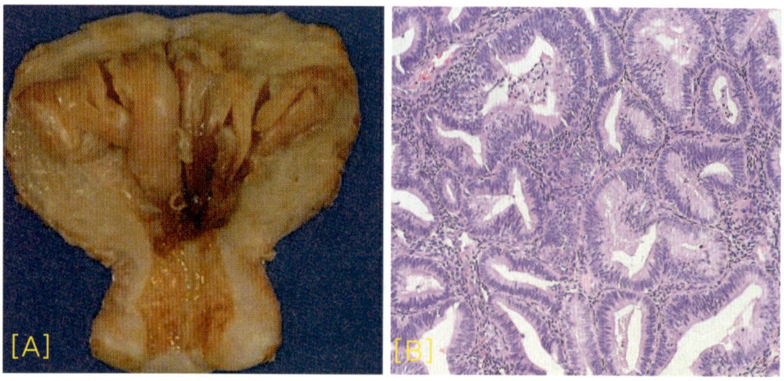

그림 2-14. 자궁내막의 증식의 육안사진[A]과 조직소견[B].

자궁내막이 매우 두꺼워져 있다[A]. 자궁내막의 수가 증가되고, 다양한 크기를 가지며 낭성으로 확장된 형태를 보이며 부분적으로 위중층을 보인다[B].

2) 비대(hypertrophy)

비대는 장기나 조직을 구성하고 있는 세포가 세포 수는 그대로 유지하면서 세포의 크기만 증가되는 것을 말한다. 원인에 따라 생리적 비대와 병적 비대로 구분하며 기능적 부하의 증가나 호르몬에 대한 반응으로 발생한다.

생리적 비대는 임신 중 자궁 평활근육 세포의 증식과 비대(그림 2-15)를, 병적 비대는 만성고혈압 환자의 심장근육세포의 비대를 예로 들 수 있다.

자극에 대한 반응으로 증식과 비대가 동시에 일어나는 경우가 흔하다. 하지만 이 경우는 세포분열이 가능한 불안정세포에서만 가능하고 세포분열을 하지 않는 영구세포에서는 비대만 일어난다.

3) 위축(atrophy)

위축은 세포질의 상실로 세포의 크기 및 기능이 감소되는 경우로 혈류공급의 감소, 신경절단, 영양장애, 노화 등이 원인이 된다(그림 2-16). 위축은 스트레스에 대한 적응반응으로 세포의 크기가 축소되고 분화된 고유 기능을 줄여 에너지 필요량을 최소화하여 새로운 평형이 이루어지는 것이다. 그러나 위축된 세포는 기능이 감소되기는 하지만 죽은 것이 아니므로 정상적으로 환원될 수 있으며 세포의 크기뿐만 아니라 분화된 고유 기능이나 단백합성 또는 수축능력 등의 특수한 기능들이 원래의 상태로 회복될 수 있다.

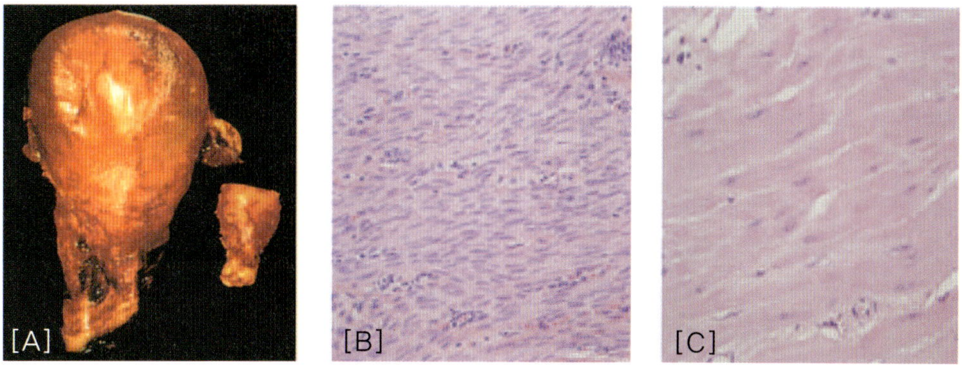

그림 2-15. 자궁의 비대.

임신한 자궁은 정상 자궁보다 육안적으로 크기가 크다[A]. 정상의 자궁근육[B]보다 임신 자궁[C]은 방추형의 근세포가 정상 근육에 비하여 크기가 크고, 세포질이 풍부하다.

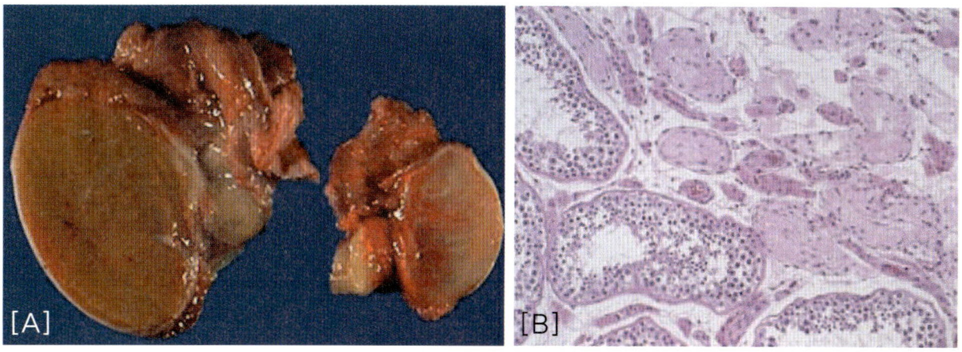

그림 2-16. 고환의 위축.

잠복고환에 의하여 정상고환보다 작아져 있으며 딱딱하게 만져지고 피막이 쭈글쭈글 하다[A]. 세정관의 크기가 위축되어 있으며 기저막의 비후로 초자양 섬유물질이 두꺼운 막을 형성한다[B].

4) 화생(metaplasia)

화생은 성숙한 세포가 지속적인 만성 자극에 의해 다른 종류의 성숙한 세포로 대치되는 경우를 말하며, 원주상피세포가 편평세포로 대치되는 경우가 가장 흔하다.

기관지는 원주상피 또는 입방상피로 덮혀 있고 이 세포는 점액을 분비하는 매우

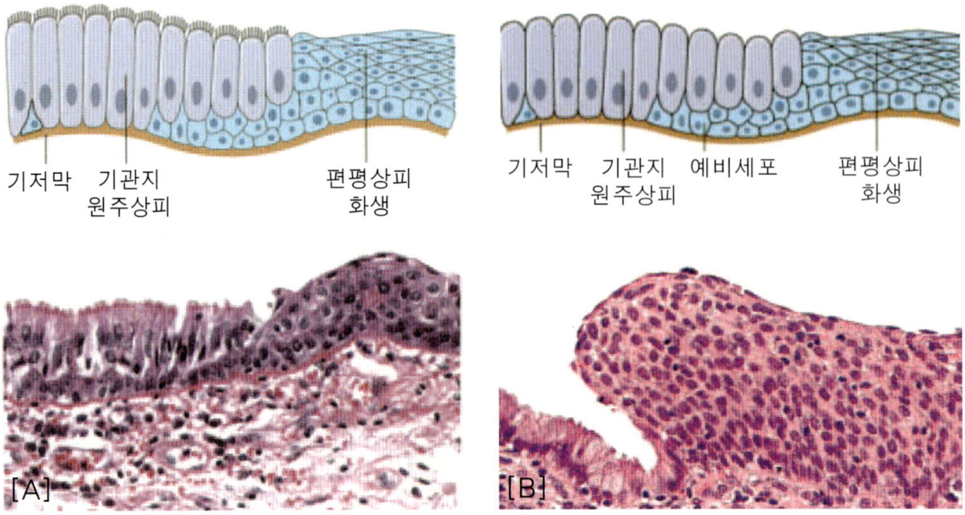

그림 2-17. 화 생.

기관지의 섬모성 원주상피가 편평상피로 변화[A]와 자궁목 원주상피의 편평상피 화생[B]이 보인다.

분화된 기능을 가지고 있어 유해한 화학반응이나 만성염증 등으로부터 보호 작용을 한다. 그러나 기관지상피는 담배 연기 등의 자극에 오랫동안 노출되면 편평세포로 변화한다(그림 2-17). 마찬가지로 자궁목은 만성염증에 의하여 편평상피화생이 일어난다. 이러한 유해 환경에서 자극이 지속되면 화생상피에서 암성 변형(cancerous transformation)이 일어날 수 있다. 폐암, 자궁목암, 위암 및 방광암들이 좋은 예이다.

3 염증과 수복

Inflammation and Repair

염 증

염증(inflammation)은 세포손상을 일으키는 자극이나 인자를 제거하거나 희석하기 위한 생체의 방어수단으로서, 혈관이 있고 살아 있는 결합조직에서 볼 수 있는 복합적 반응으로 정의할 수 있다. 즉, 염증은 손상을 국소화하고 손상된 부위를 정상 상태로 되돌리려는 생체의 방어기전이다. 고대 로마의 코르넬리우스 첼수스(Cornelius Celsus)는 염증의 네 가지 주요 증상으로 발적(redness), 발열(heat), 통증(pain) 및 부기(부종, swelling)를 기술하였고 비르효(Rudolf Virchow)는 여기에다 기능 상실(loss of function)을 추가하였다.

일반적으로 유해한 손상에 대한 초기반응을 염증이라 하고 이미 형성된 염증을 치유하는 과정을 수복(repair)이라 하지만, 이 두 과정은 연속적이며 중복되는 것이기 때문에 넓은 의미에서의 염증반응은 손상에 대한 즉각적인 반응으로부터 수복에 이르는 전체과정을 말한다.

세포손상을 일으키는 자극은 모두 염증의 원인이 되며 흔히 볼 수 있는 원인들로는 ① 세균감염, ② 출혈을 일으키는 물리적 외상, ③ 화학적, 기계적, 방사선 손상 및 열상, ④ 과민반응을 일으키는 면역반응 등이 있다. 염증과정은 생체의 유익한 방어반응이기는 하나 때로는 자가면역질환이나 관절의 강직 등과 같이 생체에 오히려 해를 입히는 결과를 초래하기도 한다. 염증은 발현양식 및 지속기간에 따라 급성(acute)과 만성(chronic) 염증으로 구분한다.

1 급성 염증

급성 염증을 구성하는 세 가지의 중요 요소는 첫째, 혈관내경의 변화와 그에 따른 혈류량의 증가, 둘째, 미세혈관의 구조변화와 혈장 단백 및 백혈구의 삼출, 셋째, 삼출된 백혈구의 이동과 손상부위에서의 백혈구 축적이다(그림 3-1).

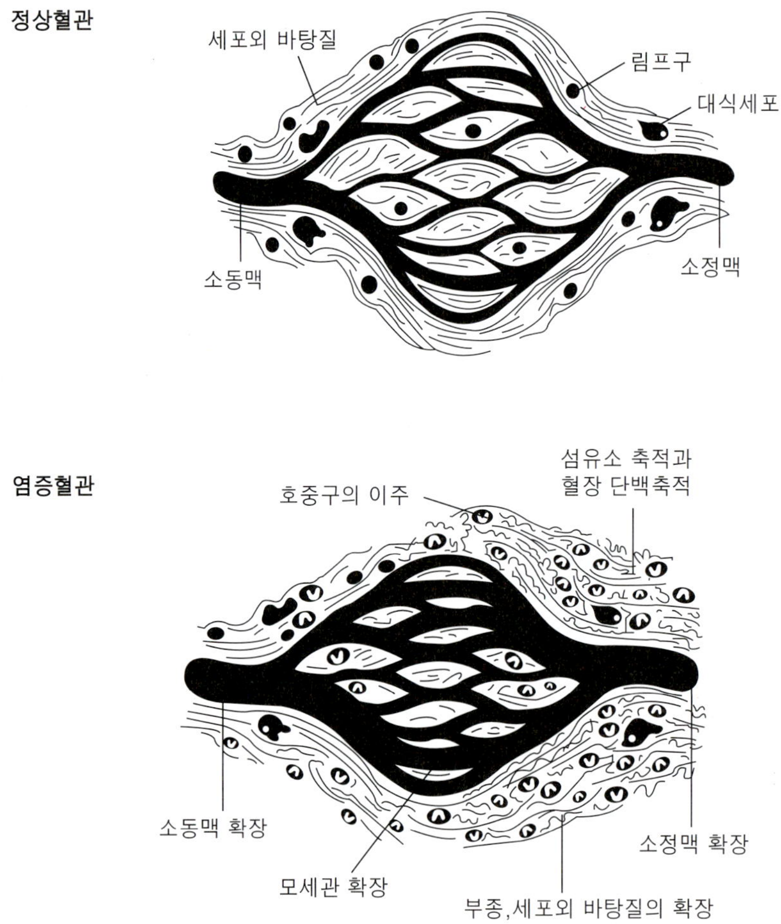

그림 3-1. 급성 염증의 국소 반응.
혈관 확장에 의한 발적과 혈장의 유출에 의한 부종, 그리고 백혈구의 이주.

1. 혈역동학적 변화

1) 혈류와 혈관 크기의 변화

손상을 받은 즉시 수분 내에 나타나나 손상의 정도에 따라 약간씩은 다르며 대부분은 다음과 같은 순서로 나타난다(그림 3-2).

- 첫째, 세동맥(arteriole)이 일시적으로 수축하며, 경미한 손상의 경우에는 3-4초 만에 수축이 없어지지만, 심한 경우는 수분 간 지속된다.
- 둘째, 혈관이 확장한다. 이 과정에서 세동맥과 모세혈관이 확장하면서 혈류가 증가한다.
- 셋째, 혈류가 느려지고 미세혈관의 투과성이 증가한다. 그 결과 혈관 내에 있는 단백과 수분이 혈관 밖으로 유출되어 국소 부종(edema)을 형성한다.
- 넷째, 혈류속도가 감소하면 백혈구(주로 호중구)가 혈관의 내벽 쪽으로 모이게 되는데 이러한 현상을 백혈구의 변연화(leukocytic margination)라고 한다.

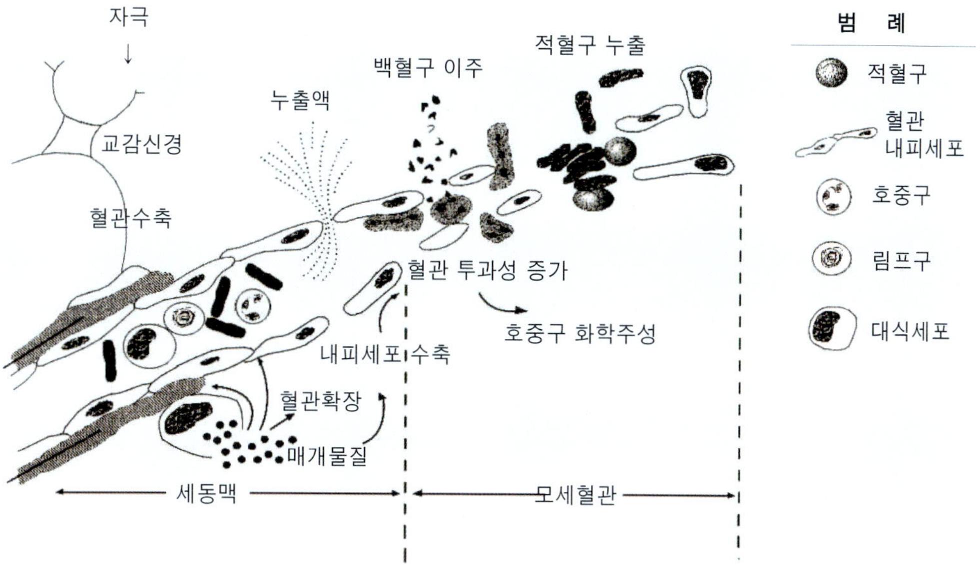

그림 3-2. 급성 염증의 과정.

2) 혈관 투과성의 변화

급성염증시 혈관내피의 투과성 증가는 ① 세정맥(venule)에서 혈관내피 틈 형성(formation of endothelial gaps), ② 직접적인 혈관내피손상(direct endothelial injury), ③ 지연성 지속성 누출(delayed prolonged leakage) ④ 백혈구 매개 혈관내피손상(leukocyte-mediated endothelial injury), ⑤ 혈관내피의 세포횡단 증가(increased transcytosis), ⑥ 신생혈관 누출(leakage from new blood vessels) 등의 메커니즘에 의하여 이루어진다.

2. 세포 변동

염증에서 백혈구가 손상 부위로 이동하는 현상은 매우 중요하다. 이러한 세포삼출은 백혈구의 변연화 및 구르기, 부착과 유출, 화학주성(chemotaxis)에 의한 이동과 활성화 단계를 거친다(그림 3-3). 즉, 내벽 쪽에 모인 백혈구는 혈관 내피세포에 부착(adhesion)한 후 혈관벽을 통과하여 혈관 밖으로 빠져 나오게 되는데 이를 백혈구 유주(leukocytic emigration)라고 한다.

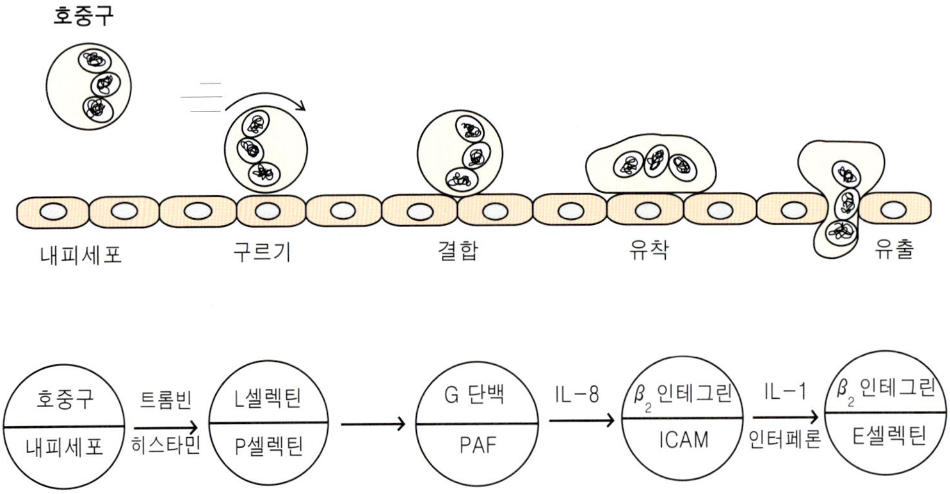

그림 3-3. 급성 염증시 호중구와 혈관 내피세포의 상호작용.

백혈구와 혈관 내피세포의 부착에는 백혈구 및 혈관 내피세포에 존재하는 부착분자(adhesion molecule)들이 서로 작용하여 쉽게 부착하게 한다. 혈관 내피세포에 부착한 백혈구는 화학주성(chemotaxis)에 의해 혈관벽을 통과하여 염증이 있는 장소로 이동하여 모인다. 화학주성은 혈관벽을 뚫고 나온 백혈구가 유주인자의 신호에 따라 손상 부위를 향하여 움직이는 것을 말하며, 세균생성물, 이물질 등의 외인성 물질 뿐만 아니라 손상된 조직, 응고인자 등의 내인성 물질들이 유주인자로 작용할 수 있다.

화학주성에 의해 모인 염증세포들은 각각 기능이 다르지만, 그 중에서 호중구와 대식구는 우리 몸에 해로운 물질을 탐식하는 기능이 있으며 유해물질을 파괴할 수 있는 성분을 분비한다.

탐식작용(phagocytosis)은 다음과 같이 세 단계로 나눌 수 있다.

- 첫째, 포식할 물질을 인지하고 이에 부착한다.
- 둘째, 포식할 물질을 위족을 내서 잡아들인다. 세포내로 잡아들인 물질들은 세포막 유래의 피막으로 둘러싸인 공포로 세포질 내에 존재하게 되는데 이를 탐식공포(phagocytic vacuole) 또는 탐식소체(phagosome)라고 한다.
- 셋째, 탐식소체가 세포질 내 용해소체(lysosome)와 결합, 탐식용해소체(phagolysosome)가 되어 용해소체 내 효소를 이용해 포식물질을 소화 또는 파괴한다(그림 3-4).

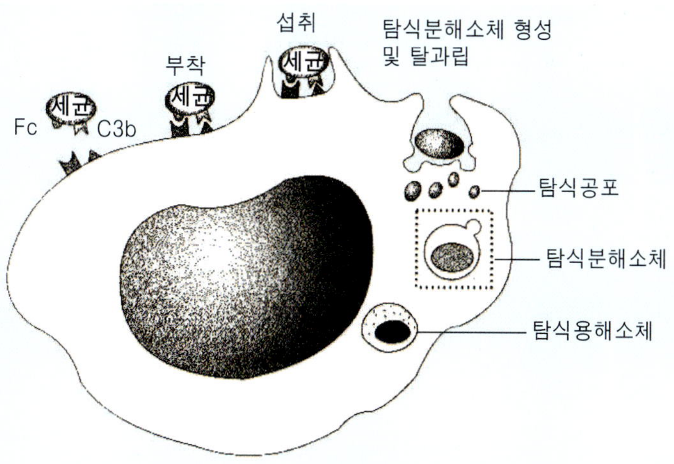

그림 3-4. 백혈구 탐식작용의 과정.

3. 염증의 화학매개물질

염증에는 혈장에 존재하거나 세포로부터 유래하는 다양한 종류의 화학매개체(chemical mediator)가 관여한다(표 3-1, 표 3-2). 이들은 서로 독립적으로 작용하는 것이 아니라 상호 긴밀한 관계로 염증반응에 관여하며, 인체에는 매개체의 작용을 점검, 통제하는 체계가 있어 균형을 유지하고 있다. 만약 이런 균형을 유지하지 못한다면 염증반응 그 자체로 인해 인체의 모든 세포, 조직 및 장기는 손상될 것이다. 화학적 매개체를 기원에 따라 분류하면 다음과 같다.

1) 세포유래 매개체

혈관활성 아민—히스타민과 세로토닌

세동맥(arteriole)의 확장과 세정맥의 투과성을 증가시키는 물질로서 주로 혈관 투과성 변화의 초기단계에 작용한다. 혈관 주변의 비만세포(mast cell), 호염구(basophil) 및 혈소판(platelet) 등에 과립으로 저장되어 있다가 자극이 가해지면 일시에 유리되어 염증의 초기반응에 중요한 역할을 한다.

표 3-1. 급성 염증의 화학적 매개물질의 기원과 종류.

기 원	종 류	세포 종류
세 포	히스타민	비만세포, 호염기구, 혈소판
	세로토닌	혈소판
	프로스타글란딘	비만세포, 백혈구
	류코트리엔	비만세포, 백혈구
	혈소판 활성인자	백혈구, 비만세포
	반응성 산소분자	백혈구
	산화질소	내피세포, 대식세포
	시토카인 (TNF, IL-1)	대식세포, 내피세포, 비만세포
	케모카인	백혈구, 활성화된 대식세포
혈 장	보체계 (C5a, C3a, C4a)	
	키닌계	
	단백분해효소 (응고 중 활성화)	

표 3-2. 염증 반응과 매개물질.

염증에서의 효과	매개 물질
혈관 확장	프로스타글란딘, 산화 질소, 히스타민
혈관 투과성 증가	히스타민과 세로토닌, C3a와 C5a 브라디키닌, 류코트리엔 C_4, D_4, E_4 혈소판 활성인자, P 물질
화학주성, 백혈구 활성화	종양괴사인자(TNF), 인터루킨-1(IL-1) 케모카인, C3a, C5a, 류코트리엔 B4 세균산물
발열	인터루킨-1(IL-1), 종양괴사인자(TNF) 프로스타글란딘
통증	프로스타글란딘, 브라디키닌
조직 손상	백혈구의 용해소체 효소, 반응성 산소분자 산화 질소

아라키돈산 대사물-프로스타글란딘 및 류코트리엔

아라키돈산(arachidonic acid)은 필수지방산인 리놀레인산에서 만들어지거나 음식물에서 얻어진다. 이 물질은 세포막 인지질에 결합되어 있는데 세포막을 자극하거나 다른 매개체에 의해 인지질효소가 활성화되면 유리된다.

유리된 아라키돈산은 사이클로옥시게나제(cyclooxygenase) 경로와 지방산화효소(lipooxygenase) 경로를 통하여 각각 프로스타글란딘(prostaglandin)과 류코트리엔(leukotriene)을 만든다. 프로스타글란딘은 혈관확장 또는 수축, 발열, 통증 등에 관여하며 류코트리엔은 혈관과 기관지 수축, 혈관투과성 증가, 화학주성 등에 관여한다.

아스피린과 인도메타신은 아라키돈산 대사과정 중 프로스타글란딘을 형성하는 사이클로옥시게나제 경로를 억제하고 스테로이드 제재는 세포막에서 아라키돈산의 생성을 억제함으로써 항염증 작용을 나타낸다.

혈소판 활성인자

혈소판 활성인자(platelet activating factor)는 호염구 등의 염증세포 인지질막으로부터 유래하며, 혈소판의 응집, 혈관 투과성의 증가, 백혈구의 내피세포 부착, 화학주성 효과, 그리고 탈과립 작용 등에 관여한다.

시토카인

활성화된 림프구나 대식세포 등에서 분비하는 시토카인(cytokine)은 세포성 면역반응, 염증반응 등에 관여하며, 염증반응에 관계되는 중요한 시토카인으로 인터루킨 1(interleukin-1, IL-1), 종양괴사인자(종양괴사인자(tumor necrosis factor, TNF), 인터루킨 8(IL-8) 등이 있다.

산화질소

산화질소(nitric oxide, NO)는 용해성 자유 라디칼 가스로서 혈관 평활근육 이완 작용, 혈소판의 응집과 부착억제와 같은 염증 조절 효과와 더불어 미생물 또는 종양세포에 대한 세포독성을 보인다.

용해소체 성분

호중구와 단핵구는 염증이 발생하였을 때 용해소체(lysosome) 과립을 세포 밖으로 유리하여 염증반응에 관여한다. 이들은 혈관투과성 증가, 화학주성 효과 및 조직의 파괴를 촉진하며, 알파1-안티트립신(α_1-antitrypsin)이나 알파2-마이크로글로불린(α_2-microglobulin) 등의 항단백분해효소에 의해 그 작용이 억제된다.

산소 유래 자유 라디칼

호중구나 대식세포가 화학주성인자나 면역복합체에 노출되거나 탐식활동을 할 때 산소 유래 자유 라디칼(oxygen-derived free radical)을 세포 밖으로 유리한다. 이들은 내피세포 손상과 이에 따른 투과성 증가, 항단백분해효소의 불활성화, 종양세포, 적혈구 및 실질세포의 손상을 유도한다.

신경펩티드

신경펩티드(neuropeptide) 중 P물질(substance P)은 특히 폐와 위장관의 신경 섬유에 많이 함유되어 있으며 염증에서 혈관 투과성의 항진과 관련되어 있다. 또한 통증 감각의 전달, 혈압 조절, 면역계 및 내분비계 세포의 분비 촉진을 유도한다.

2) 혈장 단백

보체계

보체계(complement system)는 20여종의 혈장 단백으로 구성되어 있으며, 항원-항체복합체(antigen-antibody complex)에 의해 활성화되는 전형적 경로와 항체 없이 내독소, 복합다당류 등에 의해 활성화되는 교체 경로, 만노스에 결합한 렉틴(mannose-binding lectin)이 미생물의 탄수화물에 결합하여 활성회되는 렉틴 경로의 세 가지가 있다.

보체계는 단계적으로 활성화되면 여러 종류의 단백 산물이 나오는데 C3a, C5a, C4a는 혈관확장 및 투과성 증가에, C5a는 호중구(neutrophil) 및 단핵구(monocyte)에서 아라키돈산의 지방산화효소 활성화에, C3b는 옵소닌화(opsonization)에, C5b-C9 복합체는 세포막 용해에 관련된다.

키닌계

Hageman인자에 의해 활성화되는 혈장 단백으로 혈관활성 물질인 브라디키닌(bradykinin)이 최종적으로 만들어지는데 이는 혈관투과성을 증가시키고, 평활근육수축, 혈관확장 및 통증을 유발한다.

응고계

Hageman인자에 의해 활성화되는 혈장 단백계로 최종반응은 섬유소원(fibrinogen)이 트롬빈(thrombin)에 의해 섬유소(fibrin)로 바뀌는 것이다. 이 과정 중 여러 가지의 섬유소성 펩타이드가 생성되고 이들이 혈관의 투과성을 증가시키거나 백혈구에 대한 화학주성을 나타낸다.

4. 단핵대식세포계

단핵대식세포계(mononuclear phagocytic system)는 탐식작용을 하는 세포들을 총칭하는 것으로, 각 장기에 따라 고유한 이름으로 불린다.

즉 혈액내의 단핵구(monocyte), 간의 쿠퍼세포(Kupffer cell), 폐의 폐포대식구(alveolar macrophage), 결합조직의 조직구(histiocyte), 중추 신경의 미세교세포(microglia) 및 뼈의 파골세포(osteoclast) 등이 있다. 이들은 외부에서 이상 물질이 침입하면 그 물질을 탐식하여 파괴하거나, 그 정보를 면역계에 전달하는 역할을 하기도 하며, 파괴시킬 수 없는 물질은 포식한 상태로 유지하기도 한다.

II 만성 염증

1. 정의와 원인

만성 염증은 수주 또는 수개월 동안 지속되며, 염증부위에서 염증반응 및 조직의 파괴, 치유과정이 동시에 일어나는 염증반응이라고 정의할 수 있다. 따라서 급성 염증과 대조적인 만성 염증의 중요한 특징적 소견은 ① 대식세포, 림프구 및 형질세포(plasma cell) 등의 단핵구 침윤, ② 신생 혈관의 형성, ③ 조직 파괴와 결합조직의 증가로 인한 섬유화이다(그림 3-5, 3-6).

만성 염증은 서서히 일어나는 경우가 대부분이며 여러 가지 원인에 의하여 발생할 수 있으나 ① 지속적 감염 상태, ② 독성 물질에의 지속적 노출, ③ 자가면역에 의한 염증 등이 대표적인 예이다.

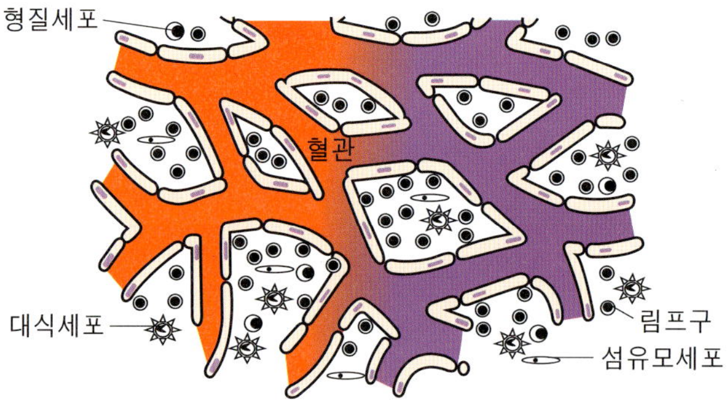

그림 3-5. 만성 염증.
대식세포, 림프구, 형질세포의 침윤과 신생혈관의 형성이 관찰된다.

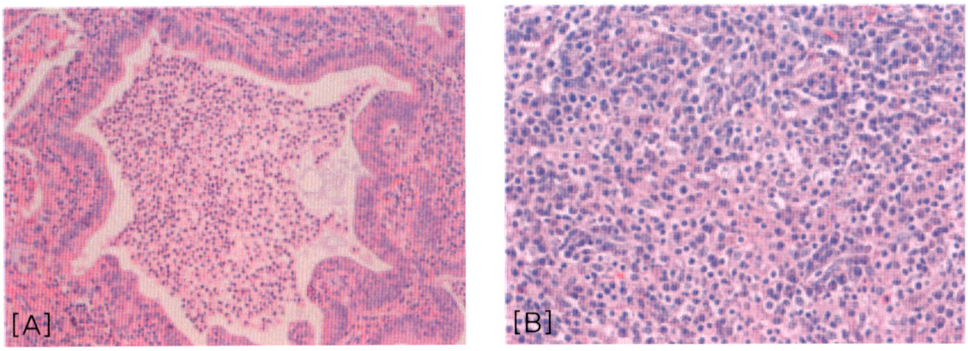

그림 3-6. 급성염증([A] 폐)과 만성염증([B] 간)의 조직소견 비교.

2. 만성 육아종성 염증

만성 육아종성 염증(chronic granulomatous inflammation)은 만성 염증의 특별한 형태로서 조직학적으로 육아종 형성을 특징으로 한다. 육아종은 유상피세포(epithelioid cell)가 염증 부위에 모여 있고 그 주위를 림프구와 형질세포(plasma cell)가 둘러싸는 병변이다(그림 3-7).

유상피세포는 풍부한 호산성의 세포질을 가지고 있으며 상피세포와 비슷한 형태를 보이나 그 기원은 변형된 대식세포이다. 육아종성 염증의 또 다른 구성세포로서 랑한스(Langhans)형 거대세포(giant cell)와 이물형(foreign body type) 거대세포가 있다.

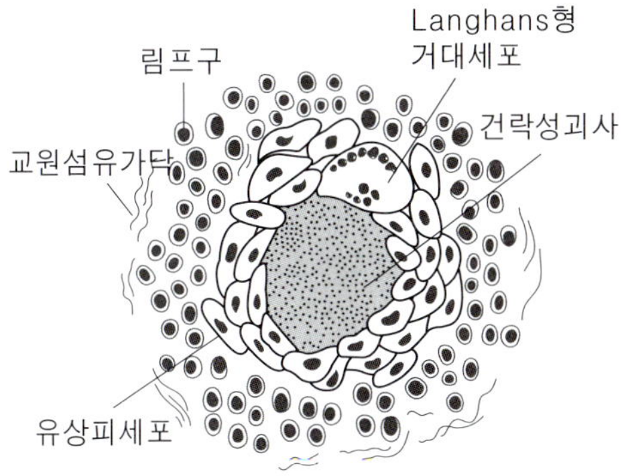

그림 3-7. 만성 육아종성 염증과 건락성 괴사의 현미경적 소견.

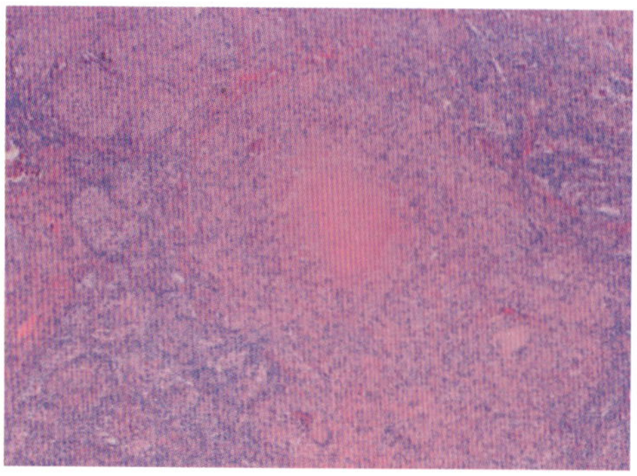

그림 3-8. 결핵의 조직 소견(폐).
건락성괴사를 동반한 육아종과 랑한스형 거대세포가 보인다.

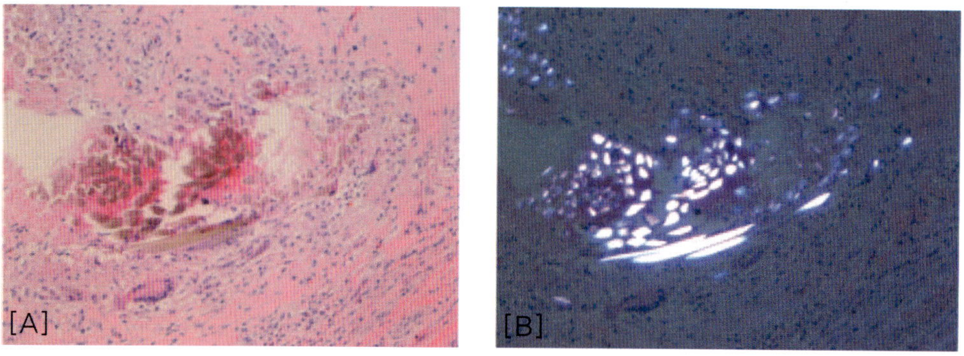

그림 3-9. 이물질(봉합사)에 의한 만성 육아종성 염증과 이물형 거대세포.
[A] 광학 현미견 소견, [B] 편광현미경 소견.

이들은 유상피세포들이 융합하여 만든 것으로 크기가 40~50 ㎛에 달하기도 하고 핵의 수가 20개를 넘기도 한다. 랑한스형 거대세포는 주로 결핵(그림 3-8)의 육아종처럼 면역학적 기전에 의해 생성된 육아종에서 보이며, 이물형 거대세포는 이물질에 의한 만성염증(그림 3-9)에서 볼 수 있다.

만성 육아종성 염증을 보이는 대표적인 예는 결핵이며 그 이외에도 나병, 심부 진균 감염, 이물반응, 매독 등이 있다.

III 급성 및 만성 염증의 형태학적 양상 및 분류

1. 염증의 형태학적 양상 및 분류

염증의 원인, 손상 정도, 조직의 종류, 숙주의 면역상태 등에 따라 육안 및 현미경 소견이 다양하게 나타날 수 있다. 염증이 있으면 혈관 내에 흐르고 있는 액체성분, 단백성분 및 혈구들이 빠져나와 세포사이의 간질이나 체강에 고이게 되는데 이를 삼출액(exudate)이라 하며, 염증을 삼출액의 성상에 따라 분류하기도 한다.

1) 장액성 염증

장액성 염증(serous inflammation)은 혈장 또는 복막강, 흉막강, 심낭강 등 체강의 장막을 덮고 있는 중피세포의 분비물에서 유래하는 저단백성 액체의 유출을 특징으로 한다. 대부분 염증의 급성기나 경한 손상에서 볼 수 있으며 화상이나 바이러스 감염 때 볼 수 있는 피부 물집이 좋은 예이다.

2) 섬유소성 염증

섬유소성 염증(fibrinous inflammation)은 섬유소를 포함한 많은 양의 혈장단백과 섬유소 덩어리를 함유하는 삼출물을 특징으로 하는 염증으로, 결핵에 의한 섬유소성 심낭염과 같이 체강을 침범하는 염증, 즉 내피세포나 중피세포가 심한 손상을 받았을 때 나타난다.

3) 화농성 염증

화농성 염증(suppurative inflammation)은 호중구, 괴사 세포, 부종액 등을 포함하는 누런 색의 화농성 삼출액, 즉 농(pus)의 형성을 특징으로 한다. 화농성 세균인 포도알균, 임균 또는 수막알균의 감염에 의해 유발되는 경우가 많으며, 급성 화농성 막창자꼬리염(acute suppurative appendicitis)이 대표적인 예이다(그림 3-10).

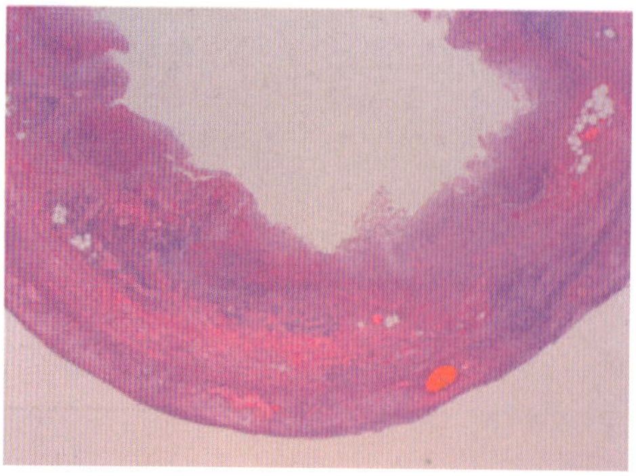

그림 3-10. 급성 화농성 충수염(막창자꼬리염).

2. 염증의 특수 형태

1) 궤 양

궤양(ulcer)은 피부, 위(stomach) 등의 상피 표면이 괴사하면서 국소적으로 결손되어 정상적인 연속성이 없어진 것을 말한다. 위 또는 십이지장의 소화성 궤양이 전형적인 예이며, 오랜 시간 움직이지 못하는 노인에서는 혈액순환 장애로 인한 광범위한 피부궤양이 나타나기도 한다.

활동적인 궤양의 현미경 소견은 궤양 기저부의 표면에서부터 ① 괴사성 섬유소성 물질로 덮힌 얇은 표층, ② 호중구를 주로 한 비특이적 세포침윤층, ③ 단핵구 침윤을 보이는 육아조직층, ④ 섬유성 반흔조직층의 순으로 구분되는 네 층을 보인다(그림 3-11).

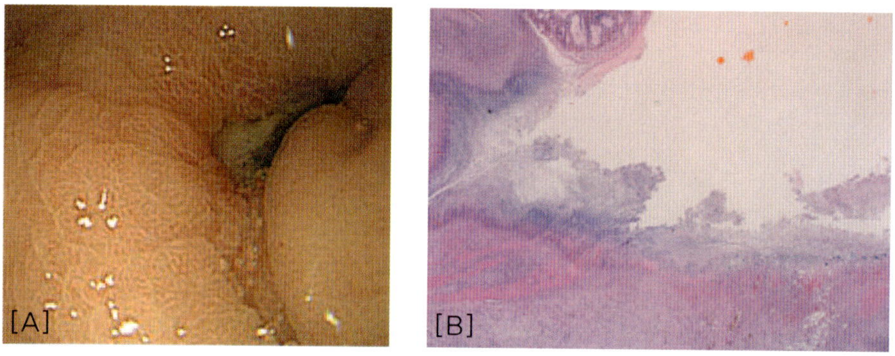

그림 3-11. 위궤양.
[A] 내시경 소견, [B] 조직 소견.

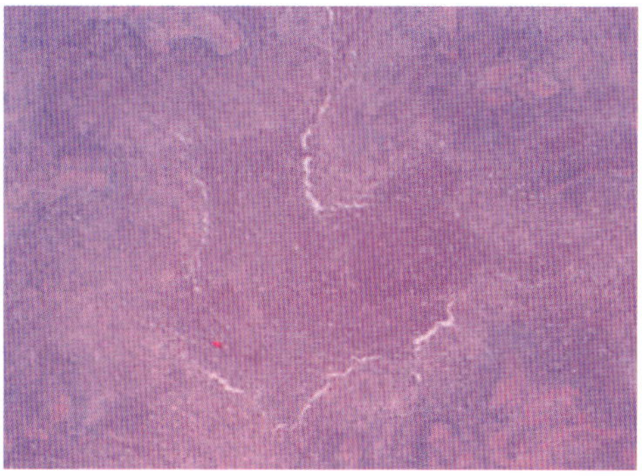

그림 3-12. 간에 발생한 농양(고름집).

2) 고름집

고름집(abscess)은 화농성 염증의 좋은 예로서 고름이 국소적으로 모여 있는 것을 말한다(그림 3-12). 시간이 경과함에 따라 고름집 주위는 고름이 주변부로 침투하는 것을 막기 위해 섬유화가 일어나서 고름집벽을 형성한다.

이러한 경우에는 투여한 항생제가 고름집 내부로 침투해 들어가지 못하므로 외과적으로 배농(drain)하거나 수술로 고름집을 제거해야 한다.

IV 염증이 전신에 미치는 영향

염증이 발생하면 임상적으로 전신증상과 국소증상이 나타난다. 급성 염증의 국소증상에는 발적, 발열, 통증, 부종이 있다. 발적과 발열은 염증 부위의 혈류가 증가하기 때문이고, 통증은 브라디키닌, 프로스타글란딘과 같은 매개물질이 지각신경의 섬유 말단을 자극하기 때문이며, 부종 자체도 통증 발생에 관여한다.

염증에서 가장 흔한 전신증상은 발열이며 특히 감염에 의한 염증에서 뚜렷하게 나타난다. 느린운동수면(서파수면, slow wave sleep), 식욕부진, 피로, 쇠약감 등도 나타나며 간에서는 급성기 반응 단백의 합성이 증가한다. 이러한 급성기 반응의 원인은 주로 자극을 받은 단핵구, 대식세포, 내피세포(endothelial cell) 및 섬유모세포(fibroblast)가 IL-1, IL-6, 종양괴사인자 등을 분비하기 때문이다. 급성기 반응 단백의 증가에 의하여 섬유소원이 적혈구 표면을 둘러싸고 그 결과 적혈구간 음전하에 의한 반발력 소실 및 응집으로 인해 적혈구 침강속도가 증가한다.

또한 염증이 있을 때에는 혈중 백혈구 수가 증가하며 일반적으로 혈액 1㎣당 15,000~20,000개 정도로 증가한다. 대부분의 세균 감염과 같은 급성 염증 때 호중구가 증가하며, 기생충 감염이나 알레르기 반응 때에는 호산구가 증가한다. 전염성 단핵구증(infectious mononucleosis), 유행성 귀밑샘염(볼거리, mumps), 풍진(rubella) 등의 바이러스 감염 때는 림프구가 증가하며, 리케치아 및 원충류 감염, 그리고 장티푸스에서는 오히려 백혈구 수가 감소한다.

치유와 수복

손상에서 치유하는 과정은 재생(regeneration)과 수복(repair)의 두 가지 형태로 대별할 수 있는데, 대부분의 치유과정에는 두 가지 과정이 함께 진행하면서 손상 이전의 상태로 돌아간다.

1 재 생

재생(regeneration)은 손상된 조직이 동일한 세포에 의해 대치되는 것을 말한다. 이때 손상된 부위가 흔적 없이 정상기능을 회복하게 된다. 인체의 세포들을 재생능력에 따라 불안정세포(labile cell), 안정세포(stable cell) 및 영구세포(permanent cell)로 구분한다(그림 3-13, 표 3-3).

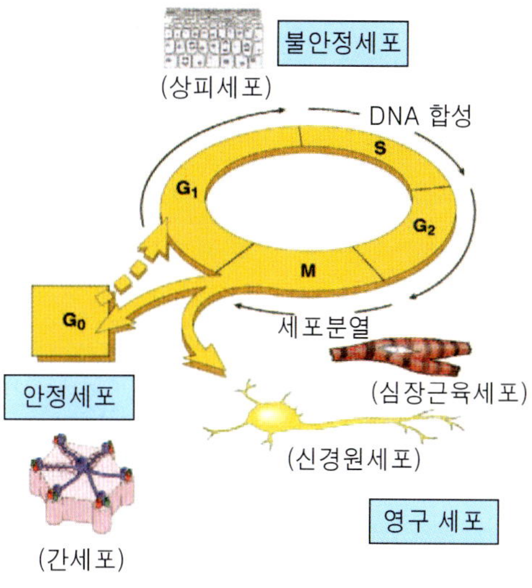

그림 3-13. 세포주기와 재생능력에 따른 세포구성.

표 3-3. 분열능력에 따른 세포/조직의 분류

분류	분열 및 증식능력	해당 조직
불안정세포/조직	일생 동안 끊임없이 분열한다.	상피조직(피부, 위장관 점막상피, 요로 점막상피 등); 골수세포 및 조혈세포
안정세포/조직	자극(손상)이 가해지면 분열한다.	간, 콩팥, 췌장 등의 실질세포; 간질세포(섬유아세포, 평활근세포); 백혈구
영구세포/조직	분열하지 않는다.	신경세포; 횡문근세포; 심근세포

II 결합조직에 의한 수복(섬유화)

조직 손상과 그에 따른 염증이 심하거나 오래 지속되어 실질세포와 바탕질(matrix)의 구조가 파괴되면 실질세포의 재생만으로는 완전히 정상으로 돌아가지 못한다. 이 때에는 손상된 조직이 결합조직으로 대치되며 영구적인 반흔을 남기면서 치유된다. 이러한 과정을 수복이라 한다. 손상 부위는 24시간 내에 염증세포의 침윤과 함께 섬유모세포와 혈관 내피세포에 의해 대치되기 시작하여 3~5일 이내에 육아조직(granulation tissue)을 형성하게 된다. 육아조직은 분홍색의 과립상으로 보이는 새 살의 모양에서 비롯된 용어로 아주 연하여 조금만 건드려도 쉽게 출혈하는 경향이 있다.

시간이 경과함에 따라 점차 결합조직의 사이질이 축적되며, 이러한 수복과정에는 혈관신생(angiogenesis), 반흔(scar) 형성, 조직재형성(tissue remodeling)의 세 가지가 작용한다.

III 창상 치유

상처 치유의 과정은 손상에 의한 급성 염증 반응 유발, 실질세포의 증식, 실질세포와 결합조직 세포의 이동 및 증식, 세포외 바탕질(extracellular matrix) 합성, 조직 기능을 회복하기 위한 실질 성분의 재형성, 그리고 상처 부위의 강도(strength)에 도달하기 위한 결합조직의 재형성을 통하여 이루어진다.

1) 일차 유합

상처 치유의 가장 단순한 예는 봉합한 외과적 절개부위가 치유되는 과정으로 이것을 일차 유합(primary union)에 의한 치유라고 한다. 외과적 절개에 의해서는 상피 기저막의 연속성이 부분적으로만 파괴되며 상피와 결합조직의 세포 중 소수만 죽게 되므로 상피의 재생이 섬유화보다 우세하게 진행한다(그림 3-14[A]).

이러한 손상을 입으면 좁은 절개 부위는 혈구를 포함한 섬유소성 응괴로 즉시 채워지고, 상처의 표면은 탈수되어 딱지(가피, crust)를 형성하여 상처부위를 보호한다.

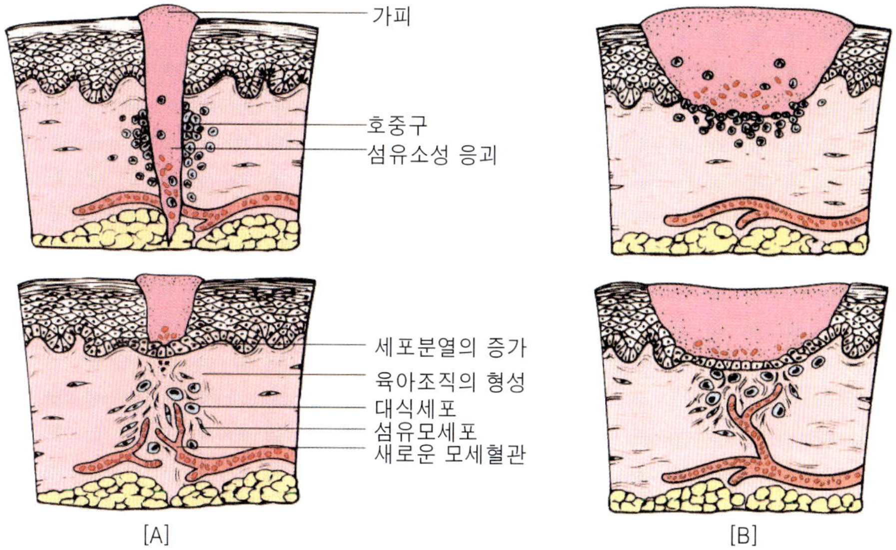

그림 3-14. 일차 유합[A]과 이차 유합[B].

2) 이차 유합

염증성 궤양이나 고름집 또는 조직의 결손이 심한 손상에서는 손상된 조직 결손부위가 육아조직으로 완전히 채워진 후 양쪽 절단면에서부터 상피세포의 증식이 이루어져서 수복을 완성하게 되는데 이를 이차 유합(secondary union)에 의한 치유라고 한다(그림 3-14[B]).

따라서 이차 유합에 의한 치유에서는 염증 반응이 더 심하고 반흔이 크게 남게 되며, 상처 수축 현상이 나타나게 되므로 치료 후 심한 후유증이 남을 수 있다.

3) 상처 강도

꼼꼼히 봉합한 상처 부위의 강도(상처 강도, wound strength)는 정상 피부의 약 70% 정도이며 이는 주로 봉합 자체 때문이다. 일주일 정도 지나 봉합을 제거하였을 때의 상처 강도는 정상 피부의 약 10%에 불과하나 그 다음 4주에 걸쳐 급속히 증가한다.

상처 강도는 손상 후 3개월 만에 정상의 70~80%에 이르며 그 후로는 크게 증가하지 않는다.

4) 상처 치유의 이상

상처 치유가 정상적으로 시작해도 세포 성장과 세포외 바탕질의 생산 이상 때문에 과잉 육아조직(hypertrophic scar)이나 켈로이드(keloid) 같은 합병증이 나타날 수 있다.

과잉육아조직

상처가 치유되면서 과잉의 육아조직이 만들어져 주위 피부보다 튀어나와 상피의 재생을 방해하게 된다. 이 때에는 육아조직을 제거하거나 외과적 절제 후 피부이식을 통하여 치료할 수 있다.

켈로이드

켈로이드는 상처가 치유되면서 비정상적으로 증가한 교원질이 섬유화한 것으로서, 치유된 상처가 종양같이 불쑥 튀어나와 미관상 흉하게 된다(그림 3-15). 교정을 위해 재수술을 한 뒤에도 다시 켈로이드가 생길 수 있다.

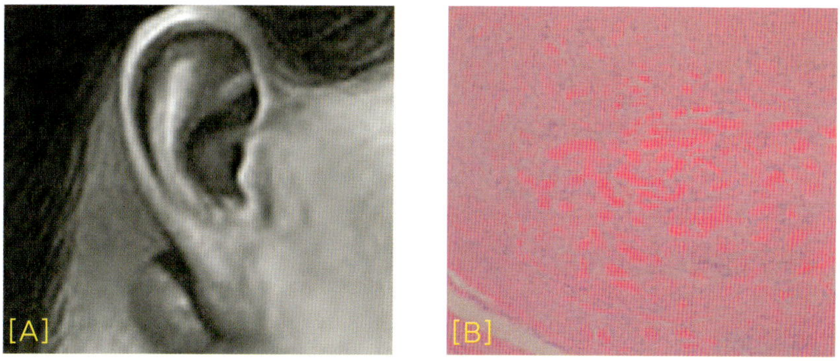

그림 3-15. 켈로이드(Keloid).
[A] 육안 소견, [B] 조직 소견.

5) 상처 치유에 나쁜 영향을 미치는 인자

전신 인자

- 연령 : 노인의 경우 상처 치유가 느리다.
- 영양 상태 : 단백, 비타민 C, 아연 등의 결핍.
- 혈액 질환 : 백혈구의 수나 기능 감소 또는 출혈성 질환.
- 당뇨병 : 호중구 화학주성이나 탐식능을 저하시켜 감염에 대한 감수성을 높이므로 상처 치유가 지연된다.
- 스테로이드나 화학요법제 투여 : 단백 합성을 감소시켜 상처 치유를 억제하고 상처 강도도 감소하게 된다.

국소 인자

- 감염은 치유를 지연시키는 가장 중요한 요인이다.
- 혈액 공급 장애.
- 이물질.
- 방사선 조사.
- 압박이나 염전(꼬임, torsion) 같은 기계적 요인.
- 손상의 크기, 위치 형태.

4 체액과 혈류역동
Body Fluid and Hemodynamics

건강한 인체는 체중의 60%가 수분이며 이중 2/3는 세포내액이고, 나머지는 세포외액 (혈액과 사이질액)으로 구성되어 있다. 세포나 조직은 원활한 혈액순환을 통하여 산소를 공급받고 정상적인 체액 (body fluid)의 평형상태에서 생존이 가능하다. 혈류역학이나 체액의 항상성 유지에 이상이 생기면 부종, 울혈, 출혈, 혈전, 경색 및 쇼크 등을 일으키며 심하면 사망하기도 한다.

1 부종

부종 (edema)이란 세포 사이질(interstitium) 또는 체강(body cavity)에 체액이 과다하게 증가된 상태를 말한다. 부종은 염증성 부종과 비염증성 부종으로 구별하는데, 염증성 부종은 혈관 투과성이 국소적으로 증가하여 생긴다. 이 경우의 부종액을 삼출액(exudate)이라고 한다. 비염증성 부종은 모세혈관벽을 가로지르는 혈류역학 장애로 생기며 이 경우의 부종액을 누출액(transudate)이라고 한다.

체강에 체액이 축적되는 장소에 따라, 흉강에 고이면 물가슴증(hydrothorax), 심낭내에 체액이 고이면 물심장막증(hydropericardium), 복강 내에 축적되면 복수(ascites)라 한다.

1) 부종의 발생기전

체액의 정상적인 순환은 혈관 안쪽에서 바깥쪽으로 작용하는 혈관 정수압과 혈관 밖으로부터 안쪽으로 끌어당기는 삼투압에 의해 조절된다. 정상적으로 세동맥 말단부의 정수압은 약 35mmHg이고, 세정맥 말단부에서는 12~15mmHg이다. 혈장 삼투압은 약 20~25mmHg이므로 체액은 세동맥 말단부에서는 사이질로 빠져나가며, 모세혈관에서는 평형을 유지하다가 세정맥 말단부에서 다시 혈관내로 들어오게 된다(그림 4-1).

이와 같은 체액 순환과정을 고려할 때 부종이 생길 수 있는 상태는 다음과 같다(그림 4-2).

정맥 정수압의 증가

정맥 정수압이 증가되면 사이질로 빠져나왔던 수분이 다시 정맥으로 돌아가지 못하므로 부종이 발생되는데, 울혈성심장기능상실(congestive heart failure)이 대표적인 예이다. 이 경우 심장에 병이 있어 피가 심장으로 원활하게 들어가지 못하므로 정맥 안에 피가 증가하여 정맥압이 증가한다.

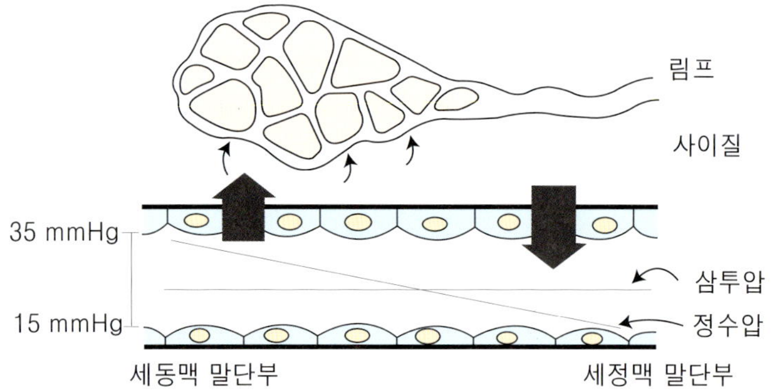

그림 4-1. 체액의 정상적 순환.

정수압이 높을수록 체액을 혈관 밖으로 이동시키고, 삼투압이 높을수록 체액을 혈관 내로 이동 시킨다.

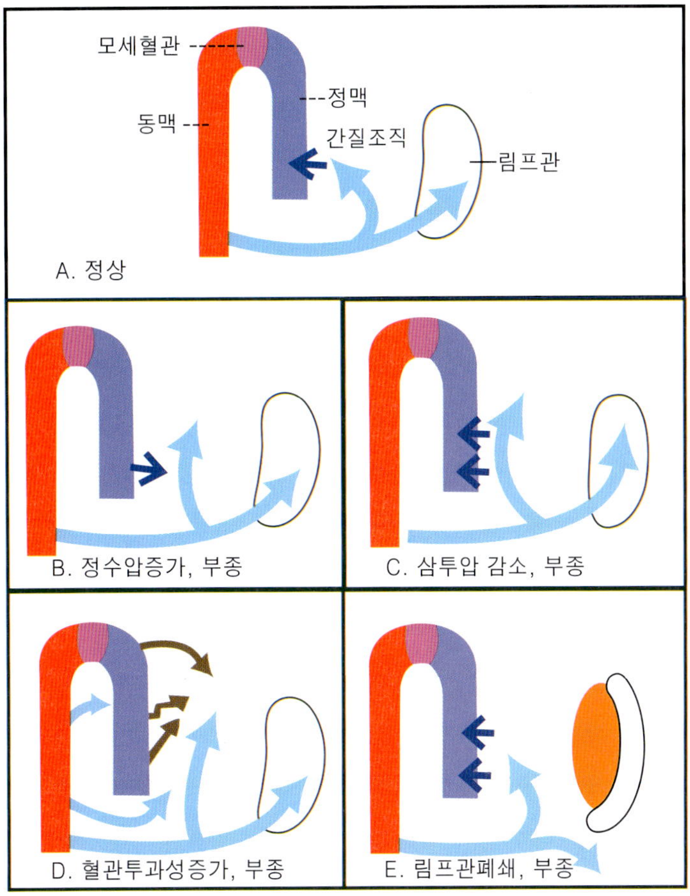

그림 4-2. 부종의 기전

[A] 정상 : 정수압과 삼투압이 균형을 이룬다. [B] 정맥성부종 : 심장기능이나 혈전으로 혈류가 막혀 정맥압증가 [C] 저알부민혈증성 부종 : 혈관내 알부민 감소로 삼투압 저하. [D] 염증성부종 : 내피세포의 간극사이가 넓어져 혈관투과성이 증가된다. [E] 종양이나 기생충에 의한 림프관폐쇄

혈장 삼투압의 감소

혈장 삼투압이 감소되어 부종이 나타나는 경우는 간경화증(liver cirrhosis)과 같은 만성 간질환으로 간에서 알부민을 합성하지 못하거나(그림 4-3), 신증후군을 동반한 사구체신염에서와 같이 이미 합성된 알부민이 소변을 통하여 과다하게 소실될 때이다.

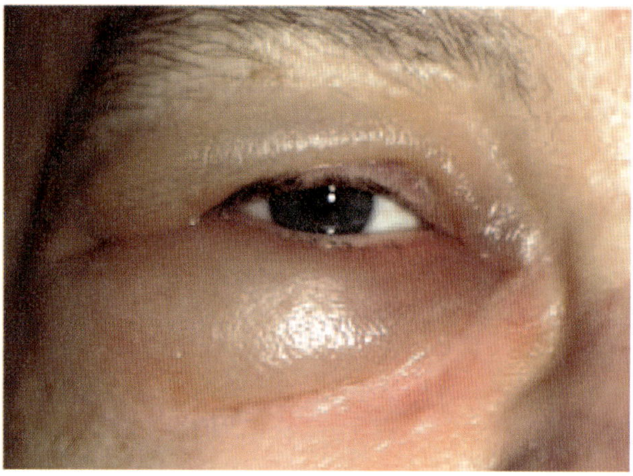

그림 4-3. 간경화로 인한 혈관 삼투압 감소로 전신부종을 일으킨다.

림프계의 폐쇄

림프관이 막히면 림프액의 배출에 장애가 생겨 림프부종(lymphedema)이 일어난다. 염증이나 종양에 의해 림프관이 막히는 경우에 국소적으로 림프부종이 생긴다. 전형적인 예로는 겨드랑 림프절을 제거하는 유방절제술을 받은 환자의 상지에서 나타나는 부종이다.

나트륨의 정체

사슬알균감염후토리콩팥염이나 급성 신장기능상실로 인하여 신기능이 나빠지면 나트륨과 수분이 정체되어 혈액량이 증가하고 정수압이 높아질 뿐 아니라 혈장 삼투압이 감소하여 부종이 생긴다.

2) 부종의 임상적 의의

대부분의 부종은 임상적으로 심각한 피해를 일으키지 않으며, 피하조직 부종의 경우는 심장이나 신장에 원인 질환이 있다는 신호의 역할을 한다. 그렇지만, 폐부종의 경우는 폐포환기를 저하시키고, 이차적으로 세균감염에 대한 감수성을 높인다. 뇌부종의 경우에는 뇌 실질의 탈출이 발생할 수 있고, 이로 인해 숨뇌의 압박과 괴사를 초래하게 되면 치명적이다.

II 충혈과 울혈

1) 충혈(hyperemia)

충혈은 동맥과 세동맥이 확장되어 모세혈관으로 유입되는 혈량이 증가되어 일어나는 능동적 과정으로, 충혈 부위는 산소 함량이 많은 동맥혈이 고이므로 붉게 보인다. 이 과정은 운동시 심박동의 증가로 인한 것과 같이 생리적 기능항진에 의해 일과성으로 일어나는 경우와 염증성 충혈과 같이 병적인 경우가 있다.

2) 울혈(congestion)

울혈은 정맥혈의 배출이 잘 안되어 발생하는 수동적 과정을 말한다. 울혈 부위는 정맥혈이 고여 파랗게 보이는 청색증(cyanosis)이 동반되고, 모세혈관의 정수압도 증가하므로 부종도 흔히 관찰된다. 이는 정맥이 주위의 종양에 의해 압박되거나, 정맥염이나 혈전증에 의해 혈관 내경이 좁아지거나, 폐색된 경우에 일어난다. 울혈이 오래 계속되면 산소와 영양의 공급 부족으로 실질세포가 위축 혹은 소실된다. 또한 모세혈관 주위에 미세출혈과 혈철소의 침착이 일어나 갈색으로 변하고, 그 부위에 결합조직이 증가하여 장기는 굳어지며 위축된다(그림 4-4).

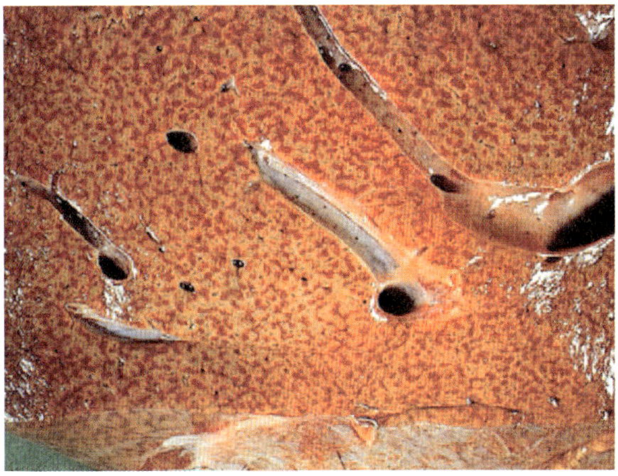

그림 4-4. 간 울혈.

간 단면상 울혈에 의한 육두구간 모습을 보인다.

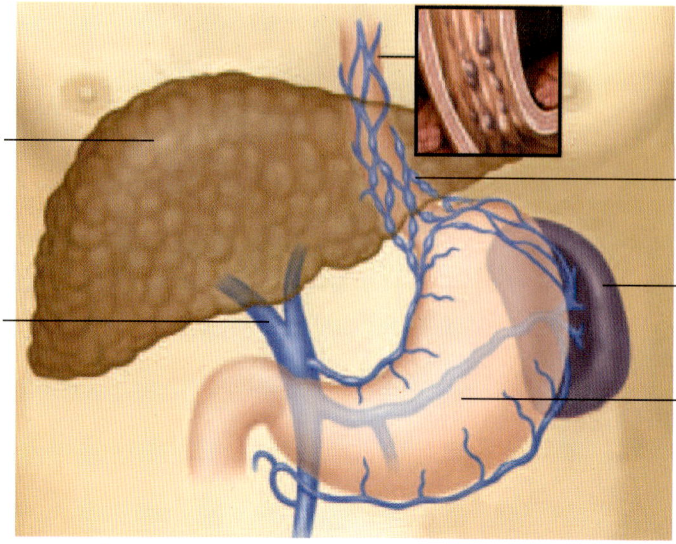

그림 4-5. 식도 정맥류. 간경화로 인한 식도 정맥의 내강 확장

폐울혈과 전신 울혈

좌심실기능상실에서는 폐에서 울혈이 나타나는 반면, 우심실기능상실에서는 전신적으로 울혈이 나타난다. 좌·우심실이 모두 기능상실상태에 있는 울혈성심장기능상실에서는 울혈이 폐와 전신에 함께 나타난다.

곁순환로 울혈

장기에 곁순환로가 있을 경우 주된 경로가 막힌 때 곁순환로가 발달하는데, 이는 간경화증의 예에서 잘 관찰된다. 간경화증에서 문맥에서 간장을 통해 간문맥으로 가는 순환로가 방해되면 문맥 고혈압(portal hypertension)이 발생하는데, 이로 인해 곁길에 해당하는 정맥의 내강이 확장되고 굵어져 식도 정맥류(esophageal varix)(그림4-5), 치질(hemorrhoid), 복부 메두사 머리(caput medusa)양 정맥류 등이 발생한다.

III 출혈

혈액이 혈관 밖으로 흘러 나가는 현상을 출혈(hemorrhage)이라고 한다.

1) 출혈의 종류

형태학적으로 혈관벽의 파열 여부에 따라 파열성 출혈과 누출성 출혈로 구분하고, 조직내에 출혈된 혈액이 응고된 덩어리를 혈종(hematoma)이라고 하며, 체강내로 대량 출혈 시에는 해부학적 위치에 따라 각각 혈흉(hemothorax), 혈심낭(hemopericardium), 혈액복강(hemoperitoneum), 혈관절증(hemarthrosis)이라고 표현한다. 또 피부나 점막 및 장막 표면에 소량의 출혈이 일어날 때는 그 크기에 따라서 0.1 cm 이하의 것을 점출혈 (petechia), 0.1~1.0cm인 것을 자색반 (purpura), 1.0cm 이상의 것을 반상출혈(ecchymosis)이라고 한다.

2) 출혈의 원인

출혈의 가장 흔한 원인은 외상이며, 그 이외에 죽상경화증, 악성종양, 고혈압 등에 의해 출혈이 유발될 수 있다. 그리고 괴혈병, 혈소판 결핍, 응고인자 결핍이 있을 때 전신적인 출혈이 잘 일어나는데 이를 출혈성 소인이라고 한다.

3) 출혈의 임상적 의의

출혈의 임상적 의의는 출혈량, 출혈속도 및 출혈장소에 따라 다르다. 보통 단시간내에 전체 혈액량의 10~15% 정도까지 출혈이 일어나더라도 큰 문제가 되지 않으며, 그 이상의 양이라 하더라도 서서히 출혈되면 임상적으로 별 문제가 되지 않는다. 그러나 이보다 출혈량이 많거나 출혈속도가 빠르면 쇼크가 발생되어 사망의 원인이 된다. 그러나 소량의 출혈일지라도 뇌나 심낭의 출혈은 사망의 원인이 될 수 있다.

만성 출혈에 의해 혈액이 외부로 유출되거나 위장관내로 출혈되는 경우에는 철이 소실되어 철결핍성 빈혈이 생긴다. 그러나 체강내로 출혈되는 경우에는 철이 재흡수되어 다시 이용된다. 이러한 헤모글로빈의 분해 및 재흡수 과정에서 많은 양의 빌리루빈이 형성되면 일시적으로 황달이 초래될 수 있다.

IV 지혈, 혈전증과 색전증

혈전증(thrombosis)이란 혈관 내에서 혈액이 혈전을 형성하여 혈류장애를 초래하는 병적인 과정을 말한다. 정상적인 혈전증(thrombosis)은 혈관이 손상을 받아 출혈이 일어났을 때 이를 막기 위해 혈액을 응고시키는 과정을 말한다(그림 4-6).

1) 혈전의 원인

혈전증을 일으키는 원인은 혈관내피세포의 손상, 정상혈류의 변화 및 혈액의 과응고성이다.

혈관내피세포의 손상

내피세포의 손상은 혈전증을 일으키는 가장 중요하면서도 흔한 원인으로 심장과 동맥에서 혈전을 유발하는데 특히 중요하다. 내피 손상은 심근경색증, 죽상경화증, 염증성 판막질환, 방사선 손상, 화학물질, 세균독소, 고혈압 등 많은 질환이나 외인성 인자들에 의해 일어나며, 내피세포가 손상된 곳에 혈전이 형성된다.

혈류역동 장애

혈류역동 장애에는 와류(turbulence)와 혈류 정체(stasis)가 있다. 정상적으로 혈액은 혈관 내에서 층을 형성하여 흐른다. 즉, 혈중 세포 성분은 중심축을 따라 빠르게 흐르고, 액체성분은 주변부를 따라 느린 속도로 흘러간다. 그러므로 세포성분은 혈관 내피와 접촉하지 않는다. 그러나, 와류와 혈류정체는 혈소판을 내피세포와 접촉하게 하고, 신선한 혈액이 활성화된 혈액 응고 인자를 희석시키는 것을 막으며, 응고인자 억제제의 유입을 막고, 내피세포를 손상시킨다.

혈액의 과응고성

혈액의 과응고성은 항응고제인 안티트롬빈 Ⅲ, 단백 C 또는 S의 유전적 결핍 등에 의한 일차적인 것과 신증후군, 외상, 화상, 임신말기, 심장기능상실, 암 등에 의한 이차적인 과응고 상태가 있다.

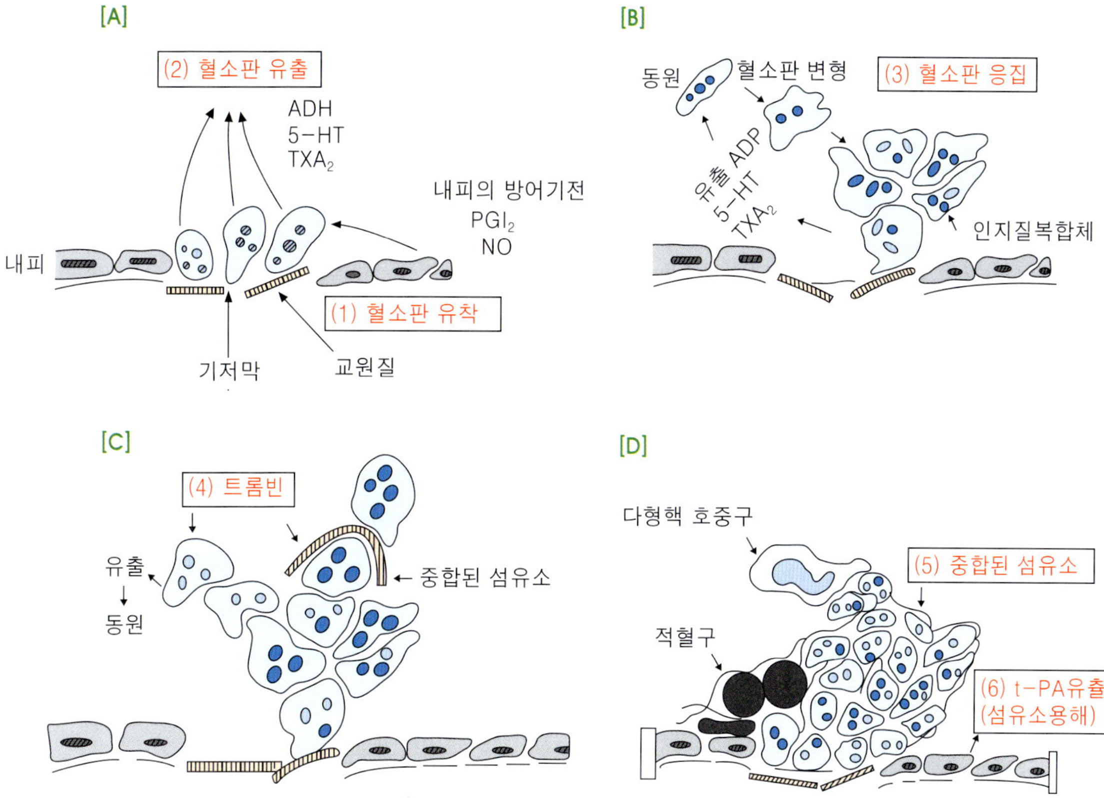

그림 4-6. 정상지혈 과정.

[A] 혈관수축. 혈관 손상 직후 내피에서 엔도델린을 분비하여 순간적인 혈관수축을 유발한다. 혈관 손상으로 내피하조직이 노출되면 혈소판이 교원질에 바로 유착된다(1). 교원질은 혈소판의 ADP및 세로토닌(5-HT) 유출과 트롬복세인 A2(TXA2) 합성을 유발시킨다(2). 동시에 내피세포의 프로스타시클린(PGI2)과 산화질소(NO)는 손상받지 않은 내피에 혈소판이 응집하지 못하도록 방어한다.

[B] 일차성지혈. ADP, 5-HT 및 TXA2는 혈소판 유출물 가운데 가장 중요한 성분이다. 혈소판 유출물은 다른 혈소판을 활성화하며 활성화된 혈소판은 변형되어 여러 층으로 응집하여 일차성 지혈응괴를 형성한다(3). TXA2와 5-HT는 혈관수축을 일으켜 혈류 속도를 제한한다. 인지질 복합체는 혈소판 표면 위에서 응고인자를 촉매하여 활성화한다.

[C] 트롬빈이 형성되면 혈소판 혈전생성의 최종단계가 진행된다(4). 혈소판 활성화, 유출 및 혈소판 동원 등이 다시 일어나고 섬유소 형성이 시작된다.

[D] 이차성 지혈. 섬유소가 중합된 혈소판 혈전은 더욱 단단하게 손상부위에 엉겨붙어 비가역적인 이차성 지혈응괴를 형성한다(5). 중성구와 적혈구도 혈소판-섬유소 응괴 내에 엉겨붙어 있다. 혈소판 혈전의 형성은 섬유소용해가 시작되도록 하는 신호로서 작용하는데, 즉 조직 플라스미노젠 활성제(t-PA)가 내피세포로 부터 유출됨으로써 시작된다(6).

2) 혈전의 결과와 임상적 의의

혈전은 시간이 지남에 따라 계속 성장하여 혈관을 폐쇄하거나, 일부가 떨어져서 색전이 되거나, 섬유소 용해효소의 활성에 의해 용해되어 없어지거나, 혈전에 염증이 일어나 바탕질화되고 신생혈관이 만들어져 재관통 된다(그림 4-7).

혈전은 동맥과 정맥을 폐쇄시키며, 색전(emboli)의 원천이 될 수 있어 임상적으로 중요하다. 정맥성 혈전은 하지의 정맥에 생긴 것이 대표적인데 표재성 정맥의 혈전은 정맥류가 있을 때 특히 잘 생긴다. 심부 정맥의 혈전은 심장기능상실, 외상이나 화상, 수술 후, 산후, 전이된 암, 경구용 피임약 사용 시, 장기간의 침상요양 시에 잘 생긴다.

산과 질환에서부터 진행된 암에 이르기까지 다양한 질환에서 돌발적이거나 또는 잠행성으로 미세순환계에 섬유소 혈전이 생기고 이어서 섬유소 용해와 출혈성 소인이 전신적으로 나타나는 것을 파종성혈관내응고(disseminated intravascular coagulation, DIC)라고 한다. 이 때 다발성 혈전형성과 함께 혈소판 및 응고단백의 심한 소모가 일어나 소모성 응고장애라고도 한다. 임상적으로는 미만성의 출혈로 나타나고, 현미경적으로는 작은 혈관내에 섬유소 혈전이 관찰된다. 뇌, 폐, 심장 및 신장 등의 장기를 흔히 침범한다.

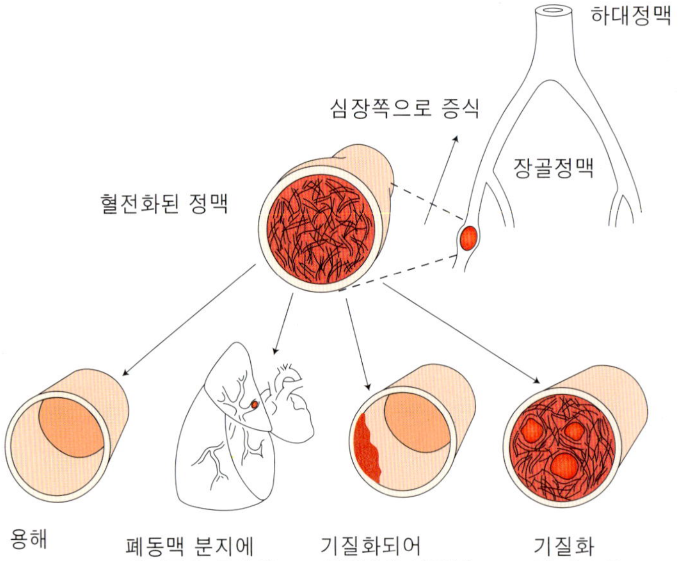

그림 4-7. 정맥혈전의 운명.

혈액에 용해되지 않는 고체, 액체, 기체 상태의 물체가 혈류를 따라 흐르다가 내강이 좁은 곳에서 내강을 막아 혈류를 차단하는 현상을 색전증(embolism)이라고 하며, 혈류를 차단하는 물체는 색전(emboli)이라 한다. 실제로 색전의 99%는 혈전이 떨어져 나가 생기므로 혈전색전증(thromboembolism)이라고도 한다. 그 외 공기, 지방성 액체, 조직편, 종양세포덩어리, 세균덩어리, 죽상경화성 콜레스테롤, 골수파편, 기생충, 이물질 등의 희귀한 색전도 있다.

3) 정맥성 색전증

정맥계에 생긴 색전은 우측 심장을 통하여 폐순환계로 들어가 폐동맥 분지에 색전증을 일으키게 된다. 폐 혈전색전의 95%는 대퇴 심부정맥에서 발생한 혈전으로부터 유래한다(그림 4-8).

폐 혈전색전증의 임상적 증상은 색전의 크기 및 수에 따라 다르게 나타난다. 폐동맥 혈류의 60% 이상이 갑자기 폐쇄되면 급성 우심장기능상실이 발생하거나 급사할 수 있고, 그 이하라도 심폐 질환이 있을 때는 치명적일 수 있다. 일반적으로 작은 혈관에 발생했을 경우에는 폐경색증을 야기하거나, 혹은 일과성의 가벼운 폐출혈을 유발할 수 있다.

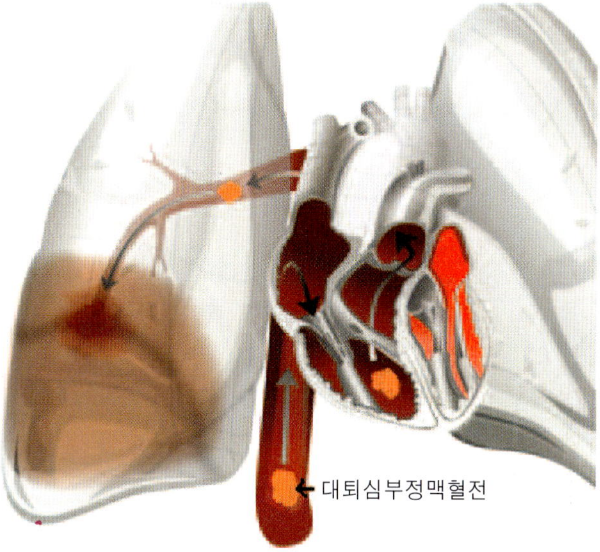

그림 4-8. 대퇴심부정맥

대퇴심부정맥에서 발생한 혈전은 우심방 우심실을 거쳐 폐동맥 분지에 색전을 일으킨다.

4) 동맥성 색전증

색전이 동맥 순환을 따라 운반되는 경우를 동맥성 또는 전신성 색전증이라고 하는데, 좌심방, 좌심실 또는 대동맥에 생긴 혈전이 떨어져 나와 여러 장기의 말초 동맥을 폐쇄시킨다.

대부분의 동맥성 색전은 심장의 내강에 생긴 혈전으로부터 유래되는데, 이 중에 2/3는 심근경색증에 속발한 좌심실의 내강 혈전이고 나머지는 류마티스 심질환에 속발한 좌심방 내강에서 생긴 혈전이다. 그 외에 드물게 대동맥의 죽상경화증 궤양성 판, 대동맥류, 감염성 심장내막염 및 인공보조판막에서 생긴 혈전에서 색전이 생긴다.

동맥성 색전증은 침범 장기에 경색증을 일으키는데, 하지, 뇌, 창자사이막, 신장, 비장, 상지의 순서로 호발한다.

5) 지방색전증

지방 성분이 혈류로 들어가 혈관을 폐쇄하는 것을 지방색전증(fat embolism)이라고 하는데, 심한 지방조직의 외상이나 긴뼈의 골절 후 1~3일에 폐기능상실증, 의식저하, 신장기능상실증이 초래된다(그림 4-9).

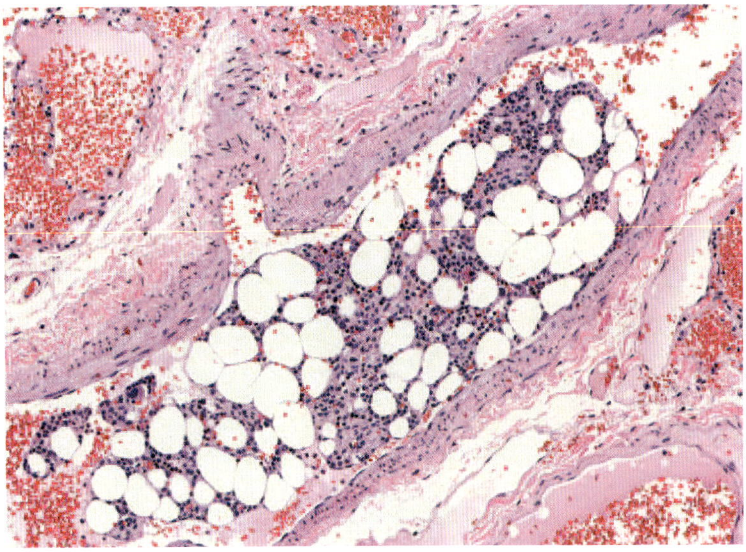

그림 4-9. 폐의 지방 색전증

골절 후 풍부한 지방을 함유한 골수의 혈관 내 유입으로 폐의 혈관 내에 들어가 있는 지방조직이 관찰된다.

6) 공기색전증

공기가 혈관 안에서 기포를 형성하여 색전이 되는 것을 공기 또는 가스 색전증(air or gas embolism)이라고 한다. 원인으로는 잠수, 정맥주사, 흉벽 외상, 인공 기흉술, 유산 등이다.

잠수병 혹은 감압병은 대기압의 급격한 변화가 있을 때 발생된다. 즉 물속처럼 압력이 높은 곳에서 호흡한 공기가 혈액, 조직액, 지방조직에 용해되어 있다가 물위로 올라올 때 갑자기 이동하면 용해되었던 공기가 낮은 압력에서 기화되어 기포를 형성하여 공기색전증을 만든다.

색전된 공기는 혈관을 폐쇄하고 응고기전을 활성화시켜 관절과 근육에 허혈을 유발하여 통증을 초래하며, 폐에서는 호흡 곤란이 생기고, 그 외에 뇌혈관, 뼈, 심장 등을 침범할 수가 있다.

7) 양수색전증

양수색전증(amniotic embolism)은 양수가 산모의 정맥으로 유입되는 것으로서 태아 피부에서 떨어진 편평상피세포, 태지, 솜털, 점액, 태변 등이 산모 폐순환계의 미세혈관을 폐쇄시키는 것이다. 양수색전증은 분만시와 분만직후에 발생하는 산과적 합병증으로 산모 사망의 드문 원인중의 하나이다.

V 경색증

허혈(ischemia)은 국소적으로 조직이나 장기에 혈액 공급이 감소되거나 단절된 경우를 말하는데 동맥혈류의 장애나 정맥혈류의 차단에 의해서 발생된다. 허혈의 원인으로는 혈전증, 색전증, 죽상경화증, 폐쇄성 혈전혈관염, 결절성 다발성 동맥염, 혈관 경련, 혈관 압박 등이다. 허혈성 조직 손상의 정도는 허혈의 진행속도, 혈관 폐쇄정도, 침범조직의 허혈에 대한 취약성 및 곁순환의 정도에 따라 차이가 있다.

허혈의 정도가 약하고 서서히 일어날 경우에는 침범된 조직이 변성, 위축, 섬유화 및 지방변성 등의 소견을 보이고, 허혈의 정도가 심하고 진행이 빠른 경우는 조직이 괴사된다.

장기나 조직에 동맥혈의 공급이 차단되거나 정맥혈의 유출이 막혀서 허혈성 괴사가 일어나는 것을 경색증(infarction)이라 한다.

1) 경색증의 원인

경색증의 원인은 대부분 혈전증이나 색전증이고 정맥혈류의 차단보다는 동맥혈류의 차단이 있을 때 주로 발생된다. 경색증이 잘 일어나는 장기는 비장, 신장, 위장관, 심장, 뇌이다. 폐는 폐동맥과 기관지 동맥으로부터 이중으로 혈액을 공급받기 때문에 경색증이 잘 일어나지 않으나 정맥성 혈전으로 인한 폐동맥의 색전증이 있을 때 경색증이 발생하기도 한다. 임상적으로 가장 중요한 것은 심장근육경색증과 뇌경색인데 이들 질환은 모두 죽상경화증이 주원인이다.

2) 경색의 형태학적 변화

경색은 육안소견에 따라 두 가지로 구분되는 데, 심장, 비장, 신장과 같은 고형 장기에서 동맥이 폐쇄되어 회백색으로 나타나는 경색을 백색경색(white infarction)이라 하고, 울혈이 있었던 장기에서 경색이 생기면 경색 부위에 출혈이 같이 동반되는 것을 출혈 경색(hemorrhagic infarction or red infarction)이라 한다. 출혈경색은 정맥 폐쇄시 잘 발생하며, 폐와 작은창자와 같이 이중 혈액 공급을 받는 부드러운 장기에서 잘 관찰된다.

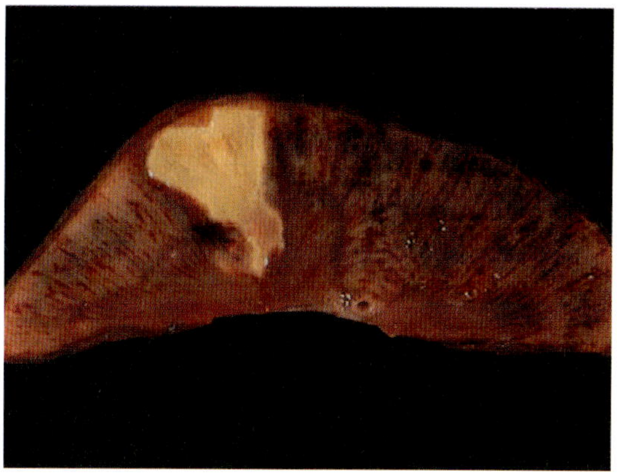

그림 4-10. 신장에 발생한 백색경색.

충혈된 혈액이 변연부로 밀려나 얇은 띠로 둘러싸게 되므로 경색부위는 더욱 창백하고 선명해진다.

경색은 절단면에서 대부분 삼각형의 쐐기 모양으로 보이며 초기에는 특이한 변화가 없으나 24시간 후에 윤곽이 뚜렷해져서 고형 장기는 정상보다 옅은 색을 나타내고 부드러운 장기는 출혈로 검은 색조를 띤다. 시간이 지나면서 백색경색과 적색경색이 뚜렷이 구별된다(그림 4-10). 현미경적으로는 응고괴사의 소견을 보인다.

VI 쇼크

쇼크는 급성 순환장애로 인하여 세포와 조직에 필요한 혈액을 공급할 수 없어 전신의 세포와 조직이 저산소 상태가 되어 대사장애가 발생하는 순환장애이다.

1) 쇼크의 종류

쇼크는 다음과 같이 세가지의 주된 병태생리학적 범주로 구분할 수 있다.

- 심장성쇼크(cardiogenic shock) : 심장의 펌프기능 기능상실로 생기며 그 원인으로 심장근육경색증, 부정맥, 심장눌림증 등이 있다.
- 저혈량쇼크(hypovolemic shock) : 대량의 혈액이나 혈장의 급격한 감소로 생기며, 심한 출혈, 화상에 의한 체액소실, 구토, 탈수, 외상 등이 원인이다.
- 패혈쇼크(septic shock) : 독소나 알레르기 반응에 의해 전신의 말초혈관이 확장되고, 혈액이 말초에 고여 혈관내 혈액량과 심박출량이 감소함으로써 발생하는 쇼크이다.
- 기타 : 신경성쇼크는 마취 사고나 척수 손상에 의한 심한 말초 혈관 확장으로 쇼크가 일어나며, 아나필락시스성 쇼크는 제 I 형 과민성 반응에 의해 생긴다.

2) 쇼크의 발생기전

쇼크의 발생기전은 그 원인에 따라 다르다. 심장성쇼크나 저혈량쇼크는 심박출량이 감소하여 발생된다. 패혈쇼크는 고름집, 복막염, 폐렴과 같은 국소적인 감염에서 시작하여 세균이 혈류를 따라 전신에 퍼져서 생기는데 가장 흔한 원인균은 내독소를 갖고 있는 그람음성균(Escherichia coli, Klebsiella pneumoniae, Proteus, Pseudomonas aeruginosa, Serratia, Bacteroids) 등이다.

내독소가 체내에 들어오면 면역계와 혈액응고 기전이 활성화되어 전신적으로 많은 장기에서 장해가 나타나는데 파종성혈관내응고, 성인 호흡 곤란 증후군, 간기능상실, 신장기능상실, 중추신경계의 기능 저하, 심장기능 저하 등이 일어난다.

3) 쇼크의 진행단계

쇼크는 경과에 따라 세 단계로 구분할 수 있다.

초기

초기에는 혈압이 낮아지면서 신체의 방어기전이 활성화되어 카테콜라민 분비, 레닌-안지오텐신 축의 활성화, 항이뇨 호르몬의 분비, 자율신경계의 자극 등으로 심박출량과 혈압을 유지하려는 보상작용이 일어나기 때문에 빈맥, 말초혈관수축, 신장에 의한 체액의 재흡수가 일어난다.

진행성 시기

초기에 쇼크가 교정되지 않으면 진행성 시기로 넘어 가는데 세포내 호기성 대사의 장애로 혐기성 당분해가 일어나 젖산이 대량으로 생성되어 대사성 젖산 산혈증이 된다. 이때는 세동맥이 확장되고 미소 순환계에 혈액이 고여 심박출량이 감소되어 혈압이 낮아지며 소변 양도 감소한다.

비가역성 쇼크

순환장애가 계속 진행되어 내피세포가 손상 받아 액체성분이 혈관 밖으로 이동하여 순환혈액량은 더욱 감소하고, 또 혈압이 감소하여 쇼크의 상태가 악화된다.

4) 임상 증상과 예후

임상 증상은 원인에 따라 다르게 나타난다. 심장성쇼크나 저혈량쇼크 때는 저혈압, 심박동 및 호흡수가 증가하고 맥박이 약해지며 피부가 차갑고 창백하며 축축하나, 패혈쇼크 때는 혈관의 확장으로 피부가 따뜻하고 홍조를 띤다.

쇼크의 예후는 원인과 지속기간에 따라 다르다. 젊고 건강한 사람이 저혈량쇼크에 빠졌을 때 적절히 치료를 하면 80% 정도가 생존하는데 반해 심장성쇼크나 패혈쇼크는 사망률이 80~90%에 이른다.

5 유전질환
Genetic Disorder

인간에서 발생하는 질환은 환경인자에 의한 것과 유전인자에 의한 것, 그리고 이들 양자의 복합에 의한 것 등 세 가지로 구분할 수 있다. 미생물 감염이 환경인자에 의한 것 같지만 면역능력을 조절하는데 관여하는 유전자의 역할이 밝혀짐에 따라 미생물 질환도 유전인자와도 연관되어 있음이 분명해졌다.

사람에서 발생하는 대부분의 질환이 환경과 유전인자의 복합에 의한 질환으로써 위궤양, 당뇨병, 동맥경화증, 정신분열증 및 암 등이 이에 속한다.

1 개 요

1) 정상 핵형

인간의 염색체(chromosome) 수는 46개로 22쌍의 상동염색체와 2개의 성염색체로 구성되어 있으며, 성염색체는 여성은 XX, 남성은 XY로 이루어져 있다. 보통염색체는 크기와 구조에 따라 큰 것에서부터 순서대로 1번에서 22번까지 번호를 붙이고 A군에서 G군까지 7군으로 나누며 23번째가 성염색체이다.

형태학적으로 염색체는 중심절의 위치에 따라 중심절이 중앙에 있으면 중앙매듭(metacentric) 염색체라 하고, 염색체의 거의 끝 부분에 위치하면 끝결매듭(acrocentric) 염색체라 한다.

Y염색체를 제외한 끝결매듭염색체의 단완에는 작은 부수체가 가는 줄기로 연결되어 있다. 또한 각 염색체는 중심절을 중심으로 단완(p)과 장완(q)으로 나뉘며, 각 완은 다시 1~4개의 영역으로 구분하고, 영역은 중심절로부터 바깥쪽으로 1, 2, 3의 번호가 붙여지며 각 영역은 다시 몇 개의 밴드로 나누어진다.

여성은 2개의 X염색체 중 하나가 중기 핵에서 핵막에 접착되어 작은 덩어리처럼 보이는데 이를 바소체(Barr body)라 한다. X염색체는 모든 세포에서 쉽게 발견되나 구강 점막을 긁어서 얻은 편평세포의 도말법을 이용한다.

2) 돌연변이

돌연변이(mutation)란 염색체의 특정한 부위, 즉 유전자에 영구적인 변화가 생긴 것을 말한다. 생식세포의 돌연변이는 그 후손에게 전달되어 유전질환을 초래할 수 있으며, 체세포의 돌연변이는 유전질환을 일으키지는 않지만 암이나 선천성 기형을 유발할 수 있다.

이러한 돌연변이는 DNA를 복제하는 과정에서 자연적으로 일어날 수도 있지만 대부분은 이온화 방사선, 약물, 바이러스의 3대 원인에 의해서 일어난다. 이온화 방사선이 돌연변이를 일으키는 근거는 원자폭탄 투하 후 살아남은 사람에 관한 연구에서 밝혀졌다. 방사선 치료에 널리 사용하는 이온화 에너지는 적은 양이라도 반복하여 노출되면 누적 효과에 의해 돌연변이를 유발할 수 있다.

항암제들이 돌연변이를 일으킬 수 있다는 사실들이 밝혀졌고, 그 외의 여러 종류의 약물들이 돌연변이를 일으킬 수 있다. 바이러스도 돌연변이 인자이며 종양원성 바이러스뿐만 아니라 비종양원성 바이러스도 돌연변이를 일으킨다.

유전 이상을 초래하는 질환은 크게 확실한 염색체 이상을 보이는 세포유전질환(cytogenetic disorder), 단일 유전자의 돌연변이에서 기원한 멘델유전질환(Mendelian disorder), 다인자 유전질환(disorders with multifactorial inheritance), 비전형적 유전양상을 갖는 단일-유전자 장애 등으로 분류할 수 있다.

II 유전질환

1) 세포유전질환

세포유전질환(cytogenetic disorder)은 염색체 구조의 이상과 수의 이상으로 나눌 수 있다. 염색체 구조의 이상은 염색체 분절의 소실과 재배열에 의해 초래된다. 염색체 재배열에는 전위(translocation), 결손(deletion), 자리바꿈(inversion), 고리염색체(ring chromosome) 및 등위염색체(isochromosome)가 있다. 염색체 구조의 이상은 그 정도가 미약하더라도 임상적으로 중요한데, 그 이유는 구조 이상의 염색체를 소유한 부모는 외형적으로는 정상적이지만 다음 세대의 자손에게 불균형의 염색체 이상과 기형을 초래하며 자연 유산의 위험률도 증가하기 때문이다.

정상 세포의 46개 염색체를 두배수체(2n)라 하고 1차 감수분열 후 생긴 23개를 홑배수체(n)라 한다. 정상 남성은 46, XY, 정상 여성은 46, XX로 표시한다. 홑배수체의 배수가 되는 것을 정배수체라 한다. 그러나 감수분열 시 이상이 생기면 23개의 정확한 배수가 형성되지 않게 되는데 이를 이상배수체(aneuploid)라 한다. 이상배수체의 가장 흔한 형태는 세염색체증(trisomy)으로 3개의 상동염색체를 갖고 있다. 보통염색체의 이상은 47, XX, +21 또는 47, XY, +13 등으로 표시하는데, 이는 전체 염색체의 수, 성염색체의 성분, + 혹은 -, 획득되었거나 소실된 특정 염색체의 번호 순으로 표시한다.

보통염색체를 침범하는 세포유전질환

■ 21번 세염색체증

21번 세염색체증(21 trisomy) 또는 다운 증후군(Down syndrome)은 가장 흔히 볼 수 있는 염색체이상증후군으로 국내에서는 전체 염색체이상증후군의 약 70%를 차지한다. 발생 빈도는 산모의 연령과 밀접한 관계가 있다.

산모의 전 연령에서 출생 빈도는 약 1/800 이며, 25세 미만의 산모에서는 1/2000, 36세 이상에서 1/75, 40세 이상에서는 1/25의 빈도로 발생한다. 임상적으로 둥글고 납작한 얼굴형과 외상방으로 경사진 눈꼬리, 눈구석주름 등의 소견 등을 보인다(그림 5-1).

21번 세염색체증은 심한 지능발육 지연을 동반하여 약 80%의 환자가 25~50의 지능지수를 보인다. 예후는 불확실하나 40%가 10세 이전에 사망하는데 대부분 감염이나 심장질환에 의한다. 30%는 심실사이막결손과 같은 심장질환이 있고, 급성백혈병에 걸릴 확률이 정상인보다 10~20배 높다. 성인이 될 때까지 생존할 경우에는 조기치매에 걸릴 가능성이 높고, 여성 환자는 임신이 가능하나 남자 환자의 대부분은 불임증이 있다.

■ 18번 세염색체증

18번 세염색체증은 에드워즈 증후군(Edwards syndrome)으로도 불리며 심한 기형을 특징으로 한다. 21번 세염색체증보다 드물게 발병하며, 정신발육지연이 아주 심하고 심실사이막결손을 동반한다. 임상적으로 후두골의 돌출, 작은턱증, 손가락의 굴곡기형 등 다발성 골기형과 중추신경계의 이상, 심장과 신장의 기형을 수반한다(그림 5-1).

■ 13번 세염색체증

13번 세염색체증은 파타우 증후군(Patau syndrome)으로 불리며 가장 심한 기형을 보여 대부분 1년 이상을 생존하지 못한다(그림 5-1).

성염색체를 침범하는 세포 유전질환

성염색체를 침범하는 유전병은 보통염색체 이상질환보다 흔하다. 임상적으로 보통염색체 이상질환보다 경미한 기형을 수반하며, 대부분 성발달이나 불임과 관련된 문제점을 호소한다. 따라서 어렸을 때는 진단하기 어렵고 성인이 되어서 처음으로 인식된다. X 염색체의 수가 증가할수록 지능발육부전이 심해진다.

■ 클라인펠터 증후군

클라인펠터 증후군(Klinefelter syndrome)은 2개 또는 그 이상의 X 염색체와 한 개 또는 그 이상의 Y 염색체를 갖는 남성 생식샘저하증의 가장 흔한 원인으로 생식샘발생장애(gonadal dysgenesis)라고 불리기도 한다. 이는 성염색체를 침범하는 유전성 질환 중에서 가장 흔하며 발생빈도는 생존한 남아 850명당 1 명으로 모든 염색체 이상 증후군 중에서 다운 증후군 다음으로 많다.

핵형은 대부분이 47, XXY이고 평균 지능은 정상인에 비해 다소 낮다. 임상적으로 키가 크고, 사지가 길며, 전신의 근육과 골격이 중성형으로 거세된 남자와 유사하고, 부인형 유방과 고환 발육부전 및 원발성 불임증이 있으며, 남성의 이차성징이 없다.

클라인펠터 증후군을 진단하는데 중요한 검사 소견은 성염색질(바소체) 양성, 정액 속에 정자의 수가 현저히 감소되었거나 없고, 소변내에 난포자극호르몬(FSH) 배설이 증가되어 있고, 혈청내 남성 호르몬이 감소되어 있는 것이다.

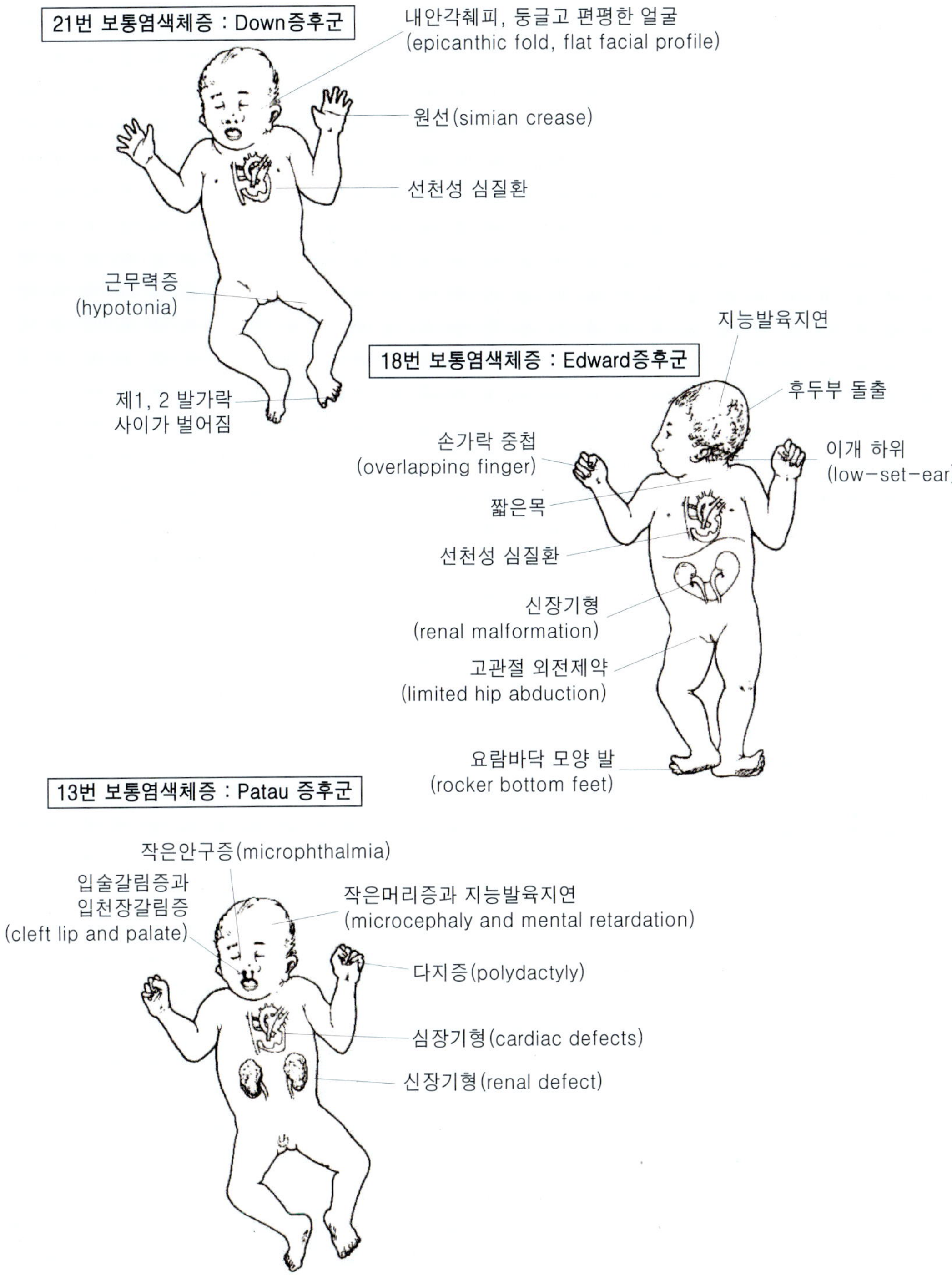

그림 5-1. 주요 상염색체 이상증후군의 임상소견.

■ 터너 증후군

터너 증후군(Turner syndrome)은 가장 흔한 홑염색체증(monosomy)의 하나로 표현형은 여성이며 생식샘저하증이 특징이다. 발생빈도는 생존 여아 4,000명당 1명이다. 이 증후군의 태아는 95%가 유산되고 자연유산의 5~10%를 차지하며, 산모의 연령과는 관계가 없다. 핵형은 반수가 45, X 이고 나머지 반은 다양한 핵형을 가진다.

임상적으로 키가 작고 물갈퀴 목(webbing of neck)이 있으며, 생식샘발육기능상실이 있어 여성의 일차 무월경의 가장 중요한 원인이다. 선천성 심질환 중 흔히 대동맥축착(coarctation of the aorta)이 동반되어 조기 사망의 원인이 된다. 성인이 되어도 이차 성징의 발달이 안 되어 유방 발육이 부진하며, 외부 생식기는 유아의 것처럼 보이고 치모는 거의 없다. 지능 발육은 일반적으로 정상이나 소수에서 지능저하를 보인다(그림 5-2).

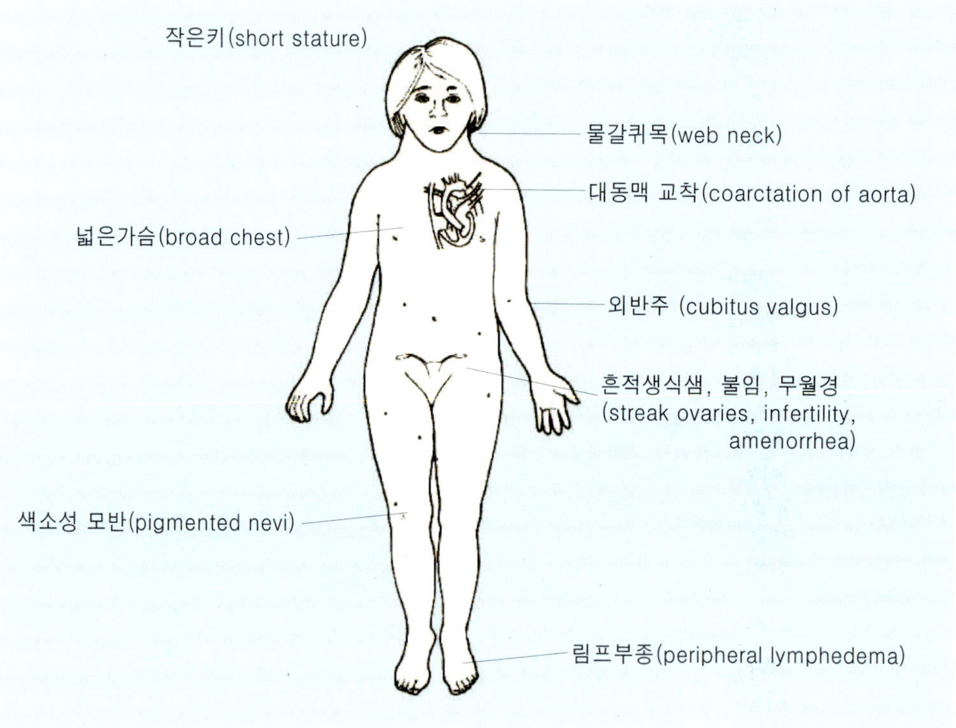

그림 5-2. 터너 증후군.

■ 참남녀한몸증과 거짓남녀한몸증

유전적 성별(genetic sex)은 Y염색체의 유무에 따라 결정되며, 생식샘 성별(gonadal sex)은 생식샘의 조직학적 특징에 따라 난소가 있으면 여성이고, 고환이 있으면 남성이다. 표현형(phenotypic) 또는 생식기 성별(genital sex)은 외부 생식기 모양에 따라 결정된다.

참남녀한몸증(true hermaphroditism)은 난소와 고환조직을 동시에 가지고 있고, 거짓남녀한몸증(pseudohermaphroditism)은 표현형 성별과 생식샘 성별이 다르다. 여성 거짓남녀한몸증(female pseudohermaphroditism)은 난소는 있으나 외부 생식기가 남성이며, 남성 거짓남녀한몸증(male pseudohermaphroditism)은 고환조직이 있으나 외부 생식기가 여성이다. 참남녀한몸증은 매우 드물게 발생하며 한 쪽에 고환이, 반대쪽에 난소가 위치할 수 있고 난소와 고환 조직이 한 쪽에 복합되어 있는 난소고환의 형태를 취할 수도 있다.

여성 거짓남녀한몸증의 유전적 성별은 XX이고 난소와 내부 생식기는 여성으로 발달되나 외부 생식기는 애매하거나 남성형이다. 발생 기전은 임신 초기에 안드로겐에 지나치게 노출되어 발생한다. 이 때 안드로겐은 선천성부신과다형성증에서 유래하거나, 산모가 안드로겐을 분비하는 난소 종양을 갖고 있거나, 임신 중에 프로게스틴 또는 안드로겐을 투여 받은 경우이다. 남성 거짓남녀한몸증은 Y 염색체를 소유하고 대부분 고환을 가지고 있으나 생식관과 외부 생식기가 애매하거나 여성형이다. 원인은 안드로겐의 합성 및 작용 과정의 유전결손이다.

2) 멘델유전질환

멘델유전질환(Mendelian disorders)은 보통염색체 우성 유전, 보통염색체 열성 유전, 또는 X-연관 유전의 방법으로 유전된다. 멘델유전질환의 수는 증가 추세로 현재 5,000가지 이상의 멘델 유전질환이 보고되어 있다. 돌연변이의 80~85%는 가족성이며 나머지는 전혀 새로운 돌연변이에 의한 것이다. 따라서 병에 걸린 개인에 의해 새롭게 유전질환이 발현될 수 있으며, 이런 발단자는 정상적인 가계를 형성할 수도 있는 반면, 질병이 나타나는 후세대의 새로운 시조가 될 수도 있다. 멘델 유전질환은 단일 유전자, 즉 단일 단백분자의 이상으로부터 유래되는데 효소단백과 구조단백, 조절단백 등 크게 3가지 단백이 돌연변이의 영향을 받게 된다. 일반적으로 효소단백에 이상을 초래하는 돌연변이에 의한 질병은 보통염색체 열성 유전(그림 5-3)을 하고, 구조단백이나 조절단백을 침범하는 돌연변이는 보통염색체 우성 유전을 한다.

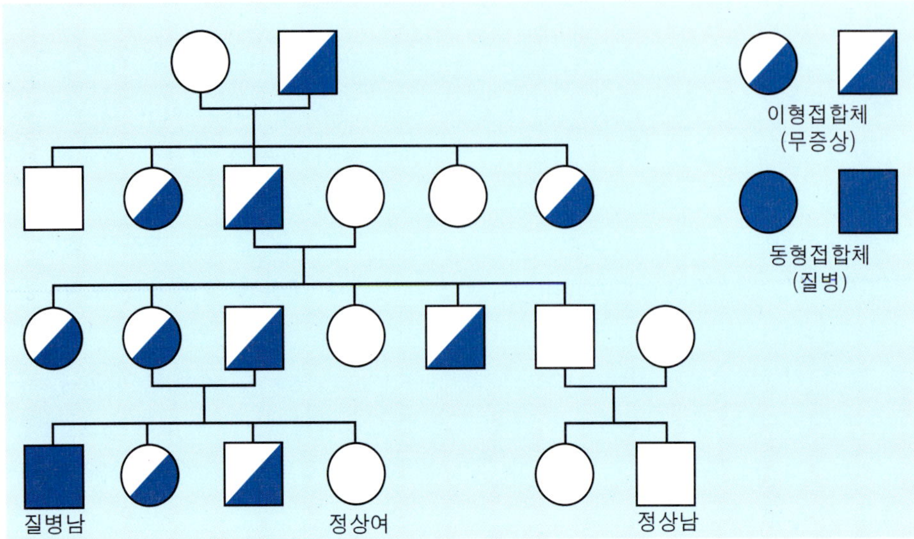

그림 5-3. 상염색체 열성 유전질환 가계도

보통염색체 우성 유전질환

보통염색체 우성 유전질환(autosomal dominant disorder)은 이형접합체 상태에서 표현형이 발현되며 다음과 같은 특징을 가지고 있다.

- 그 가족의 첫 번째 예는 돌연히 나타난다.
- 한 세대에 적어도 한 사람의 환자가 있기 때문에 세대 도약이 없다.
- 남녀 모두에게 나타나며 성 빈도가 거의 같다.
- 환자가 정상인과 결혼하면 자식의 약 반수가 이환된다.
- 근친결혼의 영향을 받지 않는다.
- 가계에 있어 환자의 분포가 대체로 수직적이다.

이러한 유전방식을 취하는 질환으로는 마르팡 증후군(Marfan syndrome), 신경섬유종증(neurofibromatosis), 폰히펠-린다우병(von Hippel-Lindau disease), 가족성 고콜레스테롤 혈증(familial hypercholesterolemia), 불완전 뼈형성(osteogenesis imperfecta), 헌팅톤 무도병(Huntington chorea), 알포트 증후군(Alport syndrome), 뭇주머니콩팥병(다낭신장병, polycystic kidney disease), 가족성 대장 폴립증(familial polyposis coli) 등이 있다.

보통염색체 열성 유전질환

보통염색체 열성 유전질환(autosomal recessive disorder)은 주어진 유전자 자리에 있는 두 대립형질 모두가 돌연변이일 경우 발생하며 멘델유전질환 중 가장 많은 비중을 차지하나, 돌연변이 유전자는 비교적 드물기 때문에 다음과 같은 가계도의 특징을 보인다.

- 환자의 부모, 조부모 및 가까운 친척들 가운데 환자가 대개 없다.
- 대개 환자의 부모는 이형접합체이므로 환자의 형제 중 1/4이 환자이다.
- 남녀 모두에게 나타난다.
- 근친 결혼시 발생빈도가 증가한다.

여기에 속하는 질환들로는 대부분의 선천성 대사장애가 포함되며, 백색증(albinism), 알캅톤뇨(alkaptonuria), 낫적혈구빈혈(sickle cell anemia), 알파-1-안티트립신 결핍증(Alpha-1 antitrypsin deficiency), 윌슨병(Wilson disease) 등이다.

X-연관 유전질환

X-연관 유전질환(X-linked disorders)은 X염색체와 연관되어 발생하며 거의 대부분은 X염색체 열성 유전을 한다. Y염색체는 X염색체에 상동성이 없기 때문에 X염색체상의 이상 유전자는 Y염색체에 대립형질이 없다. 따라서 남자는 X-연관 돌연변이의 유전자에 대하여 반접합성이므로 X-연관 유전질환들은 대부분 남자에서 증상이 나타난다.

- 거의 전례에서 임상 증상이 없는 이형접합성 보인자인 어머니의 아들에게서 나타난다.
- 보인자인 여성의 아들 중 반수가 임상 증상을 나타낸다.
- 임상 증상이 없는 남자는 절대로 이상 유전자를 유전시키지 않는다.
- 드물기는 하지만 동형접합성인 어머니와 임상 증상이 있는 아버지를 가진 딸은 모두 임상 증상을 나타낼 수 있다.

X-연관 유전질환에는 파브리병(Fabry disease), 여린 X 증후군(fragile X syndrome), 뒤시엔느 근위축증(Duchenne muscular dystrophy), 혈우병, 만성 육아종병(chronic granulomatous disease), G6PD 결핍증, 무감마글로불린혈증(agamma-globulinemia) 등이 있다.

3) 다인자 유전질환

다인자 유전질환(disorders with multifactorial inheritance)은 환경의 영향과 두 가지 이상의 돌연변이 유전자의 합동작용에 의해 발생되며, 관여하는 유전자가 많을수록 증상이 더 심하다.

- 다인자 유전병에 이환될 확률은 유전되는 돌연변이 유전자의 수에 의하며, 보다 더 심한 표현형을 갖는 환자의 형제일수록 그 확률은 더 커진다.
- 환경적 요인이 이환될 확률에 상당한 영향을 미친다.
- 질환의 재발률은 2~7%로서 모든 1세대에서는 같다. 그러므로 만약 부모가 한 명의 이환된 아이를 가지면 다음 아이가 이환될 확률은 2~7%이다.
- 일란성 쌍둥이가 함께 이환될 확률은 이란성 쌍둥이가 함께 이환될 확률 보다는 높다. 일란성 쌍둥이가 함께 이환될 확률은 20~40%이다.
- 다음 임신에서 표현형의 이상이 발생할 위험도는 전번 임신의 결과에 좌우된다. 한 아이가 이환되었을 때 다음 아이가 이환될 확률은 2~7%이고 두 명의 형제가 이환되었을 때는 위험도가 9%에 이른다.
- 증상의 심한 정도는 종모양의 곡선이거나 불연속 곡선이다.

다인자 유전질환에 해당하는 것들은 무뇌증(anencephaly), 입술갈림증(구순열, cleft lip), 선천성 심장질환, 유문협착증(pyloric stenosis), 당뇨병(diabetes mellitus), 간질(epilepsy), 통풍(gout), 고혈압(hypertension) 등이 있다.

6 면역질환 (Immunologic Disorder)

면역계의 특징

면역은 개체의 방어기전이다. 특히 외부로부터 들어온 이물질은 여러 가지 방법으로 제거하도록 되어 있으며 이것이 면역반응의 기본이 된다. 하지만 면역계는 양면성을 지니고 있다. 질병으로부터 우리 몸을 보호해 주는 기능이 있는 반면에 면역작용의 결과로 우리 몸의 세포나 조직에 손상을 줄 수도 있기 때문이다. 또 면역계의 이상에 의해 자기와 비자기를 구별할 수 있는 정상적인 기능을 잃게되어 자기의 조직이나 세포를 손상시키는 자가면역질환도 일어날 수 있다.

I 면역계의 세포

1) T 림프구

가슴샘에서 유래한 T 림프구는 세포성 면역반응을 담당하며, 말초혈액의 60~70%를 차지하고 있고, 주로 림프절의 곁피질(paracortex)과 비장의 세동맥 주위에 분포한다.

T 림프구는 보조 T 세포(helper T, CD4+ T 세포)와 세포살해 T 세포(cytotoxic T, CD8+ T 세포)로 나뉘며 보조 T 세포는 분비하는 시토카인에 따라 TH1과 TH2로 나뉜다. TH1 아형은 IL-2와 감마-인터페론을 분비하며, TH2 아형은 IL-4, IL-5와 IL-13을 분비한다. 각각의 T 세포는 항원특이 T 세포 수용체를 이용하여 특정 세포

표면항원을 인지한다. T 세포의 95% 정도는 α와 β연결쇄로 구성된 T 세포 수용체를 가지고 있으며 나머지는 γ와 δ연결쇄로 구성되어 있다.

2) B 림프구

B 림프구는 혈액내 림프구의 10~20%를 차지하며 림프절, 비장, 편도와 같은 말초 림프조직과 위장관계 등의 비림프조직에도 존재한다. 림프절에서는 피질 표층의 림프소절(lymphoid follicles)에서, 비장에서는 백색속질(white pulp)에서 관찰되며, 이들 지역은 항원에 의해 활성화되면 종자중심(germinal center)으로 발전한다.

B 세포는 세포 표면에 면역글로불린을 갖고 있는데 이는 B 세포 수용체로서 항원을 인지하는 기능을 맡는다.

3) 대식세포

대식세포는 단핵대식세포계의 일부로서 골수에서 만들어지고 말초혈관에서는 단구로 있다가 혈관을 빠져나와 대식세포가 된다. 대식세포는 면역반응에서 여러 가지 중요한 역할을 한다.

- 첫째, T 세포에 항원을 제공하여 세포성 면역반응을 활성화시킨다.
- 둘째, CD4+ T 세포에 의해 만들어진 감마-인터페론같은 시토카인에 의해 활성화되어 지연성 과민반응과 같은 세포성 면역반응에 관여한다.
- 셋째, 체액성 면역반응에도 관여한다.

4) 가지세포 및 랑게르한스세포

가지돌기를 보이는 세포로는 가지세포(dendritic cells)와 소절 가지세포(follicular dendritic cells) 등 두 종류가 있다.

- 첫째, 가지세포는 탐식작용이 없으며 CD4+ T 세포에 항원을 제시하는 기능이 있다.
- 둘째, 매우 넓게 분포하며 미생물이나 외부 항원의 포획이 일어나는 곳, 즉 상피아래와 모든 조직의 간질에 존재한다. 상피에 존재하는 미성숙 가지세포를 랑게르한스 세포(Langerhans cell)라 한다.
- 셋째, 소절 가지세포는 비장과 림프절의 림프소절에 분포한다. 이 세포는 IgG에 대한 Fc 수용체를 표현하고 있어 항원에 결합된 항체를 잡을 수 있다.

5) 자연살해세포

자연살해세포(NK cells)는 말초혈액 림프구의 10~15%를 차지하며 작은 림프구보다는 약간 크고 과립질이 풍부하다. 자연살해세포는 다양한 종양세포와 바이러스에 감염된 세포 및 일부 정상세포를 이전의 감작 과정 없이도 용해할 수 있다.

II 시토카인

면역세포에서 분비되는 많은 종류의 단백들로서, 세포 간의 신호전달을 매개하여 면역반응을 조절한다. 단핵구성 식세포에서 생산되는 모노카인과 활성화된 T 세포에서 생성되는 림포카인이 있다. 크게 다섯 그룹으로 나누면 (1) 바이러스의 감염을 방어하거나, 비특이적 염증반응과 같은 자연면역반응을 매개하는 시토카인, (2) 림프구의 증식, 활성 및 분화를 조절하는 시토카인, (3) 염증반응을 활성화하는 시토카인, (4) 백혈구의 이동에 관여하는 시토카인, 그리고 (5) 골수내의 미성숙백혈구의 성장과 분화를 촉진하는 시토카인 등이 있다.

III 조직적합항원의 구조와 기능

조직적합항원은 이식된 장기의 거부반응을 일으키는 항원으로서 알려져 있으며, 최근에는 면역반응의 유도와 조절 및 비면역학적 기능에도 중요하다고 알려져 있다. 왜냐하면 T 세포는 B 세포와는 달리 조직적합항원에 의해 제시된 펩티드 항원에 반응하여 T 세포 매개 면역 반응을 일으키기 때문이다.

인체 조직형을 결정하는 유전자는 6번 염색체 작은 분절에 위치하며 사람 주조직적합성 복합체(major histocompatibility complex, MHC) 또는 사람 백혈구항원(human leukocyte antigen, HLA)이라고 부른다. MHC의 유전자 산물은 화학구조, 조직분포 및 기능을 바탕으로 I, II, III군의 3개의 아영역으로 나뉜다(그림 6-1). I군과 II군 유전자는 세포표면 당단백이며 III군은 보체계를 구성한다.

I군 아영역은 모든 유핵세포와 혈소판에서 발현되며 세 개의 유전자좌에 의해 HLA-A, HLA-B, HLA-C 3개의 유전자좌로 만들어진다. II군 아영역은 HLA-D에 의해 지정되는 단백으로 세 개의 아형인 HLA-DP, HLA-DQ, HLA-DR 3개의 아영역으로 구성된다.

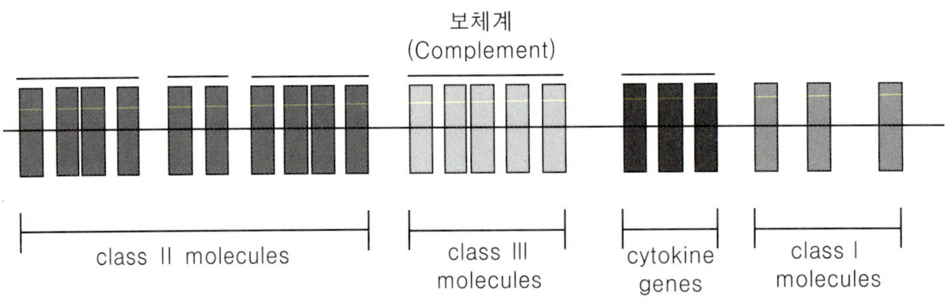

그림 6-1. HLA(MHC) 복합체의 각 유전자좌의 상대적 위치.

1) HLA와 질병관련성

HLA와 관련된 질병은 표 6-1에 정리되어 있다. 각종 자가면역 질환의 환자 집단을 대상으로 HLA 조직형 검사를 실시해 보면 대조군에 비해 특정질환을 갖고 있는 환자군에서 특정 HLA 대립형질의 빈도가 높다. HLA와 관련된 질환을 정리하면 ① 염증성 질환(강직척추염 등), ② 선천성 대사장애 중 혈색소증과 21-수산화효소(hydroxylase) 결핍증, ③ 자가면역성 내분비증 등을 포함한 자가면역질환 등이다.

표 6-1. HLA와 관련된 질병과 상대적 위험도.

질 병	HLA Allele	상대적 위험도
강직성 척추염	B27	90.0
후임균성 관절염	B27	14.0
급성 전포도막염	B27	14.0
류마토이드 관절염	DR4	4.0
만성 활동성 간염	DR3	13.0
원발성 Sjögren증후군	DR3	9.0
인슐린 의존성 당뇨병	DR3	5.0
	DR4	6.0
	DR3/DR4	20.0

면역계의 질환

면역계의 질환은 크게 과민반응(hypersensitivity reactions), 자가면역질환(autoimmune diseases), 면역결핍증후군(immune deficiency syndrome), 아밀로이드증(amyloidosis)으로 나눌 수 있다.

1 과민반응

면역반응은 생체내로 유입된 외부항원을 파괴하고 제거하는 필수적인 반응인 반면에 면역반응 자체가 불편을 일으키거나 손상을 가져오는 경우도 적지 않다. 이러한 인체의 면역반응결과가 부적당한 경우를 과민반응(hypersensitivity reaction)이라 하는데, 과민성 질환은 질환을 매개하는 기전에 따라 크게 4가지로 나눌 수 있다.

1) 제 I 형 과민반응(아나필락시스형)

제 I 형 과민반응은 특정 항원에 의해 이미 감작되었던 비만세포(mast cells)나 호염구(basophils)에 부착되었던 IgE 항체에 다시 유입된 항원이 결합한 후 수분 내에 급격하게 일어나는 면역반응으로 정의할 수 있다(그림 6-2).

제 I 형 과민반응의 중심적 역할을 하는 것은 비만세포와 호염구이다. 항원이 항원제시세포에 의해 TH2 세포에 제시되면 IL-4, IL-5와 같은 시토카인을 방출하고, IgE 생성 B 세포를 자극하게 되어 많은 양의 IgE 항체가 만들어지며 비만세포와 호염구의 IgE Fc 수용체에 강하게 결합하게 된다. 이 세포에 동일한 항원이 다시 반응하게 되면 제 I 형 과민반응을 일으킬 수 있는 여러 가지 매개물질이 나오게 된다.

반응초기에 유출되는 일차적 매개물질로서는 비만세포의 과립 속에 있는 성분으로 히스타민을 포함한 생물성 아민류, 화학주성 매개물질 등이 있으며 반응후기에 합성하여 분비되는 이차 매개물질에는 류코트리엔, 프로스타글란딘 D2, 혈소판 활성인자, 시토카인 등이 있다.

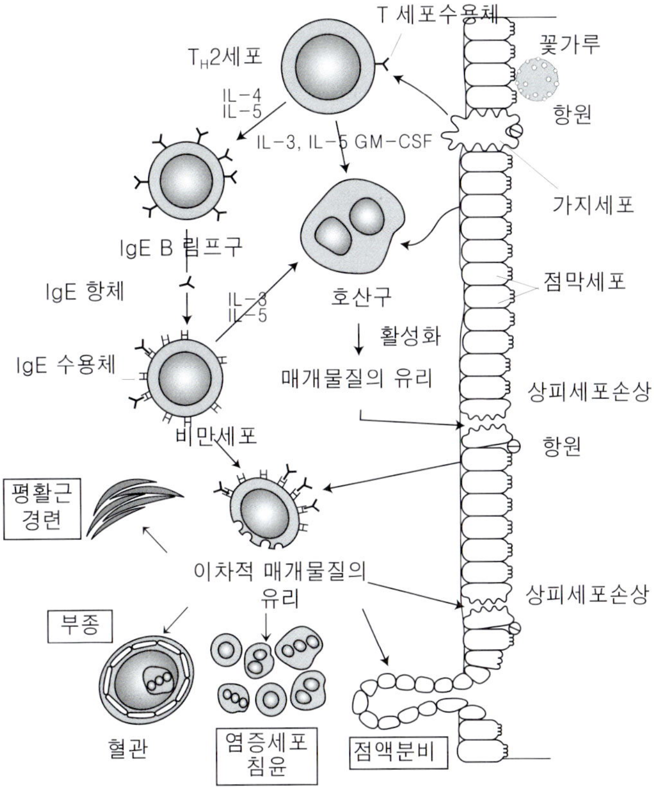

그림 6-2. 제1형 과민성 반응의 발병기전.

전신 아나필락시스(Anaphylaxis)

체내에 이종단백, 호르몬, 효소, 다당류나 페니실린과 같은 항생제를 주입하였을 때 일어난다. 매우 작은 양의 항원이 유입된 경우라도 수분 내에 심각한 반응이 일어날 수 있다. 항원 유입 후 수 분 내에 피부가 가려워지고 두드러기가 생기며 피부발적이 보인다. 심한 경우 기관지 근육의 수축과 후두의 부종으로 호흡곤란이 발생하며 쇼크증세와 함께 사망에 이를 수도 있다.

국소 아나필락시스

보통 아토피 알레르기(atopic allergy)라고 일려져 있다. 인구의 10% 정도가 꽃가루, 동물의 털, 집 먼지, 진드기와 같은 외인성 알레르기항원에 의해 국소 아나필락시스

반응으로 고통을 받는다. 아토피 체질은 유전되는 경향이 있으나 아직까지는 확실히 밝혀지지는 않았다. 아토피 체질을 가진 경우 혈청 내 IgE가 높은 경향이 있다. 외인 알레르기항원은 TH2를 활성화시키는 것으로 알려져 있다.

2) 제 II 형 과민반응

세포나 조직의 성분 표면에 위치한 항원에 항체가 직접 반응하면서 생기는 면역반응으로서 부착된 항원은 세포막의 성분일 수도 있고, 약제의 대사산물과 같은 외부 항원의 형태일 수도 있다. 제 II형 과민반응은 크게 세가지로 구분할 수 있다(그림 6-3).

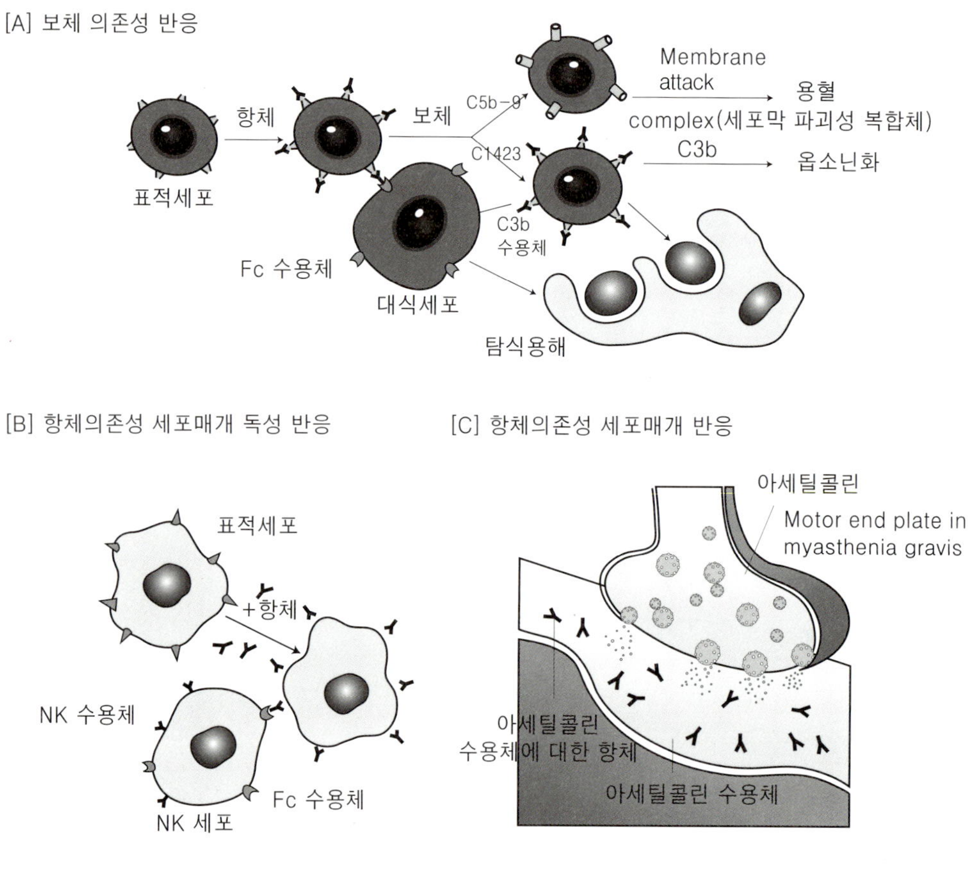

그림 6-3. 제 II 형 과민성 반응.

옵소닌화 및 탐식작용

이 반응은 직접 용해와 옵소닌화(opsonization) 두 가지 기전으로 나뉜다.

직접 용해는 항체(IgM 또는 IgG)가 세포표면에 존재하는 항원에 직접 작용하여 보체계를 활성화 시키고 그 결과 세포막 파괴성 복합체를 구성함으로써 세포막 인지질에 구멍을 내어 세포를 파괴하는 형태이다.

옵소닌화는 항체 또는 C3b 절편을 세포표면에 고정시킴으로써 대식세포에 의해 탐식되기 쉽도록 만들어 놓는다. 임상적으로 이런 작용은

- 수혈반응시 부적합한 공여자의 세포를 수혜자의 항체가 공격하는 경우
- 태아적혈모구증(erythroblastosis fetalis) : 엄마와 태아 사이의 항원성에 차이가 있어 엄마의 IgG 항체가 태반을 통해 유입되어 태아의 적혈구를 파괴하는 경우
- 자가면역 용혈빈혈(autoimmune hemolytic anemia) : 자기 자신의 혈액 세포에 대한 항체를 만들어 파괴하는 경우 등에서 일어난다.

항체의존 세포매개 세포독성

항체의존 세포매개 세포독성(antibody dependent cellular cytotoxicity, ADCC)은 보체의 고정은 필요치 않으나 백혈구의 도움이 필요하다. 낮은 농도의 IgG 항체로 둘러싸인 표적세포는 Fc 수용체를 지니는 단핵구, 호중구, 호산구 및 자연살해 세포에 의해 죽게 되는데, 비감작세포의 Fc 수용체가 표적세포의 IgG의 Fc 단편에 결합한 뒤 탐식작용 없이도 세포 용해가 일어난다. 과민반응에서 이 기전의 역할은 명확하지 않다.

염증반응

조직에 항체가 침착되면 보체가 활성화되어 화학주성인자(C5a)와 아나필락시스 독소(C3a, C5a)가 생성된다. 아나필락시스 독소는 혈관의 투과력을 증진시키고, 화학주성인자로 인하여 호중구 및 단핵구가 모여서 염증반응을 초래한다. 백혈구들은 C3b 및 항체의 Fc 수용체에 결합하여 활성화된다. 활성화된 백혈구에서 단백분해효소, 리소솜성 효소 및 반응성 산소물질을 분비하여 조직 손상을 초래한다. 사구체신염이나 체액성 이식 거부반응은 항체매개성 염증반응으로 야기된다.

세포기능장애

항체가 세포표면 수용체와 결합하여 세포의 상해나 염증반응 없이 세포의 기능을 망가뜨리거나 조절장애를 가져오는 것이다. 예를 들어, 중증근무력증(myasthenia gravis)의 경우는 횡문근의 운동종판에 있는 아세틸콜린 수용체에 항체가 결합하여 신경-근 전달(neuromuscular transmission)이 망가짐으로서 근쇠약이 일어난다. 이와는 반대로 항체가 세포기능을 자극하는 경우를 그레이브스병(Graves' disease)에서 찾아 볼 수 있다. 이런 질환에서는 갑상샘 상피세포 표면의 갑상샘 자극 호르몬 수용체에 항체가 결합하여 세포를 자극하고 그 결과 갑상샘 항진증을 유발한다.

3) 제 Ⅲ 형 과민반응(면역복합체 매개)

제 Ⅲ 형 과민반응은 항원항체 복합체가 보체계를 활성화시킴으로써 조직손상을 일으키는 반응이다. 이 경우 독성 반응은 순환계 내부나 혈관 외부의 항원이 침착된 부위에서 항원과 항체가 결합함으로써 시작된다.

면역복합체 매개 형태로는 면역복합체가 순환기내에서 형성되어 많은 장기들에 침착되면 전신성이 되지만, 면역복합체가 국소적으로 형성되어 침착되면 특정장기인 신장, 관절 또는 피부 소혈관 등에 국소적으로 일어난다.

전신 면역복합체 질환

전신 면역복합체질환의 발병기전은 크게 세가지 단계로 구분할 수 있다.

- 순환계 내에서 항원-항체 복합체의 형성
- 항원-항체 복합체가 여러 조직내에 침착
- 몸 전체의 여러 부위에서 면역반응

두번째 단계에서 조직에 침착할 수 있는 항원-항체 복합체의 크기는 작거나 중간 정도이므로 오래 순환할 수 있으며 탐식되지 않아 침착되기 쉽다.

세번째 단계의 염증반응이 일어나는 과정을 살펴보면, 우선 보체계를 활성화시키고, 호중구와 대식세포를 Fc 수용체를 통해 활성화시켜 염증반응이 연쇄적으로 일어나 조직손상을 가져온다.

국소 면역복합체 질환(아르투스 반응)

아르투스(Arthus) 반응은 흔히 피부에서 발생될 수 있는 질환으로 급성 면역복합체 혈관염의 결과 조직괴사가 국소적 부위에서 일어나는 반응으로 정의될 수 있다.

이 반응은 실험적으로는 특정항원에 대해 이미 감작되어 순환 항체를 지니는 면역체에 혈관내로 동일 항원을 주입할 경우 쉽게 관찰할 수 있다. 혈관내로 항원이 유입되면 과도한 항체가 결합하여 혈관벽에 큰 면역복합체가 형성되고 침착 결과, 많은 염증세포가 모여 염증반응이 일어나게 된다.

4) 제 Ⅳ 형 과민반응(세포매개 과민반응)

세포매개 과민반응은 특이하게 감작된 T 림프구에 의해 유발된다. CD4+ 보조 T 세포에 의해 유발되는 지연 과민반응과 CD8+ 세포살해 T 세포에 의해 매개되는 세포매개성 독성반응이 전형적인 예이다. 이러한 반응은 결핵균과 같은 세포내 미생물에 대한 반응 뿐 아니라, 바이러스, 진균, 원충류, 기생충에 대한 반응으로 나타난다. 화학물질에 대한 접촉성 피부염이나 이식거부 현상도 세포매개 반응의 예이다.

지연 과민반응

투베르쿨린 반응이 대표적인 예로 결핵균의 단백-리포폴리사카라이드 성분인 투베르 쿨린을 피부에 주입하면 결핵균에 이미 감작되었던 사람은 8~12시간 이내에 국소적으로 붓고 빨개지는 반응이 일어나 24~72시간에 극에 달하게 된다.

즉 감작된 사람에게 항원이 들어가면 감작된 림프구가 활성화되어 여러 가지 물질을 분비하는데, 그 중 대식세포에 대해 강력한 화학주성을 나타내는 물질이 있어 대식세포가 활성화 되기 때문이다. 활성화된 대식세포가 상피모양세포(유상피세포, epithelioid cell)로 전환되어 육아종을 형성한다(그림 6-4 [A], [B]).

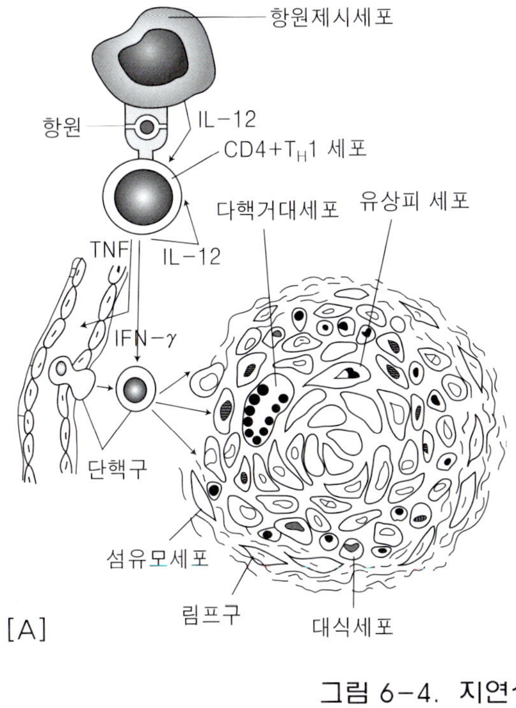

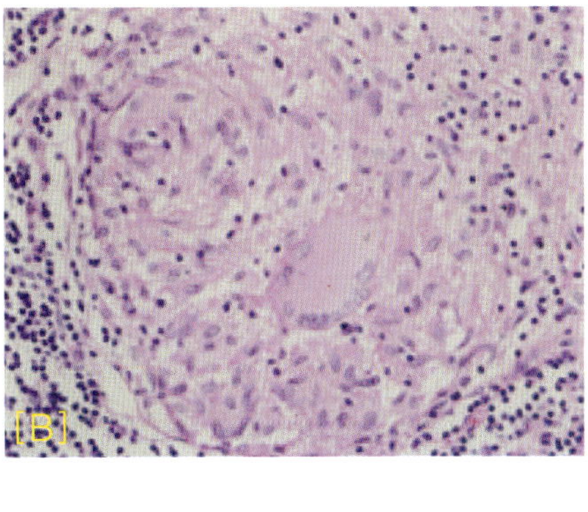

그림 6-4. 지연성 과민반응

지연성 과민반응 기전[A]과 지연형 과민반응으로 인한 만성 육아종 염증[B].

T 림프구 매개 세포독성

감작된 CD8+ T 림프구가 항원을 지닌 표적세포를 죽이는 반응이다. 이 세포를 세포살해 T 림프구 (cytotoxic T lymphocytes, CTLs)라 칭하며 CTL은 세포표면 조직적합성항원에 직접 작용하여 이식거부에 관여한다. 이 세포는 바이러스 감염의 저지 역할도 한다.

바이러스에 감염된 세포는 바이러스 펩티드와 제 I 형 주조직적합항원이 세포내에서 복합체를 이루어 세포표면에 표현된다. 이를 인지한 CD8+ T 림프구는 바이러스의 복제가 일어나기 전 감염된 세포를 용해하고 감염을 제거한다. CTL은 종양면역에서도 이와같은 방법으로 종양세포를 제거하는데 관여한다.

5) 이식거부

이식거부는 조직이 이식된 수용자에 의해 그 조직이 비자기로 인식되느냐에 의해 결정되나, 사람에 있어 거부와 관련된 항원은 주조직적합항원계이다. 거부반응은 세포매개성 면역반응과 순환계 항체의 역할 모두가 관여하는 복잡한 과정이다.

T 림프구 매개 반응

사람이나 실험 동물에 있어 T 세포가 이식거부에 있어 중요한 역할을 한다고 입증되기는 하였으나 어떻게 이식조직을 파괴하는지는 확실하지 않다. CD8+ 세포살해반응과 활성화된 CD4+ 보조세포의 지연성 과민반응이 일부 관여하고 있다.

■ 직접과정

장기이식 수혜자의 T 세포가 공여자의 항원제시세포 표면의 이종의 MHC 분자를 인식하는 경우로, 수혜자의 CD4+ T 세포는 제 II 형 주조직적합항원, CD8+T 세포는 제 I 형 주조직적합항원을 인식하여 활성화 된다. CD4+ T세포는 IL-2, IL-4, IL-5 등의 시토카인을 분비하며, CD8+ T 세포는 성숙한 세포살해 림프구가 되어 이식조직을 파괴시킨다.

■ 간접과정

수혜자의 T세포가 자신의 항원제시세포가 표현한 이식 공여자의 항원을 인지하는 경우이다. 이 경우는 수혜자의 항원제시세포가 이식된 장기로부터 떨어진 MHC 분자를 취한 후에 항원을 제시하여야 한다. 이 경우는 미생물과 같은 외부 항원을 제시하는 형태와 동일한 과정을 거친다.

항체매개 반응

장기이식 거부반응은 T세포가 주된 역할을 하지만, 동종 항원에 의해 생성된 항체에 의해서도 이식거부가 일어날 수 있다. 이 과정은 두 가지 형태로 일어날 수 있다.

- 첫째, 수혜자의 순환 혈액 내에 항공여자 항체가 이미 형성된 경우는 초급성 거부반응이 일어날 수 있다.
- 둘째, 이식항원에 감작된 적이 없는 수혜자의 경우 공여자의 제 I 형과 II 형 주조직적합항원에 노출되면서 항체가 만들어진다. 새로이 만들어진 항체는 여러 가지 기전에 의해 세포손상을 일으킨다. 그러한 기전으로는 보체 의존 세포독성, 항체의존 세포매개 세포용해 및 항원-항체 복합체의 침착에 의한 세포손상 등이 있다.

거부반응을 줄이는 방법

- 첫째, HLA항원의 유형을 맞추는 일이 가장 중요하다. 제 I 형 주조직적합항원(HLA-A, HLA-B)이 일치하고 부가적으로 제 II 형 항원(HLA-DR)이 일치한다면 거부반응을 크게 줄일 수 있다.
- 둘째, 면역억제제를 투여한다. 약물제제로는 azathioprine, cyclophosphamide, steroid 및 cyclosporine A가 있으며 주된 T 세포의 증식을 억제하거나 시토카인의 생성을 억제하는 기능을 갖는다.

II 자가면역질환

자기항원에 대하여 면역반응이 일어나는 것을 자가면역이라 하고 그로 인해 발생되는 질환을 자가면역질환(antoimmune disease)이라고 한다. 자가면역질환은 크게 자가항체가 한 장기나 조직에 대하여 면역반응을 일으키는 국소적 면역질환과 여러 장기를 침범하는 전신성 자가면역질환으로 분류하고 있다.

1) 전신홍반루프스

전신홍반루프스(systemic lupus erythematosus, SLE)는 전신장기를 침범하여 염증을 일으키는 자가면역질환의 대표적인 예로서 만성적으로 반복되는 발열성 질환이다. 자가항원에 대한 면역반응과 면역복합체질환으로 사구체신염, 혈관염, 관절염 및 빈혈을 동반하여 임상적으로 매우 다양한 증상을 보인다. 특징적으로 20~30대의 젊은 여성에서 나비모양의 안면발진과 관절통, 흉막염 및 DNA에 반응하는 다량의 혈청항체가 검출된다(그림 6-5).

원인과 발생기전

원인은 정확히 밝혀지지는 않았지만 기본적 결함은 자가관용을 유지시키는 조절기전의 소실로서 그 결과 세포의 핵이나 세포질 성분에 대한 자가항체가 생기게 되는 것으로 보인다. 항핵항체(ANA)는 ① DNA에 대한 항체, ② 히스톤에 대한 항체, ③ RNA와 결합한 비히스톤 단백에 대한 항체 ④ 핵소체 항원에 대한 항체로 구분되어 있다. 전신성 홍반성 루프스에는 유전적 인자가 관여할 것으로 추정되며, 비유전적 인자로는 hydralazine, procainamide, D-penicillamine 등의 약물이 전신성 홍반성 루프스과 유사한 반응을 일으킨다. 이외에도 자외선 조사, 바이러스, 성호르몬 등도 관련된다.

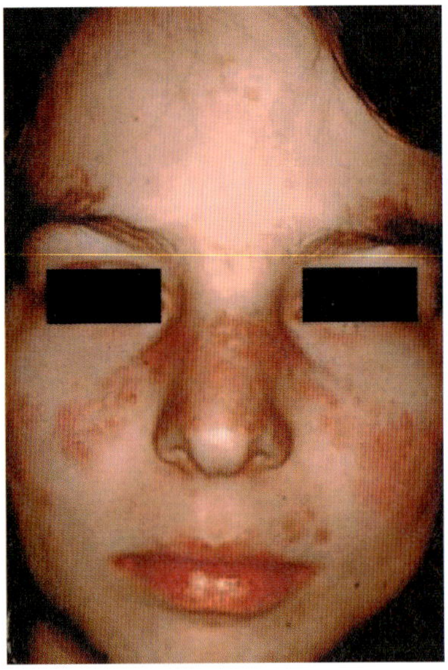

그림 6-5. 나비모양홍반.
전신홍반루프스 환자의 안면 발진.

병리학적 소견

신장, 관절, 피부, 림프절, 안구, 맥락총, 사이질조직 및 심장과 폐 등의 혈관벽에 면역복합체가 축적되어 급성 괴사성 혈관염을 보인다. 특히 신장의 사구체 사이질과 사구체 혈관벽에서 면역형광법이나 면역조직화학법으로 면역글로불린 및 C3가 검출된다(그림 6-6). 전자현미경적 검사에서는 전자 고밀도 물질의 침착이 관찰된다(그림 6-7).

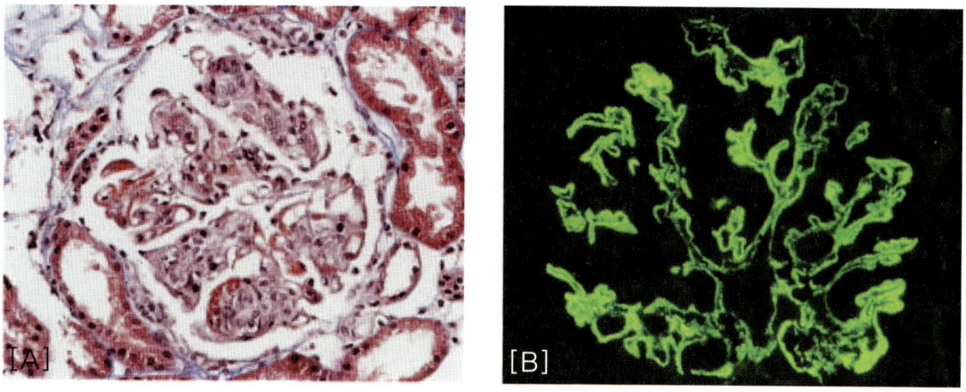

그림 6-6. 루프스 신염.

[A] 광범위 증식 루프스 신염(Masson trichrome stain), [B] 사구체 모세혈관을 따라서 IgA의 침착이 관찰된다.

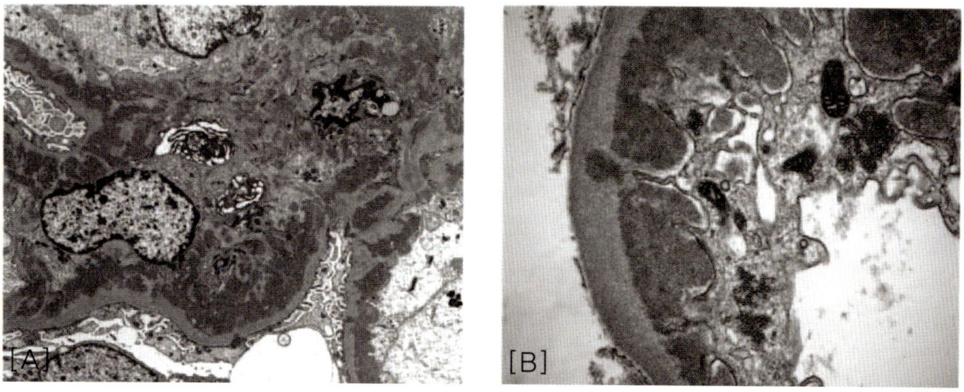

그림 6-7. 루프스 신염의 전자현미경 소견.

[A] 혈관사이기질에 전자 고밀도물질의 침착이 관찰된다. [B] 내피세포 아래에 전자 고밀도물질의 침착이 관찰된다.

- 신장 : 루프스신염 (lupus nephritis). 신사구체는 루프스 때 가장 흔히 손상을 받는 구조로 대부분의 루프스 환자는 신사구체 손상에 따른 만성 신부전으로 사망한다.
- 피부 : 코와 뺨에 걸쳐서 특징적으로 나비 모양의 홍반이 생기고 , 탈모증, 광과민반응, 원판모양 발진, 두드러기 등이 생긴다. 조직학적으로 바닥층세포의 액화괴사와 변성 및 진피경계부의 부종이 있고 이어 섬유화가 초래된다.
- 관절 : 관절염과 관절통이 손가락과 손목 및 무릎관절에 매우 흔하여 류마티스 관절염과는 달리 활막의 변형이 없다.
- 중추신경계 : 급성 혈관염, 소동맥폐쇄에 의한 경색 또는 출혈, 접합막(synaptic membrane) 단백에 대한 항체, 맥락총내 면역복합체의 축적 등이 관찰된다.
- 심낭 및 기타 장막 : 섬유소모양 삼출물을 보이는 장막염으로 심낭염, 흉막염, 복막염 및 장막비후 등을 나타낸다.
- 심장 : 주로 심외막염을 일으킨다. Libman-Sacks 심내막염은 판막에 비세균성, 다발성의 사마귀양 증식물(vegetation)을 형성한다. 이는 크기가 작거나 중등도로 판막첨의 한쪽면 또는 양쪽면에 있다.
- 폐 : 흉막염과 흉수가 가장 흔하고 폐부종과 출혈, 만성 간질섬유화도 관찰된다.
- 혈액 : LE세포 및 LE소체(헤마톡실린소체)가 관찰된다.

임상경과

일반적으로 순환 면역복합체나 항핵항체의 혈중농도에 비례하여 증상의 호전과 악화가 반복되며, 사망원인으로는 신부전, 반복적인 감염, 심부전, 중추신경계의 질환 등이 있다.

2) 쇼그렌증후군

침샘과 눈물샘이 면역학적 기전에 의해 파괴되어 분비액이 감소되므로 건성 각결막염 및 구강내 건조증을 특징으로 하는 만성염증질환이다. 원발성 증후군 및 류마티스양 관절염과 동반된 속발성의 두 가지 형태가 있다. 주로 50~60대 여자에 많으며, 눈물이 없어지기 때문에 각막상피가 건조해져 염증이 생기고 궤양이 따른다. 구강과 비강점막의 건조와 후두염, 기관지염 및 폐렴이 동반될 수 있다. 중요한 것은 이 양성 면역질환에서 B 세포의 악성전환에 의한 악성 림프종이 발생할 확률이 40배나 높다. 아마도 질병 초기에 여러 항원에 반응하는 다클론성 B 세포에서 종양성 단클론성 B 세포가 우세하게 증식하기 때문인 듯 하다.

3) 전신피부경화증(경피증)

경피증 또는 전신피부경화증(scleroderma, systemic sclerosis)은 전신 여러 장기에 섬유화가 일어나는 질환으로 광범위한 피부침범과 빠른 내부장기 침범을 특징으로 하는 미만성 경피증과, 비교적 제한된 피부침범과 내부장기 침범이 느린 국소형 경피증이 있다. 원인은 현재까지 불분명하지만, 면역반응의 이상 또는 미세혈관의 이상이 섬유화에 관여한다고 생각되며, 궁극적으로는 섬유모세포를 활성화 시키게 된다.

4) 염증 근육병증

염증 근육병증(inflammatory myopathies)에는 면역학적 손상에 의한 근염인 피부근육염, 다발 근육염, 봉입체 근육염이 포함되어 있다.

원인은 잘 모르며, 조직학적 손상은 면역학적 기전에 의한다. 피부근염에서는 항체 및 보체에 의한 혈관 손상이 일어나는 것으로 추정되며, 다발성 근염은 세포 매개성 면역에 의한 조직 손상이 일어나는 것으로 추정된다.

5) 혼합결합조직질환

혼합결합조직질환(mixed connective tissue disease, MCTD)은 임상적으로 전신성 홍반성 루프스, 다발성 근육염, 경피증의 혼합된 모습을 띄며, 리보핵단백(U1 RNP)에 대한 항체 역가가 높고, 신염이 드물며, 스테로이드에 잘 반응하는 질환이다. 이 질환이 독립된 질환인지, 몇가지 전신성 결체조직 질환의 혼합 아형인지에 대해서는 의견이 분분하다.

III 면역결핍 증후군

면역결핍 증후군은 면역기전의 이상으로 초래되는 모든 질환을 지칭한다. 면역결핍증은 일차성 면역결핍증과 이차성 면역결핍증으로 나눌 수 있는데 전자는 특정한 면역기전의 부전에 의하며, 대개 유전적 소인을 지닌다. 후자는 전자에 비해 발생빈도가 높고 생후 여러 가지 원인에 의해 발생한다.

그 원인으로는 감염성 질환의 병발증, 영양실조, 노쇠, 치료 목적으로 면역 억제제 사용, 방사선 조사 등을 들 수 있다. 이 밖에도 1980년대에 들어 전 세계적으로 퍼지고 있는 후천면역결핍증(AIDS)이 있다.

1) 일차성 면역결핍증

일차성 면역결핍증은 유전질환이며, 특정 면역체계, 즉 체액성 면역과 세포성 면역을 침범하거나 혹은 보체, 대식세포, 또는 자연살해세포에 의해 매개되는 여러 비특이성 면역방어계를 침범한다. 흔히 영아에게서 나타나며 감염성 질환이 반복되어 발견되는 수가 많다. 이는 관련되는 세포 또는 면역 글로불린에 따라 세분된다.

2) 후천면역결핍증

후천면역결핍증(acquired immune deficiency syndrome, AIDS)은 사람면역결핍바이러스(HIV)라는 retrovirus 질환으로 광범위한 면역억제와 이에 속발된 기회감염, 이차 종양과 신경학적 증후가 특징이다.

이 질환은 1981년 6월 미국내 질병관리센터에 건강하던 젊은 동성연애자 중에서 주폐포자충(Pneumocystis jiroveci) 감염(그림 6-8)과 카포시육종(Kaposi sarcoma)(그림 6-9)이 보고되면서 관심을 끌기 시작했다.

사람면역결핍바이러스(HIV)의 전파방식

HIV의 전파는 성적 접촉, 혈관 내 주입 및 모체로부터의 전파 등 직접적 전파의 결과이다. 성적 접촉에 의한 전파는 가장 중요한 전파방식으로 동성애 남자에서 대부분 일어난다. 바이러스는 정액과 정액내에 존재하는 림프구에 의해 옮겨지므로 상처가 있는 대장 점막을 통해 체내로 들어간다.

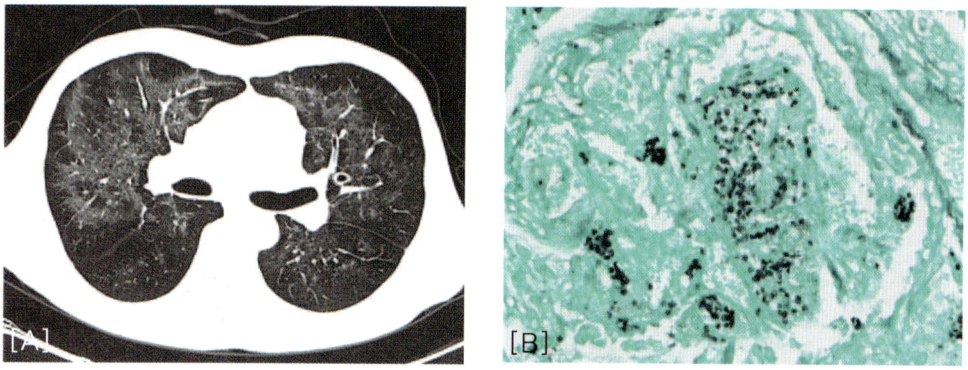

그림 6-8. 뉴모시스트 폐렴.

[A] 양쪽 폐가 광범위하게 흐릿하게 보인다(컴퓨터 단층촬영). [B] 폐포에 거품모양의 내에 폐포자충이 관찰된다(silver 염색).

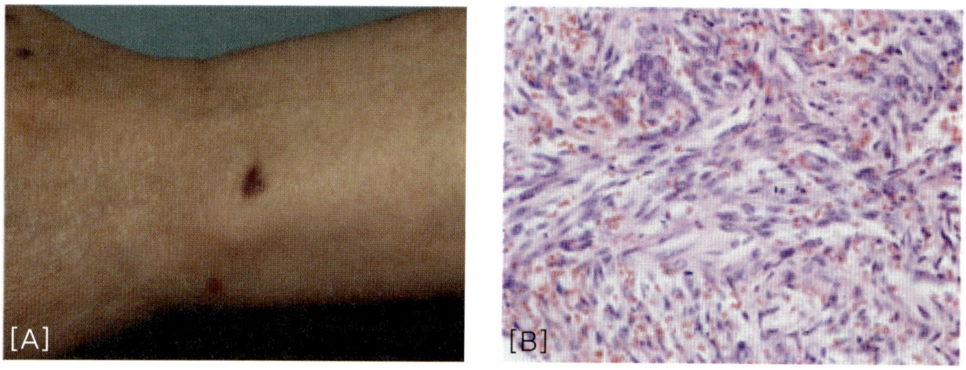

그림 6-9. 카포시 육종.

[A] 피부에 붉은색의 반점과 구진이 관찰된다. [B] 방추형 세포의 증식과 사이사이에 적혈구가 관찰된다.

사람면역결핍 바이러스(HIV)의 혈관을 통한 전파는 정맥내 약물 상습 주사자, 혈우병 환자 및 수혈받은 사람에서 쉽게 볼 수 있다. 주사기의 바늘이나 주사기내에 있던 바이러스가 다른 사람에게로 전파된다.

주산기 감염은 임신 중 또는 출산 직후에 일어날 수 있으며 감염경로는 ① 태반을 통한 자궁내 감염, ② 출생 시 감염된 모체의 질 내를 통과할 때 혈액이나 체액을 통해, ③ 출생 후 모유를 통해 일어날 수 있다.

병 인

■ 원인 바이러스

사람면역결핍 바이러스(HIV)는 lenti 바이러스군의 retro 바이러스에 속한다. Retro 바이러스는 몇가지 공통점을 가지고 있다. 즉 잠복기가 길고, 서서히 진행되며 조혈계 및 신경계에 대한 친화력이 있고, 면역억제를 일으키는 능력이 있으며 체외에서 세포병적(cytopathic) 효과가 있다는 점이다. 사람면역결핍 바이러스에는 HIV-1와 HIV-2가 있으며, HIV-1은 미국, 유럽, 중앙 아프리카에 흔하고, HIV-2는 주로 서아프리카에 흔하다.

■ 형태 및 구조

HIV-1은 100㎚의 크기로 모양이 둥글고, 중심부에 전자 고밀도 핵이 있고 외피로 둘러싸여 있다. 바이러스의 핵(core)에는 주 캡시드 단백(major capsid protein, p24), 핵 캡시드 단백(nucleocapsid protein, p7, p9), 두쌍의 RNA와 세종류의 효소(protease, reverse transcriptase, integrase)를 가지고 있다. p24는 가장 잘 인지되는 바이러스 항원으로, HIV감염의 진단에 이용되는 항체의 표적이다. 바이러스의 핵은 p17이라는 바탕질단백에 의해 둘러싸여 있으며 외피 아래에 있다. 바이러스의 외피에는 gp120, gp41이란 당단백이 있으며 gp120은 바이러스가 세포에 부착하는데 중요한 역할을 한다(그림 6-10).

■ 발병기전

강력한 면역억제, 특히 세포매개면역의 억제가 특징이다. CD4+ T세포는 면역반응 조절에 핵심 인자로, IL-2, IL-4, IL-5, IFN-γ, 대식세포 화학주성 인자와 GM-CSF를 분비하며, CD4+ T세포의 소실은 면역계에 속한 여러 다른 세포에도 영향을 주어 이러한 면역반응이 억제되는 방향으로 작용한다. AIDS 환자에서 CD4+ T세포의 소실과 생존해 있는 CD4+ T 세포의 기능장애가 관찰되며 또한 단구/대식세포와 가지세포들도 HIV감염의 대상이다.

세포내로 들어간 바이러스 유전자는 RNA이므로 역전사해서 cDNA를 형성한다. 휴지상태의 T 세포내에서는 HIV cDNA가 세포질내 선상의 에피솜형으로 남아 있으나 증식하는 T 세포에서는 cDNA가 핵내로 들어가 숙주 유전자 속에 함입된다. 프로바이러스는 염색체내 수개월 또는 수년 간 남아 있어 임상경과에서 잠복기를 유도한다. 프로 바이러스를 가진 T 세포가 시토카인이나 항원에 의해 자극되어 활성화되면 전사과정을 거쳐 완전한 바이러스를 만들고, 바이러스의 증식이 심해져 광범위한 바이러스의 세포막 돌출이 형성되면 세포가 죽게 되고 후천성 면역결핍증후군의 임상증상이 나타나게 된다. CD4+ T 세포, 대식세포와 림프조직의 소절 가지세포는 HIV 감염과 이를 지속시키는 주요장소이다(그림 6-11).

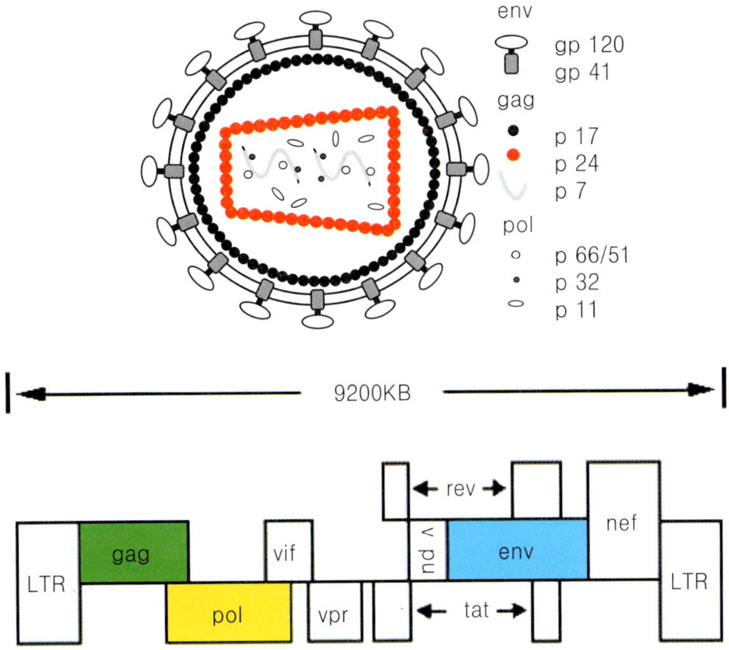

그림 6-10. HIV-1의 형태 및 구조.

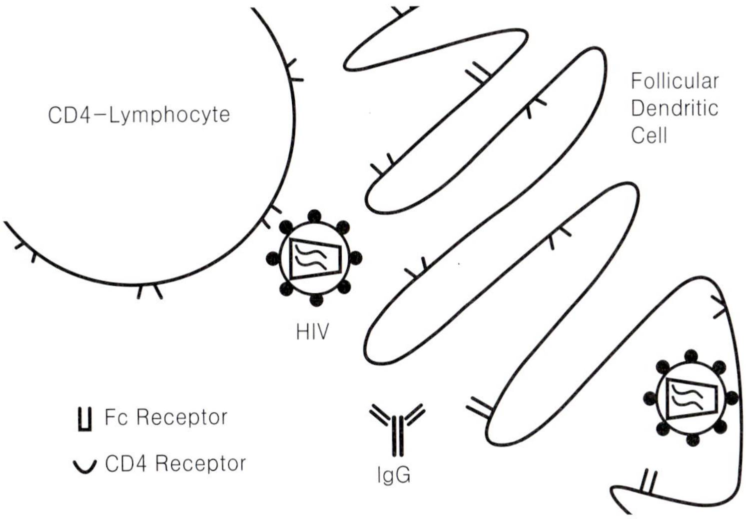

그림 6-11. HIV-1의 증식.

HIV 감염은 바이러스 외피의 gp120 당단백과 CD4+ T세포, 대식세포 및 가지세포 표면의 수용체와의 결합을 통하여 이루어지고, 그 결과 HIV 감염과 증식이 일어나게 된다.

HIV 감염의 자연경과

HIV 감염과정은 초기 급성기, 임상 잠복기 및 마지막 단계로 나눌 수 있다(그림 6-12). 초기 급성기는 HIV에 처음 감염되어 나타나는 반응으로 바이러스 증식이 활발하고 바이러스혈증이 있으며 림프조직내 광범위하게 퍼진다. 감염 후 3~6주째 근육통, 고열, 발진, 뇌막염이 발생하며 2-4주후에 저절로 낫는다. 이 시기를 window period라고 하며 항체 생성이 안되는 시기로 항체는 음성이나 감염성은 양성이다. 임상 잠복기는 바이러스가 존재하는 잠복기로 면역계는 비교적 유지되어 있으나 림프조직내 HIV 증식이 느리게 진행되고 있다. 환자는 증세가 없거나 지속적인 림프절비대(persistent generalized lymphadenopathy)가 있다. 지속적인 림프절 비대와 함께 발열, 발진 또는 전신쇠약이 나타나면 면역계의 이상이 시작된 것이며, 바이러스 증식도 활발해지면서 마지막 단계로 가고 있음을 의미한다. 마지막 단계에서는 숙주 방어체계가 무너지며 임상질환이 나타난다. 환자는 지속되는 고열과 전신쇠약, 체중감소, 및 설사 등의 증세가 나타나며 CD4+ T 세포 수는 감소한다. 심한 기회감염, 속발성 암, 또는 임상적인 신경계질환이 생기면 후천성 면역결핍증이 발생한 것으로 간주한다.

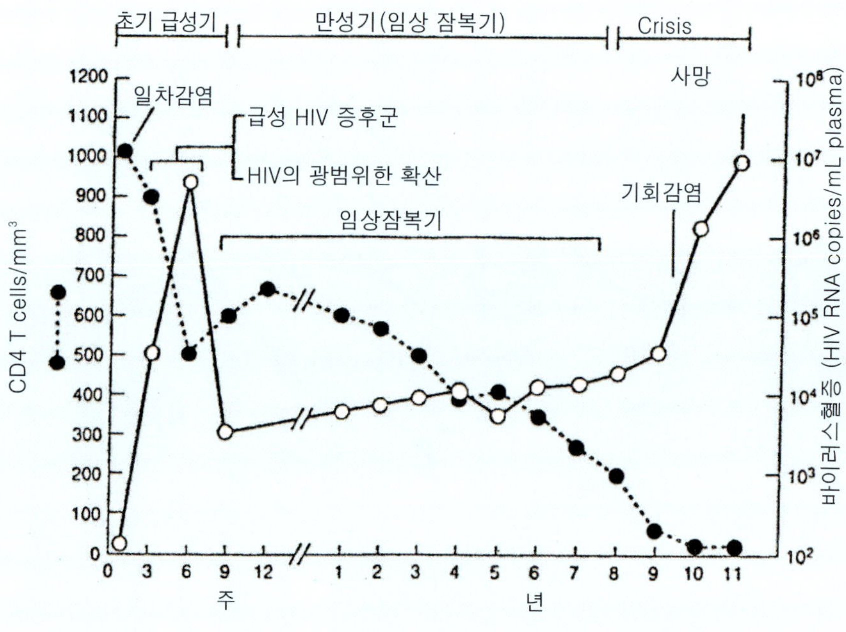

그림 6-12. HIV 감염의 경과.

HIV감염의 임상경과

HIV감염된 환자에서는 면역기능이 감소되어 있으므로 기회감염이 잘 일어나고 암의 빈도도 높아진다. 급성감염으로부터 잠복기에 이르면 혈청전환(seroconversion)이 일어나 항체를 생성하게 되는데, 보통 2주에서 3개월이 소요되고 때로는 6개월까지 걸리기도 한다. 이후 AIDS로 발병하기까지는 대개 7~10년이 걸린다. 매년 무증상 HIV 감염자의 5% 정도가 AIDS로 진행하는데, HIV 감염자의 질병경과는 환자의 나이, 성별, 감염경로 및 전신건강 상태에 따라서 다양한 시간과 질병형태를 나타낸다. 후천성 면역결핍증 환자에서 암의 빈도가 증가되는데 T 세포 면역결손, B 세포 및 단구기능의 조절이상, 다중 감염 등이 위험도를 높인다고 생각된다. 가장 흔한 종양은 카포시육종이며 비호즈킨림프종도 증가하고 있다. 중추신경계 침범은 흔하며 70~90%에서 부검시 신경계 이상이 관찰된다.

HIV 검사 및 진단

■ HIV 항체검사

1차 항체검사는 ELISA 검사법으로 실시하고, combinational assay(HIV-1 and HIV-2)를 실시하기도 한다. 헌혈혈액에 대한 HIV-1이나 HIV-2의 검사는 우리나라를 포함한 많은 나라에서 의무적으로 검사하고 있다. 초기 감염으로부터 항체가 나타나는 시기는 길게는 6개월까지 소요되므로 항체가 생기는 혈청전환(seroconversion) 이전에 대한 고려가 필요하고, 피를 뽑지 않고도 타액이나 소변검체에서 HIV항체를 검사하는 방법도 가능하다.

■ 확인검사

면역블로팅 검사로 확인하며 이것이 아직까지는 주된 확인검사법이다. ELISA양성 결과의 2차 검사로의 확인은 의무적으로 해야한다. 이 검사는 바이러스 각 성분에 대한 항체의 반응을 보는 것인데, 양성 결과는 일반적으로 p24, p31, gp41과 함께 gp120 또는 gp160 둘 중 하나가 있어야 한다.

HIV 경과관찰검사

■ 특이적 예후관찰인자

HIV항원검사와 p24 항체검사가 있다. HIV 항원은 감염 즉시 검출이 가능하지만, 항체역가가 상승함에 따라서 2개월 이내에 대개 소실되었다가 흔히 질병의 말기에 바이러스 복제가 다시 활발해져서 바이러스혈증이 되면 다시 나타난다. 그러므로 항원 양성은 질병의 초기와 말기를 의미한다. 반면에 p24 항체의 감소는 임상적으로 무증상기의 HIV감염에서 유증상기로의 질병진행을 나타내는 초기의 표지자이다.

비특이적 예후관찰인자

HIV감염의 비특이성 표지자들 중 흔히 사용하는 것이 말초혈액의 CD4+T 세포 수이다.

HIV 감염 치료

HIV 감염과 후천면역결핍증후군에 대한 치료법이 활발하게 연구되고 있으며, 바이러스의 생활주기를 차단할 수 있는 약물이 연구되고 있다. 현재 기전이 다른 항바이러스 약물을 복합적으로 투여하는 치료법이 개발되어 시행되고 있으며, 이를 HAART(highly active antiviral therapy)라고 한다.

Ⅳ 아밀로이드증

아밀로이드증(amyloidosis)은 면역학적 이상으로 형성된 비정상적인 단백질인 아밀로이드단백이 조직이나 장기의 세포사이에 침착되는 질환이다.

발현부위가 전신성인 경우의 아밀로이드증(전신성 아밀로이드증)에는 다발성 골수종 등의 면역질환에 동반되어 발생하는 원발성 아밀로드증과 류마티스 관절염이나 결핵 등의 만성 염증 질환에서 관찰되는 속발성 아밀로이드증이 있다. 발현부위가 국소성인 경우의 국소성 아밀로이드증으로는 알츠하이머 병에서 관찰되는 뇌의 노인반이 그 예이며, 특히 입안에서는 혀나 잇몸에 대한 침착이 현저하고 여러 가지 기능장애를 나타낸다.

흔히 신장, 직장 또는 잇몸 조직을 생검하며, 전신 아밀로이드증의 진단에는 복부지방 흡인세포검사도 시행한다. 조직학적으로 헤마톡실린 에오진 염색에서는 호산성 유리물질로 관찰되며(그림 6-13[A]), 콩고레드(Congo red)염색 후 편광현미경으로 관찰하면 녹색 복굴절이 보인다. 전자현미경으로 관찰하면 방향성이 없는 7nm~10nm 폭의 원섬유로 구성되어 있다(그림 6-13[B]).

반응 및 전신 아밀로이드증의 대부분은 신기능 상실로 사망하며, 면역세포 유래 아밀로이드증은 진단 후 2년 정도 생존한다.

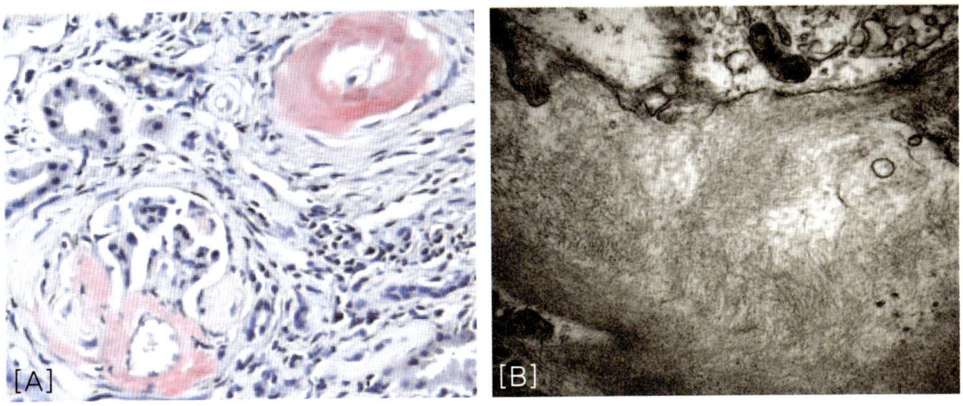

그림 6-13. 아밀로이드증

[A] 사구체 혈관사이 기질 및 혈관 벽에 아밀로이드 침차기 관찰된다(콩고레드 염색).
[B] 전자현미경 소견 : 폭 7nm~10nm의 아밀로이드 원섬유가 관찰된다.

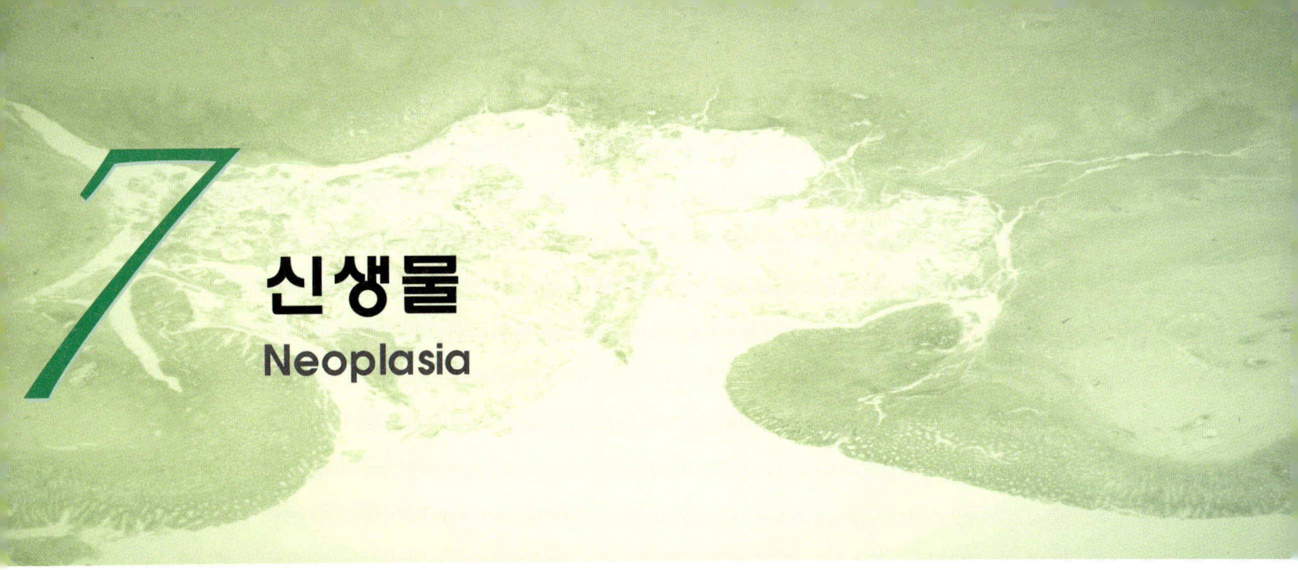

7 신생물
Neoplasia

1 종양의 분류와 명칭

신생물(neoplasm)이란 '새롭게(neos) 만들어진 것(plasm)'이라는 의미이고 종양(tumor)과 비슷한 의미를 갖고 있다. 생명체를 구성하는 세포는 그 증식과 사멸의 과정을 유전자의 신호에 따라 적절히 조절한다. 생명체가 생존하는 동안 수많은 생물학적, 물리학적, 화학적 자극은 세포에 영향을 주어 유전자의 돌연변이를 초래하게 된다. 세포는 그것을 복구하고 치유하는 유전자의 신호를 받아 이러한 손상이나 돌연변이를 치유함으로써 정상적인 세포활동을 영위하게 된다. 그러나 이러한 과정에 관여하는 유전자의 돌연변이가 축적되면 세포의 증식이 조절되지 않아 종양을 형성한다.

종양의 발생 빈도는 지역, 인종, 생활양식에 따라 크게 다르나, 건강에 대한 관심과 진단의학의 발전으로 종양의 발견 빈도가 증가되고 있다. 특히 악성종양의 발생 빈도는 날로 증가하여 현재 우리나라의 국민의 사망 원인 중 악성종양이 사고 및 순환기 질환과 더불어 상위를 차지하고 있다.

양성종양과 악성종양

종양은 일반적으로 숙주의 생명에 위험을 초래하지 않는 양성종양(benign tumor)과 숙주의 생명을 위협하는 악성종양(malignant tumor) 또는 암(cancer)으로 구분한다.

상피종양과 간엽종양

종양은 발생 기원과 조직 분화에 따라 상피종양(epithelial tumor)과 간엽종양(mesenchymal tumor)으로 구분한다. 피부를 덮는 표피, 소화관과 요로 등의 내강을 덮는 점막 상피, 호르몬, 효소를 포함한 화학물질 등을 분비하는 샘(gland)조직을 상피조직이라 부르며, 이 조직에서 발생하는 종양을 상피종양이라고 한다. 그리고 교원섬유, 지방, 근육, 뼈, 신경, 혈관 등은 중배엽 유래의 간엽조직이라 하고, 이 조직에서 발생한 종양이 간엽종양이다.

혼합종양

한 배엽에서 기원한 실질세포가 다양하게 분화하여 여러 종류의 종양세포로 이루어져 있는 종양을 혼합종양(mixed tumor)이라고 부른다. 대표적인 예는 침샘 기원의 혼합종으로 이 종양에는 연골 또는 뼈를 만들 수 있는 점액모양 버팀질(myxoid stroma)과 상피세포로 구성되어 있다(그림 7-1). 이들 세포는 한 종류의 배엽에서 기원한 침샘의 상피와 근상피세포로부터 발생한 것으로 보인다.

기형종

대다수의 종양은 발생학적으로 한 종류의 배엽세포에서 유래하는데 반하여 성세포(germ cell)와 같이 전능세포(totipotential cell)에서 발생하여 둘 이상의 배엽에서 유래한 세포로 구성되어 있는 종양을 기형종(teratoma)이라 한다(그림 7-2).

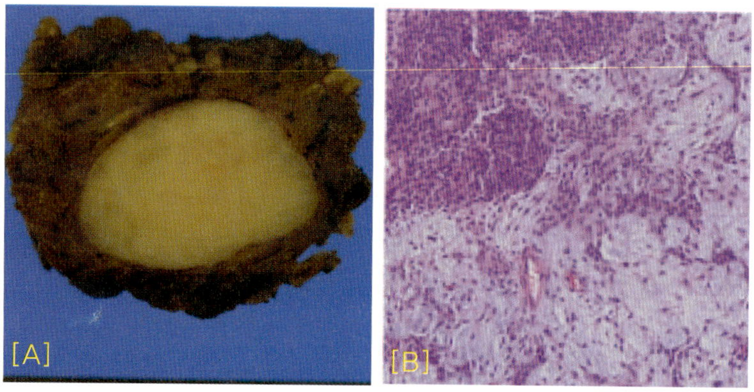

그림 7-1. 타액샘의 혼합 종양(다형샘종).

[A] 경계가 명확한 황백색의 고형성 종괴가 관찰된다.
[B] 종양은 관을 형성하는 상피세포의 증식과 점액질의 버팀질을 보인다.

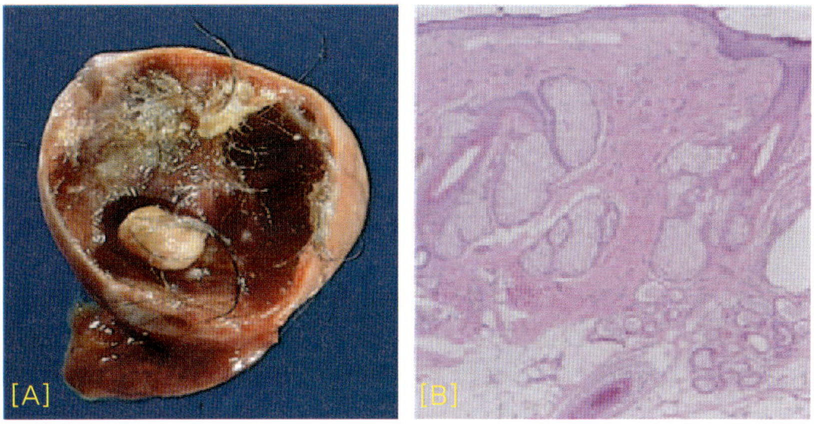

그림 7-2. 난소의 낭성성숙기형종.

[A] 난소의 낭성 종양 내에서 치아와 머리카락이 관찰된다. [B] 주로 외배엽 기원의 피부조직으로 구성되어 있으며, 중층편평상피, 피지샘, 지방세포가 관찰된다.

1) 양성종양

양성종양의 이름은 종양의 모조직 또는 종양을 구성하는 세포 이름 뒤에 "종(-oma)"이라는 접미사를 붙인다. 근육, 뼈, 연골, 지방, 혈관 및 림프관 등에서 발생하는 양성 간엽종양은 각각 근종(myoma), 골종(osteoma), 연골종(chondroma), 지방종(lipoma), 혈관종(hemangioma) 및 림프관종(lymphangioma)으로 명명한다.

양성상피종양은 세포의 기원, 현미경 구조, 육안 형태에 따라 분류한다. 샘종(adenoma)은 호르몬이나 효소를 분비하는 샘에서 기원한 종양 또는 현미경으로 관찰하였을 때 샘의 성장형태를 보이는 양성상피종양을 일컫는다(그림 7-3[B]). 폴립(polyp)은 육안 또는 내시경으로 관찰하였을 때 점막상피가 위장관과 같은 점막 표면에서 돌출한 종양을 말한다(그림 7-3[A]).

유두종(papilloma)은 점막 또는 피부 표면에서 사마귀같이 돌출하는 상피세포 기원의 양성 종양을 일컫는다(그림 7-4). 현미경으로 관찰하였을 때 손가락이 손바닥에서 밖으로 돌출하여 자라는 양상으로 성장하며, 구강에서 흔히 발생하는 편평유두종(squamous papilloma)과 방광의 요로상피유두종(urothelial papilloma) 등이 이에 속한다.

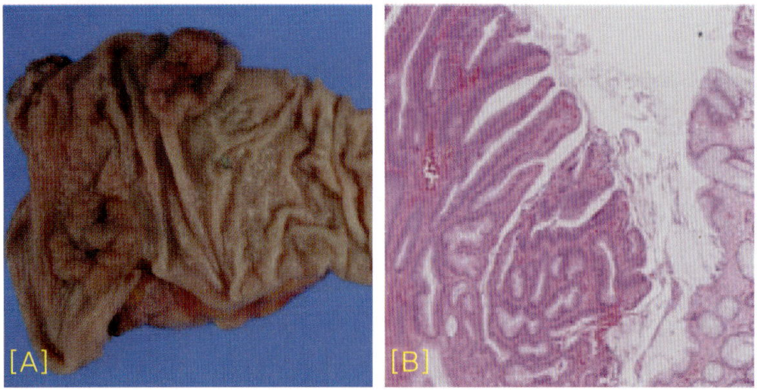

그림 7-3. 대장샘종.

[A] 대장점막에서 내강으로 돌출하는 폴립이 관찰된다. [B] 정상 점막에 비해 진하게 염색되는 핵을 가진 세포들이 밀집하여 샘구조를 형성하고 있다.

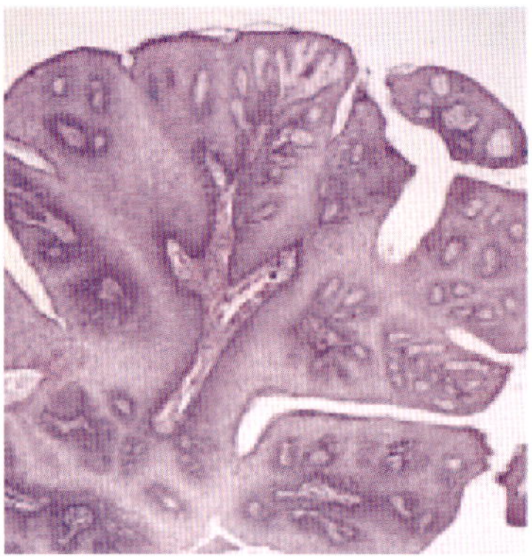

그림 7-4. 피부의 편평유두종

편평상피로 구성된 손가락모양으로 돌출한 종괴가 관찰된다

2) 악성종양

일반적으로 악성 상피종양은 암종(carcinoma), 악성 간엽종양은 육종(sarcoma)이라 부른다. 간엽기원의 악성종양의 명명은 비교적 규칙적이며 "육종(-sarcoma)"이라는 접미사를 첨부하는데 연골육종(chondrosarcoma), 지방육종(liposarcoma) 등이 그 예이다.

악성 상피종양은 현미경 소견을 토대로 기원한 세포나 성장하는 양상에 따라 편평세포암종(squamous cell carcinoma), 샘암종(adenocarcinoma) 등으로 명명하거나, 종양이 기원한 장기에 따라 위암(gastric cancer), 간암(hepatic cancer), 폐암(lung cancer) 등의 명칭을 임상에서 흔히 사용하기도 한다.

3) 종양의 성분

모든 종양들은 두 가지 기본 성분으로 구성되어 있다. 하나는 증식하는 종양세포 자체인 실질(parenchyma)이고, 다른 하나는 결합조직, 혈관, 림프관 등 지주 역할을 하는 버팀질(stroma)이다. 실질은 종양의 주인공이지만 종양의 성장과 진행은 결정적으로 버팀질에 의존한다. 종양이 성장하기 위해서는 버팀질에 의한 혈액과 영양분 공급이 필수적이며, 버팀질의 결합조직은 실질세포의 증식에 토대가 된다.

II 양성종양과 악성종양의 특성

1) 분화와 역형성

분화(differentiation)란 종양세포의 모양과 기능이 기원한 정상 세포와 닮은 정도를 말한다. 일반적으로 양성종양은 분화가 좋으나 악성종양은 양성종양과 달리 비교적 정상에 가깝게 분화된 종양에서부터 전혀 분화가 되지 않은 미분화 종양까지 여러 형태가 있다(그림 7-5).

역형성(anaplasia)은 종양세포의 분화가 미흡한 상태를 의미하며, 종양세포를 악성이라고 판정할 수 있는 여러 형태학적 소견 중 하나이다. 역형성을 암시하는 형태학적 소견은 다음과 같다(그림 7-6).

- 세포와 핵은 모양과 크기가 다양하다(다형성, pleomorphism).
- 핵은 DNA의 양이 많아 진하게 염색된다(과염색성, hyperchromatism).
- 핵과 세포질의 비율이 1:1 정도로 핵이 커진다. 정상은 1:4-1:6 정도이다.
- 염색질이 굵게 뭉쳐서 핵막을 따라 분포하며 큰 핵소체가 있다.

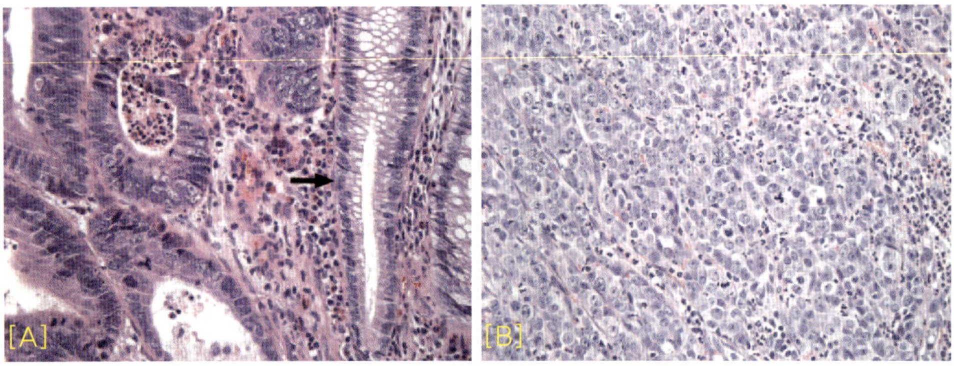

그림 7-5. 대장의 분화가 좋은 샘암과 분화가 나쁜 샘암.

샘의 성장형태를 보이는 샘암[A]과 샘구조 없이 판상으로 성장하는 샘암[B]을 관찰할 수 있다. [A]의 화살표는 정상 대장점막 샘이다.

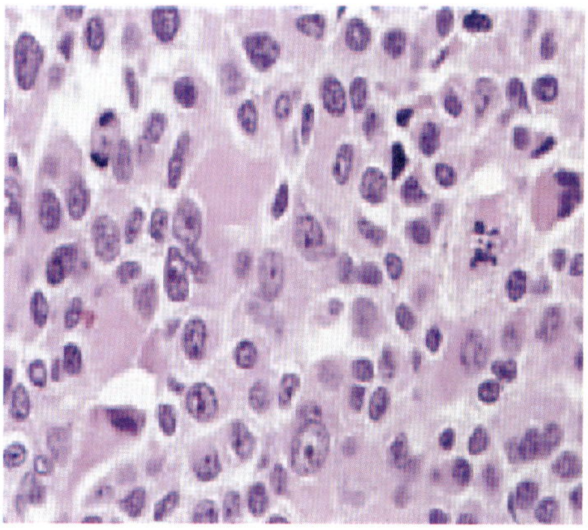

그림 7-6. 미분화 종양.

종양세포의 다형성, 과염색성, 유사분열상이 잘 관찰된다.

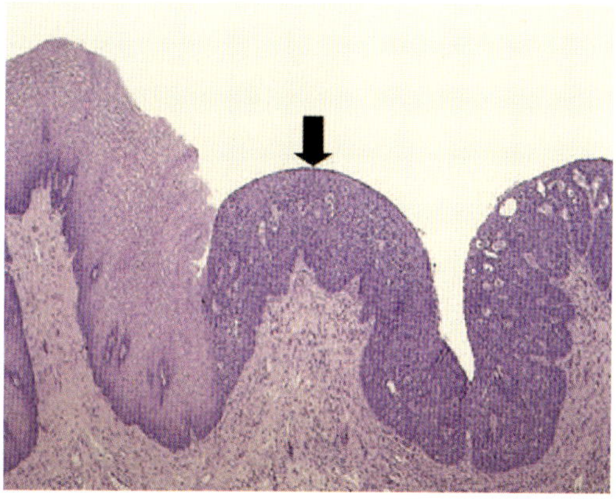

그림 7-7. 자궁경부의 형성이상.

자궁경부의 정상 편평상피세포층(왼쪽)과 형성이상을 이는 상피층(오른쪽, 화살표)이 관찰된다. 기저막이 잘 유지되어 있다.

- 많은 수의 유사분열과 3극성, 4극성 또는 다극성의 비정상적인 유사분열을 보인다.
- 종양거대세포의 형성을 보인다.

형성이상(dysplasia)은 점막이나 표피층을 구성하는 상피세포의 모양과 기능의 변화를 지칭하는 것으로, 종양은 아니지만 분화가 미흡하고 다형성을 보이는 상피 세포가 무질서하게 증식하는 것을 말한다(그림 7-7).

2) 성장 속도

양성종양은 수년에 걸쳐 서서히 성장하나 대부분의 악성종양은 빨리 자란다. 양성 및 악성종양의 성장 속도는 시간에 따라 변할 수도 있는데, 호르몬, 적절한 혈액 공급, 숙주의 방어적인 면역 반응 등으로 자라는 속도가 변할 수 있다. 예를 들면 양성종양인 자궁의 평활근종(leiomyoma)은 수년간 크기의 변화가 없다가 폐경 후에 위축되고, 아교질섬유로 대치되거나 석회화가 나타나기도 한다. 또한 임신 중에는 크기가 커지기도 한다.

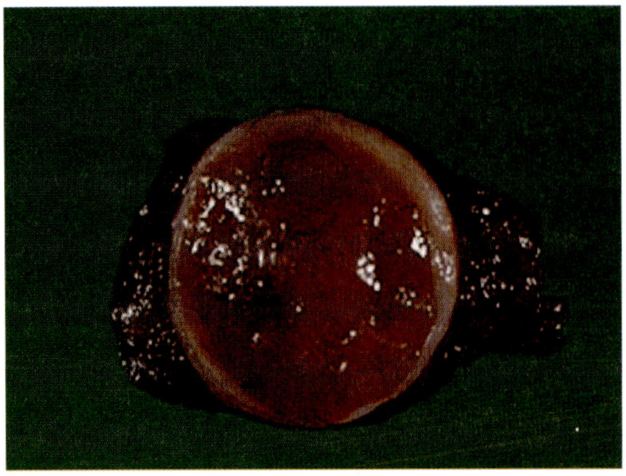

그림 7-8. 갑상샘의 여포샘종.
종양이 섬유성 피막에 의해 주위 정상 갑상샘과 뚜렷하게 구분된다.

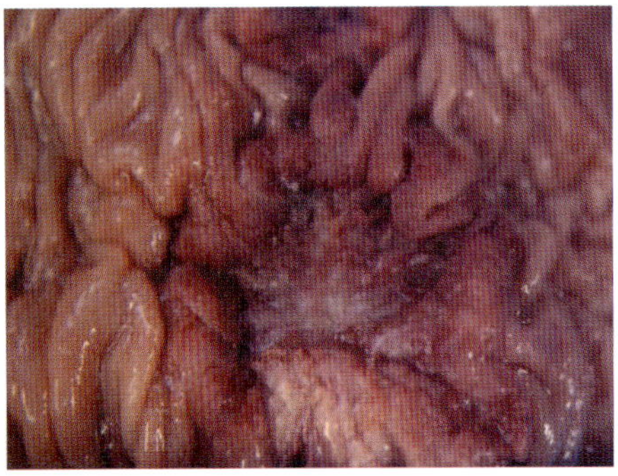

그림 7-9. 진행성 위암의 육안 소견
종양이 궤양을 형성하며 주변 정상 위조직으로 침윤양상을 보이고 있다.

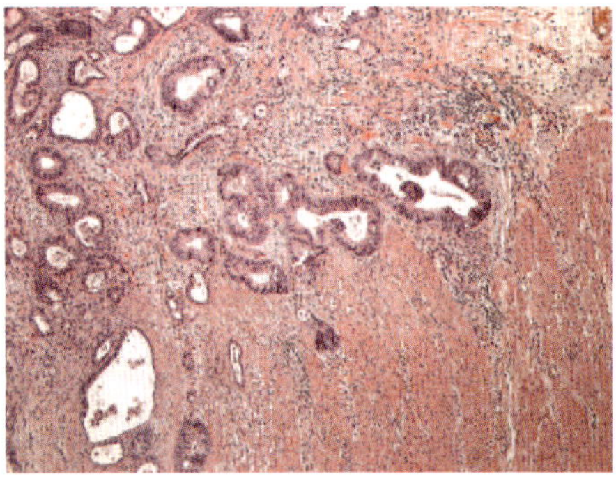

그림 7-10. 샘암종.
위 점막층에서 발생한 샘암 종양세포들이 근육층으로 침윤하고 있다.

3) 국소 침윤

대부분의 양성종양은 섬유성 피막으로 둘러싸여 있고 서서히 팽창하면서 주변부를 밀어내는 양상으로 성장한다(그림 7-8).

악성종양은 식물의 뿌리가 땅을 파고 들어가듯이 종양세포 각각 또는 종양세포 집단이 주위로 침윤하거나 주변조직을 파괴하면서 성장하는 양상을 보이며 정상 조직과의 경계가 불분명한 경우가 많다(그림 7-9, 7-10).

4) 전 이

전이(metastasis)란 침윤성 종양세포가 원래 발생한 부위에서 멀리 떨어진 다른 장소로 이주하는 현상이다(그림 7-11). 양성종양은 전이하지 않기 때문에 전이 현상은 양성종양과 악성종양을 감별할 수 있는 가장 중요한 소견이다.

암의 파급은 대략 다음의 경로 중 어느 하나를 통해서 일어난다.

- 체강이나 체강 내면을 통한 파종(dissemination)
- 림프성 전이(lymphatic metastasis, 그림 7-12)
- 혈행성 전이(hematogenous metastasis)

양성종양과 악성종양의 특징을 비교하면 표 7-1과 같다.

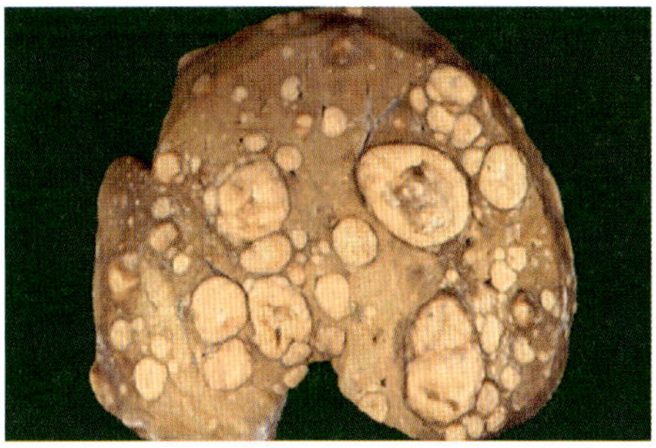

그림 7-11. 간의 전이성 암.

대장에서 발생한 원발암이 간으로 전이되어 다발성 결절을 형성하고 있다.

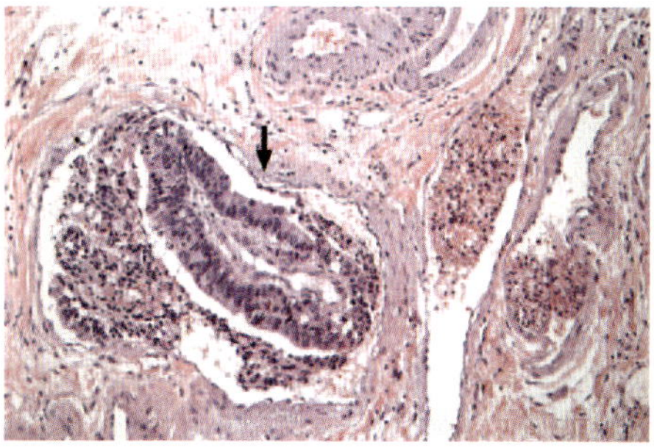

그림 7-12. 림프성 전이.

샘암세포들로 구성된 종양세포 색전이 림프관 내에 위치하고 있다.

표 7-1. 양성종양과 악성종양의 비교.

특성	양성종양	악성종양
분화/역형성	분화양호 기원한 조직과 유사구조	분화미숙/역형성 비정형적인 구조
성장속도	서서히 진행 유사분열상은 드뭄	불규칙, 대체로 급속성장 많은 유사분열상, 비정형적양상
국소침윤	응집성, 팽창성 성장 주변과 경계 명확하고 침윤성 성장 없음	주위조직으로의 침윤성 성장 가끔은 팽창성 성장
전이	없음	흔함, 분화도가 낮을수록 빈번함

III 역 학

암의 발생 원인은 아직 완전히 밝혀져 있지 않으나, 환경적, 인종적, 그리고 문화적 영향에 대한 역학적 연구를 통하여 유추할 수 있다. 암 발생 위험인자로 환경적인 요소가 약 65%, 유전적 소인이 26~42% 정도 관여하는 것으로 알려져 있다.

1) 암 발생 빈도

2011년 보건복지부에서 발표한 국가암등록사업 연례보고서에 따르면 우리나라의 2008년 암 발생자는 178,816명(남자; 93,017명, 여자; 85,799명)으로 2007년에 비해 7.8% 증가하였다. 연령표준화 암 발생률은 인구 10만 명당 286.8명으로 위암, 갑상샘암, 대장암, 폐암, 간암, 유방암, 전립샘암의 순으로 많이 발생하였으며, 남자의 경우 전립샘암과 대장암의 발생빈도가 증가한 것이 특징이며, 여자의 경우에는 갑상샘암, 유방암, 대장암, 폐암이 증가하고 자궁목암과 간암이 감소하는 경향을 보였다(그림 7-13). 자궁목암의 감소는 질도말검사 등에 의한 조기진단체계 확립과 치료법이 발전되면서 나타난 결과로 볼 수 있다. 간암의 경우 생활 습관과 간염 바이러스에 대한 감염관리에 기인하는 것으로 볼 수 있다.

남자와 여자의 암 발생빈도는 표 7-2와 같다. 남자에서는 위암(20.3%), 대장암(14.6%), 폐암(14.4%), 간암(12.7%), 전립샘암(7.0%)의 순으로 발생하였고, 여자에서는 갑상샘암(26.4%), 유방암(14.7%), 위암(10.7%), 대장암(10.6%), 폐암(6.3%)의 순

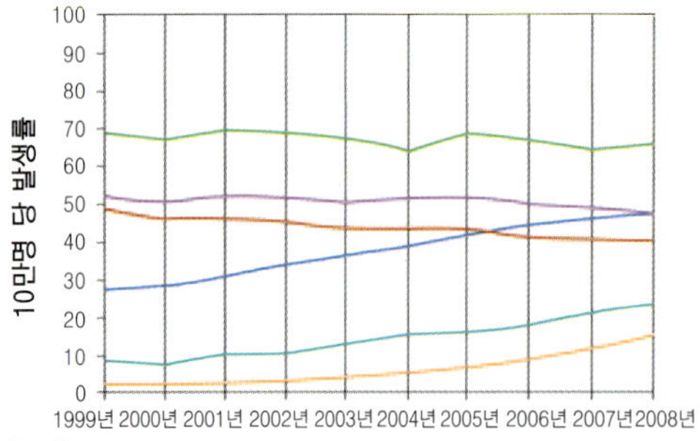

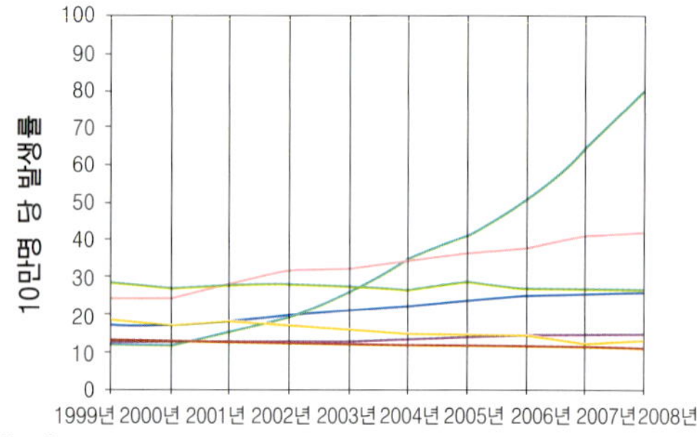

그림 7-13. 우리나라 주요 암의 연도별 연령표준화발생률 추이.
[A] 남자, [B] 여자.

표 7-2. 성별, 부위별 암 발생 빈도 비교.

남				여			
한국		미국		한국		미국	
위	20.3%	전립샘	25%	갑상샘	26.4%	유방	26%
대장	14.6%	폐	15%	유방	14.7%	폐	14%
폐	14.4%	대장	10%	위	10.7%	대장	10%
간	12.7%	방광	7%	대장	10.6%	자궁	6%
전립샘	7%	피부흑색종	5%	폐	6.3%	악성림프종	4%
갑상샘	4.6%	악성림프종	5%	자궁목	4.5%	피부흑색종	4%
방광	2.8%	신장	4%	간	4.5%	갑상샘	4%
췌장	2.6%	구강, 인두	3%	담낭, 담도	2.6%	난소	3%
신장	2.4%	조혈기	3%	췌장	2.2%	신장	3%
담낭, 담도	2.3%	췌장	3%	난소	2.1%	조혈기	3%
기타	16.3%	기타	20%	기타	15.4%	기타	23%

(한국 2008, 국가암등록사업 연례보고서, 미국 2008, 암사인통계)

이었다. 2009년 사망원인통계연보에 의하면 암으로 사망한 사람은 총 69,780명으로 전체 사망자의 28.3%가 암으로 사망하였다. 종양의 종류별로 보면 가장 많이 사망한 암은 폐암으로 전체 암사망자의 21.4%인 14,919명이었으며, 다음으로는 간암(16.1%), 위암(14.5%), 대장암(10.2%), 췌장암(5.8%)의 순이었다.

OECD 국가들에서 많이 발생하는 3대 암종이 남자는 전립샘암, 대장암, 폐암, 여자는 유방암 ,대장암, 폐암으로 보고하고 있음을 감안하면, 생활양식이 점차 서구화되어 가고 있는 우리나라의 경우에도 대장암, 전립샘암, 유방암의 증가가 가속화될 것으로 예상된다.

2) 지리적, 환경적 요인

지정학적 위치에 따라 암 발생률과 사망률에 두드러진 차이가 있다. 예를 들면 위암 사망율은 미국보다 일본에서 8배나 높다. 반대로 폐암으로 인한 사망률은 일본보다 미국에서 2배 더 높으며, 벨기에는 미국보다도 훨씬 높다. 흑색종으로 인한 피부암 사망률은 아이슬랜드보다 뉴질랜드에서 6배 더 흔한데, 이는 태양광선 노출 양의 차이 때문으로 보인다.

환경적 요인에는 유해물질의 노출, 비만, 음주, 흡연, 감염 등 수많은 요인이 있다. 자외선과 다양한 화학물질, 즉 석면(asbestos), 염산비닐, 2-나프틸아민은 직업적인 위험 요소로 알려져 있으며, 식사 습관을 비롯한 개인의 생활 습관과 위험인자에 노출된 정도 등으로 인해 암 발생의 위험이 높아지기도 한다.

3) 나 이

나이가 증가할수록 암의 발생빈도가 증가하여 55~75세 사이에 최고의 빈도를 보이는데, 이는 발암의 가능성에서 볼 때 나이가 중요한 영향 인자임을 시사한다. 15세 미만의 어린이에서 자주 발병하는 악성 종양으로 백혈병, 중추신경계 종양, 악성 림프종, 생식샘종양, 연부조직 육종, 골종양, 망막모세포종 등이 있다. 이 연령에서는 급성 백혈병과 중추신경계 종양이 암으로 인한 사망률의 대략 60~75%를 차지한다.

4) 유 전

대다수의 암 발생에 환경적 영향뿐만 아니라 유전적 소인이 중요하다는 증거가 있다. 예를 들면, 폐암은 대부분 흡연과 분명하게 관련이 있지만 폐암으로 인한 사망률은 폐암이 발생한 가족에서 매우 증가한다. 암의 유전적 형태는 3가지 범주로 구분할 수 있다.

유전성 암 증후군

상염색체 우성 유전에 의하여 암 발생 소인이 유전되는 종양이 있다. 소아의 안구에 발생하는 망막모세포종은 약 40%에서 가족력이 있다. 이 유전성 질환은 정상인보다 약 10,000배 이상으로 종양이 발생할 위험율이 증가하며, 양측성으로 발생하기 쉽고 연부의 육종, 특히 골육종이 빈번히 발생한다. 가족성샘종폴립증(familial adenomatous polyposis)은 젊은 나이에 대장에서 1,000개 이상의 샘종이 발생하는 질환으로, 샘종 자체만으로는 양성으로 분류하지만, 이 시기에 수술로 대장을 전부 제거하지 않으면 모든 환자에서 50세 이전에 샘암종으로 발전한다.

가족성 암종

유전성 소인이 밝혀지지 않은, 이른바 산발적으로 일어나는 암에서도 많은 경우 암이 발생한 가족에서 정상 집단보다 암이 잘 발생하는 경향이 있다. 예를 들어 대장 또는 유방, 난소, 뇌에서 발생하는 암 중 일부는 가족력이 있는 경우가 많으며, 이러한 가족성 암의 특징은 일반적인 경우 보다 젊은 나이에 발생하고, 둘 이상의 가족에서 발생하며, 때로는 다발성, 양측성으로 발생한다.

DNA 복구 결손의 상염색체 열성 증후군

상염색체 우성으로 유전하는 암성 또는 전암성 질환 외에도 DNA 불안정성(DNA instability)을 특징으로 하는 상염색체 열성 질환과 관련하여 종양이 발생하는 집단이 있다. 가장 잘 알려진 예로서 색소성 건피증(xeroderma pigmentosum)이 있는데, 손상된 DNA의 복구에 관여하는 효소의 결손으로 인해 어린 나이에 다발성으로 피부암이 발생한다.

5) 후천적 전암성 질환

습관성 흡연자의 기관지 점막에서 발생한 화생과 형성이상은 기관지 암의 선행 변화이다. 약 80%의 간세포암은 간경변증에서 발생한다. 그리고 만성 위축성 위염(chronic atrophic gastritis), 피부의 일광 각화증(actinic keratosis), 만성 궤양성 대장염(chronic ulcerative colitis)과 구강, 외음 또는 음경의 백색반증(leukoplakia) 등은 전암성 상태(precancerous condition)라 불리는데, 모든 예에서 악성종양으로 발전하지는 않으나 암 발생 위험이 증가한다. 유사하게 전암성 상태로 인정되는 양성종양도 있다. 대장의 폴립성 샘종은 크기가 증가하면 50%까지도 암종으로 진행한다.

IV 종양발생의 분자생물학적 고찰

종양의 발생과 연관된 몇 가지 사항을 숙지할 필요가 있다.

- 종양이 발생하기 위해서는 후천적으로 생물학적, 화학적, 물리적인 인자에 의하여 유전자의 손상이나 돌연변이의 현상이 선행하거나 선대의 손상(또는 돌연변이)된 유전자가 생식세포를 통해 후손에게 전달되어야 한다.
- 정상적으로 세포의 증식과 사멸을 조절하는 원종양유전자(proto-oncogene), 종양억제유전자, 세포자멸사와 연관된 유전자들의 손상 및 돌연변이가 종양발생에 기여한다.
- DNA의 복구 또는 치유에 관여하는 유전자(DNA repair gene)의 손상은 종양으로 발전할 수 있는 계기가 된다.
- 종양발생은 하나의 클론에서 시작하나, 종양발생은 다단계과정을 거쳐 발생한다. 종양발생의 과정을 도식화하면 그림 7-14와 같다.

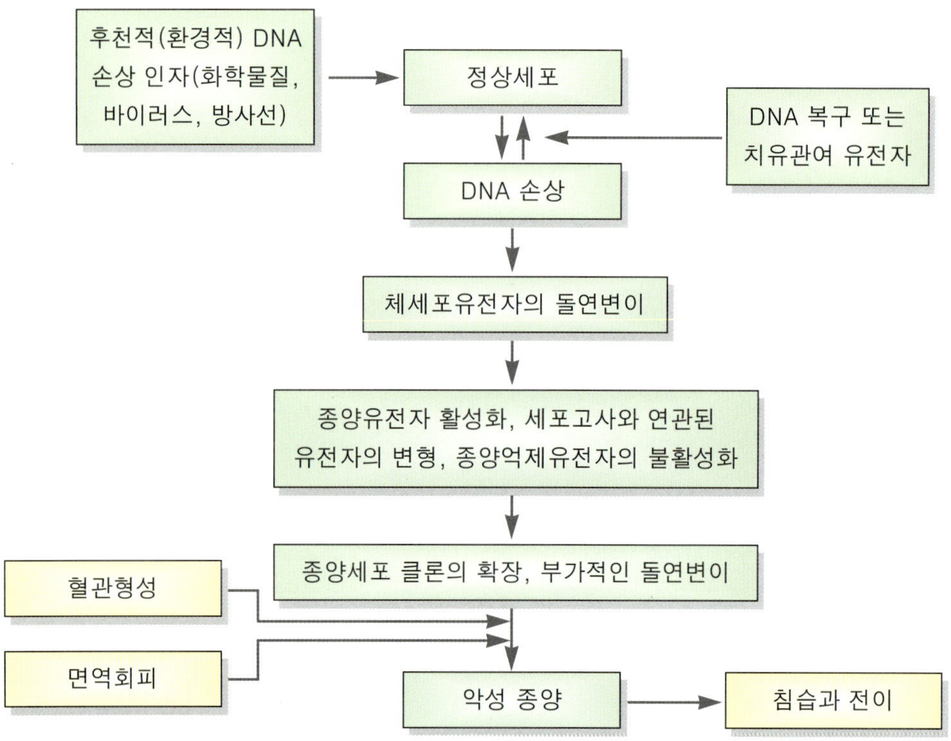

그림 7-14. 종양발생의 이해.

1) 종양유전자

종양유전자(oncogene)란 정상세포의 증식을 조절하는 원종양유전자가 어떤 인자에 의하여 돌연변이를 일으킨 후, 세포의 무절제한 증식을 초래하는 유전자를 말한다. 즉, 원종양유전자의 돌연변이 형태이며 다른 유전자 변형의 누적과 함께 종양 형성에 기여하는 유전자이다.

종양유전자와 그 산물

종양유전자에서 생산되는 단백을 종양단백(oncoprotein)이라 하며 원종양유전자의 산물과 같은 성분이지만 그 생산이 성장인자를 비롯한 세포외 자극과 무관하게 조절 범위를 벗어난 채 진행하는 것이 다른 점이다.

정상적인 세포는 다음과 같은 5단계의 과정을 통해 성장하고 각각의 과정은 수많은 원종양유전자가 생산하는 단백에 의해 조절되며 이 유전자들의 돌연변이를 통해 종양유전자로 전환이 되면 종양발생이 진행된다.

- 세포외의 성장인자와 세포표면의 수용체의 결합
- 성장인자 수용체의 활성화와 세포내 신호전달계의 활성화
- 세포질내에서의 신호전달 및 핵내 도달
- 핵의 전사인자(transcription factors)의 활성화 및 DNA 결합
- 세포 성장을 위한 세포주기(cell cycle) 활성화 및 세포 분열

종양유전자의 활성화

원종양유전자가 종양유전자로 전환되는 과정을 활성화라고 한다. 그 과정은 크게 원종양유전자의 구조적 변화와 발현 조절의 변화로 나눌 수 있다.

- 점 돌연변이

점 돌연변이란 유전자의 구성 중의 하나인 염기성분이 다른 종류로 바뀌어 원래 유전자에 의한 단백과 전혀 다른 성격의 단백 산물이 생산되는 것이다. 가장 흔한 예로 ras 종양유전자의 돌연변이가 췌장 샘암, 담관암, 큰창자 샘암, 자궁내막암, 갑상샘암, 폐샘암종 골수성 백혈병 등의 수많은 암에서 나타난다.

- 염색체 전좌

염색체 전좌로 유전자들이 재배치하면 원종양유전자는 보통 과발현된다. 버킷 림프종의 경우, 8번 염색체와 14번 염색체가 전좌하면서 14번 염색체의 면역글로불린 유전자 부근에 종양유전자 *c-MYC*이 위치하면서 종양단백이 과발현한다. 그러나, 일부

암에서는 염색체 전좌로 인해 구조적 변화를 일으키기도 한다. 만성 골수성 백혈병(chronic myelogenous leukemia)의 경우, 9번 염색체의 *ABL* 유전자와 22번 염색체의 *BCR* 유전자가 염색체 전좌로 인해 융합하면서 새로운 단백질을 생산한다.

■ 유전자 증폭

원종양유전자가 여러 배로 증폭하면 유전자의 구조적 변화 없이 단백이 과발현하여 활성화 효과와 유사한 상태가 된다. 원종양유전자가 수백 배로 증폭될 수 있는데, 이때 특수한 방법을 통해 현미경으로 관찰하면 세포 유전학적 변화를 볼 수 있다. 신경모세포종(neuroblastoma)에서 *N-MYC*, 유방암에서 *ERBB2*, 폐의 소세포암종에서 *L-MYC*의 증폭이 자주 나타나고, 유전자 증폭이 있는 경우는 임상적 예후가 더 나쁜 것으로 알려져 있다.

2) 종양억제 유전자

종양억제 유전자는 정상적으로 과도한 세포 증식을 막아 주는 유전자로, 생명체의 중요한 기능을 담당하고 있다.

종양억제 유전자는 망막모세포종(retinoblastoma)에서 가장 먼저 그 존재가 알려졌는데, *RB* 유전자는 13번 염색체에 위치한 대표적인 종양억제 유전자이다. 일반적으로 망막모세포종에서는 *RB* 유전자의 기능이 소실된다. 그러나 아기가 한쌍의 *RB* 대립유전자 중 하나의 *RB* 대립인자의 돌연변이를 가지고 태어났다 하더라도 당장 암이 발생하지는 않는다. 남아있는 정상 *RB* 유전자가 암 발생을 억제하고 있기 때문이다. 이외에도 *p53*은 대표적인 종양억제 유전자로, DNA가 손상되면 이를 인지하여 증식을 억제하고 DNA를 수리하는 유전자의 발현을 증가하게 한다. 그럼에도 불구하고 DNA 손상을 완전히 회복하지 못할 경우 세포자멸사를 유도한다. 종양억제 유전자들은 한 쌍의 대립유전자가 모두 손상되어 기능이 소실되어야 암이 발생한다. 따라서 종양억제 유전자들은 열성종양유전자(recessive oncogene)라고 불리기도 한다(표 7-3).

3) 세포자멸사 조절 유전자

BCL-2 부류에 속하는 유전자는 세포자멸사(apoptosis)를 조장하는 *BAX*, *BAK* 등이 있고 세포자멸사를 억제하는 *BCL-2*와 *BCL-XL* 등이 있다. *p53*의 활성화로 *BAX*의 발현이 증가하면 세포는 세포자멸사에 이르게 되고, 여포성 림프종(follicular lymphoma)에서와 같이 비정상적으로 *BCL-2*의 발현이 증가하면 세포자멸사가 억제되어 세포의 불멸화 현상(immortalization)이 지속되어 종양발생에 기여한다.

표 7-3. 종양 억제유전자의 기능 및 관련된 종양.

세포내위치	유전자	기능성장억제	연관된 종양의 종류
세포표면	TGF-β	성장억제	대장암
세포막하부	E-cadherin	세포부착	위암, 유방암, 가족성 위암
세포골격	NF1 NF2	ras신호전달억제 모름	신경초종, 신경섬유종 신경초종, 뇌수막종
세포질	APC	신호전달억제	위암, 대장암, 췌장암, 가족성, 선종성 용종증
핵	Rb P53 WT1 BRCA1, 2	세포주기조절 세포주기정지, 세포자멸사 핵의 전사 DNA 복구	망막모세포종, 골육종 대부분의 암종, Li-Fraumeni 증후군 윌름종양, 췌장암, 유방암, 식도암 유방암, 난소암, 남자유방암

4) 유전자의 복구를 조절하는 유전자

인체의 세포는 자연적 또는 여러 자극에 의해 유전자의 돌연변이가 일어나지만 손상 받은 유전자는 복구 메커니즘에 의해 정상적인 유전자로 재탄생하게 된다. 이런 복구 물질을 생산하는 유전자가 변형되면 종양이 발생할 가능성이 증가한다.

5) 다단계 발암과정의 분자생물학적 이해

역학적 측면에서 볼 때, 대부분의 종양은 나이를 먹을수록 그 빈도가 증가하는데 이것은 종양발생이 여러 단계의 독립적인 과정을 거쳐 축적되는 유전자 변이에 의해 일어나는 것을 의미한다.

그림 7-15에서와 같이 대장암은 많은 유전자 변형이 누적되어 발생한다. 종양억제 유전자인 *APC* 유전자가 돌연변이 또는 기능상실이 나타나면 대장점막 상피세포가 샘종으로 변화하며, 이후 여러 유전자의 돌연변이가 누적되면 침윤성 암종으로 변화한다.

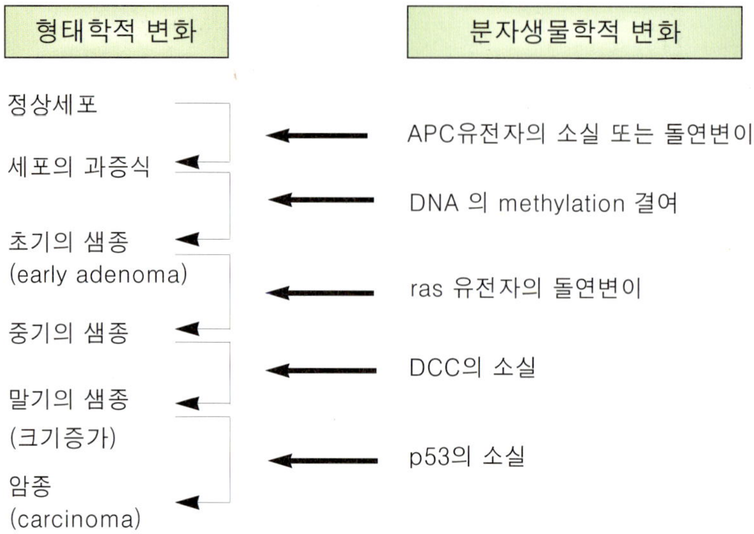

그림 7-15. 대장암 발생의 다단계 과정.

V 종양의 생물학적 특성

대부분의 암은 해당 세포가 악성으로 변화하고, 성장하여 주위조직을 침윤하다 다른 장기로 전이하는 경과를 밟게 된다.

1) 종양세포의 성장

암은 하나의 세포에서 기원하므로 처음 변형된 세포가 직경 약 10㎛이라면 임상적으로 명백한 종양을 나타내는데 걸리는 시간을 종양세포 성장역학을 통해 계산할 수 있다. 즉, 변형된 암세포가 약 30번 분열하여 임상적으로 발견할 수 있는 가장 작은 종괴인 10^9개 세포(무게 약 1g)를 만들게 되고, 여기에서 10번 더 분열하면 아주 큰 크기인 10^{12}개 세포(무게 약 1kg)를 만들어 낼 수 있는데, 이는 살아 있는 사람에서 악성종양이 자랄 수 있는 한계 크기에 해당한다.

종양이 점차적으로 자라는 이유는 세포가 계속적으로 분열하기 때문이기보다는 세포 생성과 손실 사이의 불균형 때문이다. 정상 세포에서 볼 수 있는 세포성장과 손실 사이의 섬세한 항상성이 종양에서는 깨진다.

2) 종양의 신생혈관 형성

종양이 성장하기 위해서 영양성분과 산소를 공급하는 혈관이 필요하다. 이에 따라 종양은 숙주로 하여금 새로운 혈관을 만들게 하는 데 이를 혈관신생(angiogenesis)이라 한다.

혈관신생은 종양세포 뿐만 아니라 종양 주위에 침윤하는 숙주의 염증세포에서 분비되는 화학물질에 의해 촉진되기도 한다. 이런 신생혈관은 종양세포의 생존뿐만 아니라 다른 장기로 전이하는 통로로도 이용하기 때문에 악성종양의 성립에 필수적인 과정이라 할 수 있다.

3) 종양의 침윤과 전이 메커니즘

주변조직 침윤과 전이 현상은 악성종양을 진단하는 가장 신뢰성 있는 지표이며 전이 현상은 세포외바탕질 침윤 및 혈관 또는 림프관을 통한 종양세포의 확산, 다른 장기에서의 정착 과정으로 진행한다.

세포외바탕질 침윤

종양세포는 전이 과정에서 세포외바탕질(extracellular matrix)을 통과해야 한다. 첫째 상벽으로 상피세포와 버팀질 사이에 있는 기저막(basement membrane)을 통과하고, 그 다음 버팀질 결합조직과 혈관 기저막을 통과함으로써 순환계 내로 들어갈 수 있다.

종양세포가 혈관을 따라 이동한 후에 다른 장기에 정착하려면 다음 단계를 반복한다.

- 세포외바탕질에 종양세포 부착
- 세포외바탕질 분해
- 종양세포의 이동

종양세포의 혈관 파종과 귀소

순환 중의 종양세포는 군집(clumps) 형태로 모이는 경향이 있는데, 종양세포가 혈소판 등의 혈액 세포와 결합하기도 하며 세포끼리 부착하기도 한다. 이렇게 순환하는 종양세포군집을 종양 색전(tumor emboli)라 한다. 종양이 혈소판과 결합하여 군집을 형성하면 종양세포의 생존과 이식능이 증가한다. 종양 색전이 혈관 외로 이동하려면 먼저 혈관 내피 세포에 부착해야 한다.

순환 중인 종양세포가 모세혈관을 통과하여 다른 장소로 전이하는 것은 종양의 해부학적 위치와 관련이 있다. 즉 큰창자의 정맥은 문맥을 통해 간으로 들어가기 때문에 대장암이 간으로 전이하는 경우를 흔히 볼 수 있다.

Ⅵ 발암인자와 세포반응

발암물질(carcinogen)에는 화학적 발암물질, 방사선, 종양성 바이러스, 그리고 많은 물리적 인자 등이 있다. 주로 인체에서 발생한 암과 관련된 실험 성적을 토대로 각각의 발암인자들이 암 발생에 미치는 영향을 예측하고 있지만, 실제로는 여러 인자들이 서로 상호작용을 하거나, 상승작용을 하여 암을 일으킬 수 있음을 염두에 두어야 한다. 이는 종양이 다타격성(multihit) 자극에 의한 다단계 진행으로 이루어지는 점진적 과정이라는 것이 실험적으로 잘 알려져 있기 때문이다.

1) 화학물질에 의한 발암과정

화학물질에 의한 종양 발생은 과거 굴뚝청소부에게서 음낭 종양의 발생 증가가 그을음과 관련있음을 밝혀냄으로써 인식하게 되었으며, 많은 화학물질이 그 자체로 발암성이 있거나 인체에 흡수된 후 생성된 대사산물이 발암 작용을 할 수 있다. 이 때 인체에 흡수되는 물질을 발암 전구물질이라고 한다.

화학물질에 의한 암의 발생은 2단계로 나눌 수 있다.

- 제1단계는 개시 단계로 발암물질이 개시자(initiator)로 작용하는 시기이다. 이 때 발암물질은 표적 세포의 DNA에 영구적인 손상을 일으킨다. 발암물질의 작용을 받은 개시세포(initiated cell)는 형태학적으로 정상 세포와 아무런 차이가 없지만, DNA가 비가역적으로 손상된 상태이다. 그러나 개시세포가 곧 암세포를 의미하는 것은 아니며, 개시세포는 복구효소에 의해 치유되거나 세포자멸사에 이르게 되면 종양으로 발전하지 않는다.
- 제2단계는 촉진단계로, 개시세포에 촉진자(promotor)를 작용해 이미 손상된 유전자를 가진 개시세포의 증식을 유도하여 변형세포 또는 종양세포로 만드는 시기이다.

이와 같이 화학물질에 의한 종양발생은 개시자가 작용하여 손상된 유전자를 완전히 복구하기 전에 촉진자가 적정 수준으로 작용할 때만 이루어진다. 촉진자가 개시자보다 먼저 작용하거나, 개시자와 촉진자 중 하나만 작용하거나, 개시자 작용 후 촉진자의 작용이 문턱값(threshold) 이하로 작용할 때에는 종양이 발생하지 않는다(그림 7-16). 발암물질은 다음과 같이 분류할 수 있다.

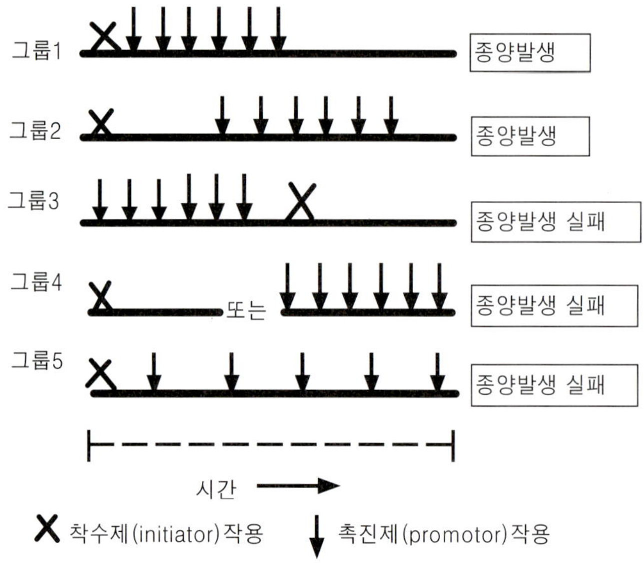

그림 7-16. 쥐 실험에서 화학물질에 의한 발암과정 모델(착수제와 촉진제의 작용).

알킬화 화학물질

DNA를 알킬화하는 화학물질로, 주입된 물질 자체가 대사과정을 거치지 않아도 발암물질로 작용 가능하다. 시클로포스파미드(cyclophosphamide), 부설판(busulfan) 같은 항암제들이 여기에 속한다.

아실화 화학물질

뭇고리 방향족 탄수화물(polycyclic aromatic hydrocarbon)은 흡연, 동물성 지방에 포함된 화학물로서 일상생활과 밀접한 관계가 있다.

아민계통과 아조 화학물질

아닐린(aniline)은 방광암의 발생과 관련성이 있다.

자연에 존재하는 발암물질

아스페르길루스(aspergillus) 곰팡이의 아플라톡신(aflatoxin)이 대표적이며, 간암 발생과 관련이 있다.

석면과 염화비닐

석면은 악성 중피종(malignant mesothelioma) 및 폐암 발생의 매우 중요한 위험인자이고, 염화비닐은 간의 혈관육종(angiosarcoma)의 발생과 관련이 있다.

촉진제

음식물의 감미료로 사용하는 사카린이나 시클라메이트(cyclamates)등은 방광암의 착수제 뿐만 아니라 촉진제로도 작용하고, 에스트로겐은 간암의 촉진제로, 고지방식은 담즙 형성의 증가를 통해 대장암을 유발하는 촉진제로 작용한다.

2) 방사성 물질에 의한 발암과정

방사성 물질은 자외선과 전리방사선(ionizing radiation), 그리고 입자 방사성 물질들이 있다. 의학에서도 방사선과 방사성 동위원소를 진단과 치료에 이용하고 있지만, 인체에 대한 위험과 원자로의 안전성, 핵전쟁 위험 등에 대한 관심 때문에 방사성 물질은 환경 병리학적으로도 중요하다. 방사성 물질의 노출에 의한 종양 발생은 오랜 기간 동안 누적이 필요하므로, 노출된 후 수 년 내지 수십 년 뒤에 나타나는 것이 특징이다.

3) 종양성 바이러스와 박테리아에 의한 발암과정

종양 바이러스는 유전자의 구성에 따라 DNA 종양 바이러스와 RNA 종양 바이러스로 구분한다. DNA 종양 바이러스는 사람 유두종 바이러스(human papilloma virus, HPV), 엡스타인-바 바이러스(Epstein-Barr virus, EBV), B형 간염 바이러스(hepatitis B virus) 등이 대표적인 예이고, RNA 종양 바이러스는 인체 T-세포 백혈병 바이러스(human T-cell leukemia virus, HTLV)가 있다. 헬리코박터(Helicobacter pylori)는 최근 위의 림프종 및 위암 발생과의 관련성이 입증되었다.

사람 유두종 바이러스

사람 유두종 바이러스(HPV)는 DNA 바이러스로서 주로 편평상피를 표적세포로 하여 사마귀(wart)의 원인으로 작용하는 바이러스이다. 현재까지 약 70종의 아형이 알려져 있고, 자궁목의 형성이상 및 편평세포암과 밀접한 관련이 있다.

암 발병 위험도에 따라 저위험도 아형과 고위험도 아형으로 나눌 수 있다. 저위험도 아형인 6번, 11번 아형 바이러스는 주로 첨규 콘딜롬(condyloma acuminatum) 병터의 발생과 관련이 있고, 고위험도 아형인 16번, 18번, 31번, 33번, 35번 등의 아형은 자궁목의 형성이상 및 상피내암, 침윤암의 발생과 관련이 있다.

엡스타인-바 바이러스

중앙 아프리카에 유행하는 버킷림프종(Burkitt lymphoma)과 동북아시아에 흔한 비인두암(nasopharyngeal carcinoma)은 엡스타인-바 바이러스 감염과 밀접한 관련이 있다.

B형 간염 바이러스

B형 간염 바이러스에 의해 간암이 발생되는 기원은 정확히 밝혀지지는 않았으나 바이러스의 HBx 단백이 간세포의 증식과 p53의 기능에 영향을 주는 것이 실험적으로 밝혀짐으로써 종양 발생과의 연관 가능성이 제시되었고, 간염 후에 나타나는 재생 과정 중 나타날 수 있는 돌연변이도 간암 발생에 기여한다.

VII 종양과 숙주의 상호 작용

1) 종양에 대한 개체 반응(종양 면역)

암이 숙주의 면역계를 자극한다는 사실은 이미 오래 전부터 알려져 왔다. 어떤 악성 종양에서는 암세포 주위에 다수의 림프구들이 침윤해 있는 것을 확인할 수 있고, 이때 비교적 양호한 예후를 보인다. 임상적으로도 드물기는 하지만 치료를 받지 않았는데도 암세포가 자연히 사라지기도 한다. 이러한 현상들은 대식세포 및 가지세포(dendritic cells)의 탐식작용과 이에 따른 세포 매개성 면역 반응에 의한 것으로 생각한다. 종양에 대한 숙주의 면역 반응은 체액성과 세포 매개성 면역 반응으로 나타난다.

면역계가 종양 발생에 대한 면역감시(immunosurveillance)를 하고 있다는 가장 강력한 증거는 면역이 결핍된 사람에서는 암의 발생 빈도가 증가한다는 사실이다. 선천성 면역 결핍증 환자의 5%에서 암이 발생하는데 이는 일반인의 유병률의 약 200배나 된다. 또한 후천면역결핍증 환자와 장기 이식 수술 후 면역억제 상태의 환자에서 암의 발생빈도가 증가하는데, 악성 림프종이 가장 많다.

그러나 대부분의 암은 면역 결핍이 없는 사람에게서도 발생하므로, 암세포가 면역계의 감시를 피하는 일종의 메커니즘이 있을 것으로 보인다. 종양이 진행하는 동안 항원을 강하게 표현하는 종양세포는 면역 반응에 의하여 파괴되고, 항원을 표현하지 않는 종양세포만이 면역 감시를 피하여 증식한다.

2) 숙주에 대한 종양의 작용

모든 종양은 덩어리를 형성함으로써 덩어리 그 자체가 숙주에 영향을 줄 수 있으며, 종양세포의 기능에 의하여 숙주가 영향을 받을 수 있고, 종양세포가 발육 및 대사과정에서 생성하는 물질들이 숙주에 영향을 줄 수 있다.

종괴에 의한 국소적 영향

■ 주위 조직 파괴 및 압박

종양 주위 조직에 대한 덩어리의 압박정도는 덩어리의 크기 및 부위에 따라 그 정도가 다르다. 예를 들어 소뇌교각(cerebellopontine angle) 부위에 발생하는 청신경초종(acoustic neuroma)은 청신경을 압박하여 난청을 일으킬 수 있다. 그러나 복강, 골반강, 후복막강 등 비교적 여유있는 공간에 발생한 양성종양은 종괴가 작을 때는 특별한 증상이 없는 경우가 대부분이다.

■ 폐쇄

종양이 형성하는 덩어리는 관조직이나 장관 등을 막을 수 있다. 특히 담도, 식도, 위장관, 요관 및 요도 등에서 발생한 종양이 내강으로 돌출하면서 발육하면 쉽게 내강을 폐쇄할 수 있다.

■ 궤양 형성

위장관 내강으로 종양이 발생하면 종괴를 덮고 있는 점막에 궤양이 일어날 수 있고, 점막에 궤양이 일어나면 출혈이나 이차세균감염이 발생할 수 있다.

■ 내분비 기능의 변화

내분비 기관에서 기원하는 대부분의 종양은 고유의 호르몬을 과량 생산할 수 있다. 특히 양성종양이 악성종양보다 더 특징적으로 호르몬을 과량 분비하는 경우가 많다.

예를 들어 췌장의 β-세포 샘종은 직경 1㎝ 미만의 작은 샘종이라도 다량의 인슐린을 생산하여 치명적인 저혈당증을 유발할 수 있고, 부신의 갈색종(pheochromocytoma)도 작은 양성종양이지만 심한 고혈압을 초래할 수 있다.

암 악액질

악액질(cachexia)이란 말기 암환자에서 전신 쇠약, 식욕 상실, 체력 소모 등을 나타내는 전신 상태를 의미한다. 악액질이 나타나는 원인은 종양세포와 숙주세포에서 분비되는 인터루킨-1, 감마인터페론 또는 종양괴사인자(TNF) 등이 인체의 대사과정에 영향을 미쳐 체내의 영양성분의 소비를 증가시키는 방향으로 대사를 진행시키기 때문이며, 그 밖에도 공포감, 긴장, 비관, 우울증 등의 정신적 문제와, 항암 요법에 수반되는 부작용, 감염 등 광범위한 복합 인자들이 관여하는 것으로 추측한다.

신생물딸림증후군

신생물딸림증후군(paraneoplastic syndrome)은 원래 호르몬을 생성하지 않는 조직에서 기원한 종양이 호르몬 및 시토카인 등을 생산함으로서 발생하는 증상과 증후로서, 확실한 메커니즘이 밝혀지지 않은 여러 가지 증후군을 말한다. 진행된 암환자의 약 15% 정도에서 볼 수 있으며, 경우에 따라서는 작은 잠재 암이 있을 경우 암을 진단하기 전에 종양 수반 증후군이 먼저 출현하기도 한다.

대표적인 예는 폐의 소세포암종으로, 환자의 약 50%에서 ACTH 분비로 인한 쿠싱증후군을 유발한다. 이외에고, 편평세포암종 및 유방암, 신장암 일부에서도 고칼슘혈증이 나타난다.

VIII 종양의 임상적 고찰

1) 암의 등급과 병기

악성종양의 치료와 예후를 판정하기 위하여 여러 가지 방법이 있다. 그 중에서 암세포의 등급(grade)과 환자 체내에서 암의 확산 정도를 병기(stage)로 표기하여 악성종양의 치료와 예후 판정에 지표로 사용하고 있다.

암의 병기는 원발 종양의 크기(T), 주위 림프절 침범 (N), 그리고 원격 전이(M)의 유무에 기초를 두고 있다. 암의 등급은 현미경학적 소견을 토대로 종양세포의 공격성과 악성도의 정도를 예측할 수 있도록 종양세포의 세포학적 분화도, 다형성, 그리고 세포분열의 수를 기초로 한다.

2) 암종의 진단

종양의 진단에는 형태학적 진단, 생화학적 진단, 그리고 분자생물학적 진단 등이 있다. 형태학적 진단은 조직학적 검사와 세포학적 검사로 이루어진다.

조직학적 진단

형태학적 진단을 위하여 육안 및 광학현미경, 전자현미경, 면역형광 및 면역조직화학법 등의 방법을 이용한다. 절제(excision) 표본은 전 병소를 외과적으로 제거한 표본으로 충분한 양의 조직 표본을 얻을 수 있는 이점이 있으나, 현미경 표본을 만들기 위해서는 채취한 조직을 육안으로 검사해서 병터를 대표할 수 있는 부위를 선택해야 한다.

생검(biopsy) 또는 부분절취(incision) 표본은 검사할 조직의 양이 적기 때문에 표본 전체를 현미경 표본으로 만들 수 있으나, 병터를 완전히 반영할 만큼 충분한 조직을 채취하였는가를 항상 고려하여야 한다. 침생검(needle biopsy)은 내장 또는 심부 조직의 병터가 크거나 광범위할 때에 주사침으로 종양조직을 얻어 진단하는 방법이다.

세포학적 방법

세포학적 검사물의 채취 방법에 따라 탈락 세포학적 검사(exfoliative cytology)와 세침흡인 세포학적 검사(fine needle aspiration cytology)로 구분한다.

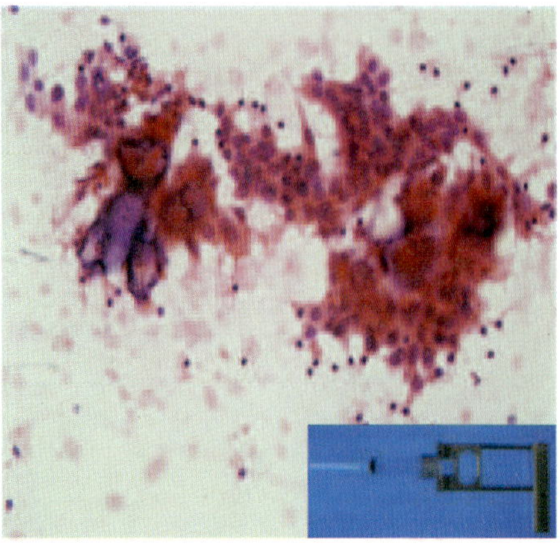

그림 7-17. 갑상샘 종괴의 세침흡인세포검사

흡인된 세포도말표본에서 유두상 구조의 암세포 군집이 관찰되며 오른쪽 아래는 흡인검사시 사용하는 주사기홀더이다.

■ 세침흡인 세포학적 검사

세침흡인 세포학적 검사는 가는 주사 바늘로 종양조직을 찔러 흡인하여 얻은 흡인물을 유리 슬라이드에 바른 후, 현미경으로 검사하여 세포학적 진단을 얻는 방법으로, 생검에 비해 출혈 및 통증이 적고 매우 간편하게 암을 진단할 수 있는 검사법으로, 최근에 이용 빈도가 증가하고 있다(그림 7-17). 피부 가까이 위치한 장기(유방, 갑상샘, 침샘, 림프절)에서 많이 사용하지만 심부에 위치한 장기(폐, 간, 췌 등)에서도 영상의학과의 도움으로 종양에 정확히 접근하여 흡인함으로써 진단에 이용할 수 있다.

■ 탈락 세포학적 검사

탈락 세포학적 검사는 흔히 Papanicolaou 세포도말검사라고도 한다. 자연적으로 탈락한 암세포를 도말하여 진단하는 검사법이다. 이 검사법은 질도말검사(자궁목암)와 객담검사(폐암)의 진단에 널리 이용하고 있다(그림 7-18).

면역조직화학 염색

면역조직화학 염색은 종양세포 표면, 세포질, 핵내의 산물 그리고 기타 종양항원에 대한 항체를 사용하여 염색하여 검출하는 방법으로, 미분화 악성종양의 진단, 백혈병과 악성림프종의 진단, 전이종양의 원발병터 찾기, 그리고 종양의 예후를 예측하고 치료방법을 결정할 때 매우 유용하게 사용할 수 있다(그림 7-19).

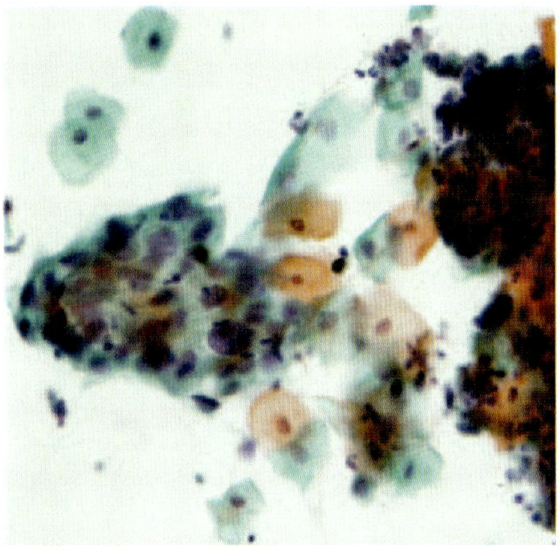

그림 7-18. 자궁목 세포도말검사

과염색된 큰 핵을 가진 암세포 군집이 관찰되며 주변에 정상 편평상피세포들이 보인다.

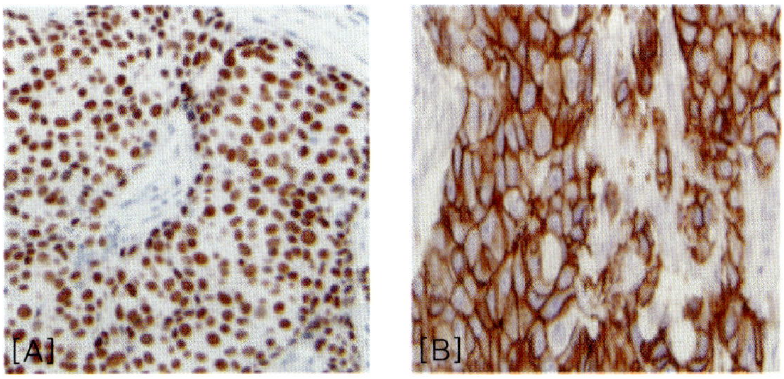

그림 7-19. 유방암에서 에스트로겐 수용체와 ERBB2(HER-2/NEU)의 면역조직화학염색

[A] 에스트로겐 수용체가 종양세포의 핵에서 발현된다. [B] ERBB2 단백의 과발현이 종양세포막을 따라서 관찰된다.

흐름세포측정

흐름세포측정(flow cytometry)을 이용해 종양세포의 표면 항원이나 DNA 양을 정량적으로 측정할 수 있다. 흐름세포측정은 백혈병과 악성 림프종에서 세포 표면 항원의 확인과 종양의 분류에 널리 이용된다.

분자생물학적 검사법 진단

최근 종양유전학의 발달로 암 진단에 종양의 유전자를 이용한 분석방법을 이용하고 있으며, 그 빈도가 증가하는 추세이다. 제자리부합법(in situ hybridization)을 이용하여 유전자의 증폭이나 유전자 전좌를 진단할 수 있으며, 연쇄중합반응(polymerase chain reaction, PCR)을 이용하여 미세한 양의 종양세포를 감지하거나 종양의 예후를 예측할 수 있다. 또한 염기서열 분석을 통해 종양에서 특정 유전자의 돌연변이를 확인할 수 있으며, 최근 개발된 상보성 DNA 미세배열법(complementary DNA microarray)을 통하여 종양의 예후를 예측하고 치료방법을 결정하는 연구가 진행 중이다.

종양 표지자

종양 표지자(tumor marker)는 종양세포와 관련된 항원으로, 진단은 물론 치료 후 정량적인 변화 추이를 추적함으로써 환자의 예후나 재발 여부를 추정할 수 있다. 대표적인 종양 표지자와 관련된 종양은 표 7-4와 같다.

표 7-4. 종양 표지자와 관련 종양.

	종양 표지자	관련종양
호르몬계통	HCG calcitonin catecholamine	영양막세포종, NSTT* 갑상샘의 수질암 부신피질의 갈색종
태아항원	alpha-fetoprotein carcinoembyonic antigen	간암, NSTT* 대장암, 췌장암, 폐암, 유방암
효소계통	prostatic acid phosphatase	전립샘암
특이 단백질	prostatic specific antigen 면역글로불린	전립샘암 다발성 골수종
점액 및 당단백질	CA-125 CA-19-9 CA-15-3	난소암 대장암, 췌장암 유방암

* NSTT: nonseminomatous testicular tumors

8 감염병
Infectious Disease

I 바이러스 질환

1) 호흡기의 바이러스질환

리노바이러스

리노바이러스(rhinovirus)는 감기로 통칭되는 호흡기 질환의 50% 이상에서 감염원이 되며 picornavirus(RNA virus)과에 속한다. 리노바이러스는 사람과 고등 영장류에 감염되며, 33~35℃에서 가장 잘 번식하고, 상기도에 국한하여 감염을 일으킨다. 상피세포의 손상은 경미하나 bradykinin과 같은 화학 매개체에 의해서 감기의 특징적인 소견인 많은 점액성 분비물을 낸다.

인플루엔자바이러스

A형 인플루엔자 바이러스(influenza virus)는 사람, 돼지, 말과 새에 감염되어 범세계적 유행성 독감의 주원인이 된다. 인플루엔자 바이러스 A 중 한 개의 아형이 같은 시간대에 전 세계적으로 감염 될 수 있다. 인플루엔자 바이러스 B 및 C형은 대부분 어린이에서 감염되며, 감염된 환자는 재감염에 대한 항체가 만들어진다.

대부분의 상기도 감염은 일시적이고 자연 치유되는 감염이다. 그러나 소아, 노인, 당뇨병 환자 그리고 만성 호흡기질환 환자 등은 세균에 의한 중복 감염에 대한 저항력이 약하기 때문에 주의를 요한다. 백신이나 항바이러스 약제는 호흡기 바이러스 감염에 부분적으로만 효과가 있으며, 특히 이미 걸린 질병에 대해서는 극히 일부만 효과가 있다.

2) 소화기의 바이러스 질환

볼거리(유행귀밑샘염)

볼거리(Mumps)는 주로 귀밑샘(이하선, parotid gland)을 침범하거나 드물게는 다른 침샘(salivary gland)의 염증 및 종창을 특징으로 하는 급성 접촉성 소아질병이다. 볼거리는 침샘 외에도 이자(췌장), 고환, 난소 그리고 드물게는 중추신경계나 다른 전신장기를 침범하기도 한다.

5~15세 사이에 가장 많이 발생하며, 무증상 혹은 경미한 감염이 보통이다. 대부분의 성인은 면역을 가지고 있다. 볼거리 바이러스는 특징적인 세포봉입체를 형성하고 침범 장기에 특이적인 염증을 초래하여 볼거리, 이자염(췌장염, pancreatitis) 및 고환염 등을 일으킨다. 귀밑샘염만 발생한 경우에는 대부분 합병증이 없이 치료되지만 고환염이 발생하면 나중에 남성불임증을 일으킬 수도 있다.

바이러스성 장염 및 급성 설사

급성 설사의 대부분이 소화기계를 침범하는 바이러스 감염에 의하여 일어나는데 원인 바이러스는 로타바이러스(rotaviruses), 노르워크모양 바이러스(Norwalk-like viruses), 코로나바이러스(coronaviruses), 아데노바이러스(adenoviruses), 아스트로바이러스(astroviruses) 등이 있다.

바이러스성 감염에 의한 설사는 소아에서 가장 흔한 설사의 원인이며 적절한 대증치료가 필수적인데 이를 효과적으로 수행하지 못하는 개발도상국에서는 영아의 중요한 사망 원인이다. 이들 중에서, 로타바이러스는 나선형의 RNA구조를 가진 바이러스로서 대부분의 영아설사의 원인균이다. 장염을 초래하는 바이러스는 여러 종류이고 형태도 다양하지만 형태학적으로는 유사한 변화를 초래한다.

바이러스성 간염

간염 바이러스에 의한 감염, 그리고 B형 및 C형 간염의 간경화증과 간암으로의 이행에 대해서는 간질환에서 언급될 것이다. 간염 바이러스가 아닌 다른 종류의 바이러스에 의한 전신적 감염에 의해서도 간기능 장애가 일어날 수 있다. 대상포진 바이러스 및 단순포진 바이러스는 면역이 억제된 개체에서 심한 간세포 괴사를 초래하기도 한다.

3) 표피-상피 바이러스 질환

전염물렁종

전염물렁종(전염성 연속종, molluscum contagiosum)은 폭스바이러스군 중 molluscum 바이러스에 의하여 일어나는 질환으로서, 크기는 300nm이고 벽돌 모양이다. 주로 성인보다는 소아에 발생한다.

특징적인 병변은 직경 2~5mm의 둥근 반구형의 피부색 구진으로 중심부에 함몰이 있다. 때로는 직경 2cm나 되는 큰 병변이 생기기도 하며 성접촉으로 전염되기도 한다. 호발 부위는 안면, 손, 구간부이다.

홍 역

백신의 덕분으로 홍역(measles, rubeola)은 미국이나 유럽에서는 현재 거의 근절되었다. 수세기 동안 홍역은 3~7세의 어린이에게 공통으로 감염되어 왔다. 이는 코감기와 결막염을 주 증상으로 하는 급성 열성 전신 바이러스 감염이며, 이어서 구강 내의 반점 병변, 림프망상 증식, 그리고 반점 및 전신적 홍반성 발진이 나타난다.

RNA 파라믹소바이러스(paramyxovirus)인 홍역 바이러스는 호흡방울 흡입에 의한 접촉성 전염이 매우 잘 일어나며 태반을 통해서도 전파된다. 잠복기는 8~11일이나 발진이 나타날 때까지는 12~14일이 걸린다. 고열과 발진은 수일 내에 최고조에 이르며 합병증이 없으면 1~2주일 만에 서서히 회복된다.

눈부심(photophobia) 및 눈의 화끈감이 첫 증상이다. 피부발진이 나타나기 전이라도 스텐센씨 관 구멍 주위의 구강 점막에 물집이 잡히고 궤양을 일으킨 점성 내진이 있으면 진단을 할 수 있다(코플릭반점, Koplik's spot)(그림 8-1). 피부발진은 얼룩지고 적갈색이며 약간 융기되어 있다. 귀 뒤에서 시작하여 점차 몸통 및 팔다리로 퍼진다.

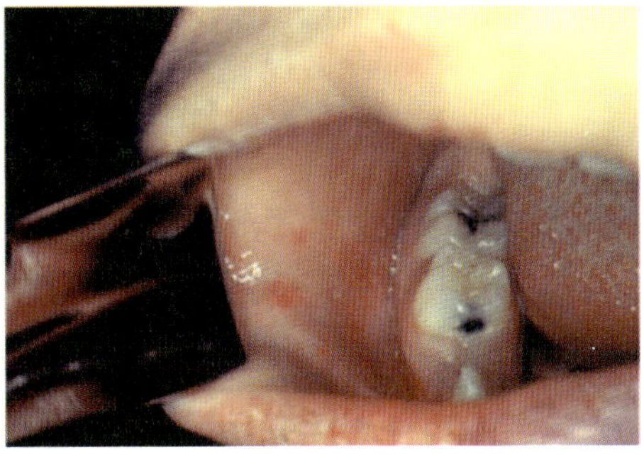

그림 8-1. 코플릭반점 - 구강 점막의 궤양.

풍 진

풍진(german measles, rubella)은 '3일 홍역'이라고 불리는데 접촉성 감염이 매우 강하다. 어린이에서 보이는 경한 전신 발일성 바이러스 감염으로 홍역양 발진과 후경부 림프절의 종창을 특징으로 한다. 풍진은 토가바이러스(togaviridae)에 의해서 발생하며 좀 더 긴 잠복기(15일)와 짧고 좀 더 경한 경과를 취한다.

산모가 풍진바이러스에 감염되면 비록 임상증세가 없더라도 바이러스혈증이 생기고 태반이 감염되어, 태아의 자궁 내 감염으로 사산 또는 유산되거나 선천성 풍진을 가진 아기를 분만하게 된다. 산모에게서 태아로 전염되었을 경우 주로 심장 기형과 같은 심한 선천성 기형을 일으키므로 각별한 주의가 필요하다.

천연두

천연두(smallpox, variola)의 원인균은 이중나선 DNA와 말단 전사효소를 갖고 있는 160nm 크기의 바이러스이다. 과거에는 인류에게 가장 위험하고 흔한 질병 중의 한 종류였으나, 예방백신인 우두의 지속적인 접종 덕분으로 현재는 거의 소멸되었다.

4) 헤르페스바이러스 질환

헤르페스바이러스(herpesviruses)는 3군으로 분류되고 있다. 즉 신경 감염군(herpes simplex virus: HSV-1, HSV-2, herpes zoster virus: HZV), 림프계 감염군(cytomegalovirus: CMV), 구강점막 및 림프절 감염군(Epstein-Barr virus: EBV) 등이다.

이들 바이러스는 공통되는 특이한 성상이 있는데, 첫째로는 잠재성이며, 둘째는 잠재하던 바이러스의 재활성화이고, 셋째로는 종양발생과 관련이 있다(HSV-2와 EBV 등).

단순헤르페스(HSV-1) 감염과 성기헤르페스(HSV-2) 감염

단순헤르페스바이러스(HSV-1)는 키스와 같은 물리적 접촉에 의하여 전파된다. 대다수의 신생아가 태반을 통해서 얻어진 단순헤르페스 바이러스에 대한 IgG 항체를 갖고 태어나지만, 나이가 들면서 점차 이러한 면역이 없어짐에 따라 약 45세 정도에서는 약 70%의 인구가 새로운 감염을 일으키게 되며, 이들 중 대부분은 특별한 임상증세를 나타내지 않는다.

성기헤르페스바이러스(HSV-2)는 성 접촉이나 출생 시 산도에서 전염되며, 전반적으로 널리 퍼져 있지는 않으나 나이가 증가함에 따라서 감염이 증가한다. 이상의 두 가지 헤르페스 바이러스는 다음과 같은 임상 증상을 갖는다.

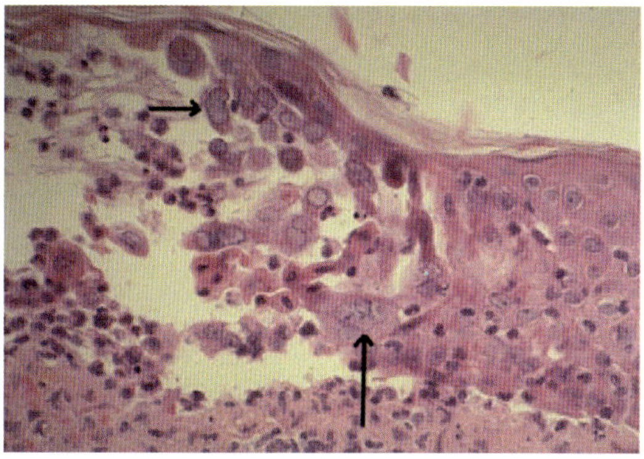

그림 8-2. 헤르페스감염.
세포융합에 의해 유리 빛의 다핵세포를 형성한다(화살표).

- 잠복기-삼차 혹은 다른 신경절에서 서서히 증식한다.
- 피부 혹은 점막소포(발열수포, 입술물집, 아프타성 구내염, 성기 헤르페스)
- 눈 혹은 피부의 심한 소포성 발진(헤르페스성 각결막염, 헤르페스성 습진, 카포시 수두양 발진)
- 심한 중추신경계 병변(단순헤르페스 뇌염, 횡척수염)
- 내부 장기의 국소 기회감염 병변(헤르페스 식도염, 단순포진, 폐렴)(그림 8-2)
- 범발성 단순헤르페스(심한 전신 감염)

수두와 대상포진

외관상 별개의 질환인 수두(chickenpox)와 대상포진(shingles)은 모두 대상포진바이러스(herpes zoster virus, HZV)에 의하여 발생하며 상호 밀접한 관련이 있다. 수두바이러스(varicella zoster virus, VZV)는 DNA 바이러스이며, 점막, 피부, 신경세포를 침범하고 주로 면역이 저하된 사람에서 발병한다. 수두는 공기로 전염되는 급성 접촉성 감염질환이며 혈행성으로 퍼져 2주 후 소포성 피부발진을 나타내는 경한 전신성 바이러스 감염이다. 정상 어린이에서는 특별한 후유증을 남기지 않으나 면역 결핍상태의 환자에서는 폐렴, 뇌염 및 자반성 피부병변을 동반한 전신 장기 병변을 일으킬 수도 있다. 수두는 호흡기를 통해서 감염되고, 전신 발진은 반점으로 시작하여 급격히 구진을 형성하며, 개개의 병변은 이슬방울 모양을 닮았다. 이때의 병변은 몸통에서 시작해서 얼굴 및 사지로 퍼지며, 병변들이 동시성을 띠지 않는 것이 천연두와의 감별점이다.

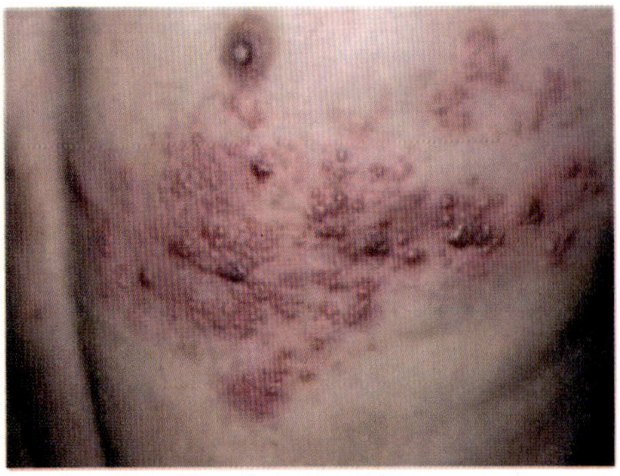

그림 8-3. 대상포진
신경이 지배하는 피부영역에 띠모양으로 퍼진 국소적 소포 발진

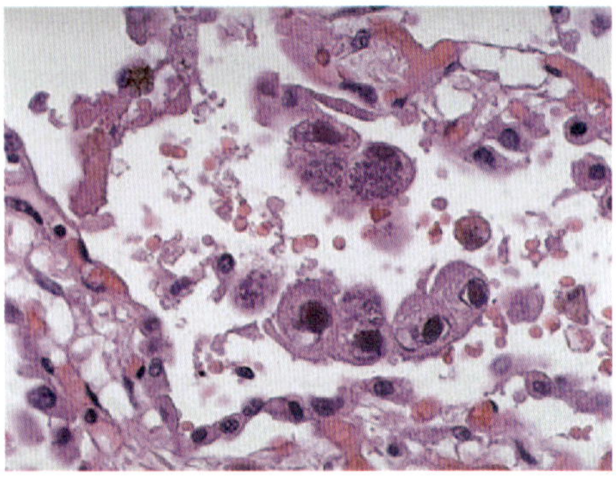

그림 8-4. 거대세포봉입체 바이러스 질환.
폐포포식세포에 커다란 핵내봉입체들이 관찰되고 있다.

대상포진은 수두를 앓은 후 척수신경절에 HZV 바이러스가 잠복해 있다가 활성화되어 생기는데, 이때 재활성화된 바이러스가 신경절에서 원심방향으로, 즉 신경이 지배하는 피부영역으로 퍼져서 국소적 소포 발진을 나타낸다(그림 8-3). 보통은 심하게 가렵고 타는 듯한 혹은 찌르는 듯한 통증이 피부에 나타나는데 이것은 급성특발여러신경염(radiculoneu-ritis) 때문이다. 호발 부위 및 빈도는 흉부, 뇌신경, 특히 삼차신경, 요추신경, 천골신경의 순이다.

거대세포봉입체바이러스질환

거대세포봉입체바이러스질환 (cytomegalic inclusion disease, CID) 바이러스는 β-헤르페스 바이러스의 일종으로 신생아나 AIDS 또는 장기 이식 후 면역 기능이 억제된 사람에게서 식도염, 장염, 간염, 폐렴, 신장 세관염, 맥락망막염, 뇌병변 등을 일으킨다(그림 8-4).

전염단핵구증

전염단핵구증(infectious mononucleosis, IM)은 γ-군 헤르페스 바이러스 중의 하나인 Epstein-Barr 바이러스(EBV)에 의해서 발생된다. 이 질환은 발열, 림프절 병변, 인후통, 혈중 비전형적 T 림프구의 출현이 특징이다. 우리나라에서는 전염단핵구증은 거의 생기지 않고 있는데 그 이유는 전염단핵구증이 생기는 15~25세가 되기 이전에 EBV의 감염을 받아서 감수성이 있는 사람이 없고, 또 어려서 감염이 되면 전염단핵구증의 증상이 아니라 감기처럼 나타나기 때문이다.

5) 아르보바이러스(arbovirus) 질환

신증출혈열(Hemorrhagic fever with renal syndrome)

한국전쟁 당시 국내에서 발견되면서 한 때 한국형 출혈열(Korean hemorrhagic fever)이라고도 불렸던 이 질환은 갑자기 시작하는 오한, 두통, 근육통을 나타내고 이어서 전신적 피부 및 공막출혈, 혈소판 감소증, 단백뇨 및 신장기능상실 등이 보통 3~5일 내에 오며, 말기에는 쇼크 및 저체온이 될 수 있다.

처음 7~10일간에 살아남은 환자들은 서서히 회복되나 단백뇨와 핍뇨는 수주간 지속된다. 증세에 따라서 발열기, 저혈압기, 핍뇨기(감뇨기), 이뇨기, 회복기로 비교적 특이하게 구분된다.

한탄 바이러스라고 불리는 이 병원체는 세포질에서 자라는 RNA 바이러스이다. 한국을 비롯하여 만주, 시베리아 등지에서 유행하는 질환으로 알려졌으나 한탄 바이러스의 발견을 계기로 혈청검사가 가능해지면서 항원 구조가 유사한 바이러스로 생기는 감염증이 세계 각처에 분포되어 있다는 것이 판명되었다.

최근 한탄 바이러스와는 구분되는 Seoul 바이러스가 분리, 동정됨에 따라서 야외형(한탄 바이러스)과 도시형(서울 바이러스)이 병원체가 서로 다르다는 점이 알려졌다. 계절적인 발생은 특이하며 국내에서 봄과 가을에 두 번의 유행이 있다고 하지만 최근에는 가을의 유행이 크다. 발생 지역은 처음에는 철원, 금화, 연천 등의 특정 지역이라고 생각되었지만 국내 각처에서 발생하고 있으며, 특히 젊은 연령층의 남자가 잘 감염된다.

6) 중추신경계의 바이러스 질환

- 중추신경계는 소아마비(poliomyelitis), 광견병(rabies), 뇌염(encephalitis) 등에서와 같이 급성 손상을 일으키는 신경친화성 바이러스의 직접적인 표적이 될 수도 있고, 전신성 바이러스 감염시에 급성손상을 받기도 한다.
- 심한 만성 진행성 중추신경계 손상이 홍역 바이러스(아급성 경화범뇌염) 혹은 파포바 바이러스(JC 바이러스, 진행성 다소성 백질 뇌병증)에 의한 무증상 감염이나 급성 감염 후 오랜 기간 후에 나타날 수 있다.
- 중추신경계의 염증성 손상이 양성 바이러스 감염의 완쾌 후나 항 바이러스 예방주사 접종 후 수 일 내지 수 주일 후에 발생할 수 있다(Guillain-Barre syndrome). 다발경화증(multiple sclerosis)과 같이 원인 불명으로 서서히 나타나는 중추신경계 질환의 원인이 바이러스라는 잠정적인 증거가 제시되고 있다.

7) 바이러스성으로 의심되는 질환

가와사키병(점막피부 림프절증후군, Kawasaki disease)

가와사키병, 일명 점막피부 림프절증후군은 일본에서 처음 보고 되었으나 1978년 이래로 미국 본토 및 하와이 등에서도 영아 및 소아에서 발견되었다. 가와사키병은 고열로 시작하여 각막, 입술, 구강점막 및 혀의 발적, 발바닥, 손바닥의 발적 및 부종성 종창 등이 생긴 후 손가락, 발가락 끝의 피부 표피 탈락으로 진행한다. 또 피부에 발적이나 목림프절 종대가 생기기도 하고 관절의 통증 및 종창이 일어날 수도 있다.

가와사키병이 다른 소아 바이러스감염과 구별되는 점은 관상동맥 및 말초동맥의 염증 침윤이다. 동맥 촬영을 해 보면 이 변화는 회복기에 다시 원상복귀 되기도 한다. 가와사키병의 감염원을 분리해 내지 못하여 원인 불명의 바이러스감염 후에 나오는 지연성 면역 반응일 가능성이 증대되고 있다.

후천면역결핍증후군(면역질환 참조)

II 클라미디아 질환

클라미디아(chlamydia)는 바이러스보다 크고 DNA와 RNA를 모두 지닌 원주상피세포 내 기생 생물체이다.

클라미디아 중 C. trachomatis가 인체감염에서 가장 중요하고, 요도염(urethritis) 혹은 자궁목염(cervicitis), 성병림프육아종(lymphogranuloma venereum), 트라코마(trachoma)의 원인이며, C. pneumoniae 혹은 C. psittaci 등이 경한 폐렴을 유발할 수 있다. 클라미디아에 의한 질환분류는 다음과 같다.

- 클라미디아요도염 및 자궁목염 : 클라미디아 질병 중 가장 흔한 형태이다. 임균 요도염 치료 후에 지속적인 증상이 있는 환자에서 자주 발견되며, C. trachomatis에 의해 발병된다. 여성의 경우 자궁목염으로 흔히 나타나며 산모가 감염된 경우 출산된 영아에서 봉입체 결막염이나 폐렴이 발생할 수 있다.
- 봉입체결막염 : 자가 치유되는 질환으로 감염된 산모의 산도를 통해 전염된다.
- 트라코마: 만성 화농성 안질환으로 세계적으로 실명을 일으키는 주요한 원인질환이다.
- 성병림프육아종 : 성기 표면을 우선 침범하여 수포, 궤양, 화농성 삼출의 소견을 보인 다음 남자는 샅고랑(inguinal) 림프절을, 여자는 골반 및 항문 주위 림프절을 주로 침범하여 화농성 림프절염과 림프절 주위염을 일으키고 이로 인해 급격히 진행되는 압통과 림프절 종창을 나타낸다.
- 앵무새병 : C. psittaci에 의하여 발병되고, 감염된 조류의 배설물이나 오염된 먼지의 흡입에 의해 전파된다. 경미한 호흡기 증상을 나타내거나 때로 치명적인 폐렴을 나타낼 수 있다. 심한 경우 간이나 비장의 괴사가 나타날 수 있고, 신장, 심장, 뇌에서 단핵 백혈구의 침윤이 나타난다.

III 리케치아 질환

리케치아(richettsia)는 크기가 작은 Gram 음성 세균으로 세포 내에서만 살 수 있으며, 진드기, 벼룩, 이의 체내에 기생한다(그림 8-5). 리케치아에 의한 인체 감염은 대개 시골에서 우연히 진드기, 벼룩, 이 등에 노출되어 일어나지만, 도시에서도 쥐와 이가 많은 환경에서 유행성으로 전파되기도 한다. 인체에 감염되는 리케치아는 모두 혈관내피세포가 표적이 되는 공통점이 있으며, 발진열을 일으키는 것들은 손상된 혈관 내벽의 평활근육도 잘 침범한다.

쯔쯔가무시병(tsutsugamushi disease)은 우리나라에서 8~11월 사이에 많이 발생하는 가장 흔한 리케치아 질환이다. 진드기에 물린 후 1~3주 후에 갑자기 발열, 오한, 두통 등의 증세가 나타나고 발병 1주일 전후에 발진이 나타나며, 진드기에 물린 자리에는 수포가 생기고 이것이 농포로 되어 지름 0.6~0.8cm의 궤양이 된다. 이어서 이 부위가 흑색가피로 덮히게 된다. 가피는 거의 모든 쯔쯔가무시병에서 나타나며 가피(eschar)를 확인하면 쉽게 쯔쯔가무시병을 진단할 수 있다. 리케치아질환의 병원균과 매개체는 다음과 같다.

- 티푸스 군

  발진티푸스 : R. prowazekii(이), 발진열 : R. typhi(쥐벼룩)
- 쯔쯔가무시병 군

  쯔쯔가무시병 : R. tsutsugamushi(진드기)
- 홍반열 군

  록키산 홍반열 : R. rickettsi(진드기), 리케치아성 두창 : R. akari(진드기)
- Q열 군

  Q열 : Coxiella burnetii(진드기)

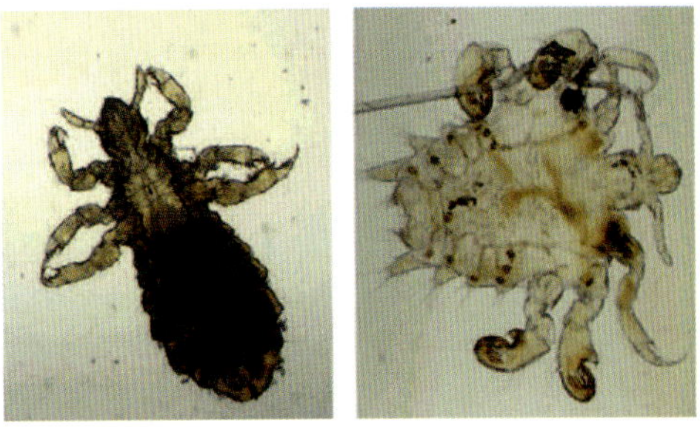

그림 8-5. 이.
리케치아균이 이의 체내에 기생한다.

Ⅳ 박테리아, 스피로헤타, 마이코박테리아 질환

1) 그람 양성 화농알균에 의한 감염성 질환

포도알균 감염(staphylococcal infection)

황색 포도알균(S. aureus)은 화농성, 비운동성, 그람 양성 알균으로 다양한 피부 병변, 인후염, 폐렴, 심내막염, 식중독, 독성 쇼크 증후군 등을 일으킬 수 있다. 특히 화상이나 외과 수술 부위에서 발생하는 병원성 감염의 원인균으로 E. coli 다음으로 빈번하다. S. epidermidis는 카테터를 사용 중인 환자, 심장 판막 대치술을 시행 받은 환자 혹은 약물 남용자 등에서 기회 감염으로 발생된다.

■ 종기

종기(furuncle)는 피부나 피하 조직의 국소적 화농성 염증으로 한 곳 혹은 여러 곳의 병소를 보이며, 재발성인 경우도 있다. 피부 어디에도 발생하나 얼굴, 목, 샅고랑, 겨드랑이와 같이 습하고 모발이 많은 곳에 잘 생긴다.

■ 포도알균 화상피부증후군

포도알균 화상피부 증후군(staphylococcal scalded skin syndrome)은 소아에서 인후나 피부의 포도알균 감염에 의해 분비되는 독소에 의해 발생하며, 햇볕에 의한 화상처럼 발진이 나타난 후 전신적으로 염증 반응 없이 표피 과립층의 분리에 의한 수포가 형성되어 일부 혹은 전신적인 피부 박탈이 일어난다.

사슬알균 감염

사슬알균(Streptococcus)은 혐기성 그람 양성 알균으로 쌍 혹은 사슬 형태로 존재하며, 피부, 입인두, 폐, 심장 판막 등에 화농성 염증을 일으키고, 후사슬알균 증후군으로 류마티스열, 면역복합체 사구체신염, 결절홍반을 보인다. 대부분의 사슬알균은 β-용혈성이며 표면 항원에 따라 분류된다. S. pyogenes는 A군이며 인후염, 성홍열(scarlet fever), 얕은연조직염(단독, erysipelas), 고름딱지증(농가진, impetigo), 류마티스열(rheumatic fever), 사구체신염(glomerulonephritis)을 일으킨다.

S. agalactiae는 B군이며 신생아 패혈증, 요로감염의 원인이며, Enterococcus faecalis는 D군으로 심장내막염과 요로감염을 나타낸다. S. viridans는 α-용혈성이며, 혈액 배지에서 녹색을 나타내고, 심장내막염의 원인이다. S. pneumoniae는 수막염의 원인이 되며, S. mutans는 충치의 주된 원인이다.

2) 임균 감염

임균(Neisseria gonorrhoeae)은 피막을 가진 화농성 그람 음성 알균으로 남성에서는 요도염, 요도 협착이 나타나고, 부고환, 전립샘, 정낭까지 파급될 수 있으며, 여성에서는 주로 자궁목염으로 나타나고 진행하면 난관-난소 고름집, 골반부 복막염 등에 의해 합병증으로 불임이나 자궁외 임신 등이 나타나기도 한다. 임균 균혈증에 의해 관절염-피부염 증후군이 나타나기도 하며, 임균성 결막염이 자가 전염에 의해 발생할 수도 있다.

3) 그람 음성막대균

E. coli 감염

대장균(E. coli)은 그람 음성 장내 세균으로 비침습성 공생체로서 동물과 인체의 장내강에서 자라고 인체에 해로운 세균의 증식을 억제하기도 한다. E. coli는 일차적으로 요로 감염의 주요 원인이며, 주로 요도를 통해 방광으로 들어가며, 요관을 타고 역행성 감염을 일으켜 신장까지 파급되면 국소적 화농 병변이 발생된다. 허약한 환자, 면역기능이 억제된 경우에서는 호흡기를 침범하여 심한 출혈성 기관지폐렴을 일으키고 균혈증을 나타내며, 이 경우 세균의 약제 내성으로 인해 치사율이 높다.

녹농균 감염

녹농균(Pseudomonas aeruginosa)은 기회 감염을 일으키는 그람 음성 막대균이다. 낭종성 섬유증을 지닌 경우 녹농균의 만성 감염에 의해 폐기능상실에 빠지게 되고 화상 후 흔히 동반되어 패혈증을 일으킨다. 녹농균 폐렴은 괴사성 염증을 일으키고 육안 소견상 말초 기관지를 따라 괴사 부위는 희게 나타나고 주변부로 출혈 병소가 보인다. 녹농균 혈관염에서는 혈관 주변에 녹농균이 군집을 이루고, 주변부의 응고성 괴사, 혈전, 출혈 등이 뒤따른다.

레지오넬라병(재향군인병)

레지오넬라는 1976년 미국에서 치명적인 폐렴 환자가 갑자기 발생하여 주목받은 질환으로 Legionella pneumophila가 원인균이다. 정상인에서 경미한 폐렴을 일으킨 경우 폰티악열(Pontiac fever)로 부르며, 흡연자, 노년기, 만성 폐질환자나 면역기능이 저하된 환자에서 심한 폐렴을 나타낼 수 있고 이 경우 레지오넬라병(Legionnaires disease)으로 부른다.

4) 혐기성 세균

헤모필루스 인플루엔자 감염

H. influenzae는 피막이 잘 형성되어 있는 다양한 모습의 그람 음성균으로 주로 수막염과 기도 감염의 원인이 되고, 때로 폐렴, 심장내막염 등의 화농성 감염을 일으키나 항생제에 잘 반응한다. 그러나 어린이에서 생기는 H. influenzae 수막염, 모세기관지염 또는 폐쇄성후두개염은 생명을 위협하며 약 8%의 치사율을 보인다.

백일해

백일해(whooping cough)는 급성 질환으로 전염성이 높지만 자연 치유되는 소아 질환으로 발작성 기침이 특징이다. 원인균은 Bordetella pertussis로서 크기가 작은 여러 형태의 그람 음성균이다. DPT 백신의 광범위한 사용으로 유병율이 감소되었지만 완전히 사라진 것은 아니다.

Pertussis 외독소는 기침 반사를 증가시키고 말초 혈액 중 림프구 증가, 전신 허약감, 체중 감소, 미열 등의 증상이 나타나게 된다. 후두기관지염을 일으켜서 기관지 점막의 미란, 발적, 화농성 삼출물이 있으며 중복 감염이 없으면 폐포 조직은 정상으로 남아 있다.

디프테리아

디프테리아균(Corynebacterium diphtheriae)은 가는 그람 양성 막대균으로 공기 방울 혹은 피부 탈락 물질에 의해 전파되어 전염성이 강한 급성 질환을 일으키며 보통 2~15세 사이의 어린이에게 발생한다.

디프테리아균은 인두, 후두 및 기도 점막에 착상하여 증식하며, 외독소 분비로 인해 상피의 괴사가 나타나고 섬유화농성 삼출물이 터져 나와 괴사된 표면 위에 거칠고 지저분한 회색 혹은 흑색의 표재성 막이 형성되는데 이것을 거짓막(pseudomembrane)이라고 부른다(그림 8-6).

외독소는 심장근육조직의 지방화와 괴사를 유발시키며, 신경초의 변성과 함께 다발성 신경염을 나타낼 수도 있으며 간, 신장, 부신 조직의 지방화나 괴사를 일으킬 수 있다.

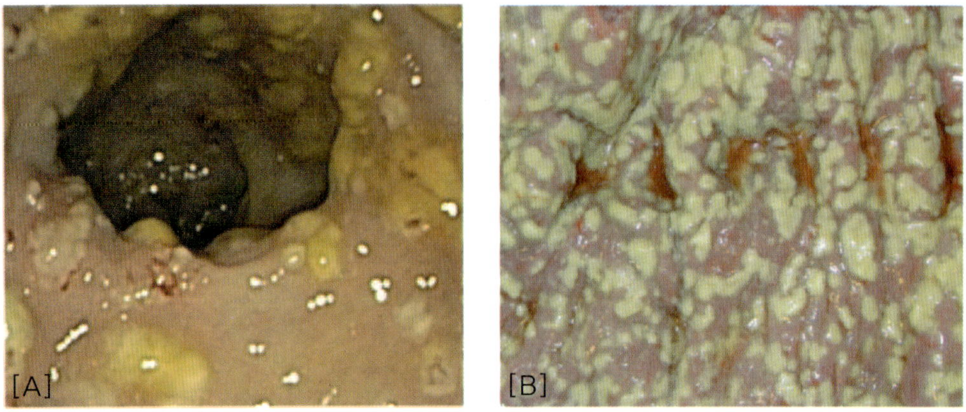

그림 8-6. 거짓막 대장염

점막 위에 덮인 지저분한 화농성 삼출물이 관찰된다[A],[B].

5) 장내 세균

세균성 장염

■ 세균성이질

이질(dysentery)이란 혈액, 농, 점액을 포함한 설사와 함께 복통과 후중감을 나타내는 경우에 대해 사용하는 광범위한 용어이며, 이 중 세균성 이질은 S. dysenteriae, S. flexneri, S. boydii 및 S. sonnei 등 4종류의 Shigella에 의한 감염을 말한다.

심한 경우 큰창자점막에 섬유화농성 삼출액이 덮혀 거짓막을 구성한다. 점막의 염증반응에 의해 불규칙한 표재성 궤양이 나타난다.

■ 헬리코박터장염

Helicobacter균은 쉼표 모양의 편모를 지닌 그람 음성균이다. 만성 위염, 장염, 패혈증의 주된 원인이다. 염증이 빈창자부터 항문부까지 전체 창자를 침범한다.

■ 예르시니아장염

Y. enterocolitica와 Y. pseudotuberculosis는 장내 세균에 속하며 대변·입으로 전파되어 돌창자염과 창자사이막 림프절염을 나타낸다. 소아과 영역에서 중요한 병원균으로 나타나고 있으며 성인도 감염이 될 수 있다. 장외 증상으로 관절염, 홍반결절, 사구체신염을 보이기도 한다.

살모넬라 감염증과 장티푸스

살모넬라균은 그람 음성 막대균이고 전 세계적으로 음식물이나 물을 통해 전파되는 가장 흔한 장내 감염의 원인이다. S. typhi는 대변, 소변, 구토물, 구강 분비물 등에 섞여 나오는데 감염된 환자나 회복기 환자뿐만 아니라 현재 질환을 나타내지 않는 만성 보균자 역시 감염원이 될 수 있다. 장티푸스(typhoid fever)는 첫째 주에는 균혈증으로 인한 전신 증상을 보이며, 둘째 주에는 발적, 복통과 함께 광범위한 세망내피계의 침범을 보이며, 셋째 주에는 Peyer판 상부 점막의 궤양으로 장출혈과 쇼크가 나타난다.

S. enteritidis과 S. typhimurium은 돌창자와 큰창자에 국한되어 나타나고 상피의 미란과 점막 고유층 내 다양한 염증 반응을 일으키며, 병의 정도에 따라 대변에서 중성구가 나타난다. S. typhi는 처음에는 전신 세망내피계에서 증식하며, Peyer판이 증식되어 최대 8cm에 이르는 판상의 융기성 병변과 창자간막 림프절의 종대가 동반된다. 감염 후 2주가 지나면 증식된 림프조직의 상부 점막이 탈락되고 장의 장축에 평행한 난원형의 궤양이 나타난다. 담낭 내 salmonella균의 집락이 있는 경우 만성 보균자가 되며 이 균의 전파를 막기 위한 담낭 절제술이 필요하다.

콜레라

콜레라균(Vibrio cholera)은 쉼표 모양의 그람 음성균이다. 콜레라균은 창자 점막 상피를 침범하지 않고 장관의 내강내에 존재하며 장독소를 분비한다. 분비성 설사는 cholera 독소로 불리는 장독소에 의해 발생하며 E. coli의 장독소와 유사하다.

임상적으로 점액질과 소수의 백혈구를 포함하는 수 리터 이상의 쌀뜨물 같은 설사(rice-water diarrhea)가 나타난다. 그러나 전반적인 장의 흡수기능은 남아 있으므로 경구적으로 Na^+, Cl^-, bicarbonate, 물을 섭취할 경우 치사율을 50%에서 1%이하로 낮출 수 있다.

6) 클로스트리디움 감염증

Clostridium균은 그람 양성의 포자를 형성하는 혐기성 세균이다. 포자는 토양에 널리 퍼져있으며 네 가지의 Clostridium감염이 인체 질환을 유발한다.

- C. perfringens(Welchii)와 C. septicum은 상처 부위나 수술 부위를 통해 침입하여 혐기성 연부조직염 혹은 근육괴사, 가스 괴저를 일으킨다.

- C. tetani는 천자 부위나 신생아의 탯줄 절단부에서 증식되어 강력한 신경독인 tetano-spasmin을 분비하여 수의근육의 발작적인 수축을 나타낸다.
- C. botulinum은 멸균이 제대로 되지 않은 깡통에 든 음식에서 자라나 강력한 신경독 분비로 acetylcholine의 분비를 방해해 호흡근육 및 수의근육의 심한 마비를 일으킨다.
- C. difficile은 항생제 치료 환자에서 다른 장내 세균에 비해 과증식하여 여러가지 독소를 분비해 위막성 또는 거짓막대장염(pseudomembranous colitis)을 일으킨다.

7) 인수공통 세균

- 탄저병 : 원인균은 Bacillus anthracis으로 병원성이 매우 강하며 피막을 지닌 그람 양성균으로서 포자를 형성한다. 사람에서 탄저병(anthrax)은 토양 속의 포자, 오염된 가축이나 짐승의 시체 등과 직접 피부 접촉을 통하여 발생되며, 오염된 기구를 통한 감염, 드물게는 사람 사이에도 감염이 된다.
- 리스테리아증 : 원인균은 Listeria monocytogenes으로 그람 양성의 호기성, 운동성을 지닌 막대균이다.
- 흑사병 : 페스트(pest, plague), 일명 흑사병의 원인균인 Yersinia pestis는 그람 양성 막대균으로, 야생동물이 많이 감염되어 있고, 설치류(특히, 쥐나 다람쥐)가 곤충을 매개로 혹은 직접 접촉함으로써 전파하며 사람은 우연히 감염된다.
- 야생토끼병 : 야생동물이 병소이고 곤충에 의하여 매개되며 현저한 종창과 폐렴이 동반되는 점 등이 풍토성 흑사병과 유사하다.
- 브루셀라증 : 가장 흔한 형태는 급성 열성 질환으로, 육류 가공이나 가축 사육에 종사하는 경우, 수의사, 오염된 유제품을 섭취한 경우 등에 발생할 수 있다.
- 렙토스피라병과 와일병 : 경한 비황달성의 렙토스피라병(leptospirosis)이 전체의 90%를 차지하며 자연 치유되는 급성 열성 질환으로서 다양한 증상을 보인다. 와일병(Weil disease)은 심한 렙토스피라병으로서 황달, 출혈, 신장기능상실이 나타난다. 이 질환은 따뜻하고 습기 찬 환경에서 잘 발생하며 감염된 개나 설치류가 균을 전파한다. 원인균인 L. interrogans은 조밀하게 감긴 나선균이며 길이가 13㎛이고 목동의 지팡이를 닮은 모습이다.

8) 트레포네마

Treponema속의 세균 중 사람에게 질병을 유발하는 원인균은 T. pallidum, T. pertenue 및 T. carateuin의 세 가지가 중요하며, 이 중 T. pallidum은 매독의 원인균으로 중요하다. 트레포네마 속은 감염력이 높고 태아에도 전파 될 수 있으며 병원성은 낮으나 잠복기가 길기 때문에 치료하지 않으면 일생 동안 숙주 내에 남아 있을 수 있는 능력을 지니고 있다.

매 독

매독(syphilis)은 성병의 일종으로 서서히 진행된다. 피부 발진을 일으키는 제 1기 및 2기는 심한 증상이 나타나지 않으나 수년 혹은 수십 년의 잠복기 후에 제 3기에서 심한 장애 및 치명적인 병변을 초래한다. 매독의 원인균은 10~30㎛ 정도로 가느다란 콜크 마개 따개 형태의 스피로헤타(Treponema pallidum)이다(그림 8-7). 이 균은 비누, 소독약, 저온 및 건조 상태에서 쉽게 죽는다.

성교에 의한 전염이 주요 전파 경로이고 임신 중의 활동성 매독의 경우 태반을 통한 전파가 용이하여 태아에게 선천성 매독을 일으킨다. 후천성 매독의 자연 경과는 다음과 같은 3가지 단계로 진행된다.

- 제 1기 : 10~90일(평균 3주)의 잠복기 후 매독균이 침범한 부위에 굳은궤양(chancre)이 생기고 곧 그 부위의 국소 림프절이 압통 없이 커진다. 이 굳은궤양은 보통 치료 유무에 상관없이 3~12주 후에 소실된다.

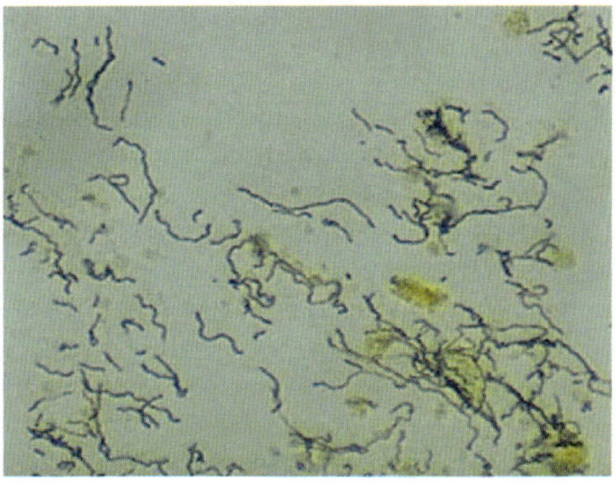

그림 8-7. 매독균.
가느다란 콜크 마개 따개 형태의 스피로헤타균이 보인다.

- **제 2기 :** 2주 내지 6개월(평균 6~8주)후에 전신성 혹은 국소적 피부 발진이 나타나고 약 4~12주 후에 자연적으로 소실된다. 제 2기 매독의 소실 후 잠복기로 들어가서 수년 혹은 수십 년 후에 제 3기 매독의 병변이 나타난다.
- **제 3기 :** 병변으로는 크게 3가지 유형이 있는데 첫째는 간, 뼈, 고환, 혹은 피부 등의 어떤 장기에든 국소 파괴 병변인 고무종(gumma)의 형성, 둘째는 심혈관 병변, 셋째는 중추신경계 병변이다. 그러나 많은 환자에서 제3기 병변까지는 진행되지 않는다. 치료받지 않은 환자의 1/3 정도는 자연 치유가 되면서 혈청 검사도 정상으로 돌아가고, 1/3 정도는 혈청검사는 양성이나 매독과 관계없는 다른 질환으로 사망하고, 단지 1/3만이 제3기 매독의 병변을 일으킨다.

선천성매독(congenital syphilis)은 감염된 산모로부터 태아에게 감염되는 것으로 임신 초기 5개월까지는 매독균이 태반이나 태아를 침범하지 않지만 후기에는 감염을 일으켜 후기 유산, 사산, 영아 사망을 초래하거나 소년기 및 성인까지 잠복해 있게 된다.

주산기 및 영아기 선천성 매독의 특징은 피부 점막과 뼈에 나타나는 병변이다. 손바닥, 발바닥, 입, 항문에 미만성 발진이 심한 피부 탈락을 동반하면서 나타난다. 매독성 골연골염과 골막염이 모든 뼈에 나타날 수 있으나 특히 코뼈와 하지에 뚜렷하게 나타나서 안장코(saddle nose)와 칼정강뼈(검상경골, saber shin) 형태를 보이며, 연골의 과잉 성장으로 골단이 넓어진다.

간도 심하게 손상되며, 폐는 미만성 간질성 섬유화로 인해 단단해지고 사산아에서는 백색폐렴이라 하는 창백한 무기폐 소견을 보인다. 전신적인 스피로헤타혈증으로 인하여 다른 장기 즉, 췌장, 신장, 심장, 비장, 가슴샘, 내분비 기관 등에도 간질성 염증반응이 나타난다. 중추신경계에는 뇌막 혈관 매독이 발생되며, 눈의 간질성 각결막염이나 맥락막염도 볼 수 있다.

선천성 매독의 후기에는 골막염, 칼정강뼈, 안장코 등을 동반하는 간질성 각막염, 치아 형성 이상으로 인한 허친슨치아(Hutchinson's teeth), 8차 신경 농아, 시신경 위축 등이 나타난다. 그 중에서 간질성 각막염, 허친슨 치아, 8차 신경 농아가 특징인데 이를 선천성매독의 3요소라 한다.

9) 방선균증

방선균증(Actinomycosis)은 주로 목, 폐, 혹은 복부에 국한된 만성 화농성 감염이다. 농루로부터의 분비물은 유황과립(sulfur granule)이라 불리는 육안으로 확인되는 황색

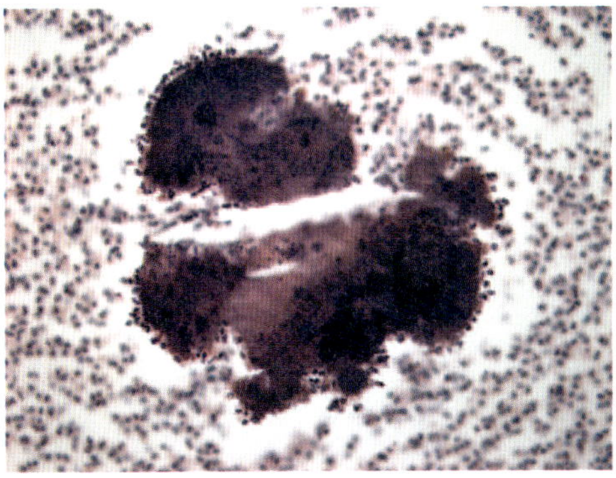

그림 8-8. 방선균.
방사상의 사상체를 가진 세균집락 또는 유황과립이 보인다.

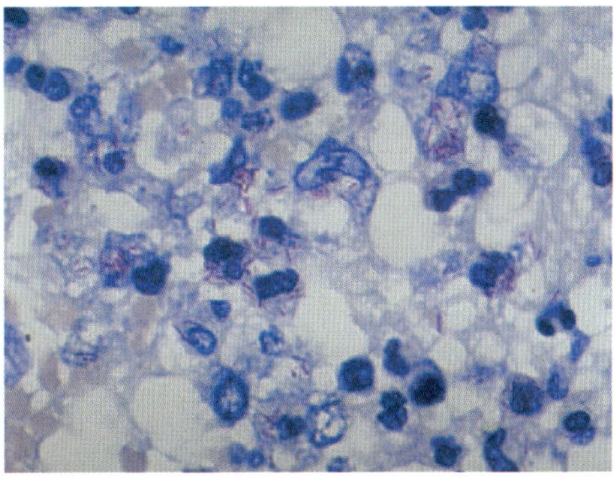

그림 8-9. 결핵균.
대식세포 내에 항산성 막대균이 보인다(AFB 염색).

의 세균 집락을 함유하고 있다(그림 8-8). 대부분의 인체 감염은 Actinomyces israelii에 의하여 일어난다. 입안(편도 소와, 치석), 소화관 및 질 내에 존재하는 공생 세균으로서 손상(치과 수술), 혹은 세균 감염에 의해 조직이 약화될 때만 숙주를 침범하게 된다.

10) 마이코박테리아

결 핵

결핵균(Mycobacterium tuberculosis)은 전세계 인구의 약 3분의 1을 감염시키며 매년 약 3백만 명의 환자를 죽음에 이르게 하며 결핵균(M. tuberculosis)과 소결핵균(M. bovis)에 의해 유발된다(그림 8-9).

결핵균은 결핵 환자의 기침이나 재채기를 통해 공기 중으로 배출된 감염성 비말의 흡입으로 전파된다. 소결핵균은 이환된 암소의 우유를 마심으로써 인체에 감염되는데 낙농가축의 질병 관리와 우유의 저온 살균법으로 이 균은 사실상 근절되었다.

■ 원발결핵

결핵균 감염의 1차 단계는 마이코박테리아의 흡입으로 시작되고, 결국은 균에 대한 과민반응을 유발하며 감염의 95%를 조절하는 T 세포 매개 면역반응으로 끝나게 된다.

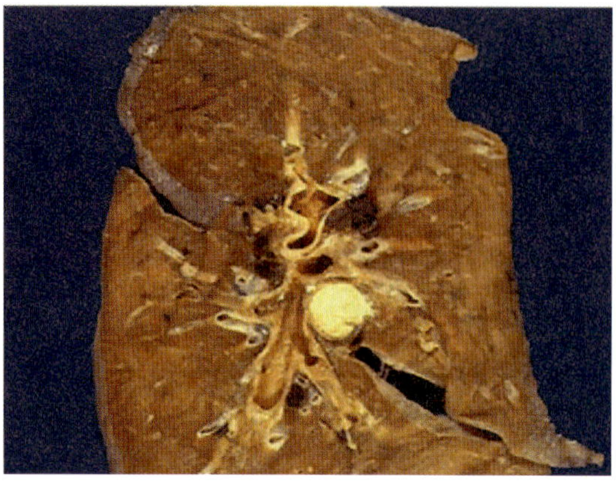

그림 8-10. 결핵.
허파문 림프절에 Ghon 복합체가 보인다.

흡입된 결핵균은 흔히 한쪽 폐의 변연부에서 폐포 대식 세포에 의해 먼저 탐식된 뒤 이들 세포에 의해 허파문 림프절(hilar lymph node)로 이동된다. 원발 감염의 궁극적인 흔적은 폐 실질과 허파문 림프절에 나타나는 석회성 반흔이며 이들 반흔을 함께 Ghon 복합체라고 한다(그림 8-10).

■ 속발 및 파종결핵

어떤 사람들은 결핵균에 재감염 되거나 잠복된 질환이 재활성화 될 수 있으며, 혹은 원발결핵 병소가 파종 질환으로 직접적인 진행을 보일 수도 있다. 속발결핵의 육아종은 대개 폐첨부에 생기나 폐, 신장, 뇌막, 골수 그리고 기타 장기 등에 광범위하게 파종될 수도 있다. 속립결핵(generalized or miliary tuberculosis)은 결핵성 병변이 혈액을 따라 전신에 파종되는 것을 말한다.

심장, 골격근육, 갑상샘, 그리고 췌장(지라)에서는 결핵 감염에 비교적 저항성을 보이고 결핵 결절을 발견하기가 어렵다. 혈행성으로 전파된 결핵균이 어떤 한 장기를 제외한 모든 조직에서 소멸되어 버릴 수 있는데 이러한 경우를 고립성 장기 결핵이라고 한다.

나 병

나병(leprosy) 또는 Hansen병은 나균(Mycobacterium leprae)에 의해 야기되는 진행이 느린 마이코박테리아 감염으로 피부와 말초신경을 침범하여 불구성 변형을 초래한다.

결핵균처럼 흡입된 나균은 폐포 대식세포에 의해 포획된 뒤 혈행성으로 파종되지만, 피부와 사지와 같은 비교적 온도가 낮은 조직에서만 성장한다.

나균은 항산성으로 세포내에서 기생하는 병원균인데 배지에서 배양되지 않는다. 이 질환은 숙주가 T 세포 매개성 면역반응이 강하면 결핵나병(tuberculoid leprosy)을 보이고, 면역반응이 없으면 나병종나병(lepromatous leprosy)의 유형을 보인다. 결핵나병에서는 결핵에서 보는 것과 유사한 육아종을 형성한다. 반면에 나병종나병 환자는 결절성 혹은 미만성으로 상당히 많은 마이코박테리아를 탐식하고 있는 지질 함유 대식세포(lipid-laden macrophages, lepra cells)의 집결을 형성한다. 결핵나병에서는 레프로민 피부검사가 강양성인 반면에 나병종나병 환자는 T 세포 매개성 면역이 결여되어 레프로민에 무감작을 보인다.

나병은 수십년에 걸친 지극히 느린 경과를 취하므로 대부분의 환자들은 나병으로 사망하기보다는 나병과 함께 사망한다. 나병종나병은 피부, 말초신경, 안구 전반부, 상부기도, 고환, 손발 등을 침범한다. 반점상, 구진상, 혹은 결절성 피부 병변이 안면, 귀, 손목, 팔꿈치, 그리고 무릎 등에 형성되며, 진행됨에 따라 결절성 병변은 융합하여 사자모양 얼굴(leonine face)이라 불리우는 특징적인 안면부 기형을 형성한다.

V 진균증

진균(fungus)은 조직에서 원형의 효모(yeast)와 유사한 형태 또는 가늘고 관상인 균사(hypha) 형태로 존재한다. 진균 병원체는 침범 부위에 따라 표피에 국한되는 표재성 진균(superficial fungi)과 몸 속 깊은 장기 또는 조직을 침범하는 심부성 진균(deep fungi)으로 분류되며 기회감염을 일으키고 병원성을 갖는 속들은 정상인에게 감염을 일으킬 수 있다.

1) 심부진균증

칸디다증(Candidiasis)

칸디다속(과거에는 모닐리아속이라 함)의 진균에 의하여 발생하는 급만성 진균증이다. 한국인에서는 진균증의 약 20%에 해당하며 남녀의 발생빈도는 3 : 1이다. 연령에 따른 빈도로는 유년층과 노년층에 호발하는 경향이 있다. 칸디다 알비칸스(Candida albicans)가 칸디다증의 가장 흔한 원인균이며, 칸디다증의 가장 흔한 호발부위는 구강과 질의 점막이다(그림 8-11). 아구창(thrush)은 구강 점막 또는 인후를 침입하며, 식도에 칸디다성 병소를 만들 수 있다. 신장 침입은 침입성 칸디다증의 80% 이상을 차지하며, 피질과 수질에 무수한 고름집이 생기는 것이 특징이다.

칸디다성 심장내막염은 진균이 혈류 내로 직접 침입할 때 일어나며, 폐에서 칸디다증 병소는 광범위하고 병소의 형태가 다양하다. 그 밖에 뇌막염, 대뇌 고름집, 장염, 내안구염, 다발성 피하고름집, 관절염 및 골수염 등도 일으킨다.

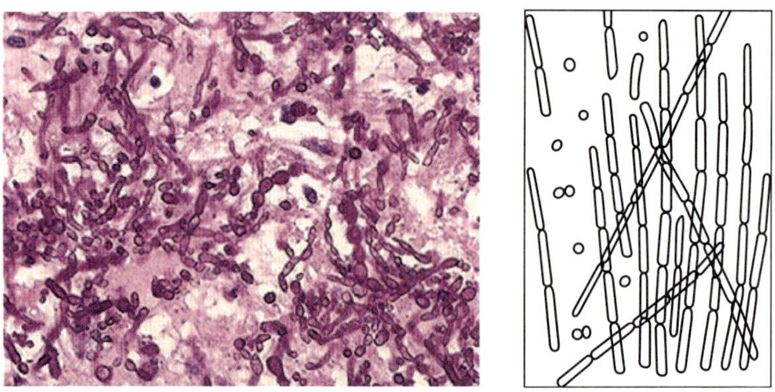

그림 8-11. 캔디다-효모(분자가 없는 위균사의 형태)

아스페르길루스증(Aspergillosis)

아스페르길루스속 가운데 주로 아스페르길루스 푸미가투스(A. fumigatus)와 아스페르길루스 니게르(A. niger)가 일으키는 질환이다(그림 8-12).

아스페르길루스증을 세 종류로 나누면 다음과 같다.

- 알레르기성 아스페르길루스증은 기관지천식을 발병시킨다.
- 집락성 아스페르길루스증은 진균이 조직에 약간 침입하든지, 또는 침입하지 않고 폐 공동 속에서 증식하여 진균종(eumycetoma)을 형성한다.
- 침입성은 심장판막, 뇌, 신장 등의 광범위한 혈행성 파종을 일으킨다.

크립토콕쿠스증

크립토콕쿠스증(효모균증, cryptococcosis)의 원인균은 주로 Cryptococcus neoformans이며 대부분 기회감염으로 발생한다. 효모균은 점액다당질로 구성된 피막으로 둘러싸여 있으며, 조직절편 또는 삼출액에서 이 균체 주위에 뚜렷한 달무리가 보인다. 크립토콕쿠스증에 만성 육아종성 병변이 관찰 될 수 있다.

털곰팡이증

털곰팡이증(모균증, mucormycosis)은 조균속(phycomycetes)에 속하며, 이 중에 리조푸스(Rhizopus), 무코르(Mucor)(그림 8-13) 및 압시디아(Absidia)가 가장 중요한 병원체이다. 감염의 결과 생기는 질병은 전부 비슷하므로 이를 총칭하여 털곰팡이증이라고 한다.

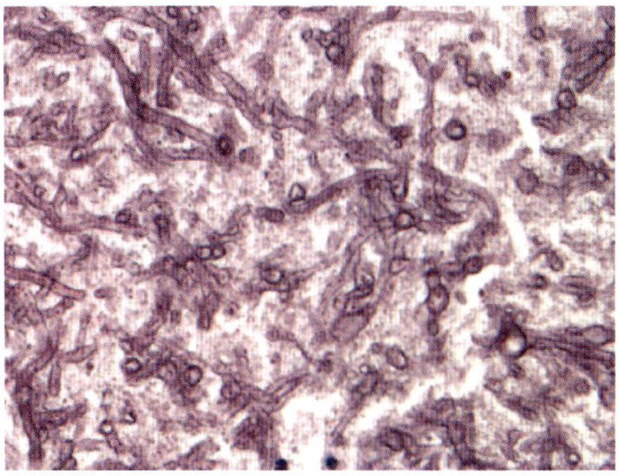

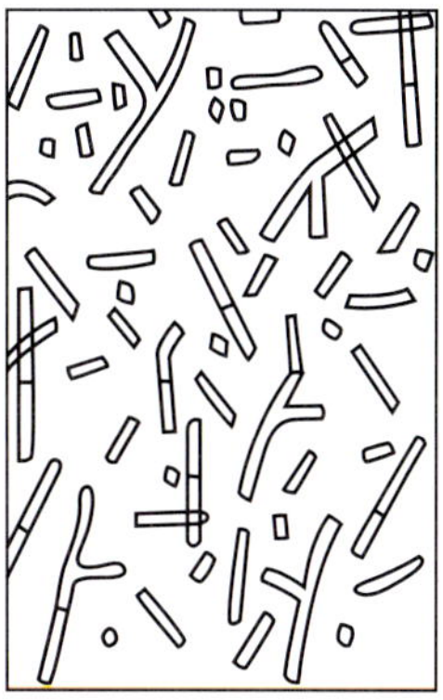

그림 8-12. 아스페르길루스

5-10 micrometer의 두께로 예각으로 분지하는 유격균사.

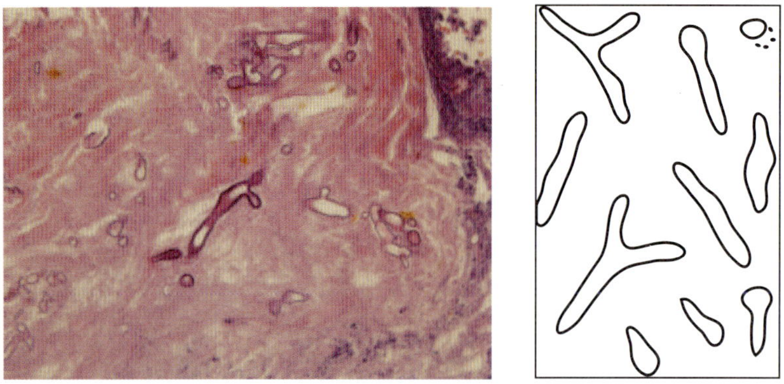

그림 8-13. 뮤코르균

6-50 micrometer의 두께로 직각으로 분지하는 무격벽균사.

폐포자충 폐렴

뉴모시스티스 (Pneumocytis jiroveci)는 후천면역결핍증후군을 가진 대부분의 환자, 장기 이식 후 면역억제제 요법을 시행 받는 환자, 단백칼로리 영양실조가 있는 어린이들에서는 심한 폐렴을 발생시킬 수 있다. 폐포자충폐렴은 후천면역결핍증후군의 주요 사망 원인이 된다.

2) 표재성 진균증

심부조직을 침습하지 않는 진균이 주로 피부, 모발, 손·발톱을 침범하여 피부 질환을 일으킨다. 생명을 위협하는 경우는 거의 없으며, 피부병변, 탈모 및 가려움증을 일으킨다.

대표적인 원인균은 백선균(Trichophyton)속 및 소포자균(Microsporum)속 진균이며, 병명은 표재성 진균증의 일반적 용어인 Tinea에 감염 부위의 명칭을 붙인다. 즉 머리백선증(Tinea capitis), 샅백선증(완선, Tinea cruris), 무좀(Tinea pedis) 등이다. 무좀은 발가락사이에서 발바닥까지 파급되는 소양성 감염증이다.

VI 원충류 감염증

원충류(protozoa)는 단일세포로 구성되어 그 형태는 간단하지만 후생동물에서와 같은 복잡한 기능, 즉 영양섭취, 운동, 생식 등을 영위하면서 숙주 체내에 기생한다. 기생부위에 따라 원충류를 다음과 같이 세 가지로 구분한다.

- 장내 기생 원충류: 아메바 감염증, 편모충증(지알디아증, Giardiasis), 트리코모나스증.
- 혈액내 및 조직내 기생 원충류: 말라리아.
- 세포내 기생 원충류: 톡소포자충(Toxoplasma gondii).

1) 장내 기생 원충류

아메바 감염증

Entamoeba histolytica에 의한 아메바증(amebiasis)은 일차적으로 큰창자에서 시작하여 병변의 진전에 따라 간, 폐, 뇌 등에 번진다. 이 질병은 경미한 만성 설사에서부터 광범위한 큰창자 궤양을 동반한 심한 이질에 이르기까지 다양한 증상을 나타낸다. 그러나 이와 같은 증상을 나타내지 않고 보충자로 질병만 전파하는 경우가 더 많다.

편모충증(지알디아증, Giardiasis)

세계 각지에 분포되어 있으나 열대와 아열대 지방에 많다. 우리나라의 감염률은 0.2~13.1% 정도이다. 증상은 경미하여 경한 소화불량과 설사가 있으나, 만성감염의 경우에는 흡수장애, 체중감소 등의 증세를 보일 수 있고, 어린이에서는 성장저하를 초래한다.

트리코모나스증

질트리코모나스(Trichomonas vaginalis)는 성적 접촉에 의하여 전파되는 편모충이며(그림 8-14), 이 기생충은 질내 산도에 예민하여 정상 질내 산도(pH 4.5~5.0)에서는 살 수 없고 pH 5.0~5.5가 생존에 알맞다. 따라서 감염은 사춘기 이후의 여성에 더 많다. 여성에서 흔히 보이는 증상은 화끈거림, 소양감과 대량의 물같은 분비물 등이다.

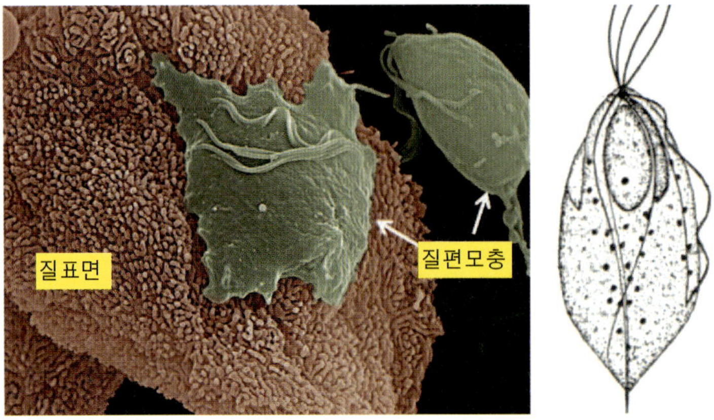

그림 8-14. 질편모충증

10-30 micrometer의 난원형편모충으로 질상피세포에 붙어있는 모습.

2) 혈액 및 조직내 기생 원충류

말라리아는 3일열원충(Plasmodium vivax), 난형열원충(P. ovale), 4일열원충(P. malariae), 열대열원충(P. falciparum) 등 4종류의 원충이 일으킨다. 말라리아 기생충은 열대와 아열대 지방에 분포되어 있고 10여 종류의 Anopheles 모기에 의해 매개되고 있으나 선진국에서는 모기에 의한 전파는 극히 드물고, 수혈이나 약물 상습자 등을 통하여 전파되고 있다. 우리나라에서는 3일열원충(Plasmodium vivax)이 대표적으로 비교적 경한 증상을 나타내며 대개 48시간 간격으로 고열이 나기 때문에 양성 3일열 말라리아라고 한다.

4종류의 말라리아 원충은 각각 매개 곤충에서의 복잡한 생식주기를 가지고 있다. 모기 체내에서 유성 생식을 하며, 인체의 적혈구내에서는 무성생식을 한다. 말라리아 원충의 각 종류는 적혈구내 무성 생식 주기의 시간에 따라 각각 특이한 질병 형태를 갖는다.

어느 종류의 말라리아에서나 모두 적혈구를 파괴하여 빈혈을 일으키고 말라리아원충이 헤모글로빈의 헴단백(heme)을 소화하여 형성된 말라리아 색소가 배출된다. 파괴된 적혈구와 말라리아 색소는 단핵구 식세포 망상내피계에 의해 혈액으로부터 제거되어 결과적으로 비장종대와 간종대를 보일 뿐만 아니라 이들 종대된 장기와 골수에서 색소 침착을 관찰할 수 있다.

3) 세포내 기생 원충류

톡소포자충(Toxoplasma gondii)은 포자충류(sporozoa)에 속하는 기생충으로 여러 동물에 감염된다. 세계 각지에 분포하며 보유 숙주는 사람을 비롯하여 각종 척추동물, 즉 쥐, 토끼, 고양이, 개, 돼지, 소, 닭, 비둘기, 오리, 물고기, 개구리에 이르기까지 다양하다.

VII 연충병

연충(윤충, Helminth)은 인체의 기생충 중에서 가장 크고 잘 진화된 기생충이다. 병리학적으로 중요한 연충류에는 선충류(Nematodes), 조충류(Cestodes) 및 흡충류(Trematodes) 등이 있다.

- 선충류 : 회충(Ascaris lumbricoides), 편충(Trichuris trichiura), 요충(Enterobius vermicularis), 분선충(Strongyloides stercoralis), 아니사키스(Anisakis spp.), 구충(Ancylostoma duodenale, hookworm), 사상충(Filaria)
- 조충류 : 열두조충 또는 긴촌충(Diphyllobothrium latum, fish tapeworm), 고충(sparganum), 민촌충(Taenia saginata, beef tapeworm), 갈고리촌충(Taenia solium, pork tapeworm), 낭미충(cysticercus)
- 흡충류 : 간흡충 또는 간디스토마(Clonorchis sinensis, liver fluke), 요코가와흡충(Metagonimus yokogawai), 폐흡충(Paragonimus westermani)

9 환경 및 영양질환
Environmental and Nutritional Disorder

I 환경질환

환경질환은 외부로부터 작용한 화학적 또는 물리적 원인에 노출됨으로써 생긴 손상이나 질병을 일컫는다. 환경질환은 작업현장에서 생길 수도 있고, 남용약물이나 음주, 흡연처럼 개인의 습관으로 얻기도 한다. 잘못 된 개인의 습관은 자신뿐 아니라 태아나 영아에게 원치 않는 결과를 미치기도 한다. 이 장에서는 환경 영향으로 생길 수 있는 중요한 상병에 대하여 기본적인 발병기전, 치료의 원칙, 일반인을 교육할 수 있는 개념을 설명한다.

1) 대기오염(Air pollution)

사람이 흡입하는 공기 속에는 수없이 많은 오염물, 즉 박테리아, 가스, 부유섬유, 미세한 분진이 있다. 그것들은 약간 불쾌감을 주는 사소한 것에서부터 미미한 상해를 가할 수 있는가 하면 때로는 위험할 수도 있다. 대기오염이 호흡기에 끼치는 영향은 흡입되는 오염물질의 특성, 주위환경 내 농도, 노출기간에 의해 결정되며 그로 인한 형태학적 변화는 기도에 대한 경미한 자극에서부터 폐기종, 만성 섬유성 폐질환, 악성종양에까지 다양하게 표출된다. 규소, 탄진 같은 오염물질은 특정 산업장에만 한정되어 있고, 법적으로 엄격히 규제되어 있어, 공중보건상 큰 위해가 되지 않는다. 그러나 이산화황가스, 이산화질소, 일산화탄소, 오존, 납 등 많은 여타 오염 물질이 우리 수변 환경에 아무런 규제를 받지 않은 채 널리 퍼져 있다. 대부분의 선진국에서는 이미 대기오염 기준을 정하고 이를 법적으로 규제하고 있으나 적지 않은 오염물질들이

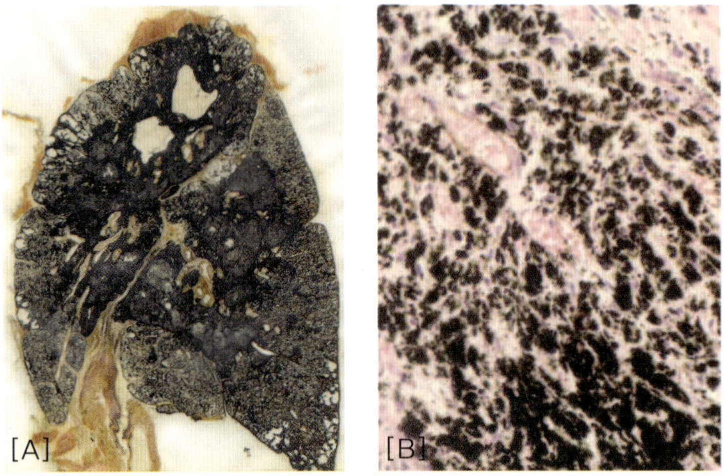

그림 9-1. 탄광부 진폐증.
탄광부 진폐증의 폐단면 육안사진[A] 및 탄소성분을 섭취한 탐식구진폐증의 현미경사진[B]

여전히 규제가 쉽지 않은 실정이며 오존이 그 대표적인 예이다. 오존과 이산화질소는 대단히 산화력이 높은 가스로 호흡기 상피와 폐포에 상해를 가할 수 있다.

진폐증

진폐증(pneumoconiosis)은 분진 흡입 이외에도 모든 연무질 흡입으로 인한 폐질환을 일컫는다. 탄광부 진폐증, 규폐증, 석면폐증과 관련 질환, 베릴륨 중독증 등이 이에 속한다(그림 9-1).

흡연

흡연은 오늘날 공중보건학적으로 최대의 난제로 꼽히고 있는데 구체적인 관련 질환을 열거하면 다음과 같다(그림 9-2).

- 폐기종, 만성 기관지염, 만성 폐쇄성 폐질환
- 폐암
- 죽상동맥경화, 심근경색 같은 허혈성 심장질환(하루 한 갑의 궐련 흡연은 허혈성 심장질환의 위험도를 2배 증가시킨다.)
- 구강암, 인·후두암, 식도암, 신장암, 방광암, 췌장암, 자궁경부암

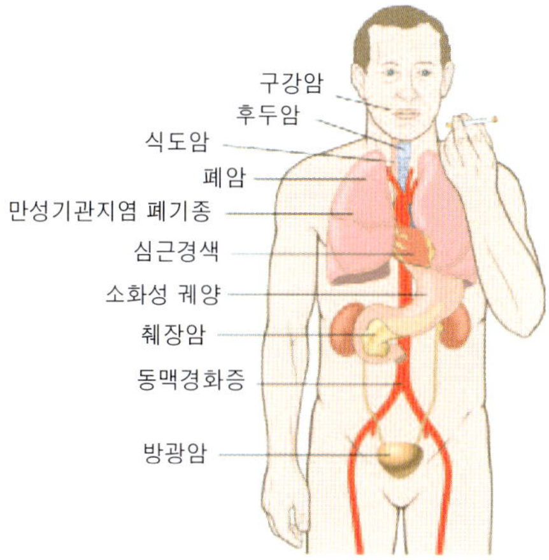

그림 9-2. 흡연에 의한 질환

- 임신 중 흡연은 자연유산, 주산기 사망, 저체중아의 원인이 된다.
- 급성위염, 위궤양
- 다른 발암물질에 의한 발암 가능성을 높일 수 있다(예로서 석면의 발암효과를 5배 증가시킬 수 있다).

2) 약물 및 화학물에 의한 상해

가장 유독한 물질을 독물이라 하며 독물 이외의 것들은 비교적 무해하지만 식염조차도 많은 양일 때는 손상을 줄 수 있다. 비록 치료를 위한 약물이라 할지라도 그 경중의 차이는 있으나 항상 부작용을 일으킬 수 있는데 약물 부작용은 국소적으로 또는 전신성으로 명백하게, 또는 잠재적으로, 급성으로 또는 만성으로 나타난다.

약물 부작용은 '유독하고 원하지 않는 반응이며, 예방, 진단, 치료 목적으로 인간에게 사용하여 의도한 목적을 달성하려는 용량에서 발생하는 것' 이라고 정의된다. 항암제처럼 유용하고 강력한 약물일수록 약물 부작용의 빈도는 늘어난다.

약물 부작용의 기전은 다음과 같다.

- 약물 또는 그 대사물이 세포에 직접 독작용
- 약물 또는 그 대사물이 개체의 면역반응 또는 호르몬 방어기능 감소
- 약물 또는 그 대사물이 면역학적 반응 또는 특이반응 유발

앞의 두 경우는 예측할 수 있는 반응에 해당되나 마지막 경우는 예측할 수 없는 반응에 속한다. 예측할 수 있는 약물의 부작용은 약물의 양에 관계되고 직접적 독성과 관련되어 있으며 약물이 독성 대사물로 전환되어 나타난다.

외용성 에스트로겐

외용성 에스트로겐(exogenous estrogens)은 자궁내막암, 난소암, 질선증, 질투명세포암종, 정맥혈전증, 폐동맥색전증 및 심근경색증을 초래하며 유방암의 발생 위험도가 다소 높다고 알려져 있다.

에탄올

■ 급성 알코올 중독증

혈중 알코올 농도와 비례하여 일어나며 주로 중추신경계 증상을 초래하는데 그 순서는 초기에는 소뇌, 그 다음에는 대뇌피질과 해마 등의 기능을 억제시켜 운동장애, 지적 능력 및 기억장애를 일으킨다. 혈중 알코올 농도가 1mg/㎖인 경우 운동실조증을 일으킬 수 있으며, 2mg/㎖인 경우엔 졸음이 오고, 3mg/㎖ 농도에서는 혼미 상태가 되고, 4~5mg/㎖ 농도에 이르면 연수를 억제함으로써 호흡기능마비를 초래하여 사망할 수 있다.

■ 만성 알코올 중독증

영양 결핍, 약물 중독, 감염증 등이 자주 동반된다. 간독성 물질로 작용하여 지방간, 알코올성 간염과 간경변증을 일으킨다(그림 9-3). 구강암, 후두암, 식도암, 드물게는 간세포암종을 유발하고 식도열창(laceration), 위염, 소화성 궤양, 만성 재발성 췌장염을 초래하며 신경계 장애 특히 수초의 변성을 동반한 말초신경염을 일으키는데 이는 티아민(thiamine) 등의 비타민 결핍과 관계가 있다. 또한 임신 중에 알코올을 과음하면 태아의 성장장애와 영구적인 지각장애를 가져온다.

습관성 의약품

습관성 의약품의 종류에는 ① 아편, 헤로인 같은 마약류, ② 술, 신경안정제, 수면제와 같은 중추신경억제제, ③ 암페타민, 코카인, 필로폰 같은 중추신경 흥분제, ④ LSD, 대마초같은 환각제, ⑤ 약품에는 속하지 않지만 중추신경계에 작용하는 본드, 유기용매 같은 화학물질 등이 있다.

■ 헤로인과 몰핀

헤로인은 가장 널리 사용되고 있는 아편으로서 약물중독과 관련된 질병과 사망률

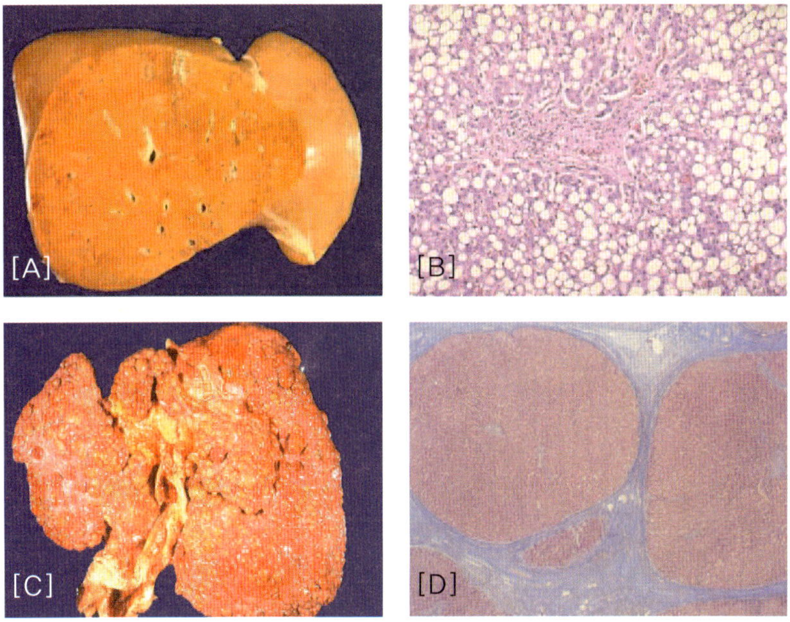

그림 9-3. 알코올에 의한 간 손상.

알코올성 지방간의 육안사진[A] 및 공포화 된 간세포의 조직 소견[B]. 크고 작은 결절로 치환된 알코올성 간경변의 육안사진[C] 및 재생결절의 현미경 사진[D].

의 가장 주된 원인이 되고 있으며, 내성이 쉽게 생겨 투여량을 늘려야 되고, 체온 저하, 서맥, 호흡억제, 그리고 부정맥 등을 일으킨다.

■ 코카인

부정맥과 급사, 심장근육경색, 심장근육염과 확장형 심장근육병증, 오름대동맥의 파열 등과 심각한 심혈관 질환을 초래하기도 하며, 임산부와 태아에게는 태반조기박리, 조산, 사산, 태아발육지연, 신생아 과자극흥분증후군을 초래하기도 한다.

■ 암페타민

코 점막 충혈을 완화시키는 약제로 많이 이용되나, 중추신경계 흥분작용도 있다. 가장 중요한 부작용은 간질, 부정맥과 고열 등이다. 신체적 의존성은 없는 것으로 보고되고 있다.

■ 환각제

대마초의 습관성 흡연은 담배를 피웠을 때처럼 만성 기관지염, 폐쇄성 기도질환, 기관지 상피세포의 화생과 형성이상을 초래한다. 또 사람과 원숭이의 정충수가 감소하거나 배란 주기의 변화, 유산율의 증가 등이 보고되고 있다.

기타 약물

■ 할로탄

할로탄처럼 빨리 작용하는 마취제는 간괴사를 조래하고 때로는 광범위하며 지명석이지만, 대개는 자연 치유된다. 그러나 광범위한 간의 파괴가 있을 때에는 사망률이 20~40%에 이른다.

■ 이소니아지드

이소니아지드는 결핵치료에 선택적으로 쓰이는 약으로 대부분 자연 치유되고 가벼운 바이러스성 간염 정도여서 별로 중요한 것이 못된다.

■ 아스피린

아스피린의 부작용으로는 위장관 출혈을 일으키는 급성 미란성 위염이 가장 흔하며, 위궤양으로까지 발전할 수 있다. 만성 살리실산 중독증은 현기증, 오심, 구토, 설사 및 기면상태 등이다.

3) 방사선에 의한 손상

방사선에 의한 물질의 이온화에 관여하는 분자학적 변화는 다음과 같은 두 가지 기전이 있다. 첫째, 직접 또는 표적효과(target effect)로 세포 안에 있는 모든 분자, 특히 DNA가 주된 표적으로 방사선에 의해 한 가닥 또는 두 가닥의 염색체가 파손되면 돌연변이 유발물질로 작용할 수도 있다. 둘째, 간접효과로 세포의 구성성분인 물에서 유리라디칼이 만들어져서 세포에 중요한 유기분자나 DNA 등과 작용하여 화학적인 변형에 의해 염색체를 구성하고 있는 복잡한 분자를 파괴할 수도 있다. 방사선의 조사량이 많아지면 위에서 설명한 화학변화에 따라 세포에 영향을 주게 되는데 다음과 같은 결과가 생긴다.

- 가역적인 손상으로 핵염색질의 일시적인 부종 및 농축이 초래된다.
- 핵농축과 붕괴로 세포가 죽게 되며 세포의 심한 부종 및 파괴가 초래된다.
- 활발하게 분열하는 세포에서는 유사분열이 억제되어 결국 세포가 죽게 된다.
- 세포의 유사분열 과정에 이상이 생기면서 비정형의 핵과 유사분열상을 갖는 세포가 형성되고 결국 죽는다.
- 염색체의 전이 또는 결손에 의한 미세한 유전적 손상이 생김으로써 돌연변이 유발물질, 발암물질 및 기형발생원인으로써 잠재능을 갖게 된다.

II 영양질환

적절한 건강을 유지하기 위해서는 약 45종에서 48종의 영양소가 필요하며, 이 중에는 비타민과 여러 종류의 원소가 포함된다. 영양성 질환은 영양결핍과 영양과다로 나눌 수 있다.

1) 영양결핍

영양 결핍은 아직도 세계적으로 직면하고 있는 문제이다. 이 중 단백-열량 결핍이 아프리카 등지에서 흔히 발생하고 있고 비타민과 무기질의 결핍도 흔히 볼 수 있는 반면, 영양 과다 및 불균형은 비교적 잘 살고 있는 나라에서 문제가 되고 있다.

2) 단백-열량 영양 결핍

단백-열량 영양 결핍은 주로 유·소아에서 발생하며, WHO의 통계에 의하면 세계적으로 약 5억 명이 영양 결핍에 시달리고 있고, 매년 천만 명이 기아로 사망하고 있다고 한다. 단백-열량 영양 결핍은 두가지 형태, 즉 소모증과 콰시오르코르(kwashiorkor)로 나눌 수 있다(그림 9-4).

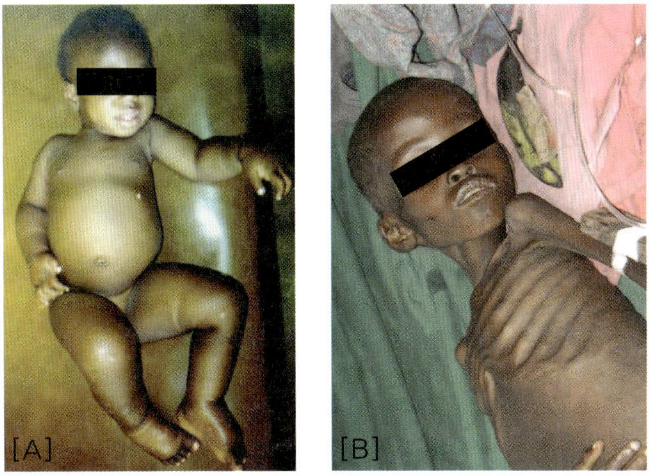

그림 9-4. 영양질환.
단백질 결핍성 영양실조에 의한 콰시오르코르[A]와 극도의 영양부족으로 인한 소모증[B]

콰시오르코르는 무관심, 전신 혹은 국한성 부종, 간비대(지방간), 월상안 및 저알부민 혈증이 특징이고, 피부의 변화는 탈색과 색소 침착이 있다. 모발은 탈색되거나 곱슬머리는 펴지고 기늘어 지며 쉽게 빠지고, 모발의 영양 상태에 따라 탈색 및 정상 부위가 교차한다. 빈혈은 철과 단백의 결핍으로 흔히 볼 수 있으며, 부종은 알부민 저하에 의한 것이고 간 내의 지질단백 합성이 저하되므로 초래된다.

소모증은 쇠약하고 성장 장애가 있으며, 앙상한 상하지의 피부는 축 늘어진 모양이고, 얼굴은 여위어 나이가 들어 보인다. 신장보다는 체중의 이상이 있으며 콰시오르코르와는 다르게 또렷한 표정에 먹을 것을 주면 게걸스럽게 먹는다. 부종과 간비대는 없으며 혈청 총단백은 정상이다.

3) 비타민 결핍

비타민 결핍은 제 3세계에서 가장 흔하나, 산업화된 사회에서도 알코올 중독자나, 제한된 식이를 하는 노인에서 발생한다. 비타민은 대사작용에서 중요한 촉매 보인자나 효소의 구성성분으로 건강의 필수적인 유기 미세영양소로서 식품에 다양하게 존재한다. 비타민 결핍은 일차성 결핍과 흡수, 운반, 저장 및 대사에 장애가 있어 발생하는 이차성 결핍이 있다.

지용성 비타민

지용성 비타민은 체내 축적이 되어 장기간 결핍이 있어도 결핍증이 잘 오지 않는 반면 수용성 비타민은 짧은 기간의 결핍에도 증상이 나타난다.

- 비타민 A 결핍 : 안구 건조증, 각막 연화증, 각막 손상 및 실명, 상피 세포 특이성 유지의 장애, 면역 기능 저하와 감염으로 인한 소아의 사망 증가 등이다. 비타민 A의 결핍 시의 초기 변화로서 야맹증이 초래된다. 시력의 변화 이외에도, 눈에서는 공막과 각막의 편평상피세포가 각질화 되며, 점액 분비 세포가 소실되어 눈이 건조해 지고, 각질의 파편이 백반을 형성하며 각막 표면에 궤양과 이차 감염으로 혈관 증식 및 염증 세포 침윤과 천공이 되기도 하여 이를 각막 연화증이라 한다. 결국은 렌즈의 손상으로 실명을 하게 되어 세계적으로 실명의 가장 큰 원인으로 알려져 있다(그림 9-5).
- 비타민 D 결핍 : 어린이-구루병, 성인-골연화증, 저칼슘 강직 등이 나타난다(그림 9-6). 이 두 질환의 기본 결함은 부적절한 무기질 침착으로 유골이 과다하게 생성되는 것이다. 소아 구루병의 육안적인 골격의 기형 정도는 연령과 관계 있으며 성장 속도 뿐 아니라 스트레스를 받는 조건에 따라서 결정된다.

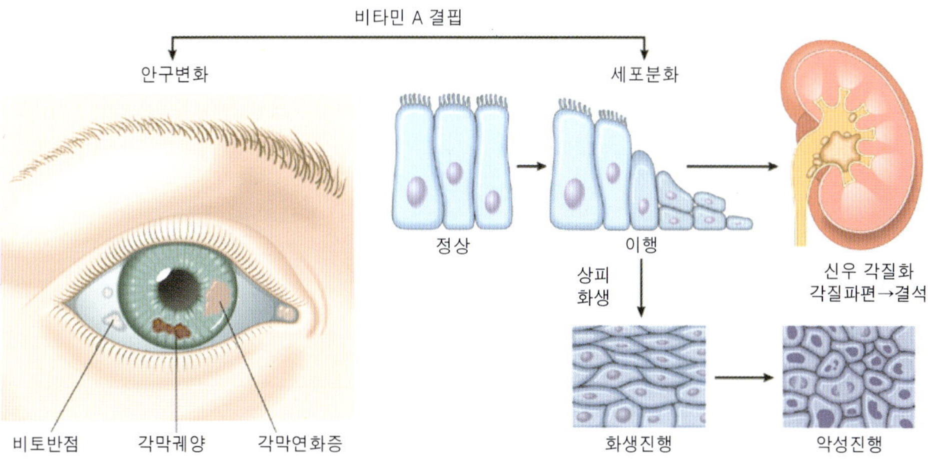

그림 9-5. 비타민 A 결핍.

비타민 A 결핍으로 인한 비토반점, 각막궤양, 각막연화증의 안구변화와 정상세포의 화생 및 악성 진행의 세포분화.

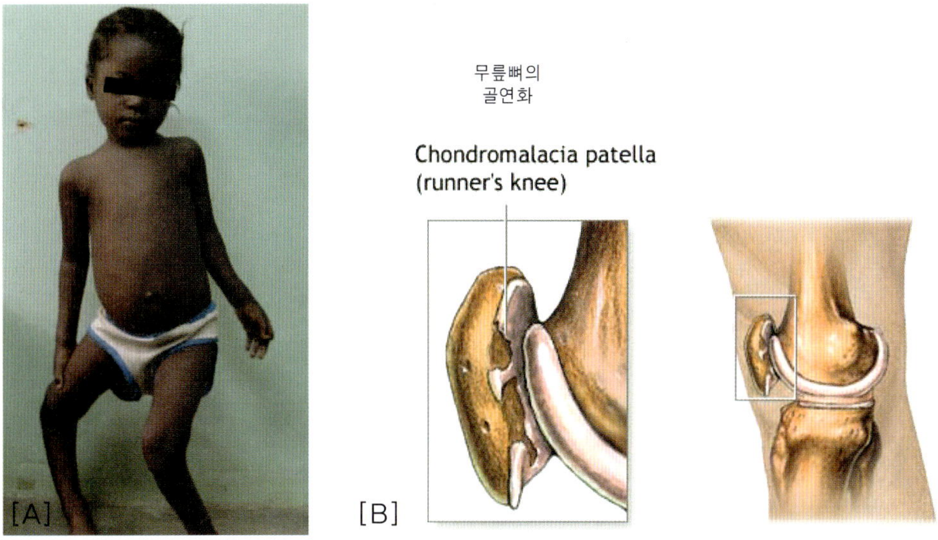

그림 9-6. 비타민 D 결핍.

소아 구루병 환자의 구부러진 하지 골격[A]과 성인 무릎뼈의 골연화증[B] 소견

- 비타민 E 결핍 : 비타민 E는 항산화제로서 작용하는데, 4개의 토코페롤과 토코트리에놀이 비타민 E로서 생물학적 작용을 하며 이 중 토코페롤이 가장 활성도가 크고 체내의 산화 과정에서 발생하는 유리기를 제거하여 불포화 지방산이 많은 세포의 과산화를 방지한다. 비타민 E는 전신에 분포하며 특히 지방, 간 및 근육에 저장 되어 있다. 모든 음식물에 포함되어 있어 좀처럼 결핍은 없으나, 다른 질환에 동반하여 나타난다. 신경계, 특히 척수, 소뇌 이상, 근육 질환 및 색소성 망막증이 온다. 신경계가 특히 침습을 받는 이유는 잘 알려져 있지 않으나 신경 세포가 다른 세포에 비해 비타민 E의 사용량이 높기 때문이 아닌가 한다.
- 비타민 K 결핍 : 응고인자 II, VII, IX 및 X의 합성의 필수이고 이 응고인자들을 'K 의존 단백'이라고 한다. 비타민 K는 장내 세균에 의해서 합성되므로 정상 성인에서 일차성 결핍은 드물고, 간, 담관, 췌장 및 미만성 장질환으로 지방 흡수 장애가 있을 시에 이차적으로 결핍이 오는 경우가 흔하다. 결핍시에 출혈성 질환이 특징이며 특히 '신생아 출혈 질환'의 위험이 높으며 두개강 내의 출혈이 가장 심각한 합병증이다.

수용성 비타민

비타민 B 복합체와 비타민 C가 수용성 비타민에 속하며, 이들의 결핍은 세계적으로 산발적으로 발생하나 소화기로부터 빠르고 쉽게 흡수되므로 흡수장애로 인한 이차성 결핍은 드물다. 대부분이 체내에서 합성되지 않으며 지용성 비타민에 비하여 저장량이 적어서 매일 섭취해야만 결핍이 오지 않는다.

- 티아민 결핍 : 말초 신경에 손상을 주어 건형 각기를, 심장을 침습하여 습형 각기를, 그리고 중추신경계의 이상으로 베르니케-코르사코프(Wernicke-Korsakoff) 증후군을 초래한다. 임상증상은 초기에 식욕 부진, 쇠약감, 체중 감소 등의 비특이 증상을 보이나 진행하면 다발성 신경증, 심장 증후군, 베르니케-코르사코프 증후군의 뚜렷한 증상을 보인다.
- 비타민 C 결핍 : 다른 동물은 체내에서 비타민 C를 합성하나 사람은 L-gluconolactone oxidase라는 효소의 결핍으로 체내에서 합성할 수 없다. 주로 과일이나 채소에 많이 함유되어 있으며 아무리 많이 먹어도 작은창자(소장, small intestine)의 흡수 능력은 한정되어 있어서 혈중치에 크게 변화가 없다. 결핍 시 괴혈병이 나타나며 성인에서 보다 소아에서 현저하게 나타난다. 출혈은 가장 뚜렷한 소견 중 하나로서 이는 모세혈관과 소정맥 내피 세포의 세포간 시멘트 기질 형성 결함과 아교질 조직 지지 부진 때문이며, 주로 피부 자색반이 하지에

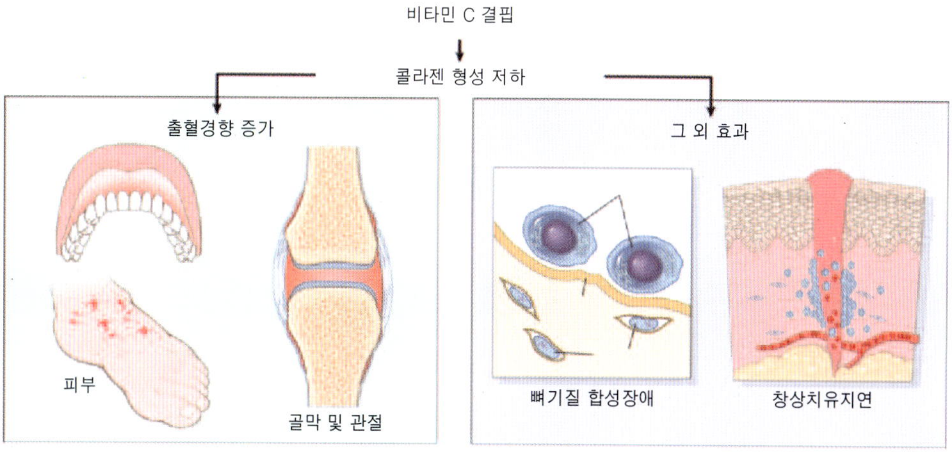

그림 9-7. 비타민 C 결핍.
비타민 C 결핍으로 인한 잇몸, 피부, 골막 및 관절의 출혈과 뼈기질 합성장애 및 창상치유지연

나타나고 골막하, 피하조직, 하지의 관절 및 잇몸의 주변부에서 잘 보인다. 눈뒤 공간, 거미막 밑 및 뇌내의 출혈은 생명을 위협하기도 한다. 뼈의 변화는 주로 영·유소아에서 볼 수 있고, 뼈의 일차적인 결함은 아교질이 풍부한 유골 기질의 형성 기능상실이다. 출혈과 골절로 골격이상이 오며 유·소아에서 특히 심하다. 잇몸에 부종, 출혈 및 이차 세균 감염이 흔하며 아교질 섬유 합성 저하로 상처치유와 감염을 국소화 시키는 고름집 형성이 잘 되지 않는다(그림 9-7).

4) 영양 과다 및 불균형

과영양과 식이 불균형이 비만과 성인병의 원인이 되며, 어떤 종류의 암발생에 관여한다는 것에 대하여 논란이 많으며 최근 관심의 대상이다.

비만

비만은 열량이 많은 식품을 과다섭취함으로써 지방세포에 에너지가 축적되는 것이다. 미국에서는 성인의 1/3이 과체중이고, 이 중 절반이 심한 편에 속하며, 소아와 청소년의 비만인구가 증가하고 있다. 비만도 측정방법으로는 신장과 체중의 비를 성별과 연령으로 교정한 체질량지표(body mass index, BMI)와 특정 부위의 피하지방 두께를 측정하거나, 허리와 둔부의 둘레의 비를 측정하는 등 여러 가지가 있다. 비만은 성인병을 비롯해 여러 질환의 발생과 관련이 있는 것으로 알려져 있다(그림 9-8).

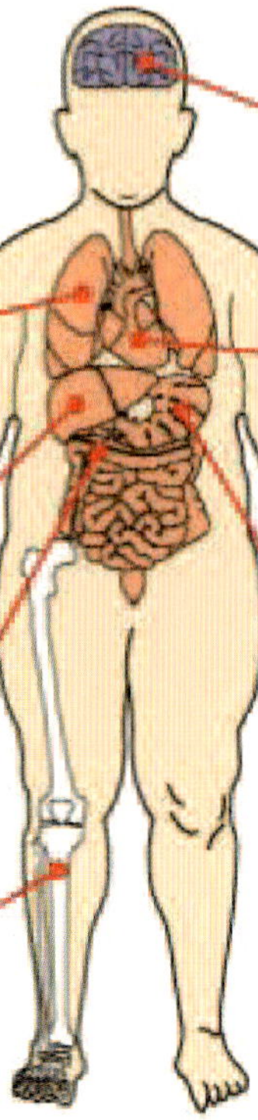

그림 9-8. 비만과 관련된 질환.

- 고혈압 : 고혈압은 명백히 비만과 관계가 있으며, 20% 체중과다인 사람은 10% 체중미달인 사람에 비하여 고혈압과 고혈압성 심혈관질환의 발생위험률이 3~8배 가량 높다. 정상 혈압을 유지하던 사람도 체중이 증가함에 따라서 고혈압의 위험이 높아진다.
- 당뇨병 : 비만은 비인슐린 의존성 또는 II형 당뇨의 인슐린저항성 및 고인슐린혈증과 관계된다. 그러므로 체중을 줄이면 이러한 증상이 개선된다.
- 과중성지방혈증 : 비만에서 과중성지방혈증과 저 HDL 콜레스테롤 혈중치로 인해 관상동맥질환의 위험이 높은데, 이는 비만인 사람에서 체중 자체보다 당뇨와 고혈압이 잘 동반하기 때문이라고 본다.
- 담석증 : 비만인 사람에서 마른 사람보다 6배나 많이 발생하며, 그 기전은 체내의 콜레스테롤이 증가함에 따라 담즙 내에 콜레스테롤 배설을 증가시켜서 담석 형성이 잘 되기 때문이다.

- 저환기증후군 : 이는 비만도가 높은 사람에서 호흡곤란의 증상이 오고, 밤낮으로 졸리며, 자는 동안 무호흡이 있기도 하고, 다혈증이 있으며, 결과적으로 우측 심장기능상실에 빠지게 된다.
- 퇴행성 관절염 : 나이가 들수록 관절에 퇴행성 변화가 오며 체중부하가 심할수록 손상이 크게 된다.
- 뇌졸중 : 비만과 뇌졸중은 직접적 관계는 없는 것 같으나 비만에서 고혈압을 동반하면 뇌졸중의 위험이 높아진다.
- 암발생 : 암종이 비만과 관련이 있는지 없는지에 대하여 아직 논란이 있으나 최근 많은 연구를 통해 높은 BMI 수치가 식도암, 대장암, 간암, 비호즈킨림프종 등의 사망률과 관계가 있음을 보여주고 있다. 자궁내막암이나 유방암과 같이 호르몬과 관계 있는 암종에서는 비만이 혈중 에스트로겐치를 올림으로써 암 발생에 간접적으로 작용한다고 본다.

5) 식이와 암

암 발생에 영향을 미치는 환경요인은 많으나 역학적 연구로서 식이가 중요한 요인으로 부각된다. 암에 있어서 식이의 역할은 3가지 가능성을 생각할 수 있으며, 이는 외인성 발암물질, 음식으로부터 내인성으로 합성된 발암물질, 보호인자의 결핍 등이다.

외인성 발암물질

자연적인 발암물질, 예를 들면 아플라톡신은 Aspergillus flavus가 오염된 곡류나 땅콩에서 생성하는 물질로서 간암의 원인이 된다. 암을 일으키는 방향성 탄화수소가 육류나 생선을 굽는 과정에서 발생하며 인공 감미료인 사카린은 방광암을 일으킨다.

음식으로부터 내인성으로 합성된 발암물질

음식물로부터 내인성으로 합성된 것은 주로 위장, 유방과 자궁내막암과 관계가 있다. 니트로사민과 니트로사미드는 위암과 관련이 있으며, 폐경기 여성의 유방암은 동물성 지방 섭취 및 비만과 관계가 있다고 한다.

보호인자의 결핍

섬유소가 적고 동물성 지방이 많은 식이를 하면 대장암의 발생률이 높다고 한다. 이 외에 비다민 A, C, 및 E가 암발생율을 줄이는 반면 셀레늄 결핍이 암발생에 선행된다고 하기도 한다.

10 신생아 및 유소아질환
Disorders of Infancy and Childhood

신생아 및 유소아의 질환은 성인 질병과 근본적으로 다른 양상을 나타내며 사망 원인도 역시 다르다. 생후 1년 이내의 소아에서는 대부분 선천기형, 호흡곤란증후군, 저체중 및 미숙 등이 흔한 사인이며, 1세 이후에는 사고사, 선천기형 및 악성종양 등으로 사망한다.

1) 임신연령과 조산 및 과숙

수정에서부터 8주까지는 배아시기이고, 9~38주까지는 태아시기에 해당한다.

조산은 임신 37주 미만에 출생되는 경우를 말하며, 과숙은 42주 이후에 출생되는 경우이다.

장기의 미성숙

조산아에서는 각 장기의 기능 및 해부학적인 구조가 미성숙되어 있어 각종 질환을 초래하기 쉽다. 미성숙된 폐는 표면활성물질과 허파꽈리(폐포) 발달의 부족으로 유리질막병(hyaline membrane disease)의 빈도가 높고, 미성숙된 뇌에서는 이랑(뇌회)의 발달과 신경섬유의 말이집형성(수초화)이 미약하다. 한편 조산아의 간은 엽구조가 불분명하고 세포판이 불규칙하며 신장에서는 피막 하부에 발달 단계의 원시 토리(사구체)가 관찰된다.

2) 분만 외상

분만 외상은 피부의 타박상과 같은 경미한 손상에서부터 뇌출혈과 같은 치명적인 손상까지 다양하게 발생할 수 있다.

머리손상

가장 대표적인 것이 출산머리부종(산류, caput succedaneum)와 머리혈종(두혈종, cephalohematoma)이다. 출산머리부종은 머리덮개(두피)의 물렁조직(연부조직)에 표재성 부종과 출혈이 발생한 것으로 자연 흡수된다. 이에 비해, 머리혈종은 뼈막(골막)하부에 혈종이 생긴 것으로, 25%에서 머리뼈(두개골) 골절이 동반된다.

긴뼈(장골, long bone)의 골절

빗장뼈(쇄골)의 골절이 가장 많다.

복부 장기의 손상

가장 많이 침범되는 장기는 간이며 피막하 혈종과 실질 파열의 양상으로 나타난다.

3) 선천기형 및 감염

선천기형의 유발인자로는 ① 염색체 이상 및 단일 유전자 결손 등을 포함하는 유전적 이상, ② 약물 등을 포함하는 화학물질에 노출, ③ 방사선, ④ 당뇨병을 포함하는 산모의 대사성 질환, ⑤ 산모의 고체온, ⑥ 풍진, 거대세포성 바이러스(cytomegalovirus, CMV), 헤르페스, 매독 및 사람면역결핍바이러스(human immunodeficiency virus, HIV) 등과 같은 자궁 내 감염 등이 있다.

태아 알코올 증후군

모체의 음주로 인해 태아때 알코올에 계속 노출시 나타날 수 있는 성장 지연, 작은머리증(소두증), 심방 중격 결손, 짧은 눈꺼풀틈새(안검열), 아래턱(하악) 미발달 등을 합쳐서 일컫는 용어이다.

풍진

임신 16주 이전이 위험 시기이며, 선천성 풍진 증후군의 세 가지 질환은 백내장, 심장질환 그리고 귀머거리이다.

거대세포 바이러스

임신 주기를 셋으로 나누었을 때 두 번째에 해당하는 시기가 위험한 기간이며, 주로 중추신경계 장애를 일으키게 된다.

4) 신생아의 호흡곤란증후군

신생아에서 일어나는 생명에 위협을 주는 흔한 합병증 중의 하나이다. 일반적으로 조산아에서 자주 발생하고, 임신기간 중 적합한 체중을 가진 만삭아의 경우에는 산모가 당뇨병의 기왕력이 있거나 제왕절개 수술로 분만한 경우에 발생빈도가 높다. 호흡곤란증후군은 폐의 표면활성물질과 허파꽈리 발달의 부족이 기본적인 결함이며, 출생 후 30분 이내에 호흡곤란으로 복부 함몰, 빠른 호흡을 보이게 된다. 육안적으로 간과 같이 단단하며 붉은 색조를 띠고(그림 10-1[A]), 조직학적으로는 말초기도의 상피세포가 손상 받아 수 시간 이내에 유리질막이 형성되어 유리질막병이라고도 한다(그림 10-1[B]).

치료시 고농도의 산소를 장기간 투여하면, 이로 인해 산소독성을 유발하여 수정체 뒤 섬유증식증과 기관지폐형성이상(bronchopulmonary dysplasia) 등의 합병증이 초래되기도 한다. 그 외 조산아에서 발생할 수 있는 합병증으로는 동맥관열림증, 뇌실내 출혈, 괴사성 장염 등이 있다.

5) 태아적혈모구증

태아적혈모구증(erythroblastosis fetalis)은 모자간의 혈액형 부적합에 의해 일어나는 신생아의 용혈성 질환으로, ABO와 Rh 적모구증으로 나눌 수 있다.

ABO 적혈모구증은 혈액형이 O형인 산모가 A형 혹은 B형의 태아를 임신하게 되면 산모에서 생성된 항체가 태반을 통해 태아로 이동하여 발생한다. 그러나 이때 만

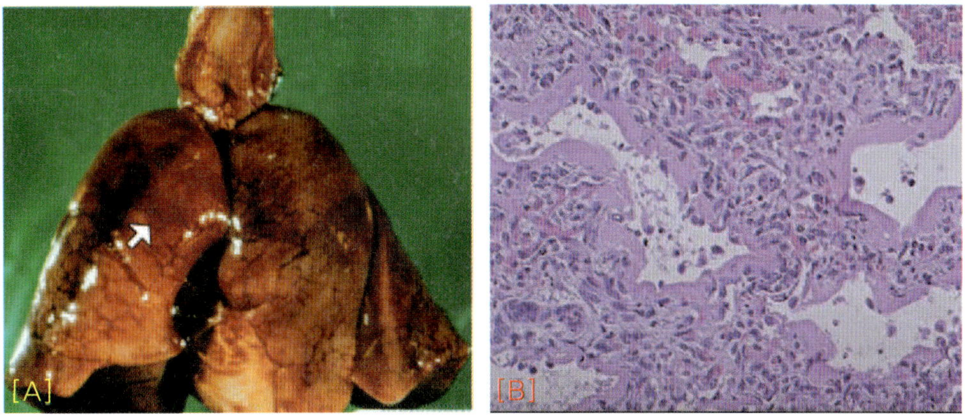

그림 10-1. 유리질막병의 육안소견[A] 및 현미경소견[B].

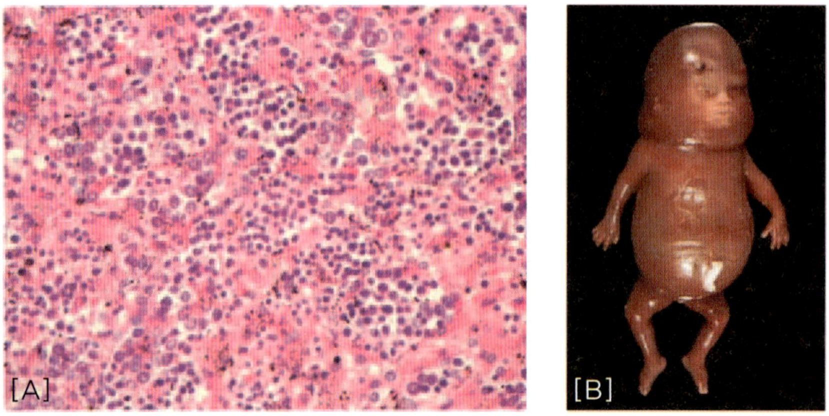

그림 10-2. [A] 태아적혈모구증의 간(굴모양혈관내에 다수의 적혈구 조혈세포가 있다), [B] 태아적혈모구증에 동반된 태아수종.

들어지는 항체는 IgM으로 태반을 통과하지 못하기 때문에 임상적으로는 경미한 증상을 일으킨다.

Rh 적혈모구증은 Rh 음성 산모가 Rh 양성 태아를 임신한 경우로, 산모가 이전에 Rh 양성 태아의 사산이나 유산의 과거력이 있거나 수혈을 받았을 경우에 발생한다. 그러나 초산에서는 이러한 용혈성 질환은 발생하지 않는다. 일반적으로 미약한 용혈이 발생했을 경우는 거의 증상을 일으키지 않으나, 적혈구의 과도한 파괴가 있게 되면 빈혈, 골수외(간과 지라) 조혈(그림 10-2[A]), 황달 등이 나타나고, 뇌에도 심한 손상(핵황달)을 줄 수 있다. 후에는 전신 부종과 복수를 초래해 태아수종(hydrops fetalis)도 나타난다(그림 10-2[B]).

6) 영아급사증후군

영아급사증후군(sudden infant death syndrome)은 비교적 건강하게 자라오던 영아가 특별한 이유 없이 사망하는 경우로, 부검을 시행하여도 특별한 사인을 밝히지 못하는 경우를 일컫는다. 보통 생후 6개월 이내에 발생하며, 특히 2~4개월 사이에 가장 빈번하다. 수면 중에 발생되므로 침대사(crib death 또는 cot death)라고도 한다. 갑작스런 무호흡으로 사망한다는 가설이 있으나 정확한 원인은 아직까지 밝혀져 있지 않으며 관련된 인자들은 표 10-1에 있다.

표 10-1. 영아급사증후군과 관련된 인자들.

모체(Maternal)	영아(Infant)
20세 미만	미숙아
미혼모	저체중아
임신간 간격이 너무 좁은 경우	남자 아이
낮은 경제, 사회적 지위	둘이상이 동시에 태어난 경우
흡연	첫아이가 아닌 경우
약물중독	형제중 SIDS가 있는 경우

7) 소아의 종양

유소아기의 종양은 성인의 종양과는 다르게 선천성 종양들이 차지하는 빈도가 높고, 유전적 소인이 강하다. 또한 소아의 암은 항암치료에 반응이 좋아 완치율이 높다.

양성종양

소아에서 잘 발생하는 양성종양으로는 혈관종, 림프관종 및 기형종 등이 있다.

■ 혈관종

혈관종(hemangioma)은 피부, 특히 얼굴이나 머리덮개에 붉은색 또는 푸른 계열의 색을 띄며, 불규칙한 모양의 편평하거나 약간 올라온 병변으로 보인다. 많은 수에서 자발적으로 크기가 줄거나 사라지기도 하며, 악성으로 되는 경우는 매우 드물다(그림 10-3).

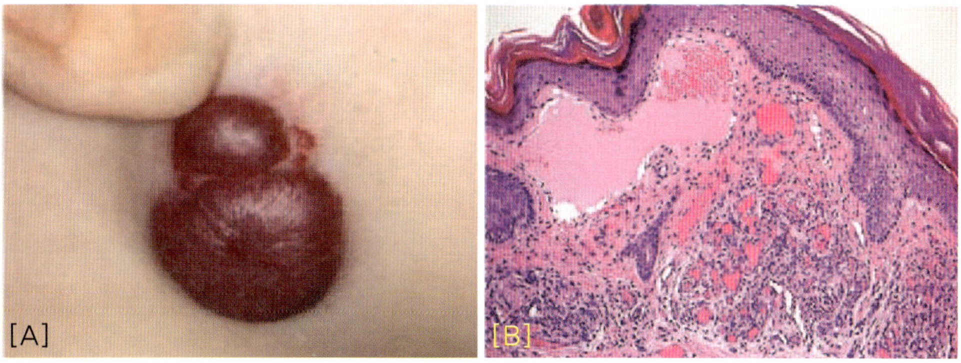

그림 10-3. 혈관종의 육안소견[A] 및 현미경소견[B].

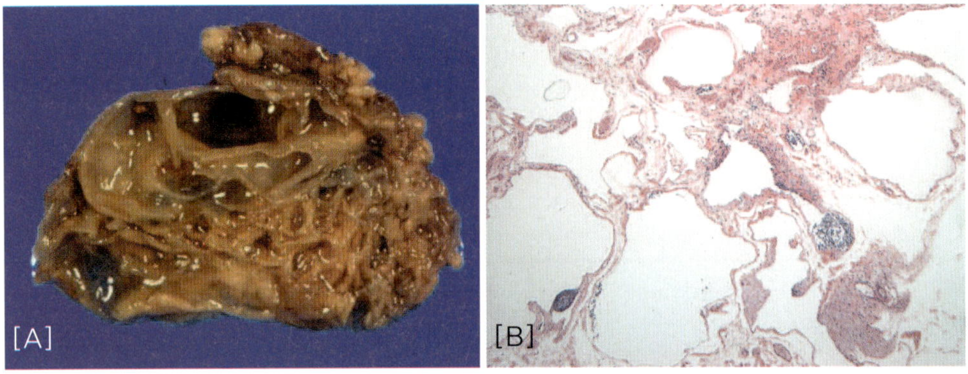

그림 10-4. 림프관종의 육안[A] 및 현미경 사진[B].

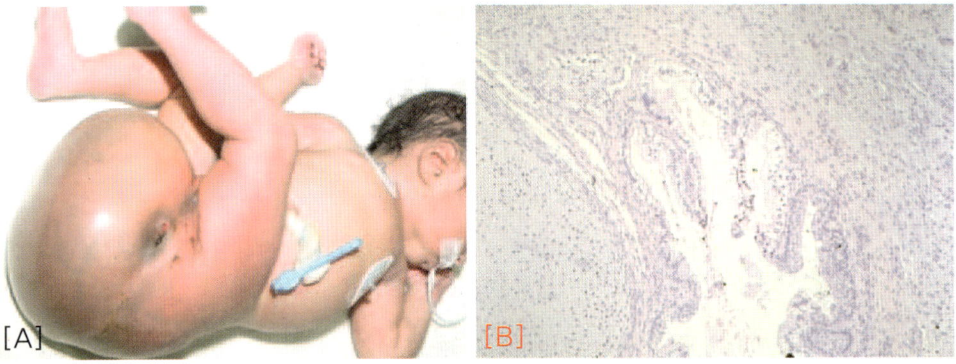

그림 10-5. 기형종의 육안[A] 및 현미경 사진[B].

■ 림프관종

림프관종(lymphangioma)은 목부위(경부), 겨드랑부위(액와부), 가슴세로칸(종격동), 배막뒤공간(후복막강) 등의 비교적 깊은 부위에 생긴다(그림 10-4).

■ 기형종

기형종(teratoma)은 영유아의 경우 엉치꼬리(천미골) 부위에서 가장 빈번하게 발생하며, 이 밖에도 생식샘, 가슴세로칸, 배막뒤공간 및 머리와 목부위에서도 발생한다(그림 10-5).

표 10-2. 소아에 흔한 악성 종양.

0세~4세	5세~9세	10세~14세
백혈병	백혈병	
망막모세포종	망막모세포종	
신경모세포종	신경모세포종	
빌름스 종양	신모세포종(빌름스종양)	
간모세포종	간모세포종	간모세포종
연부조직육종	연부조직육종	연부조직육종
(특히 횡문근육종)		
기형종		
중추신경계종양	중추신경계종양	중추신경계중양
	Ewing 육종	
	림프종	골육종
		갑상샘 암종
		호지킨 림프종

악성종양

혈구형성계통(조혈계), 중추신경계, 물렁조직, 뼈(골) 및 콩팥(신장)에서 악성종양이 잘 발생되며, 대표적인 종양으로는 급성 림프모세포성 백혈병, 신경모세포종, 신모세포종(빌름스 종양), 간모세포종, 망막모세포종, 횡문근육종 등이 있다. 연령별로 호발하는 악성 종양은 표 10-2와 같다.

■ 신경모세포종

신경모세포종(neuroblastoma)은 머리뼈 밖에 생기는 영유아의 종양 중 가장 흔한 것에 속한다. 부신속질(부신수질), 복부의 척추주위 부위(후복벽), 뒤세로칸(후종격동) 등에서 주로 종양이 발생한다. 종양은 출혈, 괴사, 석회화 및 낭성 변화 등을 동반하고, 조직학적으로는 미분화된 작은 신경모세포로 주로 구성된다(그림 10-6). 종양자체가 자연 소멸되는 경우도 있으며, 예후에 영향을 주는 것 중에는 발병연령이 중요한데 만 1세 이전에 발병시 예후가 좋다.

■ 망막모세포종

망막모세포종(retinoblastoma)은 소아기에 가장 흔한 안구의 악성 종양이다. 치료하지 않아도 크기가 줄어들기도 한다(그림 10-7).

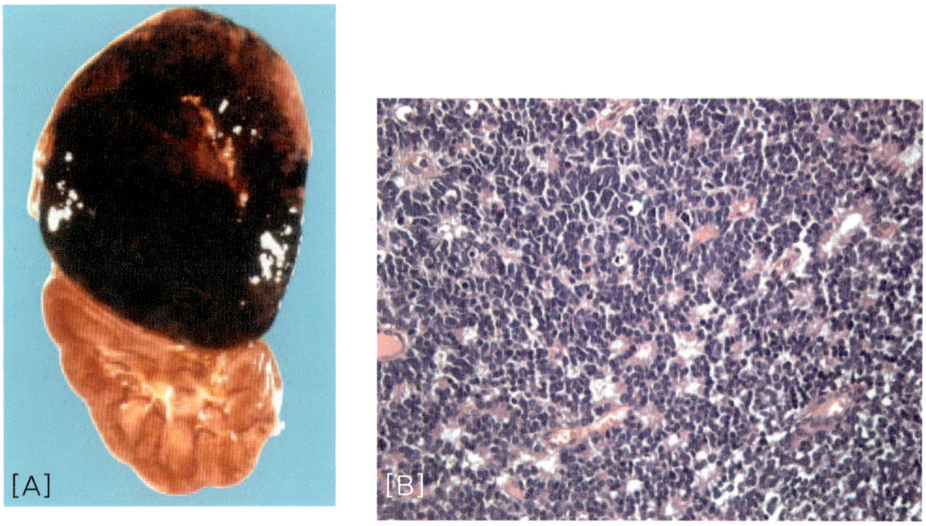

그림 10-6. 신경모세포종의 육안소견[A] 및 현미경소견[B].

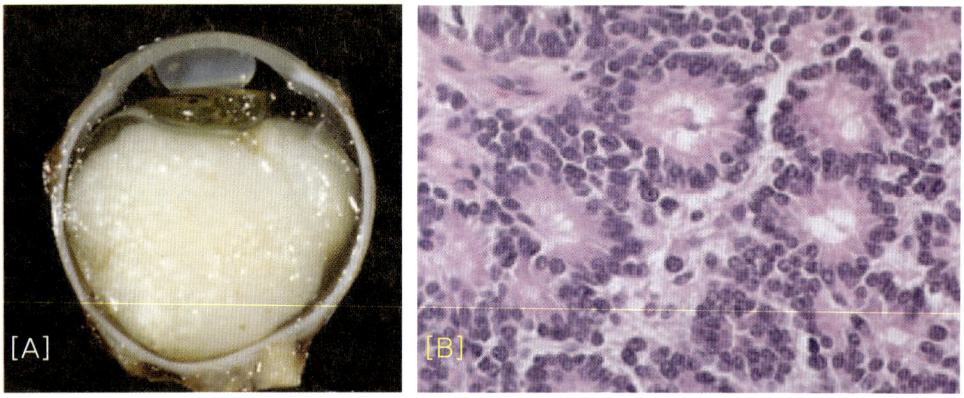

그림 10-7. 망막모세포종의 육안소견[A] 및 현미경소견[B].

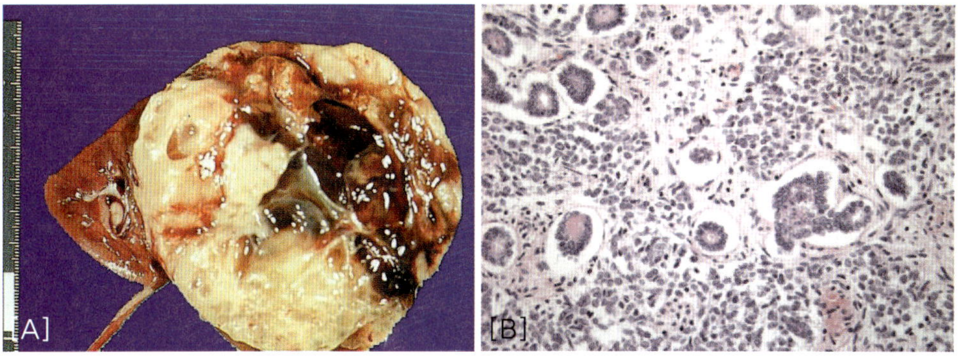

그림 10-8. 신모세포종의 육안소견[A] 및 현미경소견[B].

■ 신모세포종

신모세포종(nephroblastoma, 또는 빌름스종양; Wilms' tumor)은 신장에 발생하는 종양으로 2세에서 5세 사이에 호발하며, 약 10%에서 양쪽 신장 모두에 생기거나, 다수의 병변으로 발생한다(그림 10-8). 수술, 방사선치료 그리고 화학 요법 등으로 90% 정도의 장기 생존 가능성이 있다.

11 노인질환
Aging Disorder

I 노화

노화는 의학의 발달로 인간의 평균수명이 연장되면서 노인인구가 증가하고 그로 인해 의료비가 상승하는 등 주로 사회과학적인 이유 때문에 1960년대 이후에 관심을 갖기 시작한 새로운 학문분야이다. 우리 나라에서도 전체 인구 중 65세 이상의 노인 인구가 차지하는 비중이 1930년의 3.8%에서 1995년에는 5.7%로 증가하였으며, 2001년에는 7%를 넘어 UN이 규정한 노령화사회(aging society)에 돌입하였고, 2019년에 노령사회(aged society)에 돌입할 전망이다. 이 장에서는 노화의 기전을 설명하고 우리 몸의 각 기관에서 볼 수 있는 노화와 관련이 있는 변화와 노인질환에 대해 기술한다.

1) 세포 노화의 기전

노화란 개체가 성숙한 후부터 시간이 흐르면서 그 개체에서 진행되는 해로운 변화로, 이런 변화에 의해 개체가 여러 가지 외부 도전에 대해 잘 적응하지 못하게 되고 생존할 수 있는 능력이 감소되는 과정이다. 이것은 좁은 의미의 노쇠와 같은 개념이다.

모든 사람과 동물에서 늙을 때의 겉모습은 비슷하므로 노화를 연구하는 많은 학자들은 노화를 유발하는 기전을 모든 종에 공통인 단일과정으로 생각하고 한 가지의 특이한 노화가설을 생각하며 연구하였다. 그러나 노화과정은 하나의 기전으로 설명할 수 없고 여러 가지 복합된 원인이나 과정에 의한 것으로 생각된다. 현재 주장되고 있는 몇 가지 가설을 소개하면 다음과 같다.

확률적 무작위 가설

■ 체세포 돌연변이설(DNA 손상설)

돌연변이의 원인으로 작용하는 방사선과 같은 외부 요인이나 여러 가지 내부 요인에 의해 염색체가 무작위로 손상을 받는데, 이러한 변화가 누적되면 기능이 저하되어 결국 세포가 죽게 된다는 가설이다. 노화가 진행된 세포는 DNA손상이 증가될 뿐 아니라 손상된 DNA를 수복하는 능력이 떨어지기 때문에 손상된 염색체 물질이 증가되어 결국 중요한 유전자가 비활성화되거나 잘려나갈 수 있다.

■ 과오-파국설

염색체와 관련된 단백을 합성하는 단계에서 해독이나 전사과정에 과오가 생기는 경우, 만들어진 유전물질이 계속 비정상 단백을 합성해서 세포를 죽게 한다는 것이 과오-파국설이다.

■ 교차결합설

조직의 세포 안과 밖에 있는 고분자들은 노화가 진행되면서 점차 교차결합을 일으킨다. 교차결합 중에서 포도당이 헤모글로빈, 효소, 아교질, 탄력소 등의 여러 가지 단백이나 핵산 등과 결합하여 당화를 일으키는 것이 중요하다. 또한 자유라디칼도 교차결합을 일으키는 중요한 물질이며 그 밖에도 몇몇 물질이 이 반응을 유발한다.

교차결합의 증가에 따라 조직의 탄력성이 감소하고, 세포 내에 지방갈색소가 침착되며, 수정체가 당화되면 백내장을 일으킨다. 그러나 이러한 교차결합을 하는 물질이 나이가 들면서 증가하는 것은 사실이지만 세포의 생존에 직접 영향을 주지는 않는 것으로 생각한다.

세포 간 조정과정 실패 가설

다세포 유기체의 경우 여러 가지 특수기능을 가진 세포나 조직 상호간의 활동이 조화되어야 하는데 척추동물의 경우에는 신경-내분비-면역계를 통한 조절작용에 의해서 항상성이 유지된다. 면역, 신경-내분비계와 노화와의 관계를 보면 다음과 같다.

■ 면역과 노화

면역계 중에서 유기체의 여러 과정을 조정하는 어떤 특정 유전자에 의해 수명이 달라지는 것으로 생각하고 있다. 또한 연령이 증가하면서 면역기능이 감소하기 때문에 노인이 감염이나 다른 질병에 걸리기 쉽고 그에 따라서 사망률도 높아진다고 할 수 있으나 이것이 수명과 직접 관련된다는 확실한 근거는 없다.

■ 신경-내분비계와 노화

서로 밀접하게 상호작용을 하는 시상하부-뇌하수체와 표적기관이 유기체의 기능을 통합하는 중심역할을 하는 것을 강조하는 설명이다. 노화가 진행되면서 이 계통의 세포기능이 소실되면 내분비계의 기능이 감소하고 그 결과로 신체 전체의 기능이 떨어진다는 것이다. 노인이 되면 당뇨병이나 갑상선 질환과 같은 여러 가지 신경-내분비계통의 질병이 증가하는데 적어도 그 중 몇 가지는 노화에 따른 이차 현상으로 보인다.

계획된 노화 가설

각 개체의 수명이 수태될 때 작동하기 시작하는 내부 시계에 의해 노화가 계획되어 있다고 주장하는 유전자설로 유전자가 유기체의 성장과 성숙을 조절할 뿐만 아니라 쇠퇴와 죽음에도 관여한다고 설명한다. 조로증이나 베르너 증후군, 다운증후군 같은 유전질환에서 노화가 빨리 진행되는 것도 유전자설을 보조하는 소견이다.

사람의 섬유모세포를 계대배양하면 세포가 배가될 수 있는 횟수가 50회 정도로 세포의 수명이 한정되어 있는 것을 알 수 있는데, 조로증 환자의 세포는 정상인보다 배가 횟수가 적다.

유리기설

노화와 유기체의 산소 소비율이 관련이 있다는 것은 오래 전부터 관찰되었다. 1928년 Pearl은 수명은 대사율에 반비례하고 또한 대사율과 체중이 반비례하므로 몸집이 큰 동물 종이 작은 종에 비해 수명이 길다고 주장하였다. 동물실험에서 절식이 수명을 확실하게 연장하는 것도 산소 소비율과 관련이 있는 것으로 설명할 수 있다.

노화가 산화 스트레스와 밀접한 관계가 있다는 것을 설명하는 생물진화론에 의한 근거로는 산소가 있는 대기 환경에서 생명체가 점차 진화하여 왔고, 생명을 유지하기 위한 열량공급원으로 산소를 이용할 수 밖에 없으며, 이러한 산화 스트레스에 적응하기 위해 유기체가 항산화 방어계를 발전시키는 쪽으로 진화하여 왔다는 사실을 들 수 있다.

산소는 산소대사에서 만들어지는 자유라디칼을 통해서 세포와 조직에 손상을 준다. 자유라디칼이란, 짝을 이루지 못한 홀수의 전자를 가지고 있는 원자, 분자, 또는 화합물인데, 활동력이 매우 강하여 DNA, RNA, 효소 및 기타 단백을 공격하고 세포막에 있는 불포화 지방 및 인지질과 결합하여 손상을 일으킨다.

신체의 여러 구조와 기능에 광범위하게 일어나는 노화현상을 자유라디칼의 작용으로 설명할 수 있다. 이와 같이, 자유라디칸의 작용으로 노화나 질병의 기전을 설명하는 경우에 유기체가 가지고 있는 항산화 방어계가 노화를 지연시키거나 질병을 치료할 수 있으므로 그에 대한 연구가 활발하게 진행되고 있다.

조직적합 유전자가 항산화제의 활동을 조절하며, 유전자 전위를 일으킨 동물을 이용한 실험에서 항산화제의 활동과 수명이 비례하는 것으로 보아 자유라디칼설, 면역설, 유전자설이 서로 관련이 있는 것을 알 수 있다.

2) 노화와 관련된 신체 변화

연령에 따른 각 장기의 변화는 그 양상과 시기가 다르다. 즉, 어떤 장기는 퇴행성 변화를 일으키는 동안 다른 장기는 성장하는 소견을 보여서 장기나 조직에 따라 보이는 소견이 다양하다. 통상 나이와 관계가 있는 변화는 노인질환의 전단계이거나 혹은 노인질환의 진행을 가속시키는 것으로 생각되는데 여기서는 연령이 증가하면서 각 장기에 나타나는 변화를 기술하고 노인질환을 따로 소개한다.

■ 중추신경계

뇌의 무게는 20세에 가장 무거웠다가 나이가 들면서 감소하여 60세에는 약 10%가 줄어든다. 따라서 노인의 뇌는 고랑(회, sulci)이 넓어지고 이랑(구, gyri)은 좁아지며 뇌실의 용적은 뇌의 무게에 반비례하여 증가한다(그림 11-1). 현미경 소견의 대부분은 치매와 관련이 있는 중추신경계 질환에서 보이는 것과 같지만, 정상 노인에서는 치매환자보다 나타나는 병변의 숫자가 적다. 대뇌 피질에 있는 신경세포가 감소하는데 사고와 기억에 관여하는 부위에 이런 변화가 뚜렷하다. 소뇌의 신경세포도 감소하고 척추의 운동신경도 80대가 되면 40%까지 감소한다. 신경세포의 모양도 섬세한 돌기가 많은 정상세포에 비해서 수상돌기의 수가 현저히 줄어든 간단한 모양으로 변

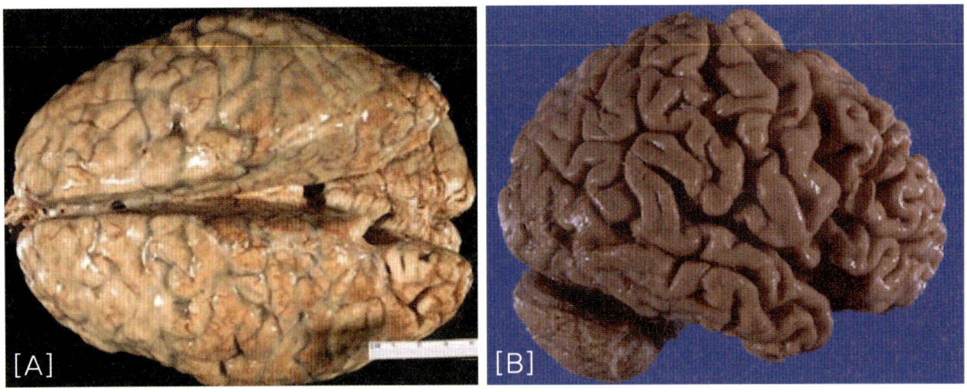

그림 11-1. 뇌위축.
성인의 정상뇌[A]에 비하여 퇴행성 뇌[B]는 고랑이 넓어지고 이랑은 좁아져 있다.

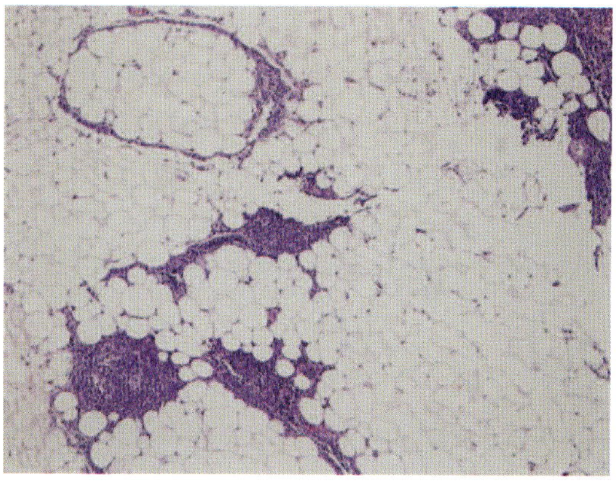

그림 11-2. 가슴샘의 위축.
가슴샘이 퇴화되고 지방조직으로 치환된다.

하며 지방갈색소의 침착이 증가한다. 또한 알츠하이머병에서 관찰되는 노인판, 신경섬유농축체, 아밀로이드 혈관변성, 과립공포변성 등도 관찰된다.

■ 면역계

가장 뚜렷한 면역계의 변화는 사춘기 이후에 일어나는 가슴샘(thymus)의 위축 및 쇠퇴현상이다(그림 11-2). 순환 혈액에 있는 림프구의 수는 달라지지 않지만 T 림프구 아형의 비율이 달라진다. 이에 따라 나이가 들면 자연 항체는 줄고 자가 항체가 증가하며, 세포매개 면역 기능도 감소한다. 이런 면역기능의 변화에 따라 노인이 되면 자가면역에 의한 세포 손상이 증가하고, 감염이 잘 되며, 암에 걸릴 가능성도 많아진다.

■ 피부조직

표피는 별로 변화가 없고 진피와 피하조직의 아교질(collagen)과 탄력섬유가 변화하여 주름살을 만들고, 피부의 탄력성이 감소한다. 피하조직에서 지방이 감소하고 혈관의 수가 적어져서 열을 조절하는 능력이 떨어진다.

■ 근육골격계

근육은 근육섬유가 위축되어 지방조직으로 대치되고, 뼈는 조금씩 소실되어 결국은 골다공증이 형성된다(그림 11-3).

■ 심혈관계

심장에서는 질병을 제외하면 나이와 관련이 있는 형대의 변화는 별로 없다. 특이한 소견은 심장근육세포에 지방갈색소가 증가하고, 심장근육의 비후에 따라 좌심실의

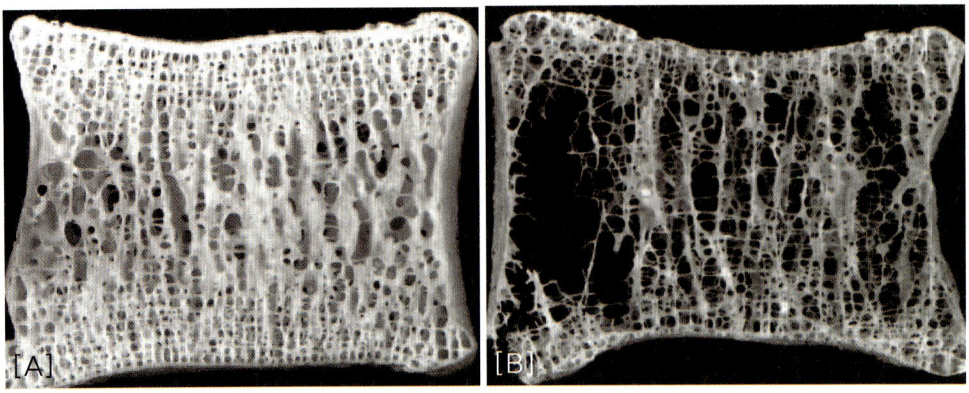

그림 11-3. 골다공증.

성인의 정상 뼈[A]와 골다공증의 뼈[B]의 단면사진.

벽이 두꺼워진다. 동맥혈관은 내피세포의 모양과 크기가 다소 불규칙해지며 혈관내막층이 두꺼워진다.

■ 호흡기계

결합조직 성분에 변화가 생겨 폐의 탄력성이 감소하여 폐포강이 확장되며 폐포벽은 약해져 폐활량은 감소하지만 잔기량은 증가한다.

■ 소화기계

근육의 수축력이 떨어져 위장관의 연동 운동 속도가 감소된다. 점막층이 위축되어 위에서는 위액의 분비가 60세에 25% 감소하고, 장의 흡수력이 떨어지며, 대장의 벽이 위축되어 게실증의 빈도가 증가한다.

■ 신장

사구체가 소실되거나 사구체의 경화 및 허혈성 변화로 배설 능력이 감소되는데 이는 혈관의 퇴행성 변화에 따른 것으로 생각한다.

11 노인질환

노인질환은 연령의존성 질환과 연령유관질환으로 구분한다(표 11-1). 연령유관질환은 단순히 노년기에 더 많은 질환으로 예방이나 조절, 치료에 의해 감소시킬 수 있는 질환이다. 그러나 실제로 이 두 가지를 구별하는 것이 어려운 경우가 많다. 이 질환들은 나이가 많아지면서 증가하고 노년기의 이병률과 사망률의 대부분을 차지한다. 이 중에서 특히 중요한 것은 심장질환, 암, 중추신경계질환, 근육골격계 질환, 폐렴 등이다.

표 11-1. 노인성 질환의 예.

연령의존성 질환	연령유관성 질환
백내장	죽상경화증
청력장애	급성 심근경색증
골다공증	뇌혈관 질환
골관절염	만성 허혈성 심장질환
외음, 질위축	측두동맥염
전립샘 비대증	골수형성이상 증후군
파킨슨 병	제 2형 당뇨병
노화성 폐 과도팽창	감염에 대한 취약성
	알츠하이머 병
	파킨슨 병
	일부 악성 종양(전립샘, 유방, 피부, 대장)
	석회화 대동맥 판막협착
	골 파제트 병
	다발성 골수종
	녹내장

12 심장과 혈관
Heart and Blood Vessel

심 장

I 정상 심장의 구조

우리나라 성인의 심장의 크기는 남자 250~300g, 여자 200~250g 정도이며 서양 사람들은 이보다 각각 20~30g 정도 크다. 심장은 2개의 방과 2개의 실로 구성되어 있으며 오른쪽으로 유입되는 정맥의 압력이 왼쪽보다 낮기 때문에 우심실의 벽(0.5cm 이하)이 좌심실의 벽(1.2cm 정도)보다 얇은 비대칭적 구조를 하고 있다. 혈액은 심건삭(chordae tendineae)이라는 아주 단단한 섬유끈에 의해 심실 벽에 부착된 방실 판막(좌: 이첨판(승모판), 우: 삼첨판)을 통하여 심방에서 심실로 들어와서 대동맥과 폐동맥으로 각각 나가게 된다. 대동맥과 폐동맥은 각각 반달모양의 세 개의 잎으로 구성된 판막을 통하여 시작된다. 심장의 벽은 기본적으로는 혈관과 같이 세층구조로 이루어져 있는데 바깥쪽을 심외막, 가운데 층을 심장근육막, 안쪽을 심내막이라고 부른다. 심장은 심낭으로 둘려 싸여 있으며 심장이 운동할 수 있는 자리를 확보해주는데 이 사이에는 약간의 액체가 들어있어 윤활역할을 한다.

심장은 대부분 근육으로 구성되어있고 평생을 통하여 끊임없이 많은 일을 하기 때문에 이에 필요한 많은 혈액 공급을 필요로 한다. 심장에 혈액을 공급하는 혈관을 심장동맥(관상동맥)이라고 부르며, 대동맥판의 약간 위에서 분지하여 다시 좌우 심장동맥으로 나뉜다. 좌심장동맥은 다시 좌전하행지와 좌회선지의 두 가지로 나뉘어져 좌심실의 앞쪽, 좌심실과 인접한 우심실 부위, 심실간 벽의 앞쪽 2/3를 공급하며, 우

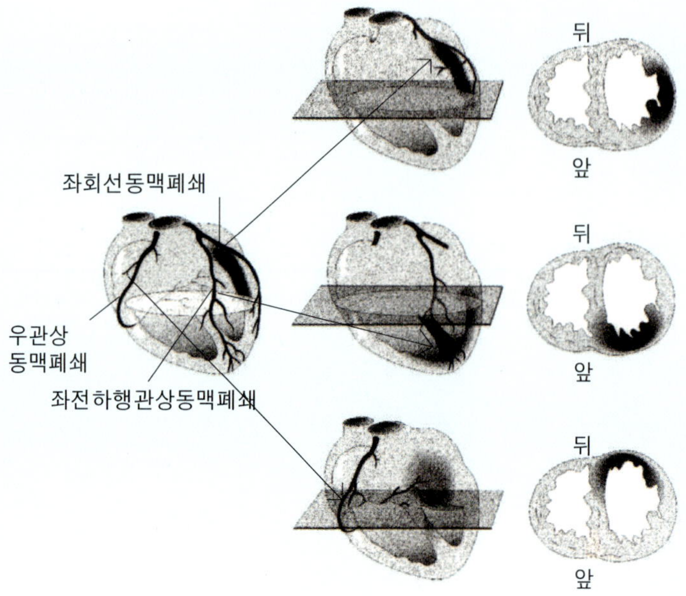

그림 12-1. 심근경색이 자주 일어나는 부위.

심장동맥은 우심실의 나머지 부위와 심장의 기저부, 심실간 벽의 뒤쪽 1/3, 그리고 좌심실의 뒤쪽을 공급한다. 이와같이 혈관에 따라 혈액을 공급하는 부위가 다르기 때문에 심장동맥이 막혔을 경우 막힌 부위에 따라 경색이 일어나는 부위가 다르게 된다(그림 12-1).

II. 허혈심장질환

현재 우리나라는 암으로 인한 사망이 제일 많은 사망원인으로 되어있지만 아직도 선진국에서 가장 많은 사망의 원인이 되고 있는 것은 심근경색으로 대표되는 허혈심장질환이다. 우리나라에서는 과거 근대화의 초기인 1960년대까지도 심근경색 환자를 보기가 극히 어려웠으나 급속한 경제적 발전과 더불어 최근에는 아주 높은 증가율을 보이고 있어 앞으로도 계속 증가할 것으로 예측된다. 허혈심장질환은 심장근육의 허혈 상태, 즉 심장이 요구하는 혈액량보다 공급량이 부족할 때 발생하는 여러 질환들을 통틀어 일컫는 말이다. 심장의 허혈이 발생하는 원인은 크게 다음의 세 가지로 분류할 수 있다.

- 심장동맥혈류의 감소 : 심장 허혈의 대부분을 차지하며 심장동맥의 동맥경화증과 혈관의 경련 또는 혈전의 합병증으로 발생한다.
- 심장근육의 혈액요구량의 증가 : 빈맥(심장 박동이 증가하는 것), 심장근육 비대 시 혈액공급량보다 요구량이 많아진다.
- 산소 전달이 감소되어 발생하는 저산소증 : 심한 빈혈, 폐질환, 일산화탄소 중독, 흡연 등에 의해 발생 할 수 있다.

1) 협심증

심근경색은 발생하지 않았으나 발작적으로 그리고 반복해서 흉통이 일시적으로(보통 수분 이내)일어나는 것으로 심장동맥의 동맥경화증이나 경련, 부분적인 혈전 등에 의해 발생한다.

2) 심근경색증

대부분이 심장동맥의 동맥경화증과 이에 합병하는 급성 혈전이나 경련 때문에 발생한다. 경색은 거의 좌심실에서 발생한다(그림 12-2). 심근경색 발생후 혈액공급이 빠른 시간 내에 재개되면 심장근육 세포의 회복도 가능하나 혈액공급이 30분 이상 중단되면 회생이 불가능하게 된다. 생존은 혈전이 자발적 또는 섬유소 용해치료에 의하여 용해되거나, 경련이 풀리거나 하여 혈액 공급이 재개된 경우 가능하다. 진단은 특징적인 증상(흉통, 구토, 호흡곤란 등)과 심전도, 심장근육 효소의 혈중 증가 등으로 가능하며 부정맥 등의 합병증으로 높은 사망률을 보인다.

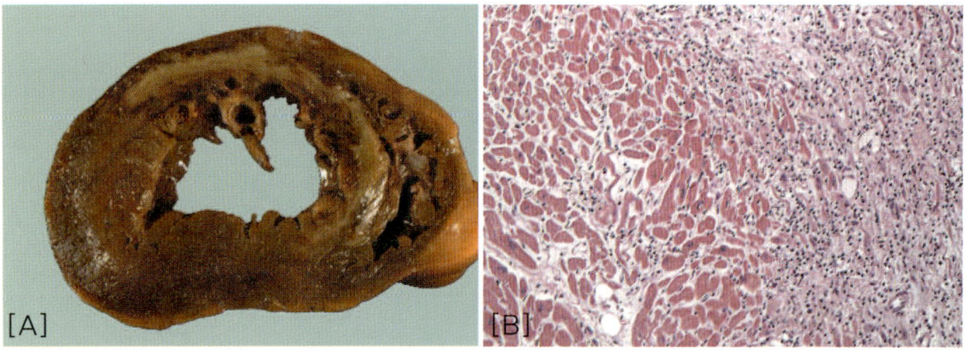

그림 12-2. 심근경색증.
좌심실에 백색의 심근경색[A]과 심장근육세포의 파괴, 섬유화 및 염증세포의 침윤[B]이 보인다.

III 울혈심장기능상실

심장은 신체의 혈액 공급 요구가 늘어나면 혈액의 박출량을 정상시보다 수 배나 늘일 수 있으며 심실 역시 그 내강의 부피를 늘임으로써 적응한다. 그러나 이러한 대상작용은 한계가 있으며 결국에는 인체의 조직들에게 필요한 혈액을 공급해주지 못하는 상태가 오는데 이를 울혈심장기능상실이라 한다. 울혈심장기능상실은 심장근육의 수축력이 감소되거나 과도한 압력이나 양적인 부담이 심장에 부과될 때 생긴다. 수축력 감소는 허혈성 심장근육 손상시 흔히 볼 수 있는 것으로 수축기의 기능 부전이 오며 압력-부피 과부담은 고혈압, 판막질환, 선천적 좌-우 단락이 있을 경우 온다. 울혈심장기능상실이 발생하면서 여러 가지의 대상성 변화가 나타난다. 이들 변화로서는 우선 Frank-Starling 법칙(심장의 혈액 박출량이 이완기의 심장에 들어오는 혈액량에 비례한다는 법칙)에 의해 근섬유의 늘임에 의한 수축력을 증가시키기 위해 심실의 확장이 오며 근섬유의 비대, 염분과 수분의 저류에 의한 혈액량의 팽창, 빈맥 등이 온다. 그러나 이러한 대상성 변화는 결국 심장기능에 부담을 주게 되어 일차적인 심장질환과 함께 확장을 유도하여 울혈심장기능상실의 악화를 가져오게 된다.

1) 좌측 심장기능상실

좌측 심장기능상실의 주요한 원인들은 허혈심장질환, 고혈압, 대동맥판 또는 승모판 질환, 심장근육 질환 등이다. 승모판 폐쇄증이나 다른 좌심실의 크기를 증가시키지 못하는 질환 시에는 좌심방만 확장되나 이들을 제외하고는 좌심실은 보통 확장된다. 좌측 심장기능상실의 영향은 폐에 가장 큰 영향을 주나 신장이나 뇌에도 심한 장애를 줄 수 있다.

2) 우측 심장기능상실

우측 심장기능상실의 대부분은 좌측 심장기능상실의 결과이며 순수한 우측 심장기능상실은 드물다. 왜냐하면 좌측 심장기능상실시 동반되는 폐의 혈압 상승은 반드시 우측 심장에 부담을 주게 되기 때문이다. 따라서 우측 심장기능상실의 원인은 좌측 심장기능상실을 일으키는 모든 원인들이 포함되어야 한다. 순수한 우측 심장기능상실은 폐심장증(cor pulmonale)시 가장 잘 발생하며 이때 심장의 확장은 우측 심실과 심방에 국한된다. 그밖의 다른 원인들로서는 여러 가시 심장근육병증, 미반성 심상근육염 등이 있다. 임상적으로 제한심장막염은 혈액을 전신적 정맥계 쪽으로 가두어 둠으로써 우측 심실은 정상이나 우측 심장기능상실의 증상을 보일 수 있다. 우측 심장기능상실시 주로 영향을 받는 장기는 간, 비장, 신장, 피하조직, 뇌, 문맥계 등이다.

Ⅳ 고혈압심장질환

1) 전신고혈압심장병

고혈압이 지속되면 심장은 보다 높은 압력으로 혈액을 보내기 위하여 심장근육의 수축력을 높이게 되고 이 과정에서 심장근육은 비대되며, 따라서 심장의 무게가 증가하게 된다. 고혈압심장질환의 진단 요건은, 첫째, 좌심실의 비대(두께가 2cm 이상이고 심장의 무게가 500g 이상)가 있을 것, 둘째, 고혈압의 병력이 있을 것, 셋째, 심장의 비대를 가져올 수 있는 다른 질환, 예를 들면 대동맥 협착, 대동맥 축착 같은 질환이 없어야 한다.

고혈압 환자의 약 1/3이 울혈심장기능상실로 사망하며 급성 심장사(sudden cardiac death) 역시 그 빈도가 높다. 나머지는 신장 질환, 뇌졸중, 또는 관계없는 질환으로 사망한다. 적절한 고혈압의 치료는 심장근육세포 비대의 억제와 심장 크기의 감소를 가져온다. 병리학적으로 심장의 근세포는 핵과 세포질 모두 불규칙하게 커지며, 경과가 오래되면 미만성의 간질 섬유화와 국소적인 근세포의 위축과 변성, 그리고 좌심실의 확장과 벽이 얇아질 수 있다.

2) 폐심장증

전신고혈압심장병이 주로 심장의 좌측성 변화를 가져오는데 비하여 폐심장증(cor pulmonale)은 기본적으로 폐의 기능이나 구조장애 때문에 생긴 폐동맥고혈압에 의해 우측심장의 확장이나 비대가 오는 것을 말한다. 폐심장증을 초래할 수 있는 질환은 많으나 주로 만성 폐쇄폐질환, 미만성 폐사이질섬유증, 폐전색증 등이 주원인이 된다. 선천성 심질환이나 좌심실의 이상으로 오는 우심실 비대는 이 질환에서 제외한다. 급성 폐심장증은 심한 폐색전시 초래되는 우심실 확장을 말하며 만성 폐심장증은 만성적인 우심실압의 과다로 생기는 것을 말한다.

임상적으로 만성 폐쇄폐질환 환자들이 많기 때문에 이에 의한 만성 폐심장증이 흔하며 심장 대상부전으로 입원한 환자의 10~30%를 차지한다. 그러므로 때로는 심장의 증상이 이와 같은 폐질환 증상에 가려져 확인되지 않을 수도 있다.

병리학적으로 보통 1cm 이상의 두께를 가진 우심실 비대나 우심실 확장이 나타나며 때로 우심실 확장의 결과로 삼첨판 폐쇄기능상실이 초래될 수 있으나 그 밖의 부분은 정상이다.

V 판막심장질환

1) 판막의 퇴행변화

석회화 대동맥판막 협착증

후천대동맥협착의 대부분을 차지하며 주로 노인들에게 증상을 나타낸다. 대동맥판막의 끝이 섬유화되고 석회화로 비후되어 결과적으로 판막의 입구가 협착이 된다. 협심증이나 실신 같은 증상이 나타나면 수술을 해주어야 한다.

승모판 석회화

비염증성의 변성 석회성분들이 승모판에 침착되는 것으로서 노인들에서 주로 일어난다. 혈액의 역류나 협착, 부정맥 등이 일어날 수 있다(그림 12-3).

승모판탈출증

승모판의 한쪽 또는 양쪽이 점액성 변화가 일어나 풍선처럼 커져서 수축기에 좌심방으로 탈출되는 것으로 젊은 사람에게 나타나며 일반적으로 증세가 없으나 흉통이나 호흡곤란 등이 나타날 수 있으며 감염성 심내막염의 빈도가 증가한다.

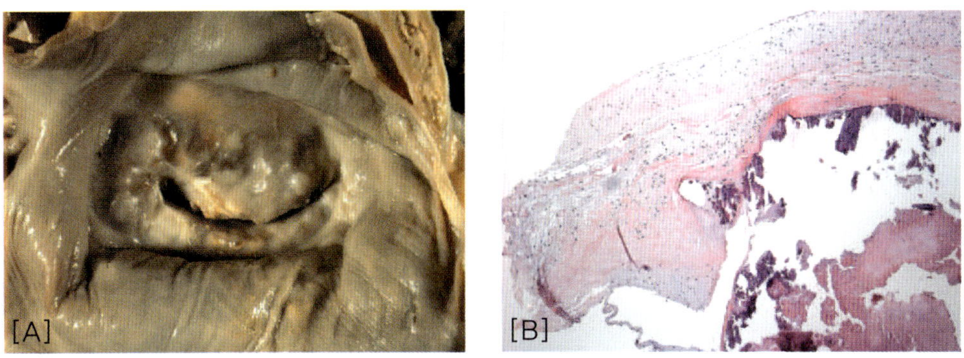

그림 12-3. 승모판 석회화.
승모판의 석회화에 의해 접합면 입구의 유착[A]과 승모판의 섬유화 및 석회화가 보인다[B].

2) 류마티스열과 류마티스 심질환

류마티스열은 주로 소아에서 발생하는 급성, 재발성의 염증으로 보통 A군 용혈성 사슬알균에 의한 목 감염후에 발생하며 피부의 연변홍반, Sydenham 무도병, 심장염, 피하 소결절, 큰 관절의 이동다발관절염 등의 특징이 있다. 급성 류마티스열은 대부분 합병증 없이 잘 낫게 되나 심장 판막을 침범하였을 경우에는 반흔을 남겨 영구적인 기능이상을 초래하여 만성 류마티스 심질환이 되고 결과적으로 만성 심장기능상실까지 될 수 있다.

류마티스열을 나이가 어릴 때 앓을수록, 처음 류마티스열을 앓을 때 증세가 심할수록, 재발할수록 만성 류마티스 심질환으로 되기 쉽다. 병리학적으로 승모판이 가장 잘 침범되는데, 판막소엽의 불규칙한 비후와 석회화, 그리고 접합면과 심건삭의 유착도 볼 수 있다. 접합면의 유착이 심하면 붕어입 모양의 승모판 협착도 발생할 수 있다. 현미경학적으로는 림프구와 대식구로 둘러싸인 섬유양 괴사가 관찰되며 이를 아숍(Aschoff) 소체라고 한다.

3) 감염심장내막염

심장판막 또는 내막에 미생물이 감염되어 부서지기 쉬운 증식균을 만드는 것으로 판막의 심한 손상을 가져오게 된다(그림 12-4). 일반적으로 급성과 아급성으로 나누는데 급성은 포도알균 같은 독성이 강한 세균에 의해서 발생하며 정상적인 판막에 올 수 있으며 병리학적으로 괴사나 궤양을 보이고, 임상적으로 급격한 고열과 무력감이 오며 사망률이 높다. 아급성은 사슬알균 같은 비교적 독성이 강하지 않은 세균에 의해 잘 발생하며 선천성 이상이 있거나 과거에 손상을 받은 판막에 잘 생긴다. 판막의 파괴는 심하지 않으며 증상이 완만하고 사망률이 낮다.

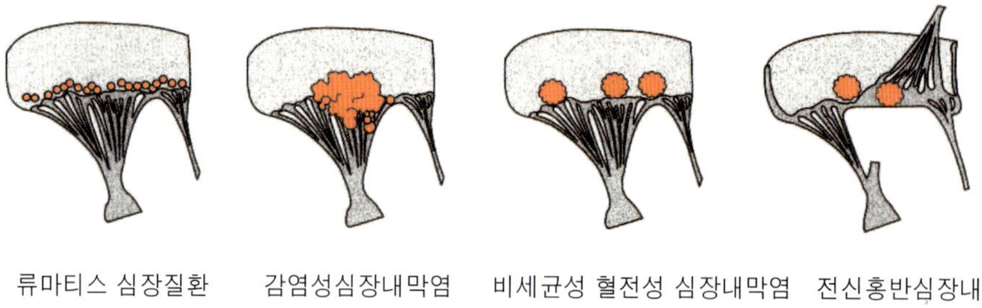

그림 12-4. 심장내막염과 기타 판막에 증식을 형성하는 질환들의 비교.

VI 심장근육질환

1) 심장근육병증

심장근육에 일차적인 이상으로 발생하는 심장근육 질환을 말한다. 임상적으로 세가지 형태로 나눌 수 있다(그림 12-5).

확장심장근육병증

심장의 4개의 방실이 점진적으로 확장되면서 심장이 전체적으로 커지는 질환으로 수축기능이 상실된다. 예후가 나쁘다.

비후심장근육병증

주로 좌심실과 심실간 벽의 심장근육이 비대칭으로 심한 비후를 보이면서 심장이 전체적으로 커져 있는 질환으로, 심장의 수축과 확장이 완전하지 않고 심박출량이 감소한다. 반 이상의 환자에서 상염색체 우성의 유전성향을 보이며 급사의 가능성이 높다.

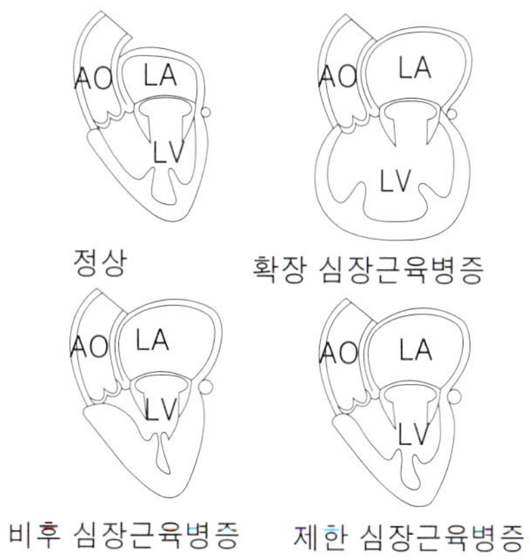

그림 12-5. 심장근육병증의 3가지 유형.

제한심장근육병증

심실의 유연도가 감소하여 이완기에 심실이 확장되지 못하여 혈액이 심장내로 잘 들어오지 못하는 것으로 보통 간질성 심장근육 섬유화가 진행되어 있다.

2) 심장근육염

임상적으로 전혀 증상이 없는 환자로부터 부정맥이나 심장기능상실 같은 아주 심한 증상까지 매우 다양한 증상을 보이며 대부분 환자는 합병증 없이 잘 낫는다. 원인으로는 바이러스 감염이 제일 많다.

Ⅶ 선천심장질환

선천적으로 발생하는 심장의 질환의 대부분은 원인을 잘 알 수 없으며 유전적인 요인과 환경적인 요인이 같이 작용하는 것으로 추측되고 있다. 약 5%의 환자는 유전적 이상으로 발생한다고 생각되고 있으며 1% 정도는 명확히 환경적인 원인(예; 임신초기 산모의 풍진감염, Thalidomide 복용, 과량의 음주 및 흡연)으로 알려져 있다. 심각한 선천성 이상을 가지고 있는 어린이들은 정상적인 생존이 어려우며 감염성 심내막염이나 만성질환에 쉽게 걸린다. 심장의 선천성 이상은 크게 단순기형과 복합기형으로 나눌 수 있다.

1) 단순심장기형

심방중격 결손

심방의 중격에 비정상적인 연결 구멍이 있는 것으로 성인에서 가장 흔한 선천성 심장병이다. 큰 결손이 있어도 일반적으로 성인이 될 때까지는 증상이 없다가 우 심장기능상실이 일어나 폐동맥압이 증가하면 우-좌 단락으로 바뀌어 청색증이 온다.

심실중격 결손

가장 흔한 선천성 심장 기형으로서 Fallot 4징 같은 심장의 다른 이상을 자주 동반한다. 결손의 크기에 따라 다양한 임상 증상을 보인다.

동맥관 개존

동맥관은 태아에서는 대동맥과 폐동맥을 연결하는 정상적인 통로로서 출생 하루 또는 이틀 안에 막혀야 하나 이것이 계속 유지되는 것을 말하며 청진상 기계음 같은 심잡음이 들리는 것이 특징이다.

대동맥 축착

대동맥이 국소적으로 수축되어 있는 것을 말하며 대부분 만성적인 압력의 과부하로 심장비대가 발생한다. 임상적으로 축착이 동맥관을 지나서 있으면 증세가 없으나 동맥관 전에 있으면 어릴 때부터 심한 증상이 발생하거나 사망할 수 있다.

폐동맥 협착 및 폐쇄

폐동맥 협착 및 폐쇄는 단독으로, 또는 Fallot 4징(Fallot's tetralogy)이나 대동맥 전위와 함께 나타날 수 있다. 폐동맥 협착에서는 우심실 비후와 폐동맥의 확장 소견을 볼 수 있다. 폐동맥 폐쇄에서는 우심실 형성부전과 심방중격 결손을 볼 수 있으며, 이 경우 혈액은 동맥관개존을 통하여 폐로 들어간다.

대동맥 협착 및 폐쇄

대동맥 폐쇄는 드물며 출생시 사망한다. 대동맥판 협착시는 그 협착의 정도에 따라 임상증상이 달라진다.

동맥간

대동맥과 폐동맥이 분리가 안된 기형으로서 많은 다른 기형을 동반하기 때문에 예후가 아주 나쁘다.

2) 복합심장기형

결손을 통한 단락, 폐쇄나 협착, 그리고 심방, 심실, 동맥의 연결 이상 등이 복합된 기형을 말한다.

Fallot 4징

심실중격 결손, 대동맥의 우측 전위, 폐동맥 협착, 우심실 비대의 네가지 이상을 같이 가지고 있는 것으로서 출생직후부터 청색증이 나타난다(그림 12-6[A]).

대동맥 전위

대동맥이 우심실에서 나오고 폐동맥이 좌심실에서 나오는 기형(그림 12-6[B])으로서 어떤 형태든지 좌측과 우측의 단락이 유지되어야 생존할 수 있다. 치료를 안하면 대부분 수개월 내에 사망한다. 당뇨병 어머니에게서 많이 발생한다.

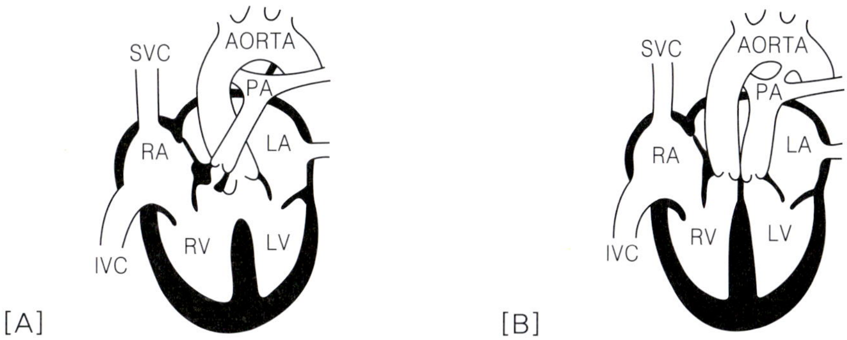

그림 12-6. 선천성 심장질환의 예.

[A] Fallot 4징 [B] 대동맥 전위

SVC, superior vena cava, 상대정맥 ; *IVC*, inferior vena cava, 하대정맥 ; *RA*, right atrium, 우심방 ; *RV*, right ventricle, 우심실 ; *PA*, pulmonary artery, 폐동맥 ; *LA*, left atrium, 좌심방 ; *LA*, left ventricle, 좌심실

VIII 종 양

심장에서 일차적으로 발생하는 종양은 드물며 점액종이 가장 흔하다. 점액종은 대부분 심방에서 발생하며 직경이 10cm 이하의 종괴로서 구형 또는 유두상의 점액조직으로 되어있다(그림 12-7). 심장이나 심낭을 침범하는 이차적인 종양은 때때로 관찰 할 수 있다.

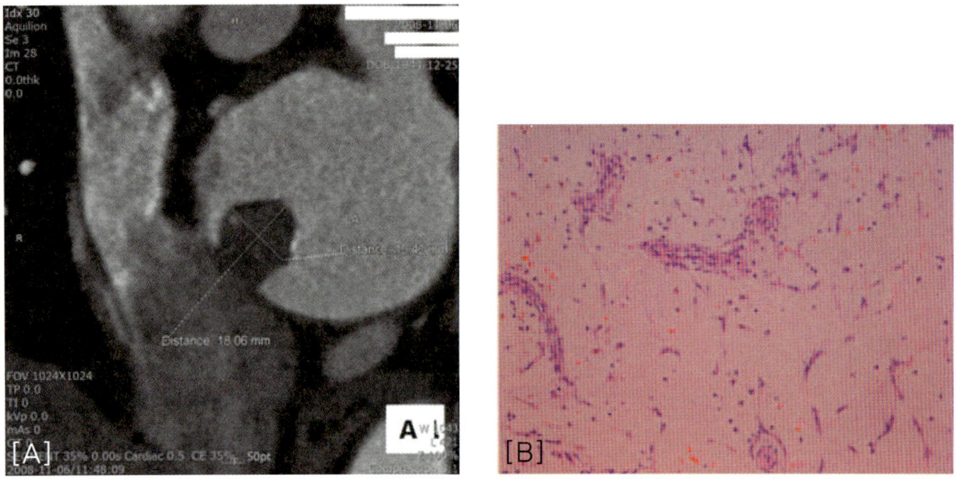

그림 12-7. 심장 점액종의 CT 소견[A] 및 조직 소견[B].

혈 관

I 정상 혈관의 구조

혈관은 우리 몸 안에서 가장 간단한 구조로 되어있으며 대부분 내피세포(endothelium)와 근육세포의 불과 두가지 세포로 구성된다. 기본적으로 3층으로 구성되어 있는데, 제일 안층은 내피세포로 피복되어 있는 내막(intima)이며, 중앙층은 근육세포로 구성되어 있는 중막(media), 바깥층은 결체조직으로 구성되어 있는 외막(adventitia)이다.

이들 세 층들은 탄력막(elastic lamina)에 의해서 구분되어 있으며, 혈관의 위치에 따라 각 층들의 형태가 다양한 변형을 보인다. 일반적으로 높은 혈압을 유지하여야 하는 동맥은 정맥에 비하여 두껍고, 정맥은 동맥보다 혈관 내강은 크나 벽은 얇다(그림 12-8).

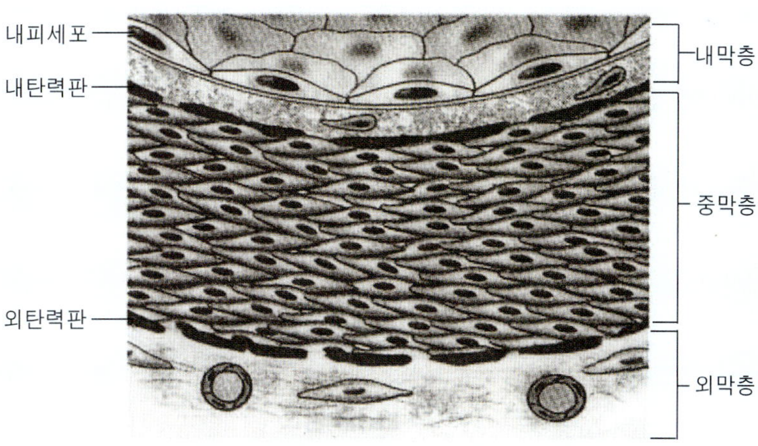

그림 12-8. 정상 동맥의 구조.

11 동 맥

1) 동맥경화증

동맥경화증은 동맥벽이 두꺼워지고 탄력을 잃는 것을 의미하며 세 가지로 구분한다.

죽상동맥경화증

탄력섬유가 많은 동맥(대동맥, 경동맥, 장골동맥 등)과 근육조직이 많은 동맥(심장동맥, 슬와동맥)들에서 서서히 진행하며 혈관 내막에 섬유성 판이 형성되는 질환이다(그림 12-9). 이 질환은 소아기 때부터 시작하나 증상은 노인 층에서 나타난다. 심장, 뇌, 신장, 하지, 소장 등의 장기를 공급하는 동맥에서 자주 나타나는데(그림 12-10), 심근경색과 뇌경색, 동맥류 등이 대표적인 질환이다. 죽상동맥경화증을 잘 유발시키는 위험인자로는 고지혈증, 고혈압, 흡연, 당뇨병 등이 중요하다.

MÖnckeberg 중막 석회성 경화증

중간 또는 작은 근육 동맥의 중막에 국소적인 석회화가 일어나는 질환으로 대퇴동맥, 경동맥, 요골 동맥 등에 잘 생기며 50세 이상에서 볼 수 있다(그림 12-11). 이 질환은 혈류를 막지 않기 때문에 임상적으로 큰 의의가 없다.

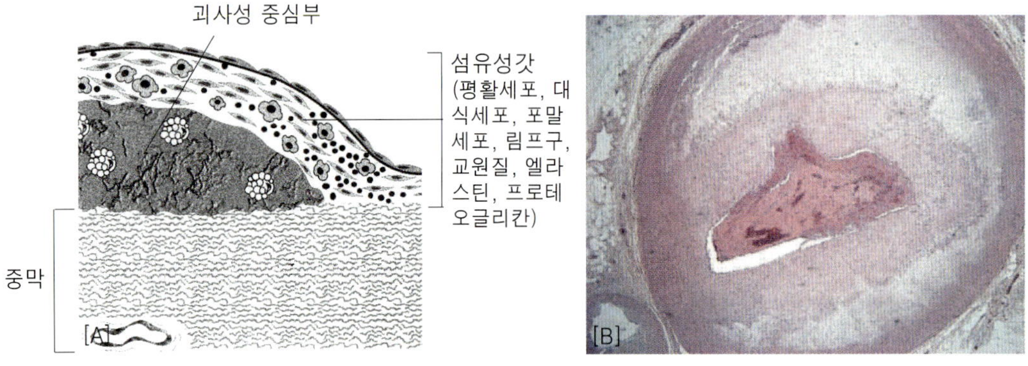

그림 12-9. 죽상동맥경화증.

[A] 혈관내막의 섬유화성 판형성, [B] 혈관내 죽상동맥경화증의 현미경 사진

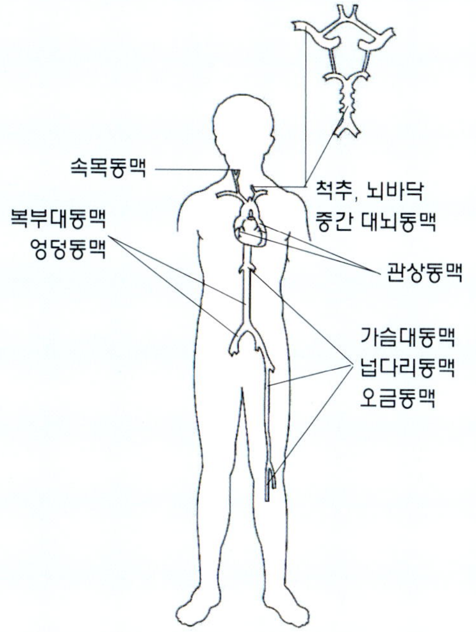

그림 12-10. 죽상동맥경화증 호발부위.

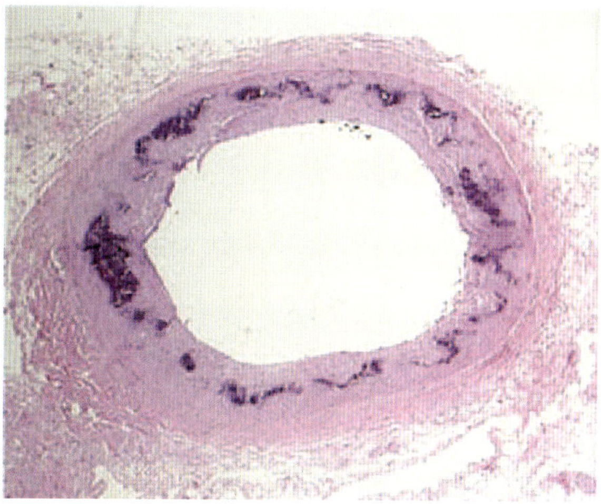

그림 12-11. Mönckeberg 중막 석회성 경화증.

동맥혈관의 중막에 석회화 침착이 보인다.

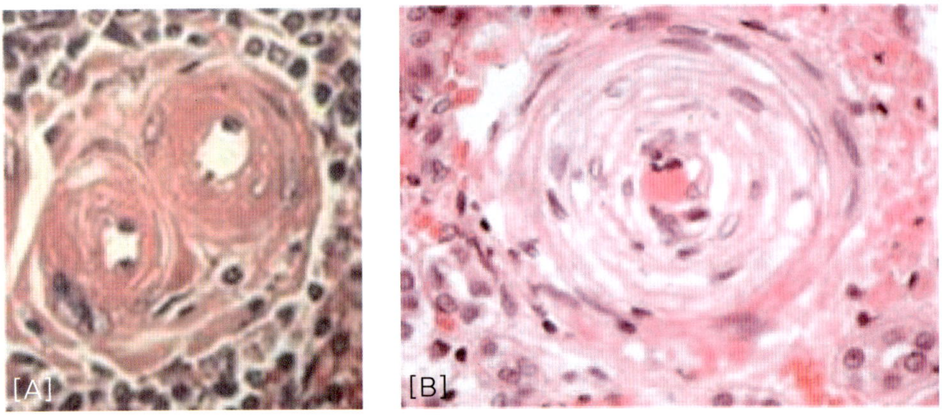

그림 12-12. 유리질 세동맥경화증[A]과 증식성 세동맥경화증[B].

세동맥 경화증

고혈압(수축기 140mmHg 이상, 이완기 90mmHg 이상)이 있는 경우는 세동맥들의 동맥경화를 관찰할 수 있다. 양성 고혈압 시에는 세동맥벽이 유리성 비후를 보이는 유리질 세동맥경화증을 볼 수 있으며, 악성 고혈압 시에는 세동맥벽의 비후로 마치 양파껍질 같은 양상을 볼 수 있는 증식성 세동맥경화증을 볼 수 있다(그림 12-12).

2) 혈관염

혈관염의 원인은 감염원이 혈관을 직접 손상을 입히는 경우와 면역학적 원인에 의해 염증을 일으키는 것의 두가지 원인이 대부분이며 원인을 모르는 것(예: 거대세포 동맥염, 다카야쓰 동맥염, 결절성 다발성 동맥염)도 있다.

거대세포(측두) 동맥염

가장 흔한 형태의 동맥염으로서 뇌혈관 같은 중간크기 또는 소동맥에 육아종성 염증으로 나타나며 노인의 측두동맥에서 가장 잘 발생한다(그림 12-13).

다카야쓰 동맥염

중간크기 이상의 동맥에서 육아종성 염증을 일으키는 질환이다. 대동맥궁의 섬유성 비후로 인하여 팔머리동맥, 좌우 경동맥, 좌쇄골하동맥들이 분지되는 입구가 막히게

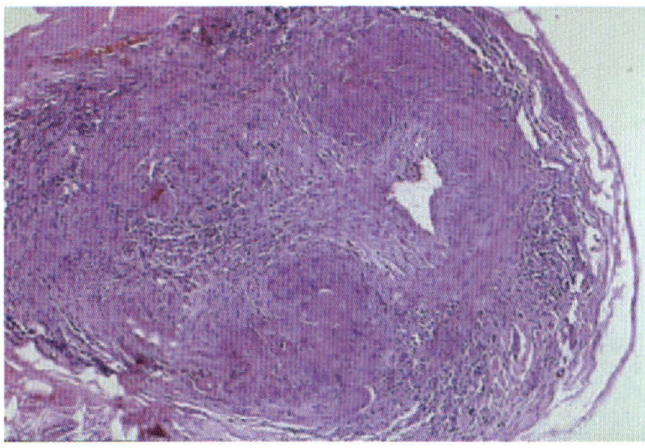

그림 12-13. 거대세포 동맥염.
측두동맥에 육아종성 염증반응이 보인다.

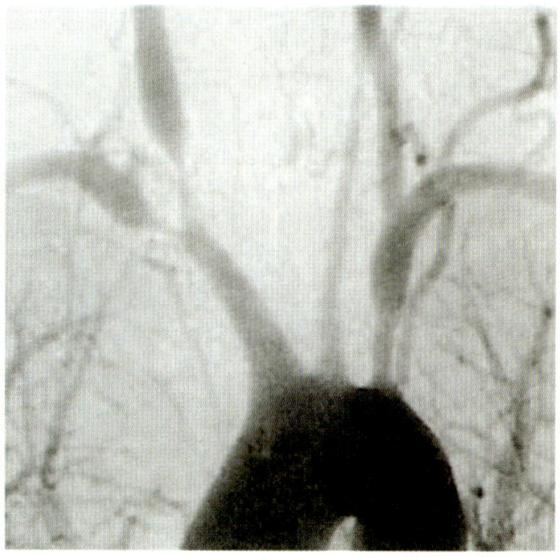

그림 12-14. 다카야쓰 동맥염의 혈관조영상.

되어 임상적으로 시력의 이상이나 신경학적 장애, 상지 맥박의 뚜렷한 감소를 가져올 수 있다(그림 12-14). 이 질환은 아시아지역의 20대에서 40대의 여성에게서 잘 발생한다.

결절다발동맥염

전신에 걸쳐 소동맥 또는 중간 크기 동맥을 침범하여 괴사성 염증을 일으키며 특히 신장이나 내장의 혈관을 잘 침범한다(그림 12-15).

가와사키병

주로 4살 이하의 어린이에서 발열, 림프절 종대, 피부 발진, 구강점막의 홍반, 그리고 때때로 동맥류를 동반하는 심장동맥염을 특징으로 하는 질환으로 일본과 우리나라에 많다. 심장동맥의 동맥류 파열이나 혈전으로 급사를 초래할 수 있다.

베게너 육아종증

상기도(코, 부비동) 및 하기도(폐)에 급성 괴사성 육아종과 괴사성 혈관염, 괴사성 신장염을 특징으로 하는 예후가 나쁜 질병으로 면역계의 이상이 원인으로 추정된다.

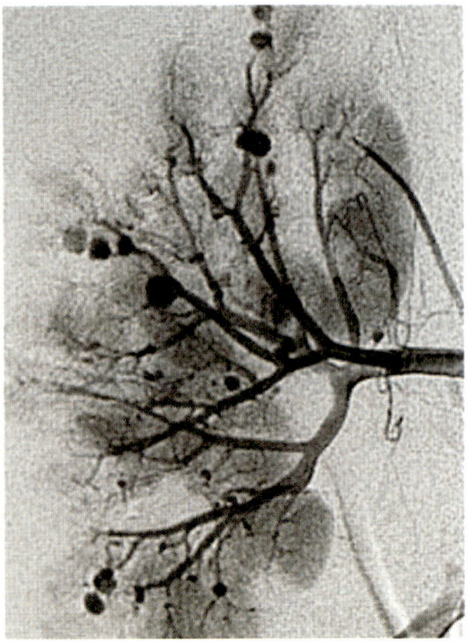

그림 12-15. 결절다발동맥염 환자의 신장 혈관 조영상.

폐쇄혈전혈관염, Buerger병

팔과 다리의 중간 크기 내지 작은 동맥 또는 정맥에 급성 또는 만성 염증과 혈전을 보이는 질병으로서 주로 흡연자들에게만 생기는 특징이 있다. 과거에는 대부분 남성들에게서 볼 수 있었으나 근래에 들어서면서 여성 흡연자의 증가로 여성환자들의 수도 증가하고 있다.

레이노병

이 병은 손가락이나 발가락이 발작적으로 창백해지는 질병으로 찬 기온이나 정서적인 원인으로 소동맥이 심한 경련을 일으키기 때문에 발생한다.

젊고 건강한 여자들에서 잘 발생하며 장기간으로 발생하는 경우를 제외하고는 혈관의 병리학적 변화는 일으키지 않는다.

3) 동맥류

동맥류는 혈관이 국소적으로 확장되는 것을 말하며 대동맥에서 가장 자주 발생한다. 동맥류가 파열될 경우 치사율이 높으며 주위 조직이나 혈관을 압박할 수도 있고 혈전이 만들어질 수도 있기 때문에 임상적으로 중요하다(그림 12-16, 12-17).

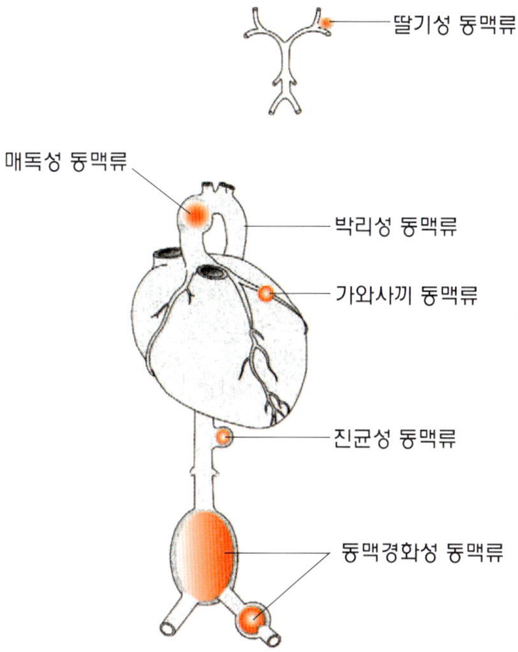

그림 12-16. 동맥류의 예.

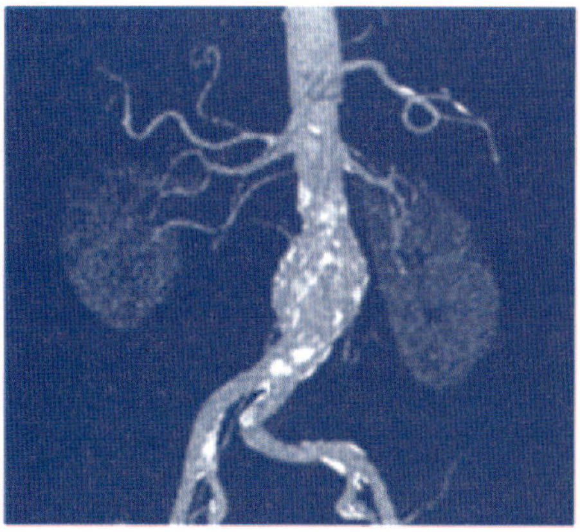

그림 12-17. 복부대동맥 동맥류의 CT 혈관 조영술.

III 정 맥

1) 정맥류

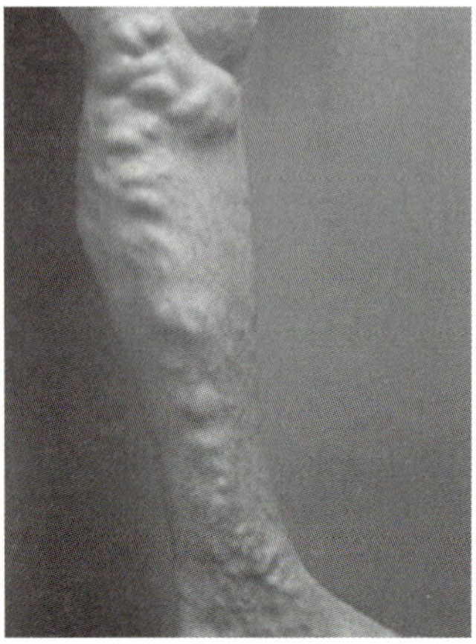

그림 12-18. 하지정맥류.

이 질환은 만성적인 혈관내 압력의 증가 때문에 정맥이 확장되고 꾸불꾸불해지는 것으로 하지의 표재정맥에서 가장 잘 관찰된다(그림 12-18). 전체 인구의 약 10% 정도에서 발생하는 아주 흔한 질병이며, 임신시 하지 정맥의 압력이 증가하기 때문에 여성에서 더 많이 볼 수 있다. 그 외에 간경화증 환자에서 문맥압 항진으로 인해 발생하는 식도 정맥류가 있고, 치핵도 정맥류에 속하는 질환이다.

2) 혈전정맥염

정맥의 혈전은 심장기능상실, 종양, 임신, 비만, 수술후상태 또는 장기간 움직이지 못할 때 잘 발생하며 90% 이상이 하지의 심부 정맥에서 생긴다. 심부 정맥의 혈전은 표재정맥에서 발생하는 것과는 달리 색전(예: 폐색전증)을 잘 유발하기 때문에 임상적으로 아주 중요하다(그림 12-19).

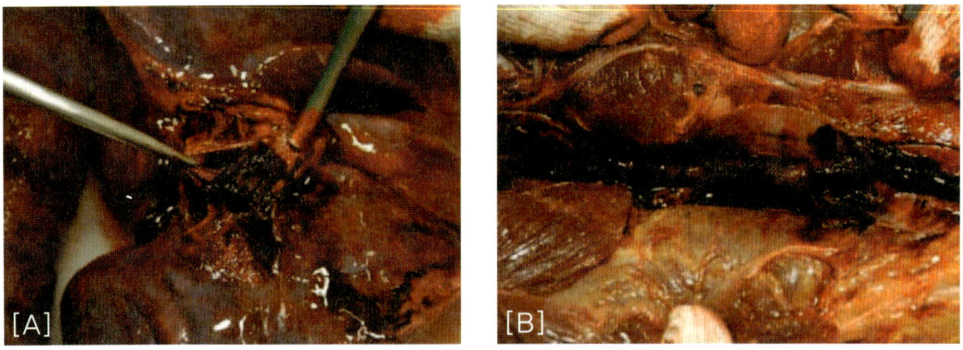

그림 12-19. 호흡곤란으로 사망한 24세 남자의 폐동맥 혈전색전증[A]과 하지 심부정맥의 혈전증[B].

Ⅳ 종 양

혈관종(Hemangioma)

비교적 흔한 양성 종양으로(전체 양성 종양의 약 7%) 피부나 점막에 주로 발생하나 때때로 내부장기에도 발생한다. 모세혈관종(capillary hemangioma)은 작은 혈관을 만드는 종양으로 보통 3 cm이하 크기의 검붉은 색깔의 점같이 보이며 약간 돌출해 있다(그림 12-20). 해면혈관종(cavernous hemangioma)은 보다 큰 크기의 혈관을 만드는 종양으로 보통 1~2 cm의 크기이다(그림 12-21).

혈관내피종(Hemangioendothelioma)

양성과 악성의 중간단계의 종양으로서 병리학적으로 혈관구조가 명확하지 않을 수도 있고 방추형의 큰 세포들로 이루어져있다.

혈관육종(Angiosarcoma)

피부나 연조직, 유방, 간, 비장 등에서 발생하는 악성 종양으로서 병리학적으로 악성 내피세포들의 증식을 관찰할 수 있다(그림 12-22). 전신에 전이를 잘하는 종양으로서 사망률이 높다. 간에 발생하는 혈관육종은 플라스틱 공장에서 일하는 근로자에서 호발하는 경향이 있고, 이는 염화폴리비닐에 노출된 때문으로 알려져 있다.

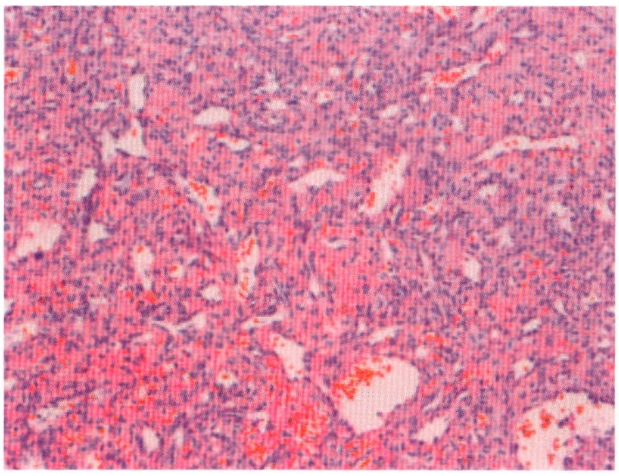

그림 12-20. 모세혈관종.

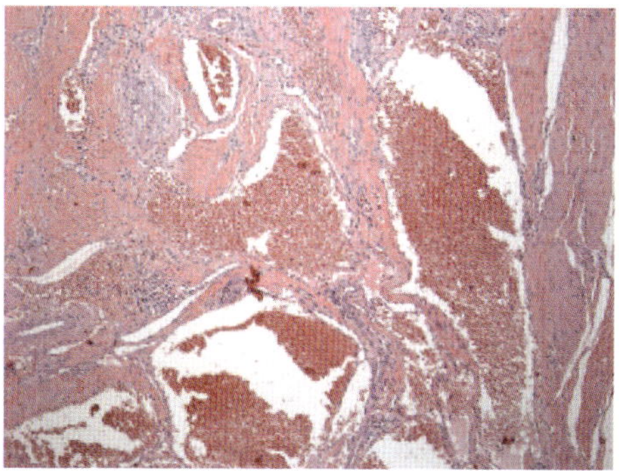

그림 12-21. 해면상 혈관종.
해면구조의 혈관증식과 혈관내 적혈구가 보인다.

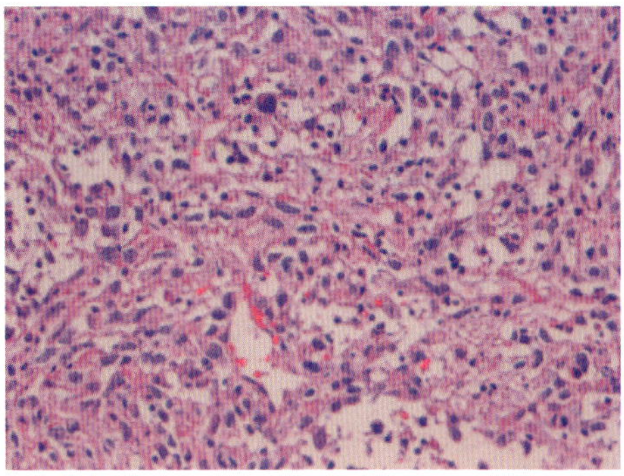

그림 12-22. 혈관육종.

카포시육종(Kaposi sarcoma)

카포시육종은 최근 AIDS 환자에서 많이 발생하는 것이 보고되어 주목받고 있다. 카포시육종은 피부, 점막, 소화관, 림프절, 내부 장기를 침범한다(그림 12-23). 대부분의 AIDS 환자는 다른 합병증에 의해 사망하기 때문에 카포시육종에 의해 사망하는 AIDS 환자는 드물다. AIDS와 연관된 카포시육종 외에 전형적(혹은 유럽형) 카포시육종, 아프리카 카포시육종, 신장이식과 연관된 카포시육종 등이 있다.

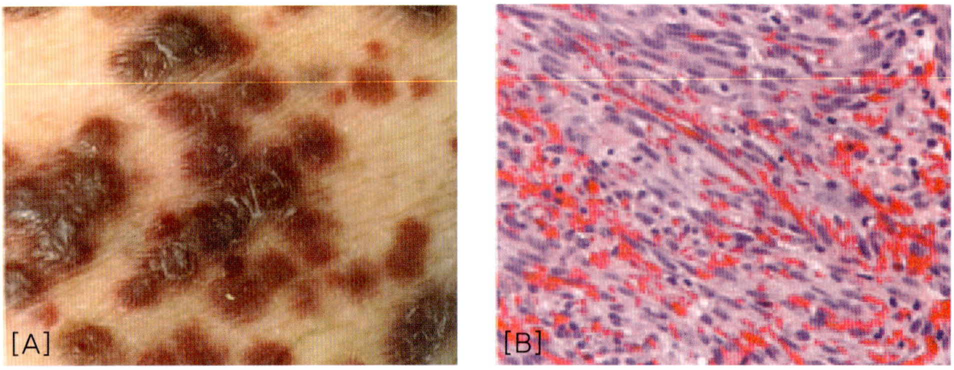

그림 12-23. 카포시육종의 육안 소견[A] 및 현미경 소견[B].

13 조혈 및 림프계
Hematopoietic and Lymphoid System

대부분 적혈구 질환들은 빈혈의 형태로 나타나는 반면에 백혈구 질환들은 주로 과도한 증식을 초래하여 악성질환을 일으킨다. 지혈기전의 장애는 출혈성 소인을 보이게 된다.

림프계의 종양성 질환은 다른 장기와 달리 발생 부위에 국한되지 않고 처음부터 여러 부위를 침범하게 된다. 예를 들면 림프절 조직검사에서 악성 림프종으로 진단받은 환자에서 골수와 혈액에 종양세포들이 퍼져있어 백혈병 양상을 보일 수 있다. 또한 악성 림프구들은 골수에서 적혈구와 혈소판의 생성을 억제하여 빈혈과 출혈을 일으키기도 하며 간장과 지라에 파종되어 장기의 비대를 일으키기도 한다.

적혈구질환

적혈구 질환들은 빈혈을 일으키거나 간혹 적혈구의 증가를 가져온다. 빈혈(anemia)은 혈액 내에 전체 적혈구 수의 감소에 의하여 혈액의 산소 운반능력이 감소된 것을 말한다. 이것은 적혈구용적(hematocrit)과 혈색소(hemoglobin) 농도의 감소로 표현된다. 대부분의 빈혈에서는 적혈구성장인자(erythropoietin) 생성이 증가되고 적혈구 생성이 증가하므로 골수에서 적혈구계의 증식을 관찰할 수 있다.

빈혈은 형성기전 또는 말초혈액 도말 표본에서의 적혈구 모양에 따라 분류할 수도 있다. 후자의 빈혈 분류에 있어서 고려되어야 할 사항으로는 ① 적혈구 크기(정적혈구성, 소적혈구성, 대적혈구성) ② 혈색소의 농도, 즉 적혈구의 염색성(정색소성, 저색소성) ③ 적혈구 모양이 있다.

I 출혈에 의한 빈혈

급격한 실혈로 혈액량이 감소되면 초기에는 빈혈보다는 쇼크가 문제가 된다. 환자가 생존하게 되면 조직 간의 체액이 혈관 내로 이동하게 되어 혈액이 희석되는데 2~3일 내에 최고 수준에 이르며 적혈구 농도의 저하는 가장 심하게 된다. 체내의 철 보유량이 적당하면 수일 후에 골수에서 적혈구 형성의 증가에 의하여 소실된 적혈구를 완전히 대치하게 된다. 이때 빈혈은 정적혈구성, 정색소성이다. 골수의 보상기능은 말초혈액내의 그물적혈구(reticulocyte)의 증가에 의해 알 수 있다.

만성적 실혈이 있는 경우에는 철 저장량이 점차 고갈되어 철결핍성 빈혈이 초래된다.

II 용혈에 의한 빈혈

적혈구 수명의 단축은 적혈구 자체의 선천적 결함이 있거나 이차적 외부영향에 의한다. 용혈성 빈혈(hemolytic anemia)의 특징은 적혈구 파괴속도의 증가와 체내에 철을 포함한 혈색소의 대사산물의 축적이다. 철은 보존되고 쉽게 재활용되기 때문에 적혈구의 재생은 용혈과 비슷한 속도로 일어날 수 있다. 그러므로 적혈구 생성 증가에 의한 골수내의 과도한 세포증식을 볼 수 있다. 또한 말초혈액 내에 그물적혈구수의 증가를 관찰할 수 있다.

적혈구의 파괴는 혈관 내에서 생기기도 하고 단핵대식세포계나 세망내피계에서 생기기도 한다. 혈관외 용혈은 적혈구 파괴의 좀 더 흔한 형태로서 지라와 간의 탐식세포내에서 손상 받거나 면역학적으로 변경된 적혈구를 제거한다.

1) 유전성 구상적혈구증

이 질환은 적혈구막 구조의 유전적 결함에 의해 정상적인 중앙부 함몰을 보이지 않고 공 모양의 형태를 취하여 유연성이 떨어지는 질환이다. 유전성 구상적혈구증(hereditary spherocytosis)는 적혈구 세포막의 유연성이 소실되어 적혈구 형태를 쉽게 변형시킬 수 없고 지라에서 격리된 후 대식세포에 의해 파괴되므로 지라절제에 의해

빈혈이 교정된다. 임상증상으로는 빈혈, 지라 비대 및 황달이다. 검사실 소견으로 저장액에 노출시켰을 때 유연성 부족으로 삼투성 손상이 증가되는 것이 진단에 도움이 된다.

2) 유전성 낫적혈구빈혈

비정상적 구조를 가지는 혈색소(hemoglobin)의 존재로 특징지어지는 질환이다. 유전성 낫적혈구빈혈(sickle cell anemia)에서 HbS(sickle hemoglobin)는 베타-글로빈 고리의 6번째 위치에 있는 글루타민이 발린으로 치환된 병적 혈색소로서 산소가 결핍되면 응집·중합되어 적혈구가 낫모양으로 변화하게 된다. 이에 따른 결과로 지라 내에서 격리된 적혈구의 용혈과 광범위한 미세혈관 폐쇄에 의한 장기의 허혈성 손상이 관찰된다.

3) 지중해빈혈

지중해빈혈(thalassemia)은 A형 혈색소 합성의 유전적 결함을 보이는 이질성 질환군으로 글로빈 고리의 감소 또는 결손이 특징이다.

4) 면역용혈빈혈

용혈성 빈혈이 정상 또는 변경된 적혈구막에 대한 항체에 의하여 발생한다. 항적혈구 항체는 자가면역 용혈성 빈혈에서와 같이 저절로 생성되거나 약물, 화학물질과 같은 외부물질들에 의해 이차적으로 형성되기도 한다. 진단을 위해 항적혈구 항체를 증명하는 것이 중요하며 가장 흔히 이용되는 검사법으로는 크움스(Coombs) 항글로불린 검사이다.

면역용혈빈혈(immunohemolytic anemia)은 관여하는 항체의 성질에 따라 37℃에서 활성화되는 IgG가 존재하는 온항체(warm antibody) 면역용혈빈혈과 30℃ 이하에서 반응하는 IgM이 존재하는 냉항체(cold antibody) 면역용혈빈혈로 나눌 수 있다.

5) 적혈구의 기계적 손상으로 인한 용혈빈혈

적혈구는 물리적 손상에 의해 파괴될 수 있다. 임상적으로 중요한 경우는 심장의 인공판막 삽입이나 혈관의 폐쇄나 협착에 의한 용혈성 빈혈이다.

III. 적혈구 생성장애에 의한 빈혈

이 부류에 포함되는 빈혈들은 골수에서의 조혈에 필요한 어떤 물질들의 부적절한 공급에 의한다. 가장 흔히 결핍되는 물질은 철, 엽산, 그리고 비타민 B12가 있다. 또한 적혈구 생성장애의 원인으로는 재생불량성 빈혈과 같은 골수간세포 기능상실이 있다.

1) 철결핍성 빈혈

철 결핍은 가장 흔한 영양결핍의 형태이다. 철결핍성 빈혈(iron deficiency anemia)은 빈혈 중에서도 가장 흔하다. 정상인의 체내에 있는 철의 함량은 최소 2g(여자)에서 최대 6g(남자)의 범위에 있다. 체내철분은 기능용과 저장용으로 구분되는데 기능용 철의 약 80%는 혈색소에 있고 나머지는 미오글로빈(myoglobin)과 철함유효소(catalase, cytochrome)에 존재한다. 저장용 철은 헤모시데린과 페리틴으로 저장되어 전체 철의 약 15~20%를 차지한다. 저장된 철은 특히 간장, 지라, 골수 그리고 횡문근육에서 관찰된다. 혈장내 페리틴은 대부분 저장용 철에서 기원하므로 페리틴의 농도는 저장용 철의 좋은 지표가 된다.

철은 트랜스페린이라는 철결합 단백에 의하여 혈장 내로 운반되는데 정상인에서는 철과 약 35% 포화되어있다. 철 결핍에 의한 빈혈은 ① 철의 섭취량 부족 ② 흡수불량(celiac 병 또는 위절제술 후) ③ 요구량 증가(임신, 유아기) ④ 만성실혈(소화성 궤양, 대장암, 치질, 월경과다, 여성생식기암 등)의 결과로 생긴다. 원인에 상관없이 철 결핍은 서서히 발생하는데, 처음에는 저장용 철이 소실되어 혈장내 페리틴 농도가 감소하고 이어서 혈장내 철이 감소한다. 혈장내 트랜스페린과 철의 결합력은 증가한다. 철분의 결핍은 저색소성 소절혈구성 빈혈을 초래한다(그림 13-1). 임상적으로 대개는 무증상이나 쇠약감, 창백, 스푼형의 손톱 등을 초래하기도 한다.

2) 만성 질환의 빈혈

이 질환은 비교적 흔한 빈혈의 형태로서 철 결핍성 빈혈과 유사할 수 있다. 원인은 ① 만성 세균감염(골수염, 세균성 심장내막염, 폐농양) ② 만성 면역질환(류마티스 관절염, 크론씨병) ③ 종양(호지킨 림프종, 폐암, 유방암)이다.

공통적으로 혈중 철농도의 감소, 총 철결합 능력의 감소 그리고 조직내 큰포식세포에서 저많은 양의 철이 관찰된다.

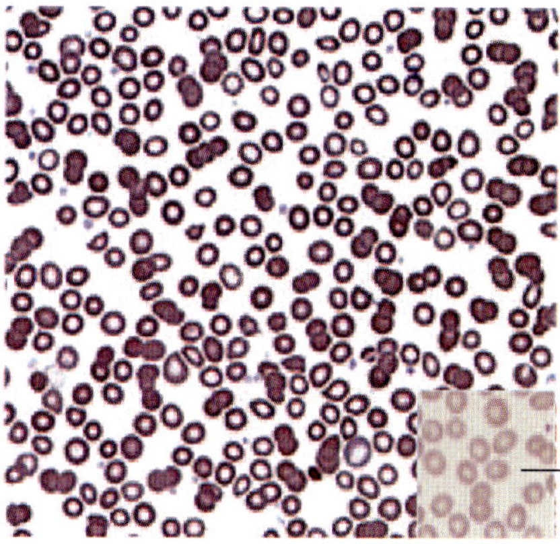

그림 13-1. 철 결핍성 빈혈의 혈액도말소견.
정상보다 더 작은 크기의 창백한 색을 보이는 적혈구들이 관찰된다.

3) 거대적혈모구빈혈

거대적혈모구 빈혈(megaloblastic anemia)은 DNA 합성에 필요한 엽산이나 비타민 B12의 결핍에 의한다. DNA 합성장애에 기인한 세포성장의 불균형과 세포분열의 장애로 초래되는 골수와 말초세포의 거대화를 특징으로 한다. 거대화한 적혈구계 세포는 골수 내에서 과도하게 파괴되며 적혈구의 수명도 단축된다.

악성빈혈(pernicious anemia)은 특히 비타민 B12의 결핍에 의한 질환으로 만성 위축성 위염에서 내인자(intrinsic factor) 생성이 결여되어 비타민 B12 흡수저하를 가져온다. 거대적혈모구빈혈은 혈액세포와 위장관이 공통적으로 침범되나 신경계는 비타민 B12 결핍시에만 침범된다.

4) 재생불량성 빈혈

재생불량성 빈혈(aplastic anemia)는 골수의 세포충실도가 감소하고 지방세포로 대치되며 이로 인한 말초혈액의 범혈구 감소를 특징으로 하는 골수기능상실 상태이다. 미국이나 유럽의 발병율은 백만명당 2~6명으로 비교적 드문 혈액질환이나, 우리나라를 비롯한 동양권에서는 발병율이 훨씬 높은 것으로 추정된다. 남녀의 발생비는 유사하며 젊은 성인층에서 많다.

이 질환은 조혈모세포의 기능상실에 기인하나 골수 미세환경의 결함이 일부의 환자에서 발견되기도 한다. 여러 인자들이 재생불량빈혈을 일으킨다는 증거가 있지만 이들이 어떻게 조혈모세포에 손상을 주어 재생불량빈혈에 이르게 하는지는 뚜렷치 않다. 상당수 재생불량빈혈의 발병에 자가면역 손상이 관여하는 것으로 보이며, 지금까지 일려진 병인으로는 클로람페니콜, 벤젠, 간염(C형 간염 바이러스), 전신 방사선 조사, 판코니(Fanconi) 빈혈 등이 있다.

IV 적혈구증가증

말초혈액내에 적혈구 수가 증가된 상태를 적혈구증가증이라 한다. 적혈구증가증에는 혈장 감소에 따른 혈액농축에 의한 상대적 적혈구증가증과 순환 혈액내 전 적혈구의 양이 증가한 절대적 적혈구증가증이 있다. 절대적 적혈구증가증(polycythemia)에는 골수 적혈구 전구세포의 자율성 증식에 의한 일차성 적혈구증가증과 혈중 적혈구성장인자(erythropoietin)가 증가하여 나타나는 이차성 적혈구증가증으로 구분된다.

백혈구질환

백혈구 질환들은 백혈구수의 감소나 반응성 또는 종양성으로 증가하는 혈액암의 경우가 포함된다. 백혈구의 반응성 증식은 흔히 세균감염에 의하여 발생한다. 혈액암은 암 중 발생 빈도가 7-10위 정도되며 진단과 치료에 죄신 기법이 사용되는 중요한 질환이다.

1 백혈구의 비종양성 질환

1) 백혈구 감소증

말초혈액에서 백혈구 감소는 가장 흔히 호중구를 침범한다. 혈중 ㎕당 전체 백혈구수가 1,000개 이하로 감소하면 호중구 감소증이라 하는데 이런 사람은 감염될 가능성이 아주 많으며 심하면 사망에 이른다. 원인으로는 ① 재생불량성 빈혈과 백혈병 환자에서와 같이 전반적인 골수기능상실 현상으로 과립백혈구 형성이 감소되거나 ② 특발성, 약물 또는 심한 감염 등에서와 같이 호중구의 제거 또는 파괴가 가속화되어 생긴다.

2) 반응성 백혈구 증가증

백혈구 증가증은 미생물이나 미생물 외의 자극에 의한 다양한 염증반응의 형태로 관찰된다. 백혈구 증가증은 특정한 백혈구의 증가에 따라 분류할 수 있다(표 13-1). 어떤 경우에는 백혈병과 유사한 반응을 보이기도 하여 악성 종양과의 감별을 요한다.

3) 반응 림프절염

감염과 비세균성 염증성 자극은 백혈구 증가증을 가져올 뿐만 아니라 림프절을 침범하기도 한다.

급성 비특이 림프절염

이 형의 림프절염은 국소적 감염이 직접 유출되는 림프절에 발생하여 커지게 된다. 조직학적으로는 많은 유사분열상을 가지는 배중심을 볼 수 있다. 임상적으로 림프절 부위의 압통이 있으며 심한 경우 고름집을 형성하기도 한다.

만성 비특이 림프절염

원인에 따라 다음과 같은 세가지 양상 중에 한 가지를 볼 수 있다.

- 소포증식형 : B 세포를 활성화 시키는 미생물들에 의한 만성 감염시 생기며 류마티스성 관절염, 톡소포자충증(toxoplasmosis) 그리고 AIDS의 초기에 관찰할 수 있다.
- 부피질증식형 : T세포 영역인 부피질의 증식을 일으키며 Dilantin 같은 약제나 급성 바이러스 감염 또는 바이러스성 질환에 대한 백신 후에 볼 수 있다.
- 동조직구증형 : 정맥동이 비후된 내피세포와 조직구로 침윤되어 확장된 양상을 보이며 유방암과 같은 악성종양의 주변 림프절에서 나타날 수 있다.

II 백혈구의 종양성 증식

백혈구의 종양성 증식은 백혈구 질환에서 가장 중요한 부분이다. 이들은 크게 두가지 질환군, 즉 악성 림프종과 백혈병으로 분류된다.

1) 악성 림프종

악성 림프종은 림프조직에 속하는 세포들-림프구, 조직구 및 그들의 전구체와 유도체-의 악성 종양을 말한다. 악성 림프종은 호지킨림프종과 비호지킨림프종으로 분류한다(그림 13-2). 모두 림프조직에 그 근원을 가지고 있지만 호지킨림프종은 독특한 형태학적 특징인 리드-스턴버그(Reed-Sternberg) 거대세포의 존재로 특징지어진다. 국내에서는 서양에 비해 호지킨림프종의 빈도가 상대적으로 낮아 전체 악성 림프종의 5% 내외이며 나머지 95%는 비호지킨림프종이다.

비호지킨림프종

비호지킨림프종(Non-Hodgkin lymphoma)은 면역계의 종양으로서 T세포, B세포, 또는 NK세포에서 기원한다. 보통 국소 혹은 전신 림프절 종대로 시작하지만 약 1/3에서 림프절외 조직에서 시작하기도 한다. 림프절외 조직이란 구인두, 소화관, 골수 및 피부 등이 포함된다.

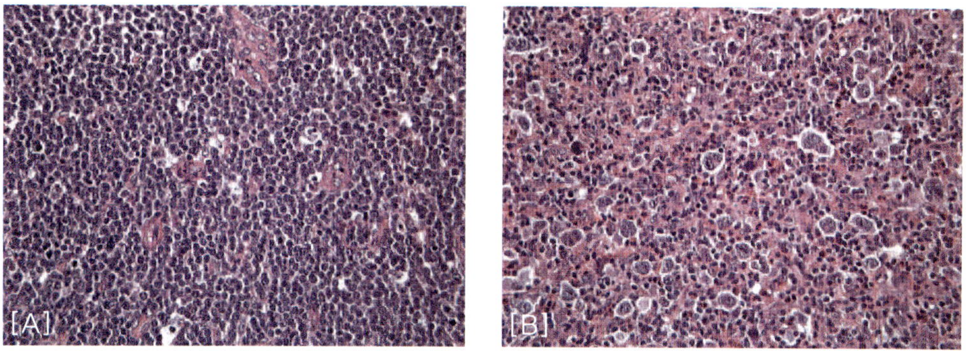

그림 13-2. 비호지킨림프종과 호지킨림프종.

[A] 반응성 림프여포 구조가 사라진 미만성 대형 B세포 림프종, [B] 많은 리드-스턴버그세포가 관찰되는 호지킨림프종

악성 림프종 때문에 오는 림프절 종창은 흔히 볼 수 있는 감염성이나 염증성으로 오는 종창과 구별되어야 한다. 림프종으로 오는 종창은 흔히 무통성이며 종대되는 정도가 심하다.

모든 형태의 림프종은 단일 림프절에서 이웃의 다른 림프절로 퍼져나가 결국 지라, 간 및 골수로 확산하려는 성질을 가지고 있다. 일부분은 혈액 속으로 들어가서 백혈병 양상을 띤다.

비호지킨림프종은 발병시초의 환자연령, 세포의 기원 및 치료효과가 다르게 나타날 수 있는 광범위한 하나의 질병군으로 인식되고 있다. 악성 림프종의 분류는 아주 복잡해서 역사적으로 Rappaport 분류법, Working 분류법, REAL 분류법, 2001 그리고 2008 WHO 분류법등으로 변천되어 왔으며 현재 널리 사용되고 있는 분류법은 2008 세계보건기구(WHO) 분류법(표 13-2)이다. 세계보건기구 분류법은 림프구 종양을 전구림프구종양, 성숙림프구종양, 호지킨림프종으로 분류하고, 전구림프구와 성숙림프구 종양은 다시 B림프구, T 와 NK림프구 종양으로 세분한다.

비호지킨림프종의 진단은 임상소견으로 의심은 할 수 있으나 확진을 위해서는 반

표 13-2. 국제 림프종 연구군이 제창한 REAL 분류.

B 세포종양	T세포 및 NK 추정세포 종양
Ⅰ. 전구 B세포 종양 : B 전구 림프모 세포 백혈병/림프종 Ⅱ. 말초 B 세포 종양 : - B세포 만성 림프구성 백혈병 / 전 림프구성 백혈병 / 소림프구성 림프종 - 림프형질세포 림프종 - 외투세포 림프종 - 여포세포 림프종 - 변연부 B세포 림프종 림프절외(MALT형) 림프절(단핵구양 B-세포 림프종) - 비장 털세포 백혈병 - 형질세포종/다발성 골수종 - 미만성 대형 B세포 림프종 - 버킷 림프종	Ⅰ. 전구 T세포 종양 : T전구 림프모세포 림프종/백혈병 Ⅱ. 말초 T세포 및 NK세포 종양 - T세포 만성 림프구성 백혈병 / 전림프구성 백혈병 - 대과립 림프구성 백혈병 - 균상 식육종 및 세자리(Sezary)증후군 - 말초 T세포 림프종, 비특이형 - 혈관 면역모구성 T세포 림프종 - 혈관중심 림프종 - 장관 T세포 림프종 - 성인 T세포 림프종 / 백혈병 - 역형성 대형 세포 림프종 - 호지킨병과 유사한 역형성 대형세포 림프종

드시 조직학적 검사가 요구된다. T세포 혹은 B세포 계열인지를 확실히 알기 위해서는 면역형 검사가 반드시 필요하며, T와 B세포 수용체의 유전인자 재배열 분석을 해야 하는 경우도 있다.

종양성 림프구들은 독특한 유전인자 재배열과 관계가 있기 때문에 재배열 형식을 클론성 종양 표식자로서 이용할 수 있다. 이것은 치료 후 남아 있는 최소 병소나 아직 임상적으로 발현되지 않은 재발을 밝히는데 이용될 수 있다. 형질세포 질환 및 관련 질환은 과거에 따로 분류하였으나 현재는 비호지킨림프종의 아형으로 구분하고 있다.

형질세포 질환 및 관련 질환

B세포 계열의 형질세포 종양은 면역글로불린을 분비하는 세포들의 단클론성 증식과 혈장 내에 단일의 균질성 면역글로불린 또는 그 일부분의 증가를 특징으로 한다. 혈액 내에서 관찰되는 균질성 면역글로불린을 M 단백이라고 한다. 이들 질환에는 ① 다발골수종, ② 단발골수종, ③ Waldenstrom 거대 글로불린혈증, ④ 중쇄병, ⑤ 원발 또는 면역세포와 연관된 유전분증, ⑥ 의의가 불확실한 단클론성-글로불린 이상 등이 있다.

■ 다발골수종

다발골수종(multiple myeloma)는 골격계의 여러 부위를 동시에 침범하는 골수내 종양성 형질세포의 클론성 증식을 말하는 것으로 형질세포 질환 중 가장 흔하며 50~60세에 호발한다. 약 60%의 환자에서 M단백은 IgG이고 20~25%에서 IgA이다. 15~20%에서는 형질세포가 중쇄 또는 경쇄만을 생산하며 분자량이 적어 소변으로 쉽게 배설되는데 이를 Bence-Jones 단백이라 부른다. 환자의 99%에서 전기영동 분석상 한 종류의 면역글로불린이 증가되어 있다. 신체의 어떤 골격도 침범될 수 있으나 척추가 66%, 늑골 44%, 두정골 41%, 골반 28%, 장골 24%, 쇄골 10%, 견갑골 10%의 가능성을 가지고 있다. 방사선학적으로 이 부위는 도려낸 듯한 뼈의 결손으로 나타난다(그림 13-3). 현미경 소견상 형질세포가 증가되어 전체 골수의 10~90%를 차지한다(그림 13-4).

■ 단발골수종

골격계나 연부조직에 단발성으로 병변이 관찰되는 것을 말한다. 골격계는 다발골수종과 거의 비슷한 위치에 발생하나 골외 연부조직의 병변은 대개 상기도(부비동, 비인후, 폐)에서 발생한다. 골외 연부조직에서 발생하는 골수종은 국소 절제술로 쉽게 완치되나 골격내에 발병하는 것은 10~20년 후에 다발성 병변으로 진행할 수 있다.

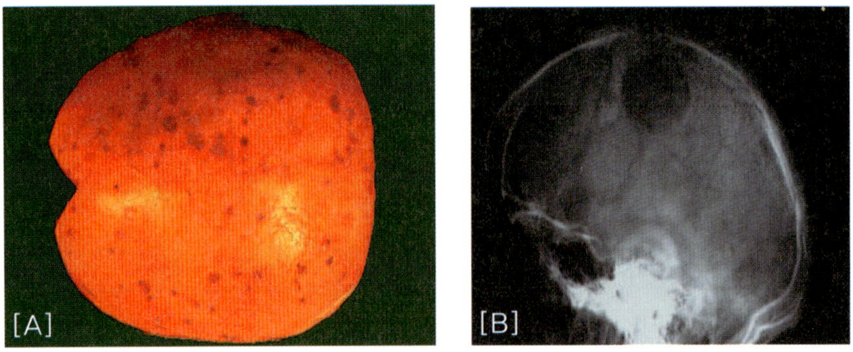

그림 13-3. 다발골수종.

[A] 다발골수종에 의하여 침범된 두개골에서 도려낸 듯한 뼈의 결손을 볼 수 있다. [B] 두개골 X-선 소견

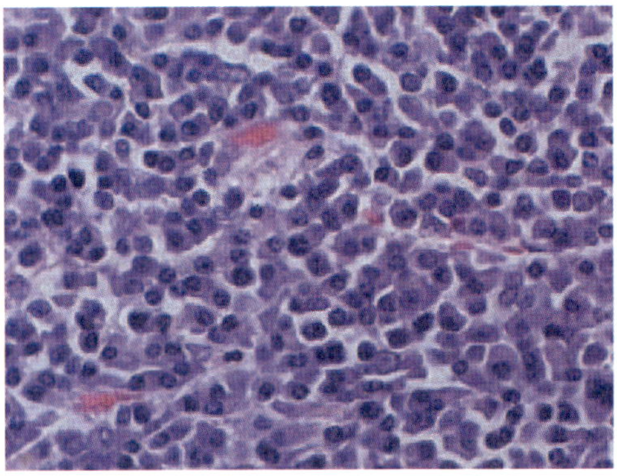

그림 13-4. 다발골수종의 종양성 형질세포(림프형질세포림프종).

호지킨림프종

호지킨림프종(Hodgkin lymphoma)은 1932년 Thomas Hodgkin이 보고한 이래 병리의사 뿐만 아니라 임상의들에게도 많은 관심의 대상이 되어 왔다. 그 이유는 이 질환이 악성 종양 및 만성 육아종성 염증 그리고 면역학적 질환의 양상을 모두 나타내고 있기 때문이다.

호지킨림프종의 발생은 림프 조혈 장기에만 국한되었다고 할 수 있으며 림프절의 질환이 없는 다른 장기만 침범하는 경우는 거의 없다(그림 13-5[A]). 연령분포는 두 개의 절정이 있어 15~34세까지와 50세 이상에서 호발한다.

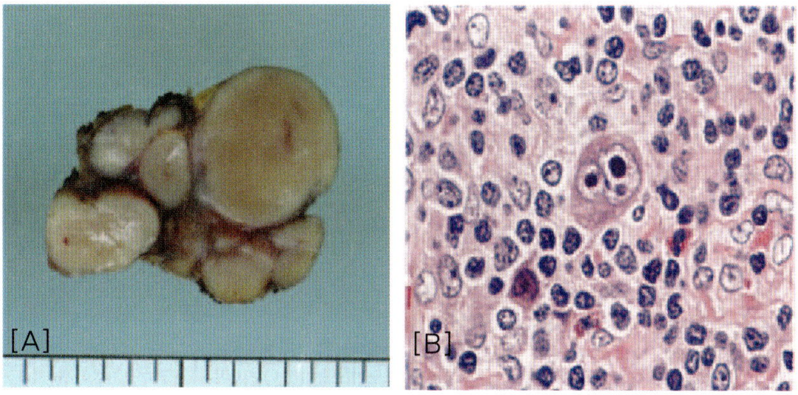

그림 13-5. 호지킨림프종의 육안소견과 리드-스턴버그세포

[A] 다양한 크기의 육질양 단면을 갖는 림프절들이 모여있는 육안소견을 보인다. [B] 전형적인 리드-스턴버그세포를 볼 수 있다.

호지킨림프종의 기원 세포는 B림프구로 알려져 있으며, 원인과 관련되어 완전히 밝혀진 바는 없지만 Epstein-Barr virus(EBV)와는 밀접한 관계가 있는데, 전염성 단핵구증에 걸린 젊은 성인은 정상인에 비해 호지킨림프종에 걸릴 위험도가 약 3배 이상이다. 더욱이 최근 리드-스턴버그세포(Reed-Sternberg 세포, R-S세포)에서 EBV 유전자가 증명되어 바이러스 원인설을 뒷받침해 주고 있다.

호지킨림프종은 R-S세포의 존재가 필수적이다. 전형적인 R-S세포는 봉입체와 유사한 호산성의 핵소체를 중심으로 주변에 투명한 운륜(halo)을 보이는 두 개의 핵을 가지고 있다(그림 13-5[B]).

2) 백혈병과 골수증식질환

백혈병은 골수의 조혈모세포(progenitor cell)에서 기원하는 악성종양으로 종양세포들이 미만성으로 골수를 대치한다(그림 13-6[A]). 대부분에서 순환혈액 내에 미성숙된 백혈구들이 수적으로 증가하게 된다. 또한 이 세포들은 간, 지라, 림프절 그리고 다른 조직을 침범하기도 한다.

백혈병의 분류는 세포의 유형과 성숙도에 따라 급성백혈병과 만성백혈병으로 구분된다. 급성 백혈병은 미성숙된 세포들이 골수를 대치하며 치료하지 않으면 빠르게 치명적인 경과를 초래한다. 반면에 만성 백혈병은 적어도 초기에는 잘 분화된 성숙 백혈구로 구성되며 비교적 좋은 경과를 보인다.

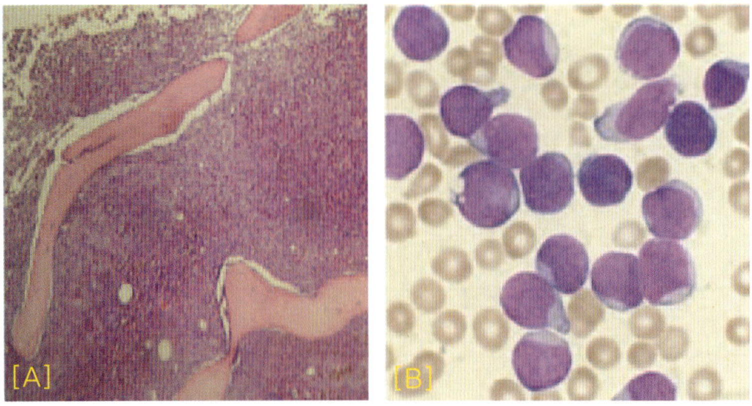

그림 13-6. 백혈병의 현미경 소견.

[A] 종양성 백혈병 세포들에 의하여 치환된 골수조직을 볼 수 있다. [B] 급성 림프모구성 백혈병의 혈액도말표본

백혈병은 급성 림프모구성, 급성 골수, 만성 림프구성, 만성 골수 백혈병으로 나누어진다.

급성 백혈병

급성 백혈병(acute leukemia)은 골수 내에 분화가 차단된 미성숙 백혈구가 축적되는 질환이다. 이로 인해 정상 조혈모세포들의 성숙이 억제되어 정상 적혈구, 백혈구 그리고 혈소판의 소실을 가져온다. 임상적으로 빈혈에 의한 피로감, 감염에 의한 발열 그리고 혈소판 감소에 의한 출혈 등이 나타나며 간혹 중추신경계증상 등을 보이기도 한다. 말초혈액에서는 백혈구의 증가를 가져와 1,000,000cells/㎕ 이상까지 증가할 수 있다. 중요한 것은 말초혈액에서 미성숙 백혈구들을 증명하고 골수에서 이들이 전체세포의 60~100%를 차지하는 것을 확인하는 것이다.

■ 급성 림프모구성 백혈병

급성 림프모구성 백혈병(acute lymphoblastic leukemia, ALL)은 주로 소아 및 젊은 성인에 발생하는 질환으로 소아 급성 백혈병의 80%를 차지하며 호발 연령은 4세 전후이다. 형태학적으로 종양 세포들은 거칠고 뭉쳐진 핵염색체와 하나 또는 두 개의 핵소체 그리고 세포질내 PAS 양성물질을 갖는다(그림 13-6[B]). 최근 이 질환의 완치율에 극적인 진전을 가져왔다.

■ 급성 골수백혈병

급성 골수백혈병(acute myeloid leukemia, AML)은 주로 성인에서 발병하며 50대에 가장 흔하다. 형태학적으로 종양세포들은 치밀한 핵염색체, 3~4개의 핵소체, 그리고 세포질 내에 미세한 골수세포형 과산화수소(myeloperoxidase, MPO) 양성 과립을 보인다. 이 질환은 다양한 기원을 가지는 매우 이질성 질환으로 세포 분화의 계열과 성숙도에 따라 다양하게 분류된다. 대부분의 환자들은 적극적인 항암치료에도 불구하고 재발하여 나쁜 예후를 보여 최근에는 동종골수이식이 유일한 해결책이다.

만성 백혈병

■ 만성 골수백혈병

모든 백혈병의 15~20%를 차지하며 30~40세 사이가 호발 연령이다. 만성 골수백혈병(chronic myelogenous leukemia, CML)은 약 90%의 환자에서 특징적인 Phl(Philadelphia) 염색체를 관찰할 수 있으며 이는 22번 염색체의 장완이 9번 염색체 장완으로 상호전이를 일으킨 것이다. 임상적으로 대개 서서히 진행하며 초기에는 비특이적인 증상이 나타날 수 있고 간혹 심한 비종대가 관찰되기도 한다. 말초혈액의 백혈구수 증가를 가져와 흔히 100,000cells/㎕를 초과한다. 환자의 50%는 일정한 기간 후에 급성 골수백혈병과 유사한 양상으로 전환되기도 한다. 만성 골수백혈병의 치료는 아직까지는 만족스럽지 못하며 동종골수이식만이 유일한 해결책이다.

■ 만성 림프구 백혈병

만성 림프구 백혈병(chronic lymphoid leukemia, CLL)은 아시아에서는 드문 형으로 백혈병 중에서 가장 무활동성이다. 대개 50세 이후에 발생하며 소림프구 림프종과 상당한 유사성을 지닌다. 대다수가 B림프구 기원으로 임상증상은 나타나지 않거나 비특이적이다.

14 호흡기계
Respiratory System

1 정상 폐

정상 성인폐의 무게는 350~425g이며, 우측폐와 좌측폐로 구성되어 있다. 우측폐는 3엽(상, 중, 하엽)으로 구분되고 좌측 폐는 2엽(상, 하엽)으로 구분된다.

1) 기관과 기관지

기관은 약 22cm 길이의 관모양의 장기로서 후두부에서 시작하여 좌우 주기관지로 갈라진다. 기관지는 2분법에 의해 가지를 치는데, 주기관지는 폐 실질 안에서 엽기관지로 나뉘어 지고 이는 다시 구역기관지로 나뉘어 진다. 기관과 주기관지는 C자 모양의 연골로 지지되고 후벽은 평활근으로 되어 있다. 기관과 기관지 상피는 점막하샘을 가지고 있는 위중층 원주상피로 덮여 있다.

2) 세기관지

기관지는 가지를 내어 점차 내경이 가늘어지면서 세기관지가 된다. 세기관지는 연골층과 점막하샘이 없으며 한층의 얇은 상피로 덮여 있어 기관지와 구별된다. 세기관지는 계속 가지를 내어 직경 1mm도 안되는 최종단위인 종말세기관지가 된다(그림 14-1).

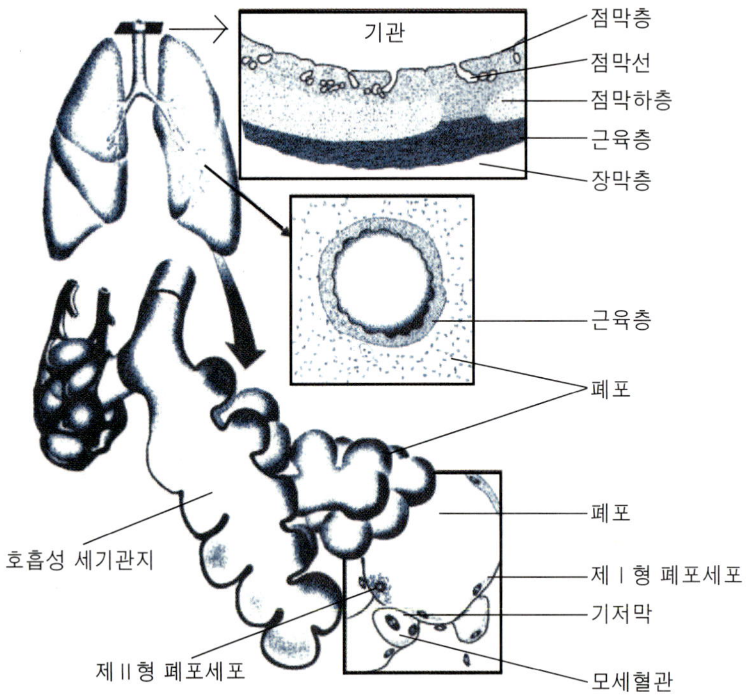

그림 14-1. 정상 폐의 구조.

3) 폐 포

폐포는 제1형과 제2형 폐포 세포로 덮여 있다. 전체 폐포 면적의 95%는 제1형 폐포 세포들로 덮여 있고 이러한 세포는 얇고 표면적이 넓어 가스교환이 쉽게 일어 날 수 있다. 나머지 폐포는 제2형 폐포 세포로 덮여 있고 이들은 계면활성제를 분비하여 폐의 표면장력을 낮추어서 폐포 허탈을 방지한다. 폐포 벽은 가스교환이 일어나는 곳으로 폐포 모세혈관과 폐포 강쪽 사이에는 내피세포, 간질조직, 폐포 상피세포로 이뤄져 있다(그림 14-2). 제1형 폐포 세포는 손상에 의해 쉽게 소실되며 이럴 경우 제2형 폐포 세포로 대치된다.

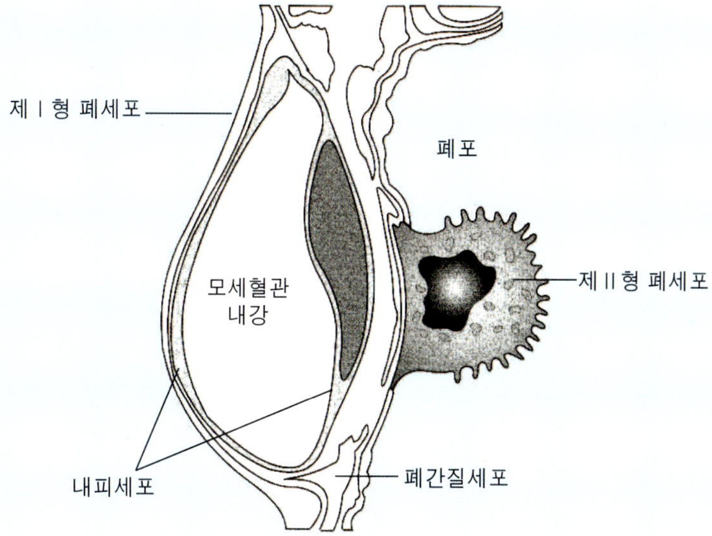

그림 14-2. 폐포벽의 구조.

II 선천성 기형

폐의 선천성 기형에는 다음과 같은 것들이 있다.

- 좌우 양 폐, 한쪽 폐, 또는 한 엽의 무형성(agenesis) : 기관지가 만들어지지 않는 것.
- 발육기능상실(hypoplasia) : 폐의 발육이 불완전한 것.
- 선천성 낭포(congenital cyst) : 원시 전장(primitive foregut)의 일부가 분리되어 낭포를 반드는 것으로서 기관 또는 기관지와의 연결이 없다.
- 폐엽내 또는 폐엽외 격리(intralobar or extralobar sequestration) : 정상적인 기도와 연결이 없는 폐조직이 엽이나 구역을 이루고 있는 것.

III 폐혈관성 질환

1) 폐울혈과 폐부종

폐의 미세혈관 내 혈류장애는 폐울혈이나 폐부종을 초래할 수 있다. 원인에 관계없이 울혈과 부종이 있는 폐는 무겁고 축축해지며 현미경상 폐 모세혈관은 충혈 되어있고 폐포 내는 분홍색의 과립상 물질로 차있다. 만성폐부종에서는 적혈구가 파괴되면서 유리된 헤모시데린을 탐식한 대식세포들과 섬유화를 볼 수 있다. 폐부종이 장기간 진행되면 세균감염이 쉽게 된다.

2) 폐색전증

혈전에 의해 폐동맥이 막히는 것은 대부분 색전에 의한 것이며 폐색전증의 95% 이상은 다리 심부정맥 혈전에 의해 발생한다. 폐색전증 환자의 대부분은 증상이 미약하지만 노인이나 장기간 움직이지 못하고 누워있는 환자에서는 급사를 초래할 수 있다.

Ⅳ 진폐증

진폐증(pneumoconiosis)이란 병명은 원래는 광산에서 발생하는 광물로 된 먼지의 흡입에 의하여 폐에서 발생하는 질병을 의미하였으나 지금은 우리가 살고 있는 주위 환경에서 발생하는 무기물질 또는 유기물질에 의해 유발되는 모든 질환까지 포함한다.

이러한 물질에 의하여 진폐증이 발생하는 데에는 다음의 4가지의 중요한 인자가 관여한다. 즉 ① 기도와 폐 안에 축적된 먼지의 양, ② 입자의 크기와 모양, ③ 입자의 용해도, ④ 다른 자극체의 부가적인 작용(예 : 흡연에 의한 효과)이다.

1) 규소폐증

규소폐증(silicosis)은 실리카의 흡입에 의해 발생하는 진폐증으로서 광산 뿐 아니라 돌을 깎는 작업, 광택, 금속연마, 도자기 작업, 유리제조업, 보일러 청소 등 광범위한 작업 환경에서 발생한다. 병리학적으로 단순 결절을 이루는 경우와 지속적으로 심한 섬유화를 가져오는 경우가 있는데 대부분은 전자의 경과를 취한다.

2) 탄광부진폐증

탄광부진폐증(coal worker's pneumoconiosis, CWP)은 탄광에서 장기간 작업한 광부의 폐에 탄분이 축적되어 생기는 진폐증을 말하며 다음과 같이 네 가지 형태로 구분할 수 있다.

- 탄분증(anthracosis) : 세포작용 없이 탄분 색소만 침착된 것이다.
- 단순형 탄광부진폐증(simple CWP) : 폐와 흉막에 직경 1cm 미만의 흑색반들이 섬유화되어 흑색 섬유성 결절을 형성한 것으로 폐의 기능저하는 일으키지 않는다.
- 복잡형 탄광부진폐증(complex CWP) : 폐와 흉막에 직경 2cm 이상의 흑색 섬유성 반흔이 여러 개 생기며 폐의 기능저하를 동반한다.
- 진행성 광범위 섬유증 폐조직에 섬유화가 진행되어 폐의 기능저하가 심하게 나타나는 것으로 탄광부진폐증 환자의 약 10% 이하에서 광범위 섬유증으로 진행한다.

3) 석면폐증

석면은 자연계의 무기 규산염 광물질로서 섬유상 결정이 있는 것을 총칭하는 것이다. 석면의 뛰어난 단열효과와 경제성 때문에 우리의 생활에 많이 사용되어 어디에서나 노출될 수 있었으나 근래 들어 그 해로운 작용이 밝혀지면서 사용이 자제되고 있다. 석면섬유는 가늘고 길기 때문에 폐의간질조직으로의 침투가 쉬워서 폐의 섬유화를 일으키며 흉막 유착, 섬유석회화 등도 일으킨다. 장기간 노출은 기관지폐암과 흉막의 악성 중피종을 일으킨다.

V 만성 폐쇄성 폐질환

만성 폐쇄성 폐질환(chronic obstructive pulmonary disease)은 호흡곤란을 주 증상으로 하는 여러 폐 질환들을 통틀어 일컫는 용어로써 만성적으로 폐안의 공기 흐름이 막히는 공통점이 있다. 만성 폐쇄성 폐질환의 빈도는 흡연과 늘어나는 환경오염에 의하여 증가되고 있으며 다음의 네 가지 질환이 대표적이다.

1) 폐기종

폐기종(emphysema)은 종말 세기관지 이후의 말단부위의 폐포 벽이 파괴되어 기도가 비정상적으로 확장된 것을 말한다. 폐기종은 확장된 기도의 위치에 따라 폐포중심성(centriacinar), 전폐포성(panacinar), 말단폐포성(distal acinar), 불규칙(irregular) 폐기종으로 나눈다(그림 14-3).

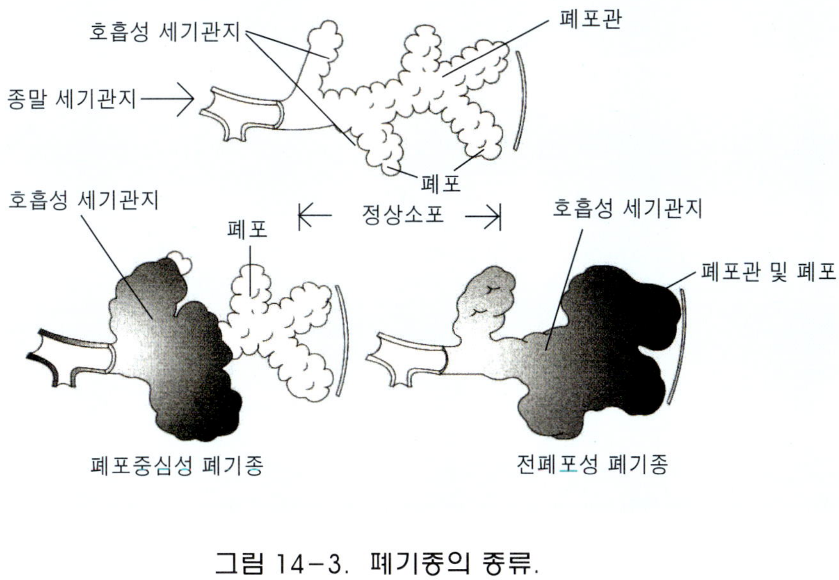

그림 14-3. 폐기종의 종류.

2) 기관지 천식

기관지 천식은 기관지의 만성 재발성 염증질환으로 여러 가지 자극에 대한 과민반응에 의하여 발작적인 기도수축을 일으킨다. 천식은 유발인자가 다양하기 때문에 분류가 복잡하다. 통상 면역장애의 선행 여부에 따라 외인성 천식과 내인성 천식으로 분류한다. 외인성 천식은 외인성 항원에 감작된 1형 과민반응 때문에 생기며 아토피성 천식, 직업성 천식, 알레르기성 기관지폐 아스페르길루스증(allergic bronchopulmonary aspergillosis)이 있다. 내인성 천식은 비면역기전에 의해 생기며 아스피린, 폐감염, 추위, 스트레스, 운동, 흡인성 자극물질 등에 의해 일어난다. 천식의 특징적인 조직소견은 다음과 같다.

- 기관지 상피의 기저막 비후.
- 기관지벽의 부종과 염증세포 침윤(특히 호산구 침윤).
- 점막하 점액샘의 크기 증가.
- 기관지벽 근육의 비대.
- 기관지 상피세포의 국소 괴사 및 탈락.

3) 기관지 확장증

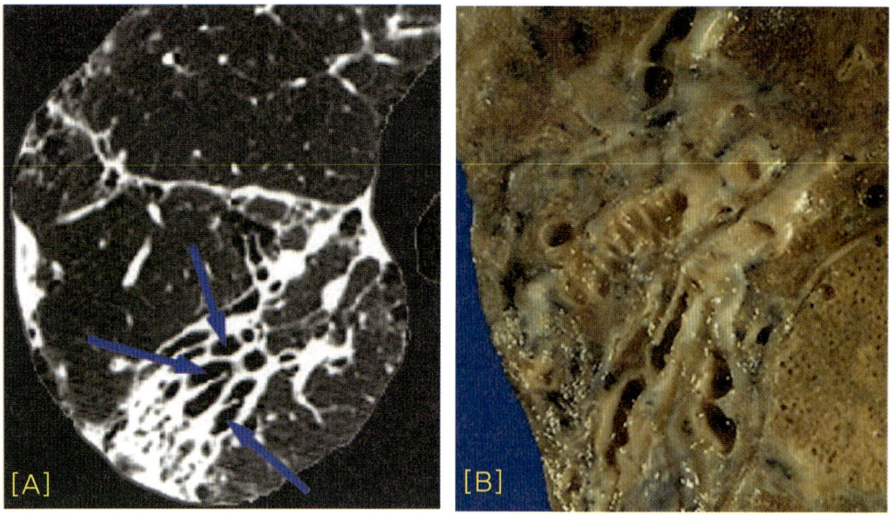

그림 14-4. 기관지 확장증

[A] 확장된 기도가 가슴막 바로 아래 폐실질에서 관찰, [B] 컴퓨터단층촬영 육안사진

기관지 확장증(bronchiectasis)은 기관지와 세기관지의 지속적인 파괴성 감염으로 인하여 기도가 영구적으로 확장이 된 것을 말한다. 임상적으로 기침, 발열, 고름가래가 지속 된다(그림 14-4).

4) 만성 기관지염

만성 기관지염(chronic bronchitis)은 임상적으로 가래를 동반한 기침이 적어도 3개월 동안 계속되어 이것이 2년 이상 지속된 상태를 말한다. 흡연이 가장 중요한 원인이 되며 담배 연기가 기도를 통하여 만성적인 자극을 일으켜서 발병된다. 병리학적으로 폐의 충혈과 부종, 점액샘의 비대 및 점액분비의 증가, 기관지 상피의 형성이상(dysplasia) 등을 관찰할 수가 있다.

VI 감염증

1) 세균 폐렴

폐렴은 폐에 염증이 발생한 것을 말하며 이때 폐 조직은 단단해진다. 전통적으로 세균성 폐렴(bacterial pneumonia)은 기관지 폐렴(bronchial pneumonia)과 대엽성 폐렴(lobar pneumonia)으로 구분한다.

기관지 폐렴은 폐가 국소적으로 경화되는 것으로 기관지염이나 세기관지염에서 폐의 염증이 확산되며 어린이나 노인에서 잘 볼 수 있는 염증이다. 대엽성 폐렴은 폐의 한 엽의 대부분 또는 전부가 세균성 염증에 빠지는 것으로 최근에는 항생제의 발달로 보기가 어렵다(그림 14-5).

2) 바이러스 폐렴과 마이코플라스마 폐렴

폐의 폐포 벽과 간질조직에 주로 염증을 일으키는 간질성 폐렴으로서 원인균으로 Mycoplasma pneumonia와 바이러스로 인플루엔자 바이러스, 호흡기 합포체 바이러스, 콕사키 바이러스 등이 있다. 병리학적 형태는 원인과 관계없이 유사하며 폐포 벽에 국한된 염증을 보인다. 임상 경과는 아주 다양하다.

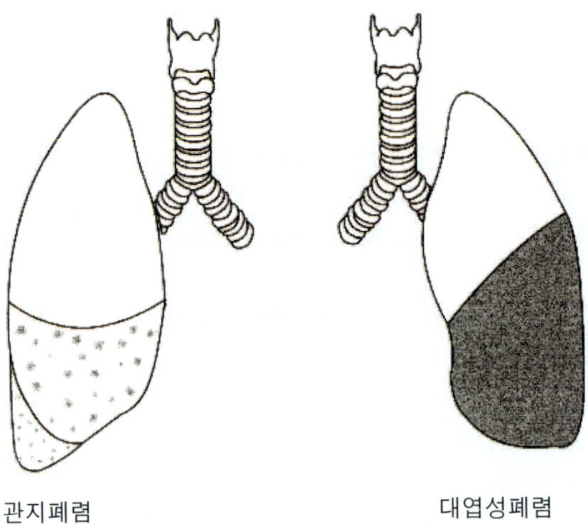

그림 14-5. 기관지 폐렴과 대엽성 폐렴.

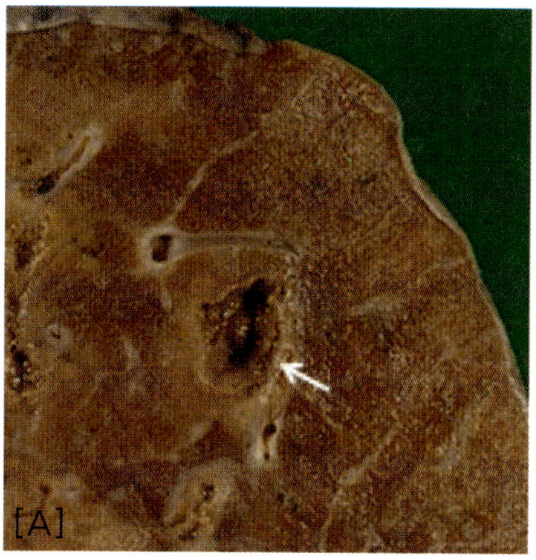

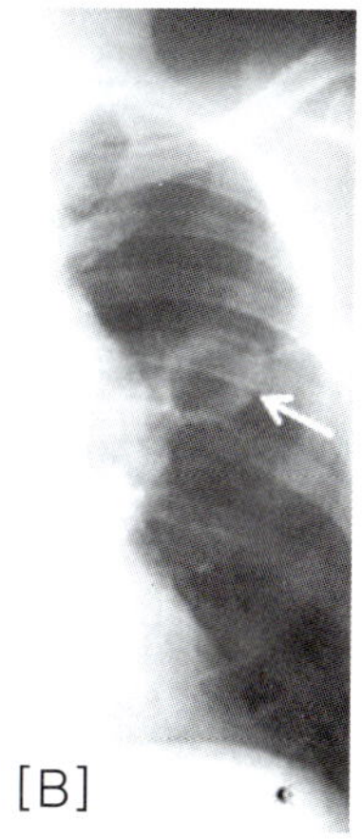

그림 14-6. 폐조직의 괴사로 원형의 공동을 형성
[A] 육안사진, [B] X-ray 촬영사진

3) 폐고름집

폐고름집 (lung abscess)은 폐조직의 괴사를 특징으로 하는 화농성 염증을 말한다(그림 14-6). 입과 인후의 수술, 부비동과 기관지 감염, 치과 감염, 기관지 확장증 등이 원인을 제공한다.

원인균으로는 Staphylococcus aureus가 가장 많다. 임상증상은 기관지 확장증과 유사하며 기침, 발열, 악취 나는 객담 등이 흔하다.

4) 폐결핵

폐결핵(pulmonary tuberculosis)은 Mycobacterium tuberculosis의 감염에 의하여 발생하는 질환으로서 19세기에는 전 세계적으로 호발 하였으나 20세기에 들어와서는 예방과 관리의 철저, 그리고 항결핵 약제의 발달로 급격한 감소를 보여 왔다. 그러나 최근 항결핵 약제에 대한 저항성 균주들의 출현과 더불어 AIDS(후천면역결핍증후군) 환자들의 기회감염이 증가되고 있다. 우리나라는 과거 결핵의 천국이라는 오명을 들었을 정도로 감염률이 높았으나 최근 들어 발병률이 많이 감소되고 있다. 그러나 아직도 약 1% 정도의 유병률을 보이고 있어 선진국 수준과는 거리가 있으며, 병원에 오는 환자들에서 흔하게 볼 수 있는 질병 중의 하나이다. 폐결핵은 원발 결핵과 속발 결핵으로 나뉜다(그림 14-7).

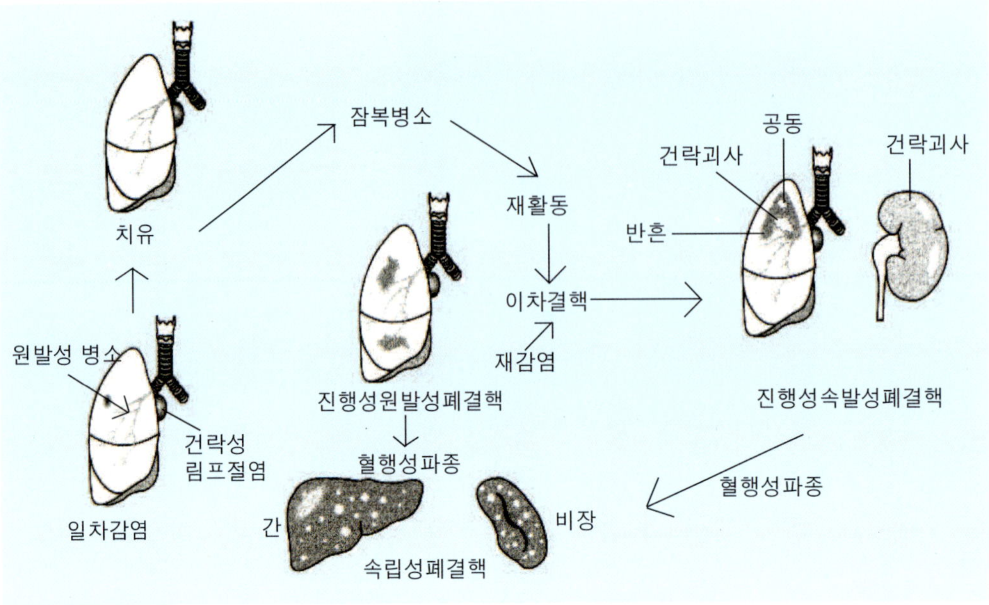

그림 14-7. 폐결핵의 종류.

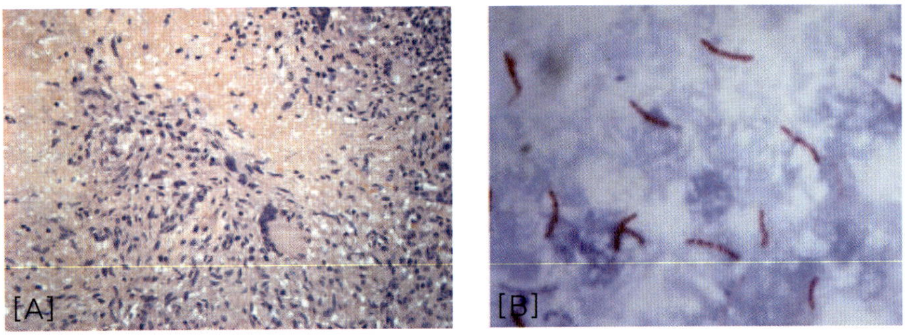

그림 14-8. 폐결핵.
결핵균에 의한 육아종성 염증반응[A]과 AFB 염색에서 결핵균이 보인다[B].

원발 폐결핵

원발 폐결핵은 결핵균에 처음으로 노출되어 감염되었을 때 발병하는 형태로써, 보통 폐하엽의 주변부에 육아종을 형성하고 종격동의 림프절에도 염증을 일으키는데 이들 두 병변을 합하여 Ghon 복합소(Ghon's complex)라고 한다(그림 14-8). 90%이상 대부분의 환자들은 증상이 없으며 병소는 괴사 후 섬유화를 거쳐 국소적으로 반흔을 남긴다.

속발 폐결핵

속발 폐결핵은 원발 폐결핵이 치유된 후 남아 있던 병소가 어느 정도 시간이 경과한 후 다시 활성화하거나, 원발 폐결핵에 의해 한번 결핵균에 감작되었던 사람에게 새롭게 감염이 되어서 나타나는 병이다. 따라서 이때는 원발 때와는 달리 결핵균에 대한 세포면역반응이 일어나게 되어 수많은 육아종이 형성되고 광범위한 조직괴사가 일어난다.

병변은 폐상엽의 폐첨부에서 가장 잘 형성되나 어디든지 병변이 퍼질 수 있으며 독특한 치즈양상의 괴사가 일어나고 공동화되거나 섬유화, 또는 석회화될 수도 있다. 지속적인 치료를 하면 완치가 가능하나 이를 소홀히 하면 속립 결핵, 객혈, 기관-늑막 누공 등의 합병증이 올 수 있다.

Ⅶ 폐종양

폐암은 전 세계적으로 암에 의한 전체사망률 중 가장 높은 비율을 차지하며 우리나라에서도 폐암으로 인한 사망이 뚜렷하게 증가하고 있는데 2005년의 통계를 보면 남성에서는 위암에 이어 2위, 여성에서는 5위를 차지하고 있다. 특히 65세 이상 환자에서는 남성에서는 1위 여성의 경우는 2위로 상승한다. 2008년 통계를 보면 우리나라에서 전체 암 사망률 중 폐암으로 인한 사망률은 모든 암중 1위이다.

1) 병 인

- 흡연 흡연과 폐암종의 발생 사이에 밀접한 연관성이 있음은 통계학적, 임상적인 관찰을 통해서 증명되었다.
- 산업적 유해인자 일본의 히로시마나 나가사키시의 원폭 피해자에서 폐암 발생률이 높은 것으로 보아 고농도이온화 방사선은 발암물질임을 알 수 있다.
- 대기오염
- 폐세포의 유전적 변이

2) 병리조직학적 분류

- 편평세포암종(squamous cell carcinoma) : 흡연과 가장 관련이 깊은 형태로 폐문부에 잘 생긴다. 조직학적으로 각질화(keratinization)와 결합체(intercellular bridge)가 특징적인 소견이다(그림 14-9).
- 샘암종(adenocarcinoma) : 샘암종 발생률은 계속 증가되었고, 현재 여성과 비흡연자에서 가장 흔한 폐암이다. 대부분 폐 변두리에 위치하고 조직학적으로 샘분화를 하거나 점액을 생성하는 악성종양세포로 되어 있다(그림 14-10).
- 소세포암종(small cell carcinoma) : 악성도가 가장 높은 종양으로 폐문부에서 잘 생긴다. 소세포암은 흡연과 밀접한 연관성을 가지며 폐암종 중에 가장 침습적이며 광범위하게 전이한다. 조직학적으로 종양세포는 비교적 크기가 작고, 세포질이 거의 없어 핵이 세포 대부분을 차지한다. 미세과립상의 염색질을 가지며 핵소체는 뚜렷하지 않은 것이 특징이다(그림 14-11).
- 대세포암종(large cell carcinoma) : 미분화 악성 상피종양으로, 종양세포는 핵이크고 핵소체가 뚜렷하며 중등도의 세포질을 갖는다.

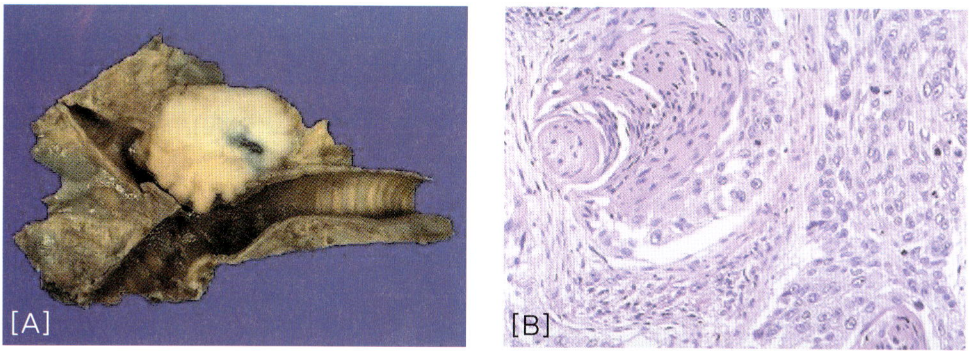

그림 14-9. 편평세포암종.

[A] 폐 기관지에서 발생한 종괴, [B] 편평상피의 특징인 각질화

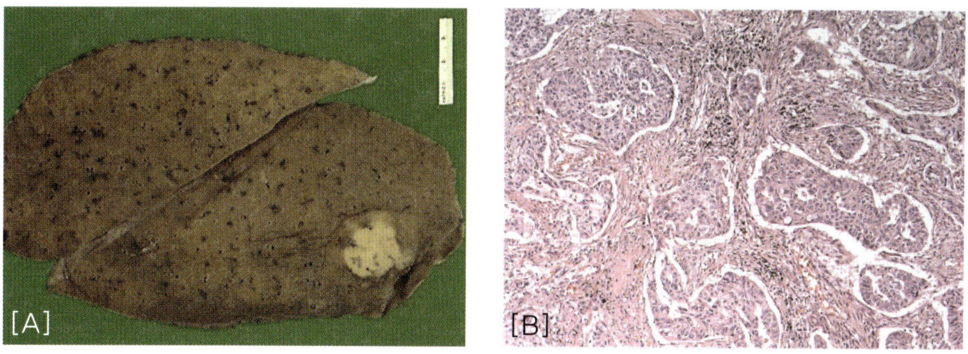

그림 14-10. 샘암종

[A] 폐 주변부에 위치한 종괴, [B] 샘 또는 관 모습을 보이는 종양 세포

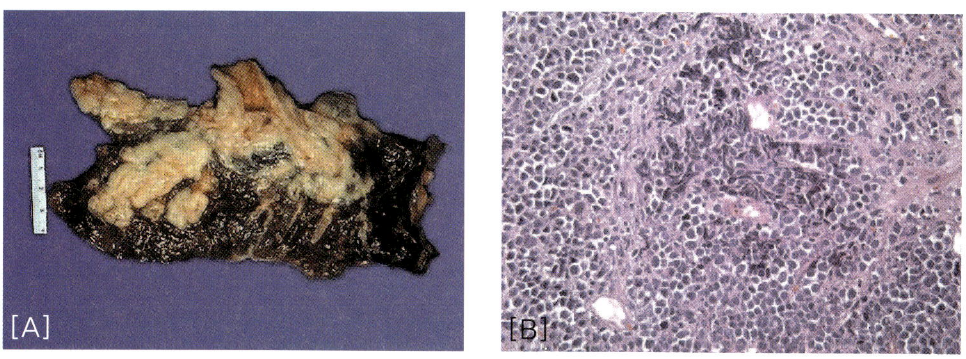

그림 14-11. 소세포암종

[A] 폐 기관지에서 발생한 소세포암의 육안소견, [B] 과염색된 핵을 갖는 종양세포

3) 임상 양상

기관지암의 증상은 보통 기침, 객혈, 체중감소, 흉통, 그리고 말기에는 폐의 기회감염 등이 온다. 소세포암종은 진단시에 이미 다른 장기에 전이가 되어있기 때문에 수술 치료는 하지 않고 화학요법을 실시한다.

Ⅷ 흉막

대부분의 가슴막(pleura) 질환은 폐질환에 의한 이차적인 질환이다.

1) 가슴막유출

가슴막강 안에 액체가 고인 것을 말하며 다음과 같은 경우에 발생한다.

- 혈액압이 증가할 때(예 : 심장기능상실)
- 혈관의 투과성이 증가할 때(예 : 폐렴)
- 혈관내 삼투압이 감소할 때(예 : 신증후군)
- 가슴막강 내의 음압이 증가할 때(예 : 무기폐)
- 림프관이 막혔을 때(예 : 종양전이)

2) 가슴막염

- 장액·혈액 가슴막염 : 폐의 염증(결핵, 폐렴, 고름집, 기관지확장증 등)이나 전신성 질환(류마치스 관절염, 요독증)시에는 가슴막강 안에 붉은 색깔을 띤 액체가 고인다.
- 화농 가슴막염 : 가슴막강 안에 고름이 차는 것을 말한다.
- 출혈 가슴막염 : 가슴막강 안에 출혈이 되는 것으로 악성 종양일 때 잘 관찰된다.

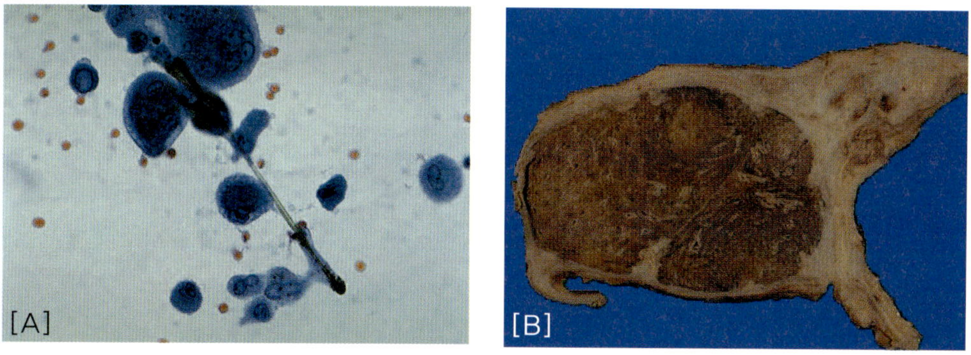

그림 14-12. 석면과 악성중피종.
탐식거대세포와 가늘고 긴 석면[A], 석면에 의한 흉막의 악성 중피종[B]

3) 악성 중피종

악성 중피종(malignant mesothelioma)은 가슴막을 피복하고 있는 중피세포가 악성화된 것으로써 비교적 드문 가슴막 종양이다. 중피종 환자의 90%는 직업적으로 석면에 장기간 노출된 과거력이 있다. 임상적으로 흉통, 호흡곤란, 반복되는 가슴막유출 등이 나타난다(그림 14-12).

15 소화기계
Digestive System

구강 및 침샘

1. 구강

입안은 비각화성 중층 편평세포의 점막으로 덮여 있고 치아 및 치주조직, 혀 및 턱뼈로 구성된다. 입안병변은 치아나 입안점막에 고유한 국소 질환으로 나타나거나 전신질환의 한 증상으로 출현되기도 한다.

1) 발육 이상

입천장갈림증

입천장갈림증(구개열, cleft palate)는 위턱뼈에 나타나는 기형 중 가장 흔하며 흔히 여러 형태의 입술갈림증(구순열, cleft lip)과 합병되는 경우가 많다(그림 15-1). 다양한 환경인자에 의해서 초래되며 Down 증후군과 같은 유전성 질환의 한 증상으로 나타날 수도 있다.

2) 입안점막의 질환

감염성 질환

- 포진 입인염 : 제 1 형 단순포진 바이러스 감염에 의한 질환으로 입술포진이 가장 흔한 형태이며 구각부에 수포를 형성하며 수포가 파열되면 궤양을 형성하지만 대부분 2주내에 자연 치유된다(그림 15-2[A]).

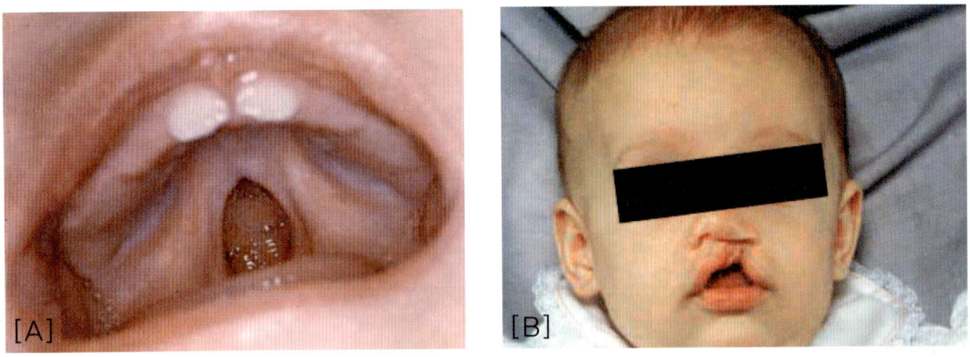

그림 15-1. 입천장갈림증과 입술갈림증.

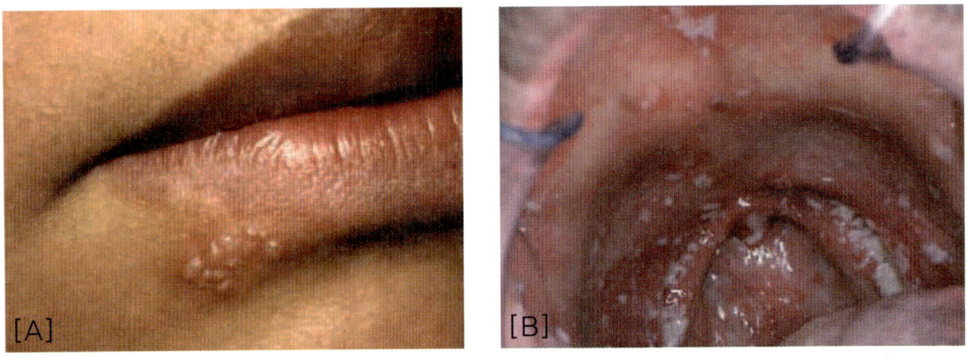

그림 15-2. 포진 입안염[A]과 칸디다증[B].
입술주변에 수포성 포진[A]과 칸디다증에 의한 입안점막에 백태 형성[B]이 보인다.

- 칸디다증 또는 아구창 : Candida albicans는 정상적으로 입안에 상존하고 있다가 기회감염을 일으킨다. 특히 만성 소모성 질환이나 면역억제제 투여 및 화학요법을 받은 경우에 흔히 나타난다. 임상적으로는 입안점막에 우유빛의 백태를 형성하는데 벗기려 하면 출혈이 일어난다(그림 15-2[B]).
- 아프타 구내염 : 입안점막, 혀, 입술 등에 통증이 심한 궤양성 병변을 일으킨다. 원인은 확실치 않으나 바이러스, 마이코플라스마, 과민반응 및 자가면역반응, 심리적 요인이나 영양장애 때문에 발생하는 것으로 생각된다. 현미경적 소견으로는 궤양에 의한 비특이적인 염증소견과 혈관주위의 림프구 침윤 및 혈전증이 보인다.

각화성 질환

■ 백색반증

백색반증(leukoplakia)은 장기적인 자극에 의해 입안점막에 백색 병변이 발현되는 것으로, 상피의 비특이적인 각화과다 현상이다. 비타민 A 결핍, 흡연, 기계적 자극 등이 원인이지만 원인불명의 것도 많다. 40세 이상의 남자에 많고 이형증이 동반되면 전암 병변으로 간주된다.

■ 편평태선

편평태선(lichen planus)는 점막에 망상구조의 백선이 나타나며 현미경적 소견은 이상각화증, 기저세포의 공포변성 및 점막하조직에 있는 혁대모양 림프구의 침윤이 보인다.

종양형 병터

■ 점액낭종

점액낭종(mucocele)는 침샘에서 분비되는 점액이 저류된 국소적인 염증반응을 말하며, 대부분 작은 크기의 백색 낭(cyst)모양 구조를 만든다.

■ 화농성 육아종

육아조직의 염증성 증식으로 치은에 작은 적색의 결절 및 궤양으로 나타난다. 임신 중에 흔히 발생되며 과거에는 임신종이라고 하였다.

턱뼈 낭

가장 흔한 형태인 치근낭(radicular cyst)은 염증성으로 야기되며 치근단 육아종이 상피화하여 발생한다.

치성 종양

사기질모세포종(법랑모세포종, ameloblastoma)이 가장 흔한 양성 종양으로 임상적으로는 침윤성 증식과 재발을 잘 하기 때문에 광범위 절제술이 필요하지만 전이는 거의 발생하지 않는다. 드물게 악성화 하는 일이 있다.

비치성 종양

■ 비치성 양성 종양

거의 모든 형태의 상피성 및 결체조직 기원의 양성 종양이 입안내에 발생 할 수 있다. 유두종, 섬유종, 혈관종 등이 빈번히 관찰되며 그외 점액종, 신경섬유종, 거대세포종 등이 있다.

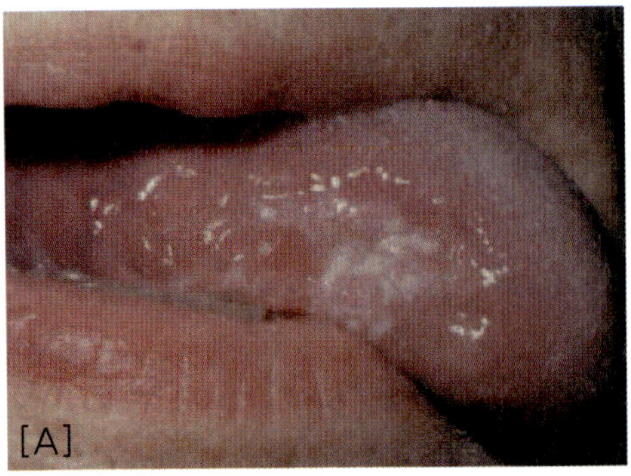

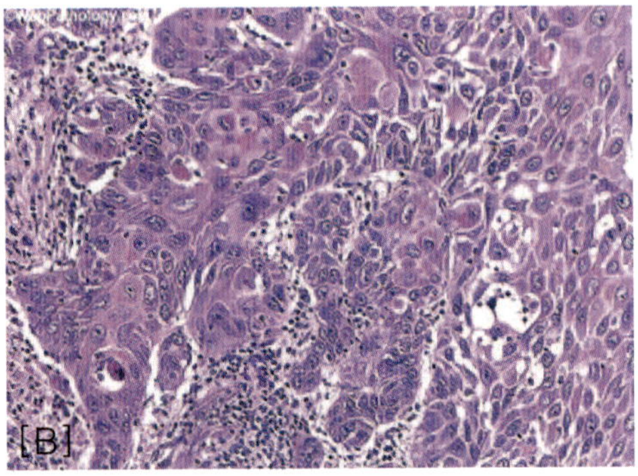

그림 15-3. 혀의 편평세포암종의 육안소견[A] 및 조직소견[B].
혀 점막에 궤양을 동반한 결절[A]과 침윤성 편평세포암[B]이 관찰된다.

■ 비치성 악성 종양

입안내 악성 종양의 95%가 편평세포암종이며, 아래입술(48%), 혀(20%) 및 입안 기저부(15%)에서 주로 발생한다(그림 15-3). 흡연을 즐기는 남성에서 호발하며 껌, 담배나 음주도 유발인자로 작용한다.

혀나 입안 점막에서 무통성의 결절상 반점으로 시작되어 궤양을 형성한다. 점차 진행됨에 따라 혀가 고정되어 발음이나 연하운동에 장애를 초래한다. 초기에 경부 림프절로 전이를 잘 일으킨다.

II 침샘

침샘은 큰침샘(major salivary gland)과 작은침샘(minor salivary gland)으로 구분되며, 큰침샘은 쌍으로 구성되는 귀밑샘, 턱밑샘, 혀밑샘이 있다.

1) 염증성 병변(Sjogren Syndrome)

건성 각결막염과 입안건조증을 주증상으로 하며 류마토이드 관절염 등 자가면역질환을 수반하는 질병이다. 40세 이상의 여성에서 주로 빈발하며 귀밑샘 외에 턱밑샘, 눈물샘에서도 변화가 나타난다. 침샘이 종창되며 림프구들의 침윤으로 샘방이 위축된다.

볼거리

볼거리는 소아에서 귀밑샘의 염증 및 종창을 특징으로 하는 급성 접촉성 바이러스 질환이다. 이는 또한 췌장, 고환, 난소 등 다른 전신장기를 침범하기도 한다.

호흡방울 감염에 의하여 전염되며, 2~4주의 잠복기 이후에 양측성의 귀밑샘 비대를 주로 보인다. 고환염을 유발한 경우 드물게 불임의 원인이 될 수도 있다.

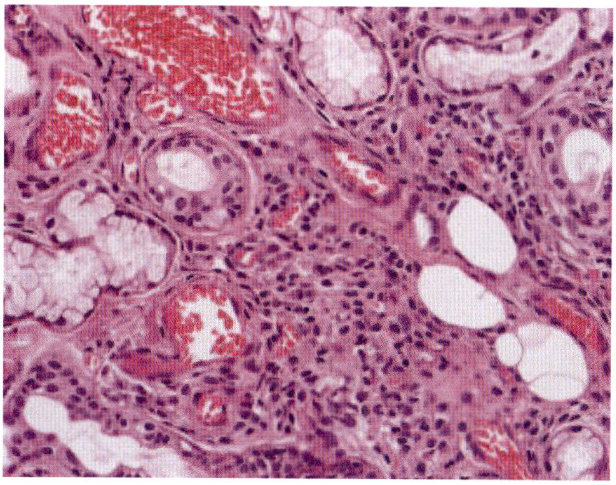

그림 15-4. 쇼그렌 증후군. 중증도 림프구 및 형질세포의 침윤으로 침샘의 위축소견이 보인다.

2) 종 양

양성 종양

다형성 샘종(pleomorphic adenoma)은 침샘 종양 중에서 가장 흔히 발생하는 종양으로서, 30~40대 여성에서 호발한다. 기원에 대해서는 여러 가지 설이 있으나 사이관(intercalated duct)의 근상피세포(myoepithelial cell)에서 기원한다는 설이 유력하다.

임상적으로 무통성의 완만한 증식을 하며, 80%가 귀밑샘에서 발생한다. 육안소견에서 종괴는 피막으로 싸여 있으며 절단면은 황백색 또는 회백색의 단단한 양상을 보인다. 조직학적 소견은 소관이나 샘모양의 상피성 구조와 점액성 기질, 연골, 드물게는 뼈조직의 간엽성 구조가 혼합된 소견을 보인다(그림 15-5). 양성 종양이나 종괴의 적출만 행한 경우 재발률이 높다.

악성 종양

■ 점막표피모양암종

점막표피모양암종(mucoepidermoid carcinoma)은 점액분비세포, 편평세포, 중간세포들이 다양하게 혼합되어 있는 종양으로 귀밑샘에 호발하고 육안적으로 부분적인 피막 형성을 보이지만 완전한 피막은 드물고 귀밑샘 부위에서 발생하였을 때는 안면신경마비도 보일 수 있다.

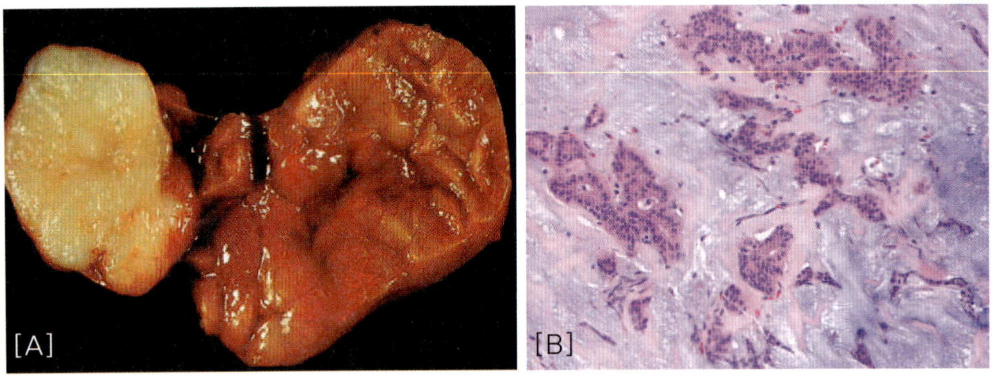

그림 15-5. 다형성 샘종의 육안사진[A]과 조직소견[B].

피막으로 싸여 있는 황백색 의 단단한 종괴가 관찰된다[A]. 소관이나 샘모양의 상피성 구조와 점액성 기질 및 연골의 간엽성 구조가 혼합된 소견이 보인다.

■ 샘모양낭암종

샘모양낭암종(adenoid cystic carcinoma)은 샘암종의 일종으로 입안에서는 구개점막이 호발부위이다. 50~60대에서 호발하며 국소적인 통증, 귀밑샘의 경우 안면신경마비 등을 유발하며 궤양을 형성하기도 한다.

조직학적으로 기저세포와 유사하게 핵이 원형이고 농염된 핵을 지닌 입방 또는 다각형의 종양세포들이 사상, 관상 또는 충실성의 구조를 형성하는 소견이 특징이다.

■ 악성 다형성 샘종

양성 다형성 샘종이 조직학적으로 악성변화를 보이는 경우로, 장기간 지속된 양성 종양이 급격히 증식하면서 국소적인 통증이나 안면신경마비, 피부나 점막의 유착 또는 궤양형성 등이 있으면 일단 악성화를 의심하여야 한다.

조직학적으로는 실질세포가 풍부하고 이들 세포의 형성이상, 핵분열 등이 보이며 피막 형성은 없다.

식도

식도는 인후와 위를 연결하는 관상구조로 그 길이가 약 23~25㎝이며 중층 편평세포의 점막으로 덮여 있고 그 밑에 점막하층이 있다. 근층은 상부 1/3은 횡문근, 하부 2/3는 평활근으로 이루어져 있으며 장막은 없다.

I 선천성 기형

1) 식도폐쇄 및 샛길

식도의 선천성 기형 중 가장 흔히 보이는 것으로 약 95%에서 기관지와 샛길(fistula)을 형성하는데, 그중 80~90%가 상부 식도는 막혀 있고 하부는 기관과 샛길을 형성하는 형태이다(그림 15-6).

2) 식도 협착

식도 내강의 협착은 선천성으로 올 수 있고, 이차적으로는 이물, 식도벽의 손상, 종양, 또는 식도가 외부로부터 압박을 받는 경우에도 일어날 수 있다. 선천성인 경우 수유곤란으로 일찍 발견된다.

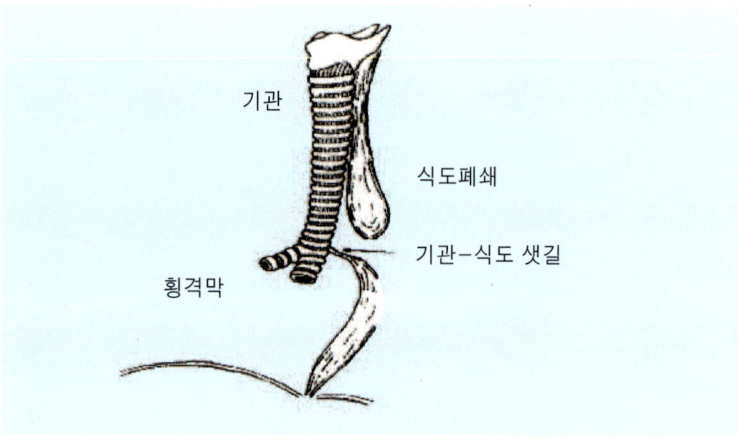

그림 15-6. 기관-식도 샛길을 동반한 식도폐쇄.

II 염증 및 기타질환

1) 식도염

식도염을 유발시키는 소인으로는 여러 가지가 있으나, 그중 대표적인 것은 다음과 같다.

- 위 내용물의 역류(가장 흔함)
- 자극성 물질이나 지나치게 뜨거운 음식물을 삼킨 경우
- 요독증이나 균혈증, 캔디다와 같은 진균증 등에 이환된 환자의 경우 원인균의 직접감염
- 항생제나 항암제 투여, 방사선 조사에 의한 자극
- 이식편에 대한 숙주반응

2) 바렛 식도

위내용물의 역류가 빈번한 환자에서 식도에 술잔모양세포(goblet cell)를 동반한 특수 원주상피가 존재하는 것을 바렛 식도(Barrett esophagus)라고 한다(그림 15-7).

바렛 식도는 소화성 궤양을 일으킬 수 있고 드물게는 샘암종이 발생할 수도 있다.

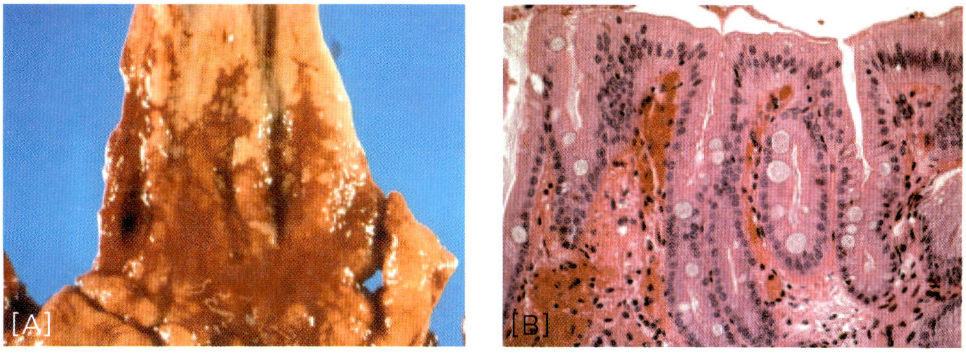

그림 15-7. 바렛 식도의 육안사진[A] 및 현미경 소견[B].

위-식도 경계면 위로 불규칙한 위점막이 관찰되고[A], 술잔모양세포(goblet cell)를 동반한 원주상피[B]가 보인다.

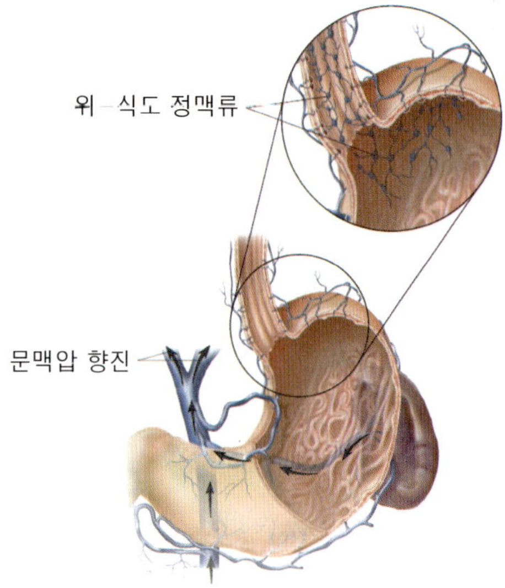

그림 15-8. 위-식도 정맥류

3) 식도 정맥류

간경변증 등에 의해 문맥압이 항진되면 측부 순환의 일환으로 식도하부의 점막하층에 있는 혈관의 압력이 높아져 혈관이 확장되어 부풀어 오르고 꼬불꼬불하게 되는 것을 말한다(그림 15-8). 파열되기 전 까지는 증상이 없으며, 파열되면 심한 토혈을 일으키게 되고 이로 인해 사망하기도 한다.

III 종 양

1) 양성 종양

식도에는 각종 양성 종양이 발생할 수 있고 평활근종이 가장 흔하다. 그 외 섬유종, 지방종, 혈관종, 신경섬유종, 편평세포 유두종 등이 있다.

2) 악성 종양

식도에서 가장 흔한 악성 종양은 편평세포암종이다. 이외에 샘암종과 미분화 암종이 각각 5~10%를 차지한다. 암의 원인은 잘 알려져 있지 않지만 선행 식도 질환과 주위 환경인자가 중요하다. 식도암의 발생빈도는 식도염, 식도경련, 양잿물에 의한 협착 및 식도게실이 있는 환자에서 더 높고 바렛 식도를 가진 환자에서 샘암종이 발생할 수 있다. 또한 알코올, 담배, 뜨겁고 양념이 많은 음식 등이 식도암을 일으키는데 기여한다고 알려져 있다.

편평세포암종의 발생부위는 식도의 중간 1/3 지점이 50%로 가장 흔하며, 하단 1/3이 30%, 상단 1/3이 20%를 차지한다. 육안적으로 식도내강으로 폴립모양으로 증식하는 형태가 가장 흔하며(60%), 궤양형이 25%를 차지하고, 미만성 침윤형이 있다(그림 15-9). 샘암종은 바렛 식도나 이소성 위점막에서 드물게 발생한다(그림 15-10). 식도의 악성 종양은 타 장기의 악성 종양에 비해 그 예후가 매우 불량하다.

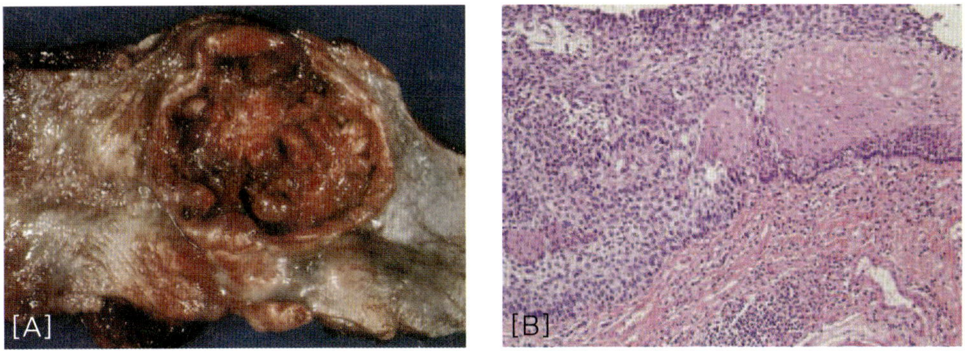

그림 15-9. 식도 편평세포암의 육안사진[A]과 현미경 소견[B].
식도내강으로 궤양을 동반한 암종이 보이고[A], 침윤하는 편평세포암[B]이 관찰된다.

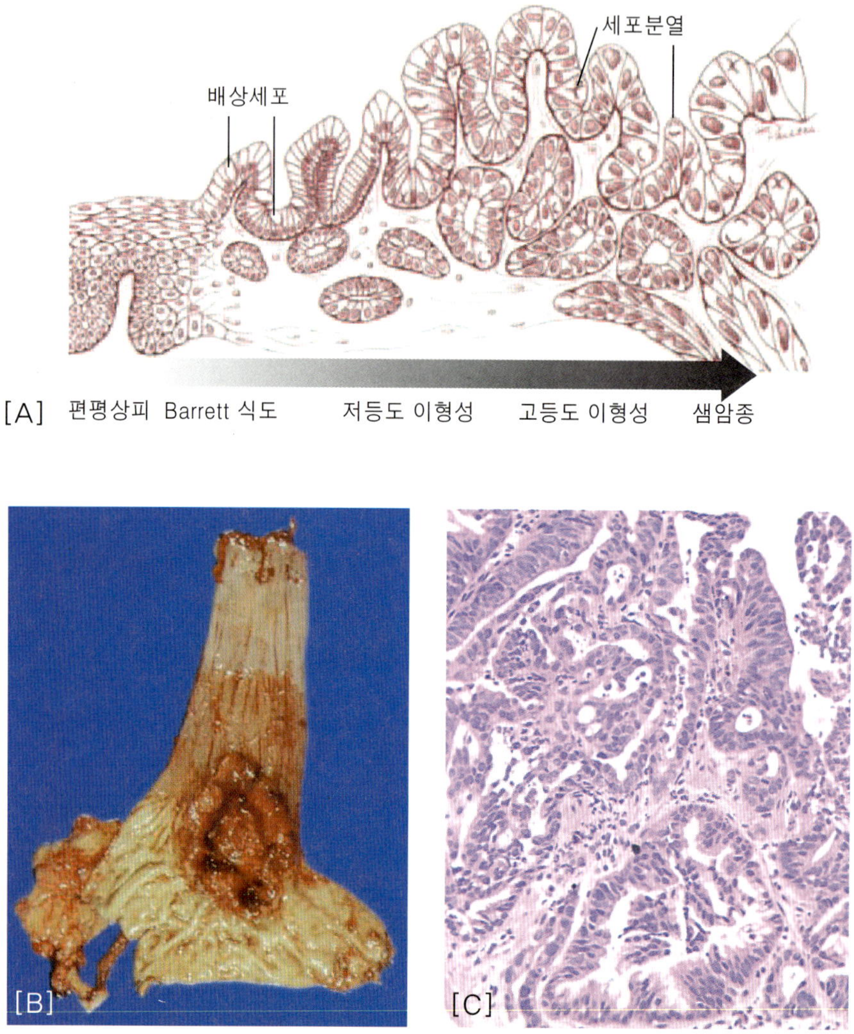

그림 15-10. 식도 샘암종.

바렛식도의 샘암종 발생[A], 위-식도 경계부위에서 궤양을 동반한 암종의 육안사진[B] 및 침윤하는 샘암종[C]이 보인다.

위

위(stomach)는 식도와 십이지장과의 사이에 있는 주머니 모양의 장기로 음식물을 일시 저류하면서 물리적인 운동과 위액을 분비해 소화시키는 동시에 소화에 관련된 여러 종류의 호르몬을 분비한다. 식도로부터 들어오는 입구를 분문, 십이지장으로 나가는 출구를 유문이라고 하며 양자를 연결하는 내측의 만곡을 소만, 외측의 큰 만곡을 대만이라고 한다. 소만의 반쪽에 위에 졸린 곳이 있어 위각이라고 하고 이 가장자리에는 궤양이나 암이 발생되기 쉽다. 위는 분문부, 기저부, 체부, 전정부 및 유문부 등으로 나눈다(그림 15-11).

위벽은 소화관의 다른 부위와 마찬가지로 점막층, 점막하층, 고유근층 및 장막으로 구성되어 있다. 점막에는 표면상피에 계속되어 위소와라고 부르는 원주상피로 된 소관상 구조가 상반부에 있고 그 밑에 위샘이 정렬되어 점막의 하반부를 차지한다. 위체부에는 위저샘이라고 하는 위 특유의 복잡한 샘이 있고 pepsin을 분비하는 주세포, 염산과 내 인자를 분비하는 벽세포(parietal cell) 및 점액을 분비하는 점액경세포가 있다(그림 15-11).

분문부와 유문부의 위샘은 비교적 구조가 간단한 점액샘으로 각각 분문샘, 유문샘이라고 부르며 샘세포 사이에 gastrin, histamine, serotonin, somatostatin 등을 내는 내분비세포가 산재한다. 위의 점막상피는 특히 전정부에 있어서 작은창자 및 큰창자의 상피형태를 취하고 술잔모양세포(goblet cell)나 Paneth 세포가 출현하는 장형화생을 동반할 수 있다.

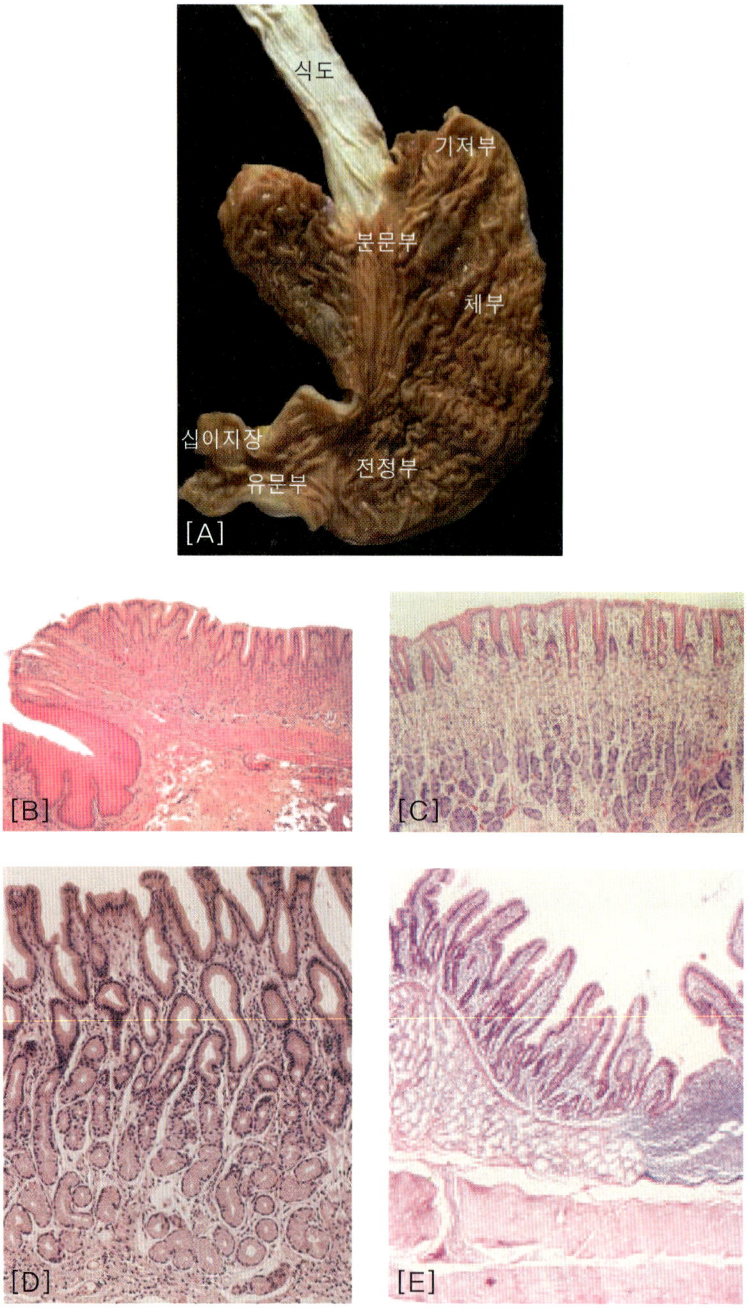

그림 15-11. 위의 구조(A to E).

위의 해부학적 구조 및 명칭[A]. 식도-분문부[B], 기저부와 체부[C], 전정부[D], 및 십이지장[E].

I. 선천성 질환

선천성 유문협착

선천성 유문협착(congenital pyloric stenosis)은 윤상근의 비대에 의해서 일어나고, 남아에 많고 첫아이에 많다. 생후 1주일까지는 증상이 없으나, 2주일 경과후 부터 음식물의 역류나 분출성 구토를 보인다.

II. 위 염

1) 급성위염

염증을 일으키는 자극이 급격히 위점막에 작용했을 때에 일어난다. 심한 증상 때에는 미란 또는 궤양도 함께 일어난다. 원인으로서 아스피린 남용, 알코올 과음, 과도한 흡연, 식중독, 스트레스 등이 있다.

2) 만성위염

만성 위염의 조직상으로서 점막 고유층에 림프구, 형질세포의 침윤, 림프여포의 출현, 위샘이나 위소와의 위축이나 소실 혹은 반대로 이들의 증식, 장형화생, 위샘의 소낭포상 확장, 위저샘의 유문샘화, 점막의 섬유화, 점막근판의 비후 등이 있다.

만성 표재성 위염

점막 1/3의 점막 고유층에 현저한 림프구와 형질세포의 침윤이 있다. 위샘의 위축은 없다. 다른 형의 만성 위염과 공존하는 것이 보통이다

위축성 위염

만성 위염 중 대표적 형태로 점막 고유층의 염증세포 침윤이 더 심해지고 상피성분의 위축성 변화가 가벼운 정도로부터 중등도까지 보인다. 원주상 흡수세포, 술잔모양세포, Paneth세포 등이 출현하는 장형화생이 눈에 띈다(그림 15-12).

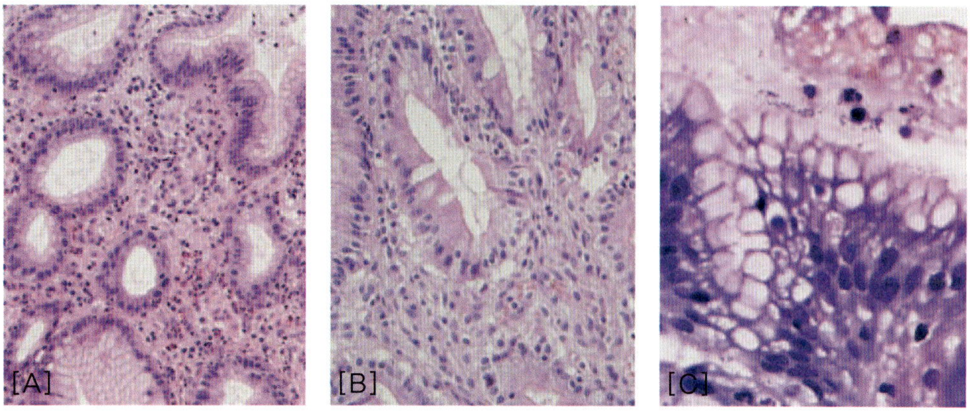

그림 15-12. 위염 (A to C).

점막 고유층의 상피성분의 위축성 변화와 염증세포 침윤[A], 장상피 화생[B] 및 상피세포 표면의 점막층에 존재하는 *Helicobacter pylori*[C]가 보인다(Giemsa stain).

비대성 위염

위샘이나 위소와의 과형성으로 점막의 비후가 확실한 것을 비대성 위염이라 한다. 위축성 위염과 공존해서 부분적으로 점막의 비대를 나타내는 경우가 많다.

3) Helicobacter 위염

점막 상피세포 표면의 점막층에 존재하는 *Helicobacter pylori*가 원인이 되는 위염으로, 보편적인 만성 위염의 소견을 보이나 호중구의 침윤이 점막 고유층 상부에 나타난다. 균은 Giemsa 염색 또는 Warthin-Starry 은염색 등에 의해 확인될 수 있으며 폭 0.5㎛, 길이 3.5㎛의 파상의 S자 모양을 하고 있는 간균이다(그림 15-12[C]). 특히 우리나라는 감염율이 매우 높아 관심의 대상이 되고 있다.

III. 궤 양

1) 급성 궤양

급성 궤양의 원인으로서는 스트레스, 두부 외상이나 뇌수술, 시상하부의 질병 등이 있다. 급성 스트레스 궤양은 스트레스 뒤 수 시간 내지 수주 사이에 일어나고 궤양은 얕다. 조직학적으로는 궤양저의 표면에 괴사층이 있고, 그 아래쪽에 부종, 섬유소 침착과 호중구 침윤이 보인다.

2) 소화성 궤양

소화성 궤양(peptic ulcer)은 산과 펩신에 노출된 위장관의 어떤 곳에서도 발생할 수 있는 질환으로서 대개 만성적인 경과를 취한다. 발생 부위는 십이지장(특히 제 1부), 위(특히 전정부), 바렛 식도, 위 장관 문합부 및 이소성 위점막 순으로 잘 생기나 거의가 십이지장 및 위에서 발생한다. 급성 궤양에 비해 호발 부위가 명확해서 위에서는 소만을 따라 약간 후벽에 일어나고, 십이지장 궤양은 보통 유문륜 바로 아래의 팽대부에서 생긴다.

임상적으로 십이지장 궤양에서는 대개 공복시 통증을 호소하나, 위궤양에서는 식후에 통증을 호소하기도 한다. 궤양의 수는 1개가 대부분 이지만 2개 이상의 것도 적지 않다. 크기는 보통 직경이 수 ㎜에서 수 ㎝까지로, 드물게 주먹만한 크기의 거대 궤양도 있다. 형태는 원형 또는 타원형이 대부분이다. 궤양 변연부의 점막은 주위 점막과 높이가 같거나 약간 융기되어 있다.

현미경적 소견을 보면 기저부의 표면에서부터 괴사성 섬유소성 물질로 덮힌 얇은 표층, 호중구를 주로 한 비특이적 세포 침윤층, 단핵구 침윤을 보이는 육아조직층, 섬유성 반흔 조직층의 순으로 비교적 분명히 구분되는 4층을 보인다. 조직학적으로는 궤양저나 궤양연의 반응으로 수복되고 특히 육아조직의 형성과 섬유화가 명확한 것이 특징이다(그림 15-13).

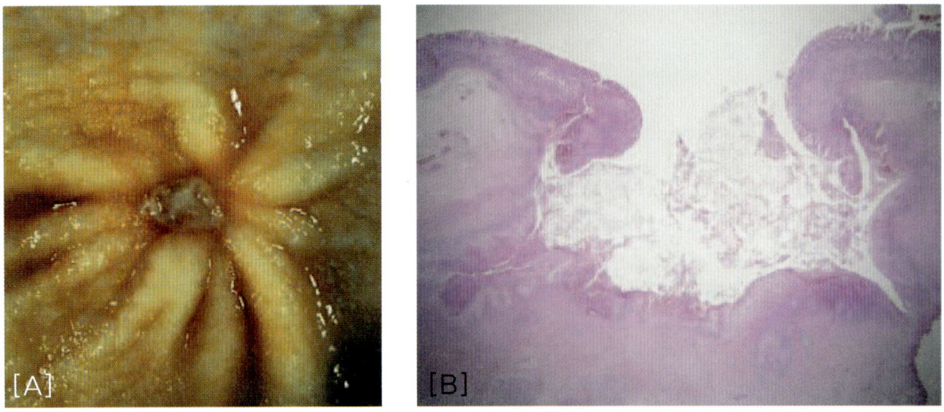

그림 15-13. 위궤양의 육안사진[A] 및 조직소견[B].

점막궤양은 경계가 날카롭고 기저부는 괴사성 물질로 덮혀있다[A]. 근육층까지 궤양이 형성되어 있으며 염증반응, 육아조직 형성 및 섬유화가 보인다[B].

만성 궤양의 원인으로는 위산과 pepsin 분비 및 점막 방어기능과의 균형장애가 있다. 십이지장 궤양은 주로 과다한 위산에 대한 십이지장 점막의 과도한 노출에 기인하고, 위궤양은 주로 위산에 대한 위점막의 방어기능의 손상과 관련되어 있다. 또한 췌장성 샘종이나 위와 십이지장의 gastrin종이 gastrin을 과잉 분비하여 위산분비 과다를 일으키고 위나 십이지장에 궤양을 초래하기도 하는데, 이를 Zollinger-Ellison 증후군이라고 한다. 소화성 궤양은 간경변, 만성 췌장염, 만성 폐쇄성 폐질환, 만성 신부전증, 부갑상샘 기능항진증, 만성 류마티스 관절염에서 일어나기 쉽다.

IV 종양 및 종양성 병변

1) 폴립

증식폴립

폴립 중에서 가장 많은 것으로 대부분은 전정부에 발생하지만 위체부에도 많다. 크기는 2㎝를 넘지 않는 융기형 병변으로, 작은 것은 무경형이지만 커지면 유경형 또는 분엽상으로 된다.

조직학적으로는 위소와의 과형성과 확장, 위샘의 과형성과 확장, 염증세포 침윤 부종, 모세혈관의 신생을 동반하는 섬세한 간질로 구성되어 있다. 큰 것은 표면에 미란을 동반하는 것이 많다(그림 15-14).

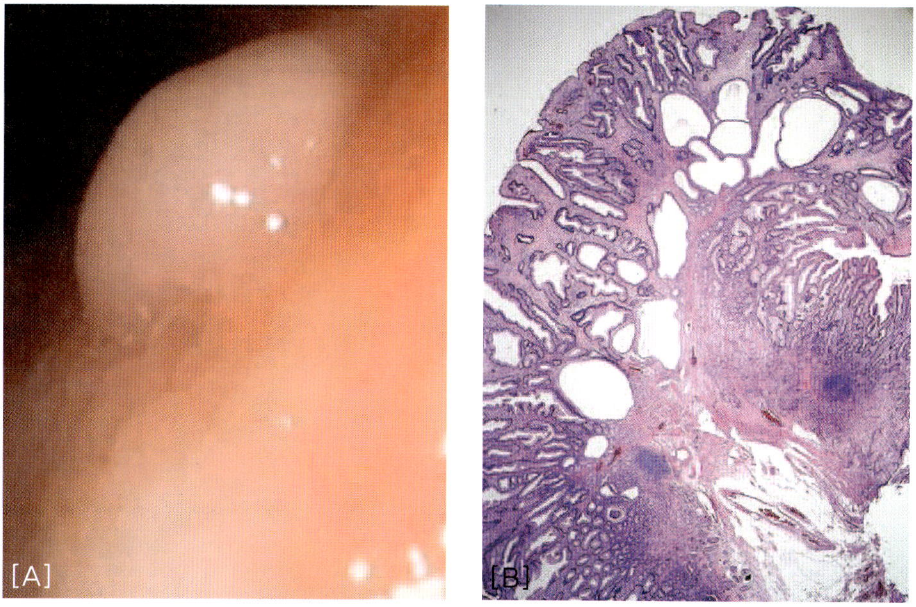

그림 15-14. 증식폴립의 내시경 사진[A] 및 조직소견[B].

점막에 무경형 폴립이 보이고[A], 위소와 및 위샘의 과형성과 확장, 염증세포 침윤 및 부종이 보인다[B].

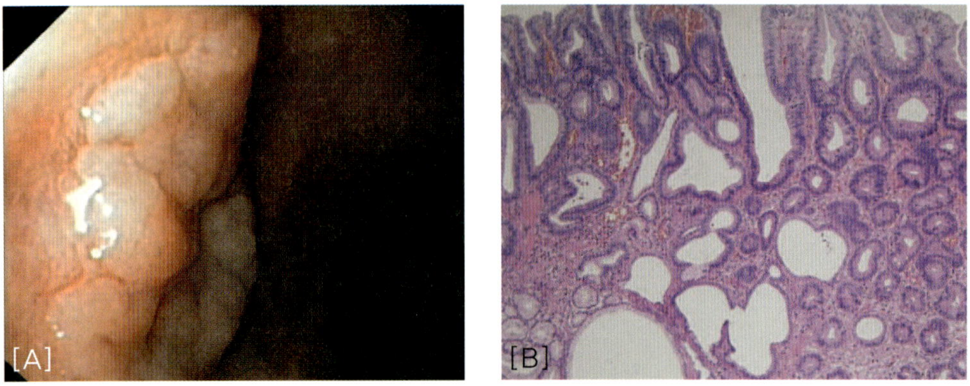

그림 15-15. 샘종의 내시경 사진[A] 및 조직소견[B].
점막에 무경형 융기된 폴립이 보이고[A], 형성이상을 보이는 원주상피로 구성되어 있다[B].

샘종

샘종(adenoma)은 종양의 성격을 갖는 상피세포 병변으로 대부분은 전정부에 위치하고 보통 단일성이다. 대부분은 직경 2㎝ 이하이나 그 이상의 것도 있다. 육안적으로 무경형 내지 편평형, 융기를 나타내고, 조직학적으로는 관샘종으로 형성이상 원주상피로 구성되어 있다. 형성이상 샘관은 보통 융기병변의 상층에서 보이고, 하층에는 유문샘이 있으며 그 일부가 확장되고 소위 2층 구조가 보인다. 샘종에 있어서 암의 합병률이 높다(그림 15-15).

Peutz-Jeghers 폴립

입술, 입안, 입주변, 손, 발 및 피부의 색소 침착과 위장의 점막 폴립을 합병하는 상염색체 우성의 유전성 질환인 Peutz-Jeghers 증후군 때에 보이며 대부분은 다발성이다. 조직학적으로는 수지상으로 분지하는 점막근판을 축으로 해서 과도한 증식을 보이는 상피성분으로 이루어진다(그림 15-16).

유년폴립

확장된 소와와 염증세포 침윤을 동반하는 점막 고유층으로 구성되어 있다. 성인에서도 발생하고 위와 장의 양쪽에 용종성으로 다발하는 것이 많다(그림 15-17).

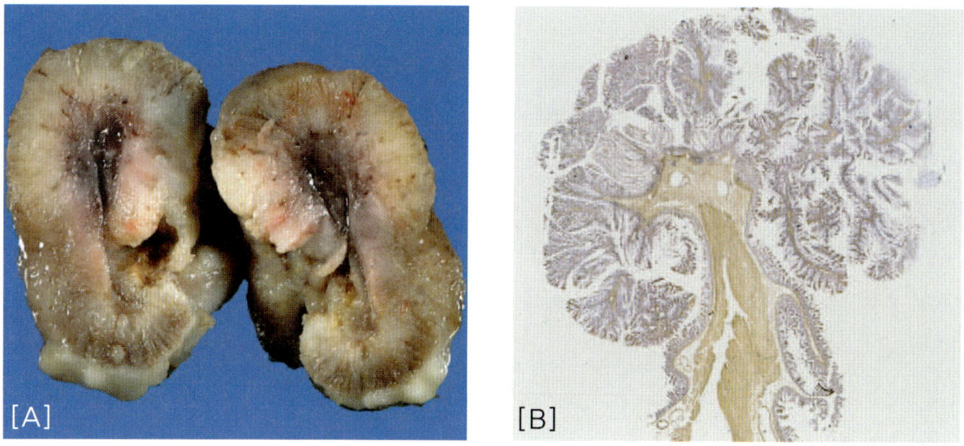

그림 15-16. Peutz-Jeghers 폴립의 육안사진[A] 및 조직소견[B].

폴립의 절단면[A]과 수지상으로 분지하는 점막근판과 상피세포의 증식[B]이 보인다(Smooth muscle actin stain).

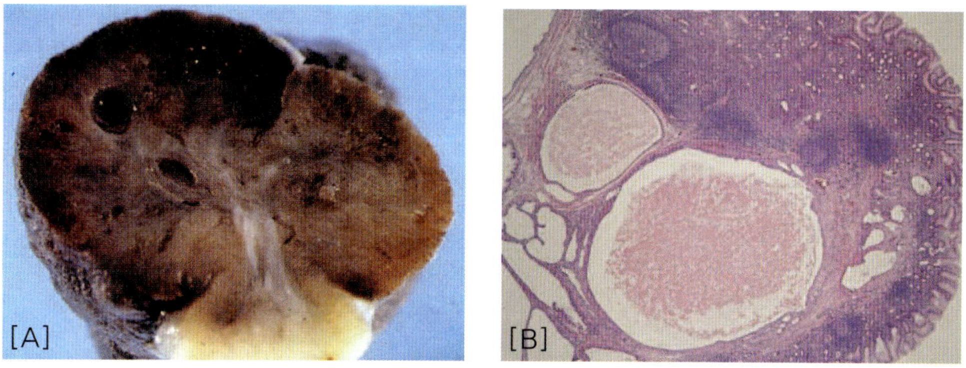

그림 15-17. 유년폴립의 육안사진[A] 및 조직소견[B].

출혈을 보이는 폴립의 절단면[A]과 염증세포 침윤 및 과도하게 확장된 낭성 샘구조[B]가 보인다.

2) 위암

위암은 우리나라에서 이환율, 사망률과 전체 악성 종양의 제 1위로 약 30%를 차지한다. 50~70세에 호발 하지만 40세 이하의 젊은이에도 적지 않고 남녀 비율은 1.5~2 : 1이다. 위암의 빈도는 인종에 따라 현저한 차이가 있는데 우리나라와 일본에서는 많지만 미국 백인에게는 적다. 호발 부위는 전정부, 소만부, 전정부의 앞과 뒷벽이다.

조기 위암과 진행성 위암

암이 점막, 점막하층까지 있는 것을 조기암이라 하고, 고유근층 이하로 침범된 것을 진행암이라 한다. 조기암은 내시경적 및 육안적 조건에 따라 I형(융기형), II형(표재형), III형(궤양형)의 3형으로 분류된다. 특히 II형은 IIa형(표면융기형), IIb형(평탄형), IIc형(표재성 함몰형)의 3가지 아형으로 나눈다.

각각의 형이 혼재 할 경우에는 우세한 형을 앞에 기록하는데, III+IIc형, IIa+IIc형과 같이 표현한다(그림 15-18). 우리나라나 일본의 경우 IIc형이 가장 흔한 것으로 알려져 있다.

조직학적 형태

위암의 대다수는 샘암종이지만 그 조직상은 매우 다양하다. WHO 분류에 따르면 암실질의 형태에 따라 유두상 샘암종, 관상 샘암종, 인환세포암종, 점액암종 등으로 나누고(그림 15-19). 관상 샘암종의 경우 분화도에 따라 고분화형, 중분화형, 저분화형으로 나눈다. 특수한 조직형으로는 샘-편평세포암종, 편평세포암종, 미분화암종 등이 있다(표 15-1).

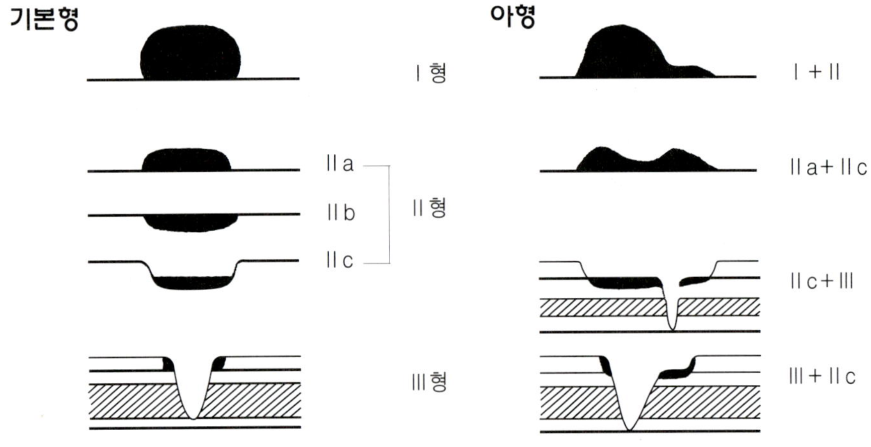

그림 15-18. 조기위암의 분류.

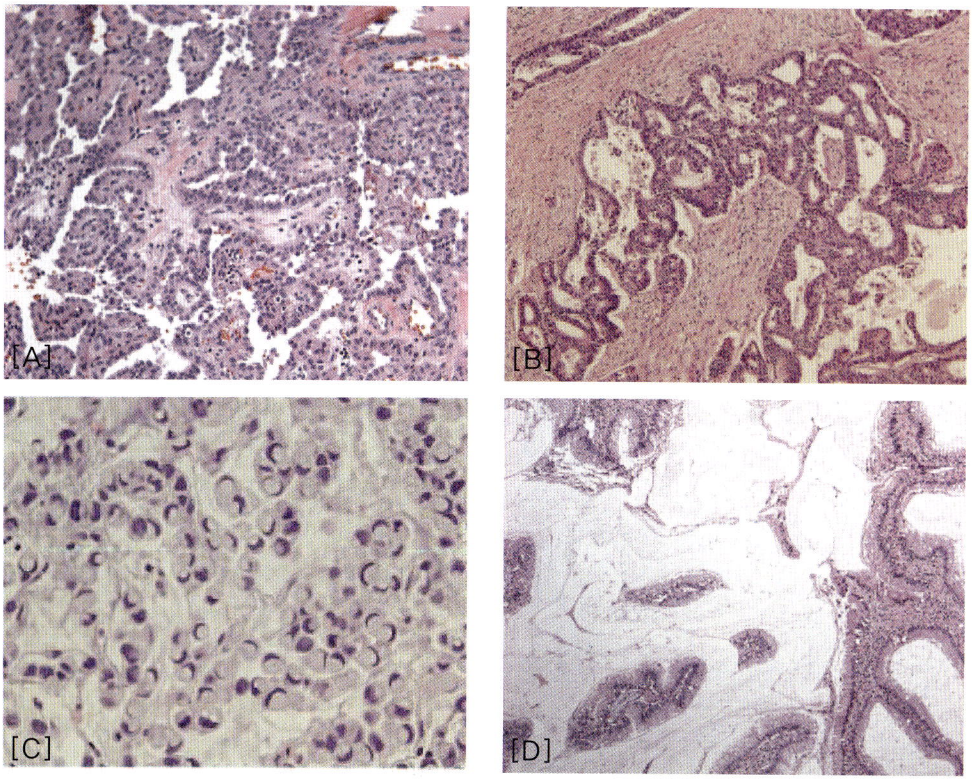

그림 15-19. 위암의 형태학적 분류(A to D).

유두상 샘암종[A], 관상 샘암종[B], 인환세포암종[C] 및 점액암종[D].

표 15-1. 위암종의 조직학적 분류(WHO의 분류에 의함).

- 샘암종 (Adenocarcinoma)
  - 유두상 샘암종(Papillary adenocarcinoma)
  - 관상 샘암종(Tubular adenocarcinoma)
    - 고분화형(well differentiated)
    - 중분화형(moderate differentiated)
    - 저분화형(poorly differentiated)
  - 점액암종(Mucinous carcinoma)
  - 인환세포암종(Signet ring cell carcinoma)
- 샘-편평세포암종(Adenosquamous carcinoma)
- 편평세포암종(Squamous cell carcinoma)
- 소세포암종(Small cell carcinoma)
- 미분화암종(Undifferentiated carcinoma)
- 기타 암종(Other carcinoma)

진행성 위암은 그 성장 형태에 따라 여러 가지로 분류하고 있으나 1926년 Borrmann이 제창한 분류법이 널리 이용되고 있다(그림 15-20).

- Borrmann 1형(융기형) : 종양이 위내강으로 용종모양 또는 유두모양으로 돌출하는 것.
- Borrmann 2형(궤양 융기형) : 중심에 궤양을 가지며 궤양면은 융기해서 분화구상을 나타낸다. 주위와의 경계가 명확하고 예리하다.
- Borrmann 3형(궤양 침윤형) : 중심에 궤양을 형성하지만 궤양연이 분화구의 완만한 경사와 같은 높이를 나타내고 주위와의 경계가 예리하지 않다. 일부에서 미만성 침윤을 나타내기도 한다(그림 15-21).
- Borrmann 4형(미만성 침윤형) : 종괴가 융기나 함몰을 보이기보다는 미만성으로 넓은 부위 때로는 위 전체를 침윤하고 위벽이 비후되어 두께가 2~3㎝에 이르기도 한다. 조직학적으로는 암세포가 미만성 증식을 하여 간질의 증식이 현저하다. 이러한 것을 증식위벽염(linitis plastica) 또는 가죽 주머니형 위(leather bottle stomach)이라 부르며, 예후가 극히 좋지 않다.

위암의 진행

위암은 보통 점막 내에 발생하고 수평 또는 수직 방향으로 퍼진다. 내강 쪽으로 증식은 유두상의 융기를 형성한다. 심부로 수직 진전 정도는 환자의 예후를 좌우하는

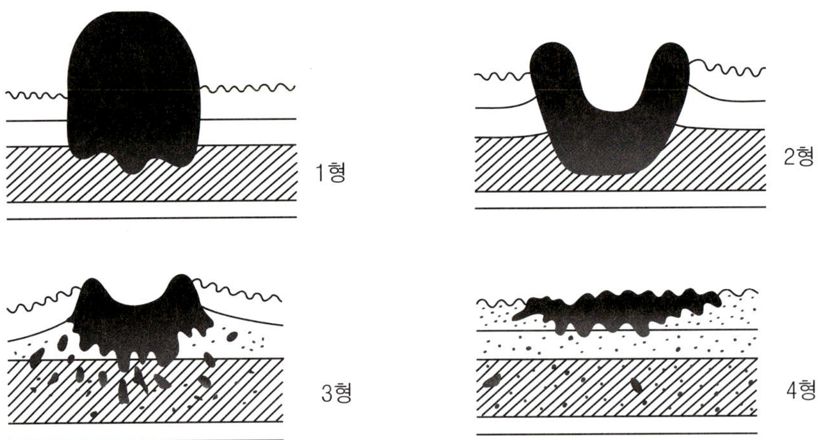

그림 15-20. 진행암의 Borrmann 분류(1형~4형).

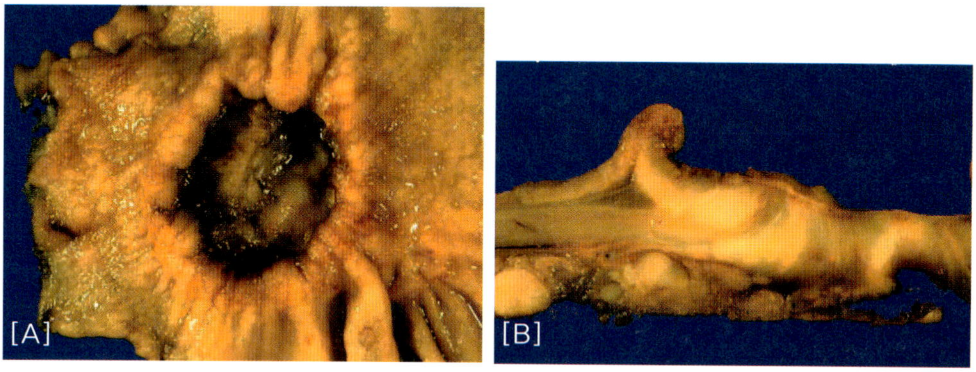

그림 15-21. 진행성 위암의 육안사진.
Borrmann 3형 진행성 위암의 겉모습[A] 및 단면[B].

중요한 요소이며, 이와 같은 진전에는 팽창형과 침윤형이 있다. 장막에 도달한 암세포는 주위 장기에 연속적으로 침윤, 증식하여 복막에 파종을 일으킨다. 림프성 전이는 소속 림프절에서 원위 림프절로 파급하고, 혈행성 전이는 문맥을 거쳐 간으로 전이된다.

암세포가 장막을 파괴해서 복강 내로 나오면 복강에 파종성 전이소를 형성하여 다량의 복수를 동반하는 암성 복막염의 원인이 된다.

위암발생과 원인

위암 발생의 선행성 병변으로는 위점막의 장형화생, 위샘종, 위절제가 시행된 잔위 등이 있다. 위샘종의 18~75%가 샘종-암종 과정(adenoma-carcinoma sequence)을 거치고 있어서 샘종의 상당수가 샘암종성 병터를 나타내는 경우가 적지 않다. 위암의 발생 장소로서 위벽 내의 미란, 용종, 만성 위염, 만성 소화성 궤양 등이 지적되어 왔다.

위암의 원인은 명확히 밝혀지지는 않았지만 자극성 음식 또는 염분이 많은 음식을 섭취하거나, 발암성 탄화수소를 함유한 음식물을 먹는 경우에 나타난다. 음식물 내에 함유되어 있는 발암물질로서 nitrosoamine, nitrososamide가 가장 의심되고 있다. 충분한 비타민 C의 섭취로 인하여 지난 수십 년 동안 미국에서 위암 발생 감소의 요인이 되었다고 추정하고 있다.

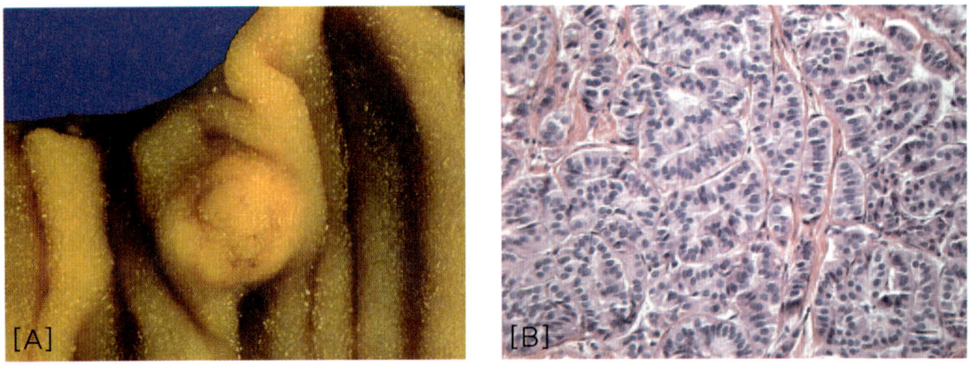

그림 15-22. 카르시노이드.

카르시노이드의 육안사진[A]과 균일한 형태의 소형 종양세포가 소포, 삭상구조 및 샘방구조를 보인다[B].

3) 카르시노이드(유암종)

카르시노이드 혹은 유암종(carcinoid tumor)은 점막 내의 내분비세포에서 유래되는 악성도가 낮은 일종의 암으로 육안적으로는 점막하 종양의 형태를 취하고 횡단면은 황백색을 띤다.

조직학적으로 균일한 형태의 소형 종양세포가 소포나 삭상구조를 취하고 화관(rossete)이나 샘방을 만들어 증식하며, 종양세포의 대다수가 세포질 내에 은친화성 과립을 갖는다(그림 15-22).

4) 비상피성 종양

위에서 발생하는 대부분의 비상피성 종양은 위장관 간질종양(gastrointestinal stromal tumor, GIST)이다. 과거에는 평활근종으로 알려졌으나, 면역조직화학적 염색 및 전자현미경을 통하여 평활근 분화, 신경 분화 및 미분화 등이 있는 것으로 밝혀져 위장관 간질종양으로 불리고 있다.

종괴의 크기와 유사분열수를 고려해 초저위험군(very low risk), 저위험군(low risk), 경계위험군(intermediate risk), 고위험군(high risk)의 4단계 위험군 등으로 분류하며, 악성 위장관 간질종양은 많은 유사분열, 위점막 침윤, 출혈과 괴사 등을 동반하는 큰 종괴를 형성하는 것이 보통이다(그림 15-23).

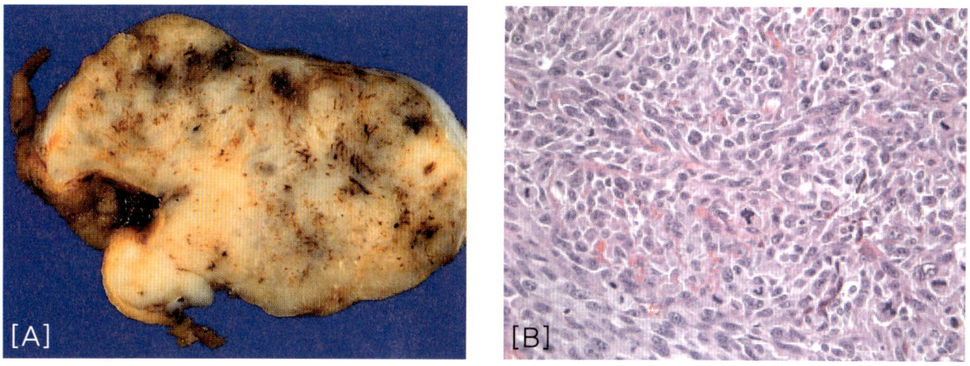

그림 15-23. 위장관 간질종양.

위에서 발생한 위장관 간질종양의 육안사진[A]과 현미경 사진[B].

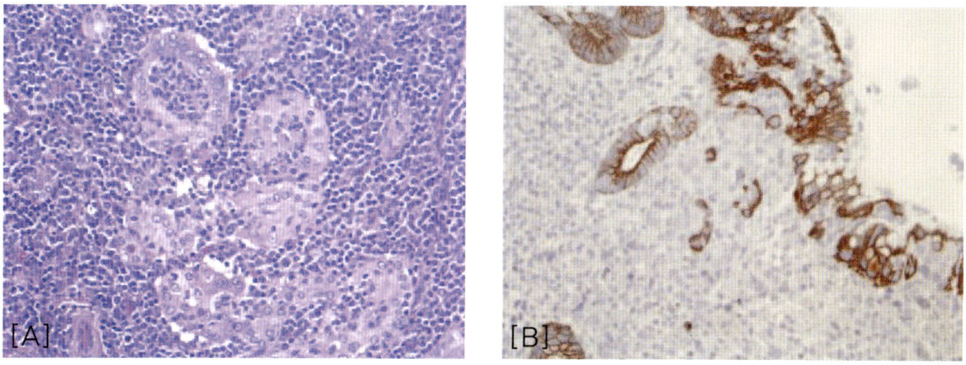

그림 15-24. 위의 림프종.

점막림프조직에서 생기는 림프종(MALT-associated malignant lymphoma, MALToma)에서 관찰되는 림프 상피성 병소의 H&E 염색[A] 및 면역조직화학염색[B].

악성 림프종도 흔히 관찰되는데, 점막의 점막림프조직(mucosa-associated lymphoid tissue, MALT)에서 생기는 림프종(MALT-associated malignant lymphoma, MALToma)이 대부분이다(그림 15-24). 이때는 염증이나 궤양 주변에 있는 반응성 림프조직의 과형성과 구별이 필요하다. 드물게 지방종, 혈관종, 림프관종, 신경초종 등이 관찰된다.

작은창자(소장)

작은창자(소장, small intestine)는 위 유문부에서 회맹판에 이르는 부위를 말하며, 소화 및 흡수의 가장 중요한 기능을 담당한다. 작은창자의 길이는 수축과 이완의 정도에 따라 매우 다양하나 약 6~7m이다.

작은창자는 크게 샘창자(십이지장, duodenum), 빈창자(공장, jejunum), 돌창자(회장, ileum)의 3부분으로 되어 있다. 작은창자에서 발생하는 가장 중요한 병변은 염증성 질환과 흡수장애이고 원발성 종양은 매우 드물다.

1 선천성 기형

1) 장폐쇄증 및 협착증

장폐쇄(intestinal atresia)는 장의 내강이 형성되지 않아 한 분절이 없거나 섬유성 띠로 연결되는 장 내강의 연속성 소실을 의미하며 십이지장에서 가장 흔하다. 대부분 신생아기에 폐쇄로 인한 지속적인 구토증상을 보인다. 폐쇄된 상부는 확장되어 있다. 장협착증(intestinal stenosis)은 이미 형성된 장 내강이 어떤 원인에 의해 협착이 초래되는 것이다.

2) Meckel 게실

Meckel 게실은 소화기관 기형 중 가장 흔한 것으로 태생기의 난황관(omphalomesenteric duct)이 완전히 폐쇄되지 않은 것으로서 돌창자 말단에서 60~100㎝ 정도 위쪽에 장간막 반대편에 주머니 모양으로 돌출되는 것을 말한다. 무증상인 경우가 많지만 가끔 장염전이나 게실염(diverticulitis)을 일으키기도 한다.

II. 허혈성 장질환

순환장애에 의한 장점막의 괴사를 말하는 것으로 혈관폐쇄나 저혈압에 의해 주로 발생한다. 대개 60세 이상의 심질환을 가진 노인에서 발생하며 주 증상은 복통과 위장관 출혈이다.

경색의 정도에 따라 점막에만 경색을 보이는 경우를 점막경색(mucosal infarction), 점막하층이나 고유근층까지 경색을 보일 경우 근경색(mural infarction)이라 하며, 장의 전층이 경색을 일으킨 경우 경근경색(transmural infarction)이라고 한다(그림 15-25).

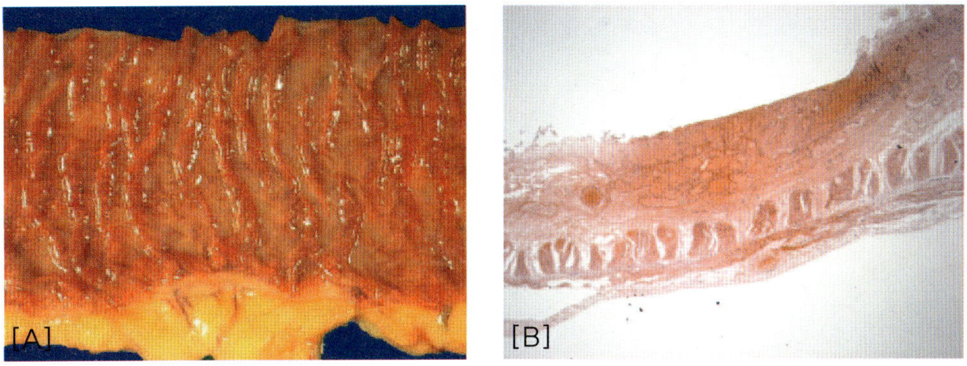

그림 15-25. 허혈성 장질환의 육안사진[A]과 현미경 사진[B].
점막하층 및 고유근층에 경색과 출혈소견이 보인다.

III 염증성 장질환

감염 원인균이 증명되는 감염성 장 질환과 원인 불명의 비특이성 염증질환으로 구분된다.

1) 감염성 소장대장염

원인균에 따라서 다양한 양상의 설사와 전신적인 증상이 초래된다. 형태학적 변화 또한 다양하여 거의 정상소견에서부터 심한 급성 혹은 만성 염증의 형태가 관찰되므로 미생물 검사를 병행하여야 원인균을 알 수 있는 경우가 대부분이다.

2) 결핵

결핵균이 경구적으로 장에 도달해서 림프장치에서 장벽내로 침입해 아래로 구부러지는 모양의 궤양을 형성한다. 호발 부위는 회맹부이다. 윤상 궤양이 특징적으로 치유후에 장관의 윤상 협착이나 단축을 남긴다.

3) 크론병

1932년 Crohn에 의해 알려져 Crohn병이라고 부르게 되었다. 주로 돌창자하부를 침입해 아급성 내지 만성의 괴사성 반흔성 염증을 일으킨다. 증상은 입안으로부터 항문까지의 전체 소화관을 침범하는 것은 물론, 피부, 관절, 눈 등의 합병증을 동반하는 것도 알려졌다. 원인은 분명하지 않고 10대 후반으로부터 30대 전반에 호발하고 남자가 여자보다 2~3배 많다.

형태학적 특징으로는 ① 병변의 비연속성 내지 구역성, ② 장간막 부착 쪽의 선상 궤양 및 잔존 점막의 조약돌 모양의 외관, ③ 구열 또는 샛길형성, ④ 림프구 침윤을 주로 하는 전층성 염증반응, ⑤ 비건락성 육아종, ⑥ 항문부 병변 등이 있다(그림 15-26).

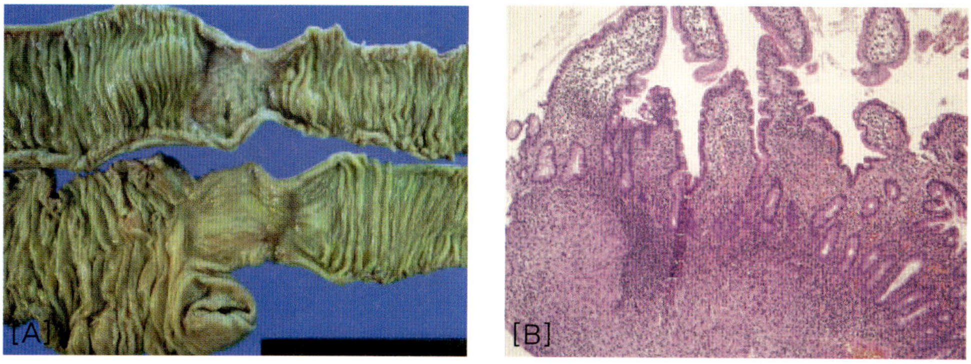

그림 15-26. Crohn병의 육안사진[A]과 현미경사진[B].
소장에 종주하는 궤양을 형성하고 다발성 분절이 존재한다[A]. 점막에 만성염증 및 비건락성의 유상피세포로 구성된 육아종이 보인다[B].

Ⅳ 종 양

작은창자는 전 위장관의 75%를 차지하지만 이 부위에 발생하는 종양은 전 위장관 종양의 3~6%에 불과하다. 작은창자 점막의 샘암종은 매우 드물게 발생하며 그 양상은 다른 장기와 같다.

큰창자(대장)

큰창자는 장 내강의 수분과 전해질의 흡수를 주로 하는 기관으로서 매일 250~270 ㎖의 등장액을 흡수한다. 성인에서 큰창자의 길이는 약 1.5m이며, 해부학적으로 막창자(맹장, cecum) 상행결장(ascending colon), 횡행결장(transverse colon), 하행결장(descending colon), S상결장(sigmoid colon) 및 곧창자(직장, rectum)로 구분된다.

1 선천성 기형

1) 거대결장

거대결장(megacolon)은 큰창자가 확장된 것을 뜻하며 선천적 또는 후천적으로 발생한다. 원인은 Meissner 신경총과 Auerbach 신경총의 발달 부전에 기인한 것으로 대변 배설이 잘 안되고 폐쇄성 변비가 초래되므로 신생아기에 발견되는 경우가 많다. 확장되지 않은 분절에서 결장 생검을 하여 조직학적으로 신경절 세포가 없음을 증명함으로써 확진할 수 있다. 흔히 곧창자와 S상결장이 침범되어 그 상부에 있는 하행결장이 확장, 비후를 일으킨다.

2) 폐쇄 항문

폐쇄 항문은 항문관이 막에 의해서 단순히 폐쇄되는 것부터 곧창자의 무발육증, 폐쇄증, 또는 협착증 등 다양한 형태의 폐쇄가 있다.

3) 게 실

게실(diverticulum)은 결장벽의 근층에 약한 부위가 있거나 장내강의 압력이 증가해서 장점막과 점막하조직이 근층의 약한 부위를 통해 탈출한 것이다. 서구에서는 약 90%가 S상 결장에서 발생하나, 우리나라는 대부분 선천성으로 주로 막창자와 상행결장(75%)에서 발생한다.

혈관 질환

1) 허혈성 손상

큰창자는 장간막 혈관과 후복벽에서 오는 혈관에서 이중으로 혈액을 공급받기 때문에 허혈성 손상은 흔하지 않으나 드물게 경근 경색, 근경색, 점막경색의 세 가지 양상을 보일 수 있다.

2) 치 질

항문의 질환 중 가장 흔히 볼 수 있는 질환으로서 항문 및 항문 주위 정맥총이 정맥류처럼 확장된 것이다. 지속적인 정맥 울혈을 일으키는 변비, 임신, 문맥 고혈압 등이 흔한 원인이다. 혈관벽이 얇아지고 확장되어 정맥류가 형성되어 항문이나 곧창자 점막하에 돌출되면 육안적으로 쉽게 관찰된다.

III 염 증

1) 특발성 궤양성 대장염

궤양성 대장염(ulcerative colitis)은 급성 및 만성 궤양성 염증성 병변이 계속하여 재발하는 질환으로 곧창자와 좌측 결장을 주로 침범한다. 혈액이 섞인 점액성 설사가 반복되는 것이 흔한 증상이며 위장관 이외의 전신적인 증상이 동반되어 나타날 수 있다. 그러나 가장 심한 합병증은 암종의 발생이기 때문에 정기적인 검사가 필요하다.

Crohn병에서 관찰되는 건너뛰기 병터가 없이 곧창자에서 근위부로 연속적으로 병이 확산되는 양상을 보인다. 조직학적으로 장샘 농양, 근층까지 연장된 궤양을 특징으로 한다(그림 15-27).

2) 위막성 대장염

위막성 대장염 또는 거짓막 대장염(pseudomembranous colitis)은 큰창자의 점막에 위막이 형성되는 급성 염증성 질환으로 대부분 장내 상재균인 Clostridium difficile의 체내 독소에 의해 유발된다. 위막이 형성되는 기전은 큰창자 점막 내에 차있던 내용물이 장내강으로 분출되어 나온 후 표면에 덮여 있게 되기 때문이며, 현미경적으로는 마치 분출되는 화산처럼 솟아 있는 것이 관찰된다(그림 15-28).

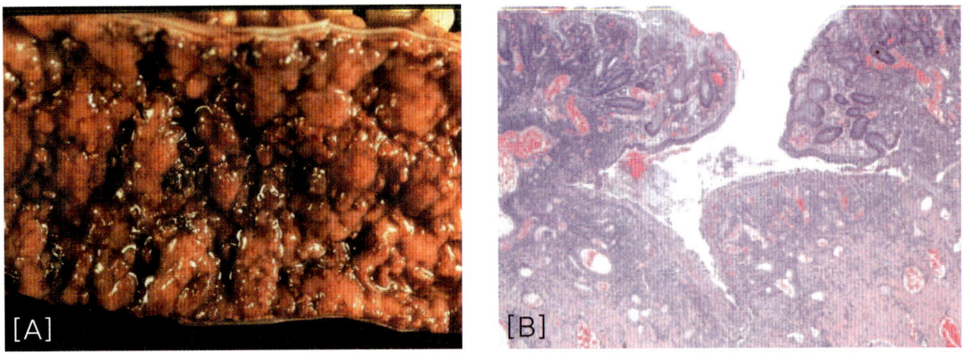

그림 15-27. 특발성 궤양성 대장염의 육안사진[A]과 현미경사진[B].
대장에 염증성 궤양에 의한 용종[A]과 궤양에 의한 염증성 가성폴립이 보인다[B].

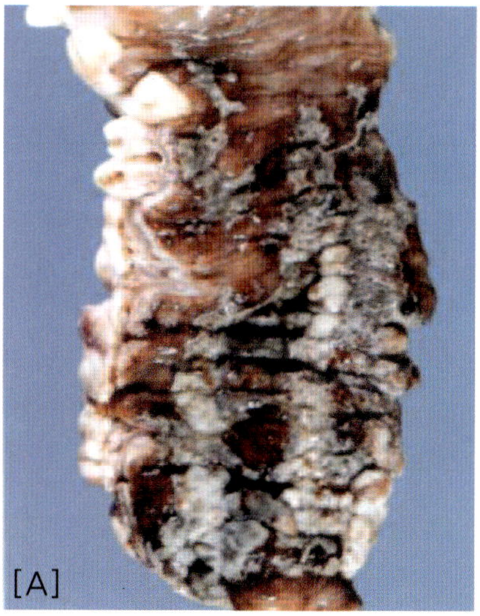

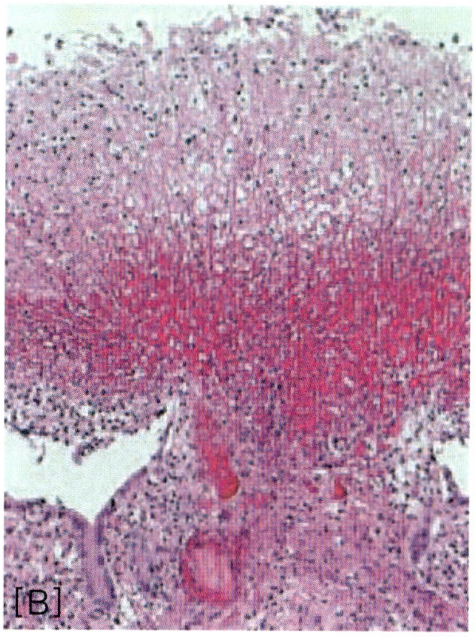

그림 15-28. 위막성 대장염의 육안사진[A]과 현미경사진[B].
장 내강으로 분출되어 나온 삼출물이 점막표면을 덮고 있으며[A], 점막표면이 화산재가 분출되는 화산구 처럼 보인다[B].

복강 내 수술이나 clindamycin, lincomycin, ampicillin 또는 tetracycline과 같은 광범위 항생제를 사용한 환자에서 급성 설사를 동반한 장염으로 나타난다.

3) 괴사성 소장 대장염

응급을 요하는 급성 괴사성 염증으로 미숙아나 저체중 신생아에서 주로 나타난다. 허혈성 손상, 병원균, 면역계의 이상 등 여러 가지 인자가 복합적으로 작용하여 발병한다고 추측되고 있다.

4) 교원성 대장염

만성 또는 간헐적인 물같은 설사의 증상이 있는 환자에서 조직학적으로 큰창자 표면상피 직하부에서 뚜렷한 교원성 띠의 존재가 관찰되는 질환이다. 다양한 자가면역 질환과 동반될 수 있다.

5) 세균성 이질

이질균의 경구감염에 의해 생기는 대장염으로 호발부위는 하행결장에서 곧창자에 걸쳐서 나타난다. 농성 카타르, 섬유소성염증, 괴사성 위막성염증, 궤양 등이 나타난다.

6) 아메바성 이질

이질 아메바의 경구감염에 의해 일어나고 큰창자 특히 막창자, 결장 만곡부, 곧창자에 침범된다. 아래로 구부러지는 모양 내지 flask 모양의 궤양을 만드는 것이 특징이다.

조직학적으로는 융해괴사로 인하여 괴사물질이 보이고 증상이 심해지면 간농양을 동반한다.

7) 장티푸스

티푸스균의 경구감염에 의해 일어난다. 병변은 돌창자하부의 림프장치(Peyer판)와 장간막 림프절에 현저하다.

조직학적으로는 티푸스 세포라고 하는 대형 단핵세포가 증식한다. 합병증으로 장출혈과 천공이 있다.

8) 기 타

콜레라, 파라티푸스, Anisakis에 의한 호산성 장염, 일본 주혈흡충증, 방사선 장염, 항생물질에 의한 장염, 방선균증 등이 때때로 보인다

Ⅳ 종 양

1) 폴립

비종양폴립

증식폴립, 유년폴립, Peutz-Jeghers 폴립 등이 있으며 위에 발생한 폴립과 조직학적 소견이 같다.

2) 종양폴립

관상샘종

종양폴립의 75%를 차지하며 원위 결장과 곧창자에서 호발하고 대부분 유경성이지만 간혹 무경성이나 편평한 형태도 있을 수 있다.

조직학적으로 융모상 지역이 20~25% 이하로 있으면 관상샘종이라 하고, 위에서 발생한 샘종과 유사하다(그림 15-29). 폴립의 크기가 커질수록 암종이 될 확률이 높으며, 관상샘종이 침윤성 암으로 진행될 확률은 3~5% 정도이다.

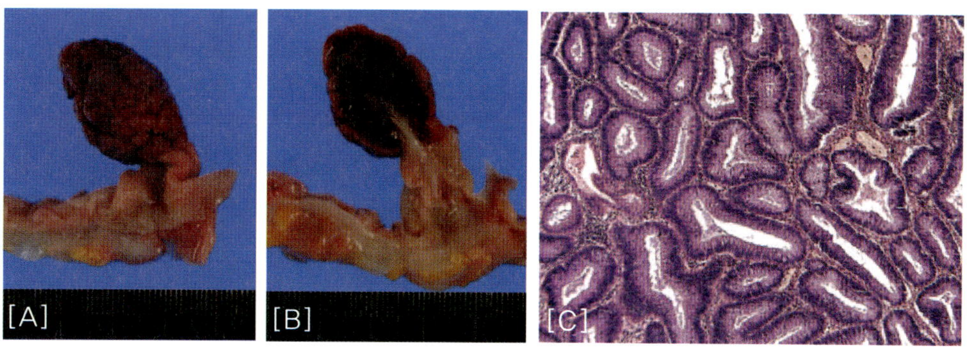

그림 15-29. 관상샘종의 육안사진[A],[B]과 현미경 사진[C].

대장에 발생한 오띠열매 모양의 유경성 폴립의 겉모습[A]과 단면 사진[B]. 대부분 관모양의 형성 이상을 보이는 원주상피로 구성되어 있다[C].

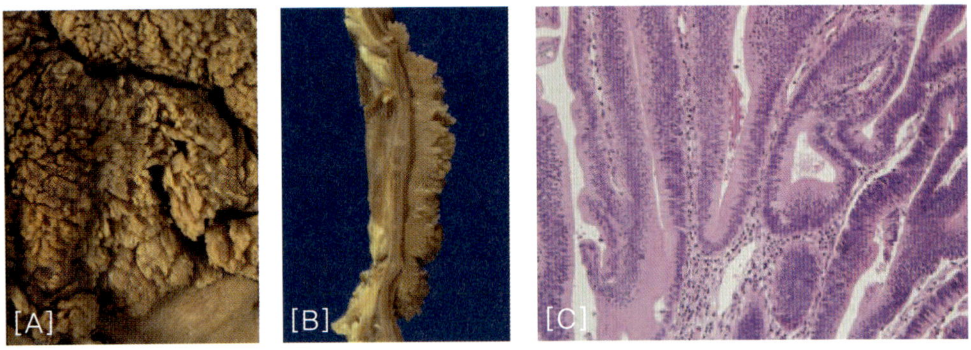

그림 15-30. 융모샘종의 육안사진[A], [B]과 현미경 사진[C].
대장에 발생한 넓은 무경성 융모샘종의 겉모습[A]과 단면 사진[B]. 반 이상의 부위에서 가지를 치는 유두상이며 형성이상을 보이는 원주상피로 구성되어 있다[C].

융모샘종

관상샘종에서도 일부가 융모상 구조를 보일 수 있지만 융모상 구조가 50% 이상 차지하면 융모샘종이라 정의한다. 대부분 넓적한 무경성이며 조직학적으로 적어도 반 이상의 부위가 손가락 모양, 또는 가지를 치는 유두상이며 폴립성 상피로 덮혀 있다(그림 15-30).

관-융모샘종

관상과 융모상이 혼합된 것이며, 정의상 융모상이 25~50% 정도 함유된 것을 말한다.

가족성 샘종폴립증

가족성 샘종폴립증(familial adenomatous polyposis)은 대부분 가족성 경향을 보이고 상염색체 우성으로 유전된다. 또한 폴립은 관상샘종이거나 융모상이 함께 혼재해 있을 수 있고 대부분 장관 이 외의 다른 장기에 기형을 동반한다(그림 15-31). 결장을 제거하지 않는 한 이 질환에서 50세 이전에 샘암종이 발생할 확률이 높다.

3) 악성 종양

샘암종

대장암의 98%는 샘암종으로 대부분 폴립성 병변에서 발생한다. 발병 원인은 발생빈도와 지리학적 변이를 관찰한 결과, 환경과 식이 인자가 중요하다고 알려져 있다. 중요한 식이 인자는 흡수되지 않는 식물 섬유의 낮은 함량, 정제된 탄수화물의 높은

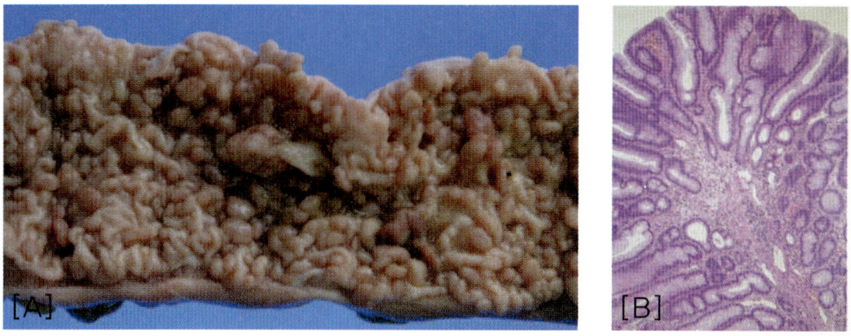

그림 15-31. 가족샘종폴립증의 육안사진[A]과 현미경 사진[B].

대장에 발생한 수 많은 유경성 또는 무경성 폴립[A]과 형성이상을 보이는 원주상피로 구성된 관상 샘종이 보인다[B].

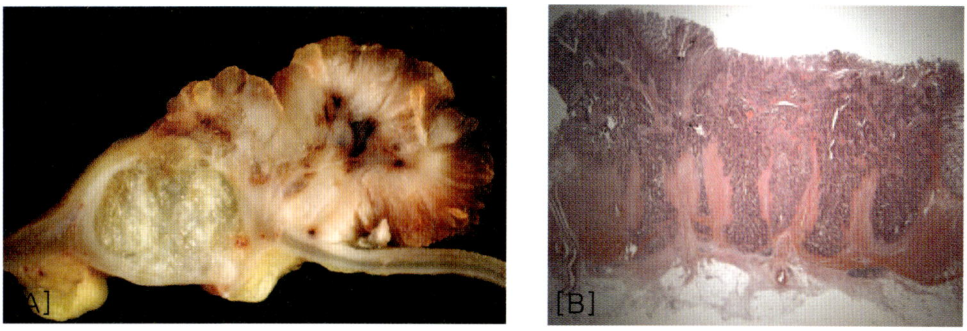

그림 15-32. 대장암의 육안사진[A]과 현미경 사진[B].

대장에 발생한 샘암종의 단면사진[A]과 대장 전 층에 침윤성 샘암이 보인다[B].

함량, 지방의 높은 함량 등이다. 호발 연령은 60대에 가장 많고, 50대 이하에서는 20% 이하이다. 호발 전이소는 주변 림프절, 간, 폐 및 뼈 등이며, 다음으로 복강 내의 장막, 뇌 등이다. 발견 당시 완치적 수술이 불가능할 정도로 파급된 경우가 25~30%를 차지한다(그림 15-32).

기타 종양

위장관 간질종양, 악성 림프종, 카르시노이드 등이 발생할 수 있고, 편평세포암종은 항문관에 주로 생긴다.

막창자꼬리

정상적으로 6~7㎝의 길이와 0.7㎝의 직경을 가진 관상 구조로 회맹판에 인접한 막창자에서 기시한다.

1) 급성 막창자꼬리염

흔한 질환으로 소년과 성인에 많다. 일반적으로 막창자꼬리염 환자의 50~80%에서 작은 모래나 이물질, 드물게는 담석, 종양 또는 기생충(요충)에 의한 내강의 폐쇄와 장내에 상주하는 세균감염이 직접적인 원인으로 생각된다. 형태학적으로는 카타르성 막창자꼬리염, 화농성 막창자꼬리염, 괴저성 막창자꼬리염으로 나눈다. 합병증으로서는 천공에 의한 화농성 복막염이 있다(그림 15-33).

2) 만성 막창자꼬리염

막창자꼬리의 만성염증은 드물고 흔히 재발성 급성 염증이 만성 막창자꼬리염으로 잘못 간주된다. 막창자꼬리의 급성 및 만성 염증에 의한 육아 조직과 섬유화는 기질화성 급성 막창자꼬리염을 의미한다. 막창자꼬리의 종양은 매우 드물며 점액류와 카르시노이드가 발생한다.

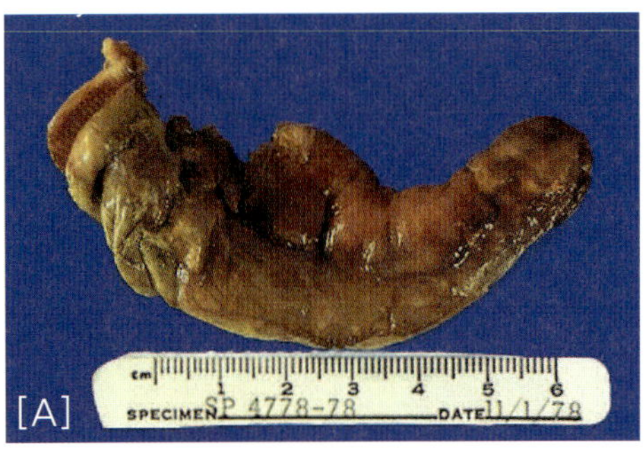

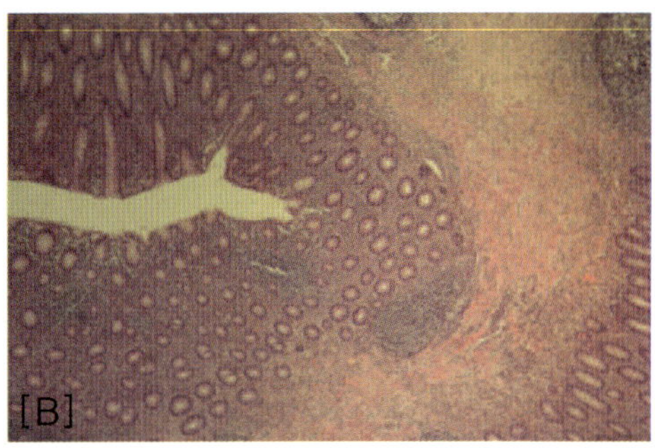

그림 15-33. 급성 막창자꼬리염의 육안사진[A]과 현미경 사진[B].
막창자꼬리의 표면에 삼출물로 덮혀 있고[A]과 급성염증세포의 침윤이 보인다[B].

복 막

복강면에 한 층의 중피세포가 돌을 깔아 놓은 것같이 배열되고 그 밑에 소성 섬유성 결합조직이 있다. 보통은 매끄럽고 윤택한 것으로 소량의 장액이 각 장기의 운동을 원활하게 한다.

1) 급성 복막염

원인은 소화기, 성기 등 복부장기로부터의 염증파급, 소화관의 궤양에 의한 천공, 장기의 파열 등이 있고 내용물, 염증을 일으키는 세균이 복막을 직접 침범한다. 2차 감염으로 나타나며 위험한 상태는 소화관 천공에 따른 복막염이며,이 때에는 음식물 찌꺼기, 담즙, 변즙 등 소화관 내용물이 복막을 자극해서 쇼크 상태로 된다.

2) 만성 복막염

대부분은 급성 복막염에 속발하며, 삼출된 섬유소가 기질화하는 것으로 서로 유착이 일어날 수 있기 때문에 장관의 연동운동이 억제되면 장폐쇄증이 된다.

복강내에 복막 밑의 맥관으로 부터 삼출 또는 누출되어 고인 액체를 복수라고 한다. 원인은 복막의 염증에 의한 것으로 염증세포, 활동성 중피세포, 암세포, 세균 등의 세포성분이 많은 괴사물, 섬유소, 단백을 함유하고 있어 혼탁하게 보인다. 복수의 성상은 복수천자를 해서 진단한다.

복막의 원발성 종양으로 중피종이 드물게 일어난다. 국한성의 양성종양도 있지만 보통은 미만성으로 복막 전체가 비후한다. 조직학적으로 전이성 샘암종과의 감별이 필요하다. 석면의 지속적 노출과 관련이 깊다.

16 간, 담도 및 췌장
Liver, Biliary Tract & Pancreas

간

I 정상 간

1) 간의 구조와 생리

외 관

간은 복강 내의 우상방부에 위치한 암적갈색의 장기로 횡격막(가로막) 바로 밑에 있으며 무게는 한국 남자에서 1,100~1,400g, 여자에서 900~1,200g이다. 간은 우엽과 좌엽으로 나뉘며 우엽은 크고 두껍고 좌엽은 작고 얇다. 중앙부에는 담관, 간동맥 및 문맥이 간으로 들어가는 간문이 있다. 간으로 들어간 담관, 간동맥 및 문맥 등은 결합조직에 싸여 있다(그림 16-1).

간의 맥관계

간 실질의 혈액 공급은 60~70%가 간문맥을 통해서 이루어지고, 나머지 30~40%는 간동맥을 통해 이루어진다. 간에 들어간 혈액은 간세포와 간세포 사이에 있는 동모양 혈관을 통해 영양분이나 산소를 공급하고 중심정맥으로부터 간정맥, 하대정맥(아래대정맥)을 경유해 간 밖으로 나와 심장으로 환류된다.

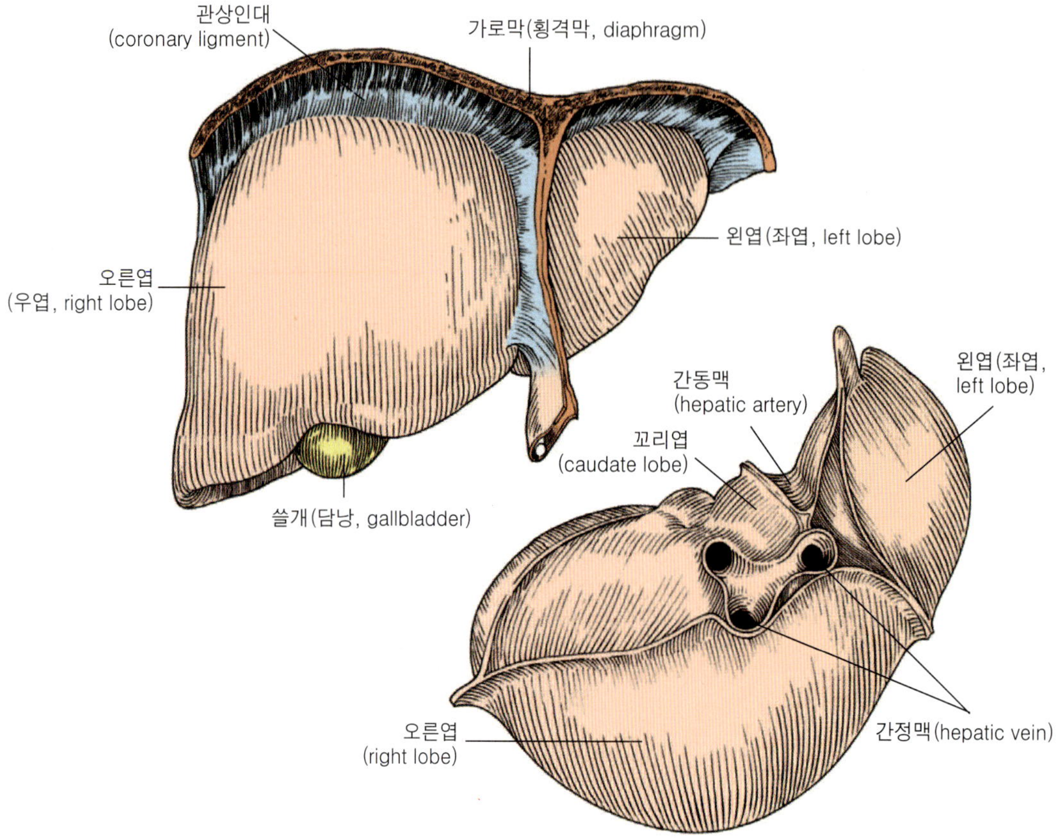

그림 16-1. 간의 해부학적 구조.

문맥계

문맥계는 소화관의 모세혈관에서 시작하며 소화관에 흡수된 영양분을 함유한 정맥혈을 간으로 운반하는 기능을 가진 혈관이다. 문맥혈은 상·하 장간막정맥, 좌·우정맥, 비정맥 등도 경유해서 문맥본관으로 합류해 간으로 들어가 다시 동모양혈관에서 끝난다.

담관계

간세포에서 만들어진 담즙은 두 개의 간세포막으로 구성된 담모세관으로 분비된다. 담즙은 담소관을 통해 문맥영역의 담관으로 흘러들어가 십이지장의 유두부로 분비된다.

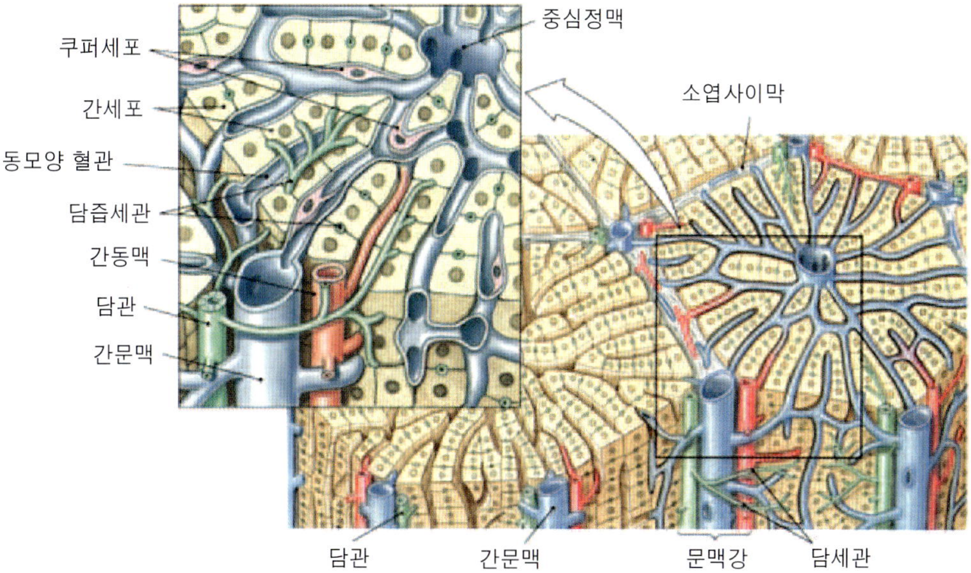

그림 16-2. 간소엽의 모식도.

간소엽

간실질의 기본단위는 소엽(lobule)과 세엽(acinus)의 두 가지 개념으로 설명한다. 간소엽은 6 각형 구조로서 그 직경은 1~2mm이고 중앙에 위치한 세정맥 구조를 중심정맥이라고 하고 가장자리에 문맥역이 위치하고 있다. 변연부인 문맥역에서 중심정맥으로 동맥혈, 문맥혈이 간세포삭 사이의 동모양(굴모양)혈관으로 들어간다(그림 16-2).

간소엽은 소엽중심부(중심정맥주위, 세엽 3 대), 중간대(세엽 2 대), 소엽변연부(문맥영역주위, 세엽 1 대)의 3개의 부분으로 나뉜다. 따라서 허혈 손상은 세엽 3 대에 심하게 일어나고, 직접 간독성을 일으키는 물질에 의한 간 손상은 세엽 1 대에 심하다.

동모양혈관은 내피세포로 구성되지만 쿠퍼세포(Kupffer's cell), 성상세포(stellate cell, Ito cell)도 동모양혈관을 구성하는 중요한 세포이다. 동모양혈관내에 존재하는 쿠퍼세포는 탐식기능을 갖고 있고 문맥혈내의 미생물이나 독소를 포착해서 처리한다.

성상세포는 간세포와 내피세포 사이에 있고 비타민 A를 저장하는 동시에 간염 등 병적 상태에서는 아교(교원) 섬유를 활발히 생산해 간에 섬유화를 가져온다.

2) 간의 기능

대사기능

■ 당대사

흡수된 포도당은 간으로 운반되고, 당원질로 합성되어 저장된다. 필요시 포도당으로 분해해 혈액 중으로 방출하고 혈당의 농도를 일정하게 조절하고 있다.

■ 지질대사

식이성 지질, 당질, 단백질로부터 지방산을 형성해 이것을 저장, 이용한다.

■ 단백대사

탈아미노 반응에 의해 생긴 유해한 암모니아로부터 요소를 합성해 해독한다. 또한 알부민과 섬유소원 등의 혈청단백, 효소단백, 프로트롬빈 등을 합성한다.

■ 알코올대사

알코올은 알코올 탈수소효소에 의해 acetaldehyde로 되며, 알코올이나 acetaldehyde는 세포의 여러 가지 대사를 방해한다.

■ 해독

간세포는 여러 종류의 독물, 유독한 체내 대사산물 등을 파괴하고, 호르몬(성호르몬, 부신피질호르몬, 뇌하수체호르몬)은 불활성화되며, 평형이 유지된다.

담즙의 생성과 분해

간세포는 적혈구의 파괴에서 유래하는 빌리루빈을 혈액 중에서 취해 담즙을 생성하여 이것을 담관(쓸개관)으로 분비한다. 담즙은 빌리루빈과 담즙산으로 이루어진다. 혈액중의 빌리루빈이 비정상적으로 증가하면 황달이 발생한다.

간질환의 검사법

간질환이 있는 환자에서 이를 검사하기 위한 검사법으로 생화학적 방법, 면역학적 검사, 영상화 기법, 그리고 간 생검 등이 있다.

II 간질환

1) 순환장애

■ 문맥고혈압(문맥압 항진증)

문맥고혈압은 문맥계 또는 간정맥계의 폐쇄에 의해 문맥의 혈류저항이 증가되어 문맥압이 상승된 상태를 말한다. 문맥압은 정상에서 100~150mmHg지만 문맥고혈압에서는 300~400mmHg로 상승한다.

문맥고혈압의 합병증으로는 측부혈행(곁순환, collateral circulation)의 형성과 식도정맥류의 형성, 비장종대, 복수 등이 있다.

■ 만성 울혈간

삼첨판 폐쇄부전 등에 의해서 만성 울혈심부전증을 가져오게 되면 간에 울혈이 생긴다. 결국 간은 울혈성 종대가 발생되어 소엽중심대는 암적색, 그 주위의 중간대 영역은 황색을 나타내는 특징적인 육안모습(육두구 간 : nutmeg liver)을 보인다(그림 16-3).

■ 간경색

간은 이중으로 혈액 공급을 받으므로 경색증은 드물게 발생한다(그림 16-4). 그러나 간동맥의 간내 분지의 혈전증이나 압박에 의한 폐쇄는 국소적인 경색증을 초래할 수 있으며, 대개의 경우 빈혈성으로 백색 경색을 일으킨다.

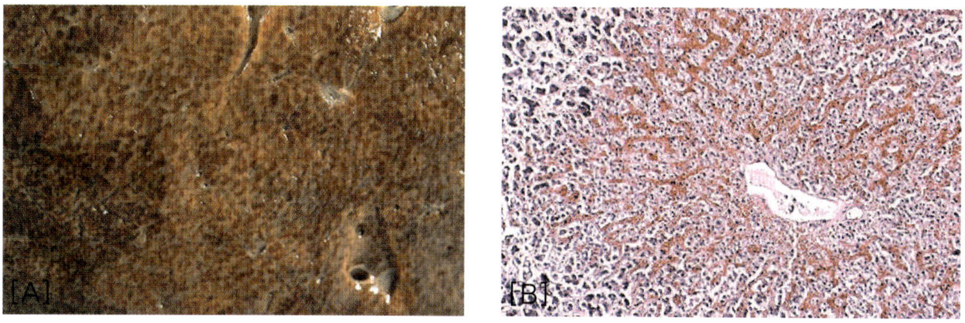

그림 16-3. 만성 울혈간의 육안사진[A]과 조직소견[B].

울혈성 종대로 인한 소엽중심대의 암적색 변화와 주위 황색의 중간대 영역으로 인한 육두구 모습[A]과 간소엽 울혈[B]이 관찰된다.

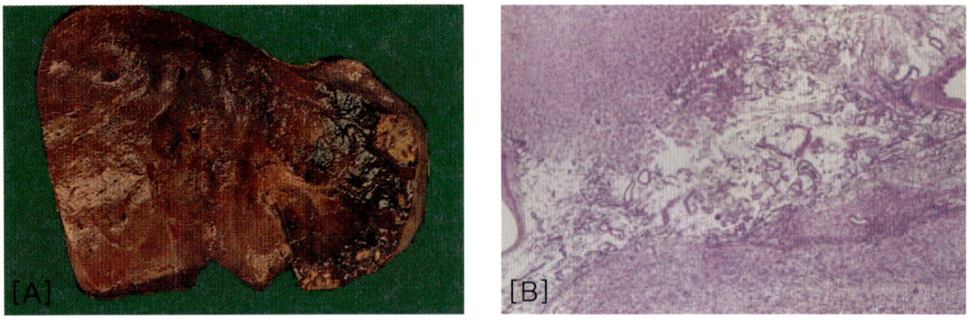

그림 16-4. 간경색의 육안사진과[A] 조직소견[B].

간 좌엽 측부에 혈관폐쇄에 의한 경색[A]과 간세포의 파괴 및 소실[B]이 관찰된다.

■ 간정맥혈전증(바드-키아리 증후군, Budd-Chiari 증후군)

간종대, 체중 증가, 복수, 복통을 특징으로 하는 급·만성의 간정맥 폐쇄성 증후군이다. 간정맥의 혈전의 주요 원인은 다혈구증이지만, 그 외 임신, 산욕기, 경구용 피임약의 복용, 복강내 암종 등에 동반된다.

2) 감염질환

바이러스간염이 간의 가장 흔한 염증질환이며, 세균침입에 의한 농양, 속립성 결핵, 아메바 농양, 말라리아와 간흡충 같은 기생충 감염이 드물게 있다.

바이러스성 간염

간에 친화성을 가진 간염 바이러스의 감염으로 발생하는 간염을 바이러스간염이라고 한다. 원인이 되는 간염 바이러스는 현재까지 A형, B형, C형, D형, E형, G형의 간염바이러스가 밝혀졌다.

Epstein-Barr 바이러스나 거대세포바이러스(cytomegalovirus) 등도 간염을 일으키지만 이들 바이러스는 반드시 간을 표적으로 하지 않으며 간장애는 전신감염증 중의 일부 증상으로 출현하는 일이 많다. 여기에서는 우리나라에서 흔한 A형, B형 및 C형 간염에 대하여 기술한다(표 16-1). D형, E형 간염은 우리나라에서는 거의 보이지 않는다.

표 16-1. 간염 바이러스.

바이러스-핵산	A형	B형	C형
임상적 특징	1개 연쇄 RNA	2개 연쇄 DNA	1개 연쇄 RNA
연령	젊은이에 많다	부정	부정
잠복기 (평균)	15~50일(30)	30~ 160일 (80)	7~180일 (50)
만성 간염	−	+	+
간세포암종	−	+	+
경구	+	드물다	−
경피부	드물다	+	+
성교	−	+	드물다
출생시	−	+	드물다

간염바이러스에 의한 간염의 발생기전

■ A형 간염

A형 간염바이러스(HAV)는 1개의 연쇄 RNA로 entero 바이러스로 분류한다. A형 간염 바이러스의 전파 경로는 오염된 음식이나 음료수를 통해 경구적으로 감염된다. 30세 이하의 연령층에 다발하고 급성간염의 50~60%가 A형 간염이다.

■ B형 간염

B형 간염 바이러스(HBV)의 DNA Dane 입자는 이중 구조를 갖으며 중심부에 HBc 항원(HBcAg)이 있고 외측에는 HBs 항원(HBsAg), DNA 중합효소와 바이러스 증식에 중요한 역할을 하는 X 유전자 단백(HBx)이 있다. 감염은 혈액이나 체액을 매체로 해서 생긴다. 성교에 의해서도 HBV 감염이 생길 수 있다. 보균자 성립에 중요한 요인은 감염시기에 있다. 면역기전이 미숙한 신생아나 유아가 감염된 경우 면역학적으로 불완전한 상태이기 때문에 체내로 들어온 바이러스를 배제하지 않고 보균자가 성립된다. 그 중에서도 수직 감염(모자감염)이 중요하며 보균자인 어머니로부터 태어난 아기가 분만시 산도를 통과할 때에 혈액이나 체액을 매체로 감염된다. 현재 HBV의 임신검진이 이루어져 보균자인 어머니로부터 태어난 신생아에는 백신 접종을 하여 수직 감염을 저지하게 한다.

■ C형 간염

C형 간염바이러스(HCV)는 1개 연쇄 RNA를 유전자로 갖는 바이러스이다. 수혈, 의료사고, 문신, 성교 등 감염경로는 다양하다. 수직감염은 드물게 일어난다. 현재 우리나라의 C형 간염 보균자는 200~300만명이 있는 것으로 추정되고 있다.

지금까지 원인이 명확하지 않은 수혈 후 간염 예의 90%가 C형 간염바이러스에 의한 것으로 판명되었고, 수혈전의 HCV 항체 검사에 의해 수혈 후 간염이 격감되었다. 수혈 후의 C형 급성간염 → 만성간염 → 간경변증 → 간세포암에 이르는 자연경과가 밝혀졌다.

특징은 급성간염일 경우 높은 비율(50~70%)로 만성화하는 것, 일단 만성화하면 거의 자연치유 되지 않는 것, 간세포암이 될 비율이 높은 것, 간경변증이 보이지 않는 만성간염의 상태 등이 있다.

급성간염으로부터 만성간염으로의 진전

■ 급성간염

전신 권태감, 식욕부진, 오심, 구토, 황달 등의 증상이 출현한다. 검사소견으로는 혈청 aspartate aminotransferase(AST), alanine aminotransferase(ALT), lactate dehydrogenase(LDH) 등의 상승이 보인다. 원인 바이러스의 진단은 HAV항체, HBV 항원, HCV항체를 중심으로 혈청학적검사를 행한다. 간세포는 풍선모양으로 종대되고 쿠퍼 세포도 종대된다. 면역반응을 반영해서 종대된 간세포나 괴사된 세포의 주위에는 림프구 침윤이 눈에 띄게 늘어난다.

■ 만성간염

만성간염이란 임상 증상, 생화학적 및 혈청학적 이상 소견이 6개월 이상 지속하거나 재발을 거듭하며 조직 검사소견에서 염증과 괴사가 관찰되는 경우를 말한다. 만성간염을 일으키는 것은 B형 간염바이러스와 C형 간염바이러스이고 A형 간염바이러스에 의한 급성간염은 만성화되지 않는다.

검사소견은 경도로부터 중등도의 ALT, AST 효소의 상승을 보이는 경우가 많지만 간염이 급성으로 악화될 때에는 높은 상승을 나타낸다. 치료는 경증 때에는 경과 관찰을 하지만 간염이 악화될 경우 인터페론과 같은 약물을 사용한다.

조직학적으로는 만성간염에서도 병변의 중심은 급성간염과 똑같이 간실질 영역에 있다. 급성간염과 다른 조직소견은 문맥영역 주위의 림프구를 주체로 한 염증세포 침윤과 소수의 간세포괴사와 문맥영역의 섬유성 확대가 있다(그림 16-5). 만성간염이 지속되어 섬유화가 진행되면 간소엽 구조변화가 진행되어 간경변증으로 진행한다

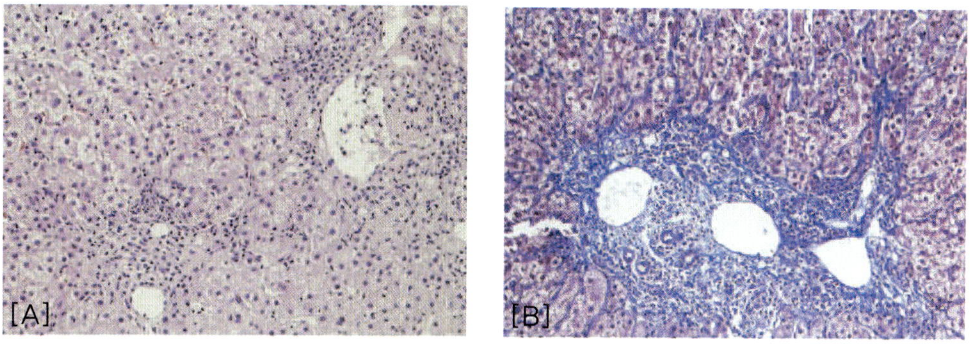

그림 16-5. 만성간염의 조직소견.

문맥영역 주위의 림프구를 주체로 한 염증세포 침윤[A]과 Masson-Trichrome 염색에서 간세포괴사와 문맥영역의 섬유성 확대가 있다[B].

■ 전격간염

증상이 시작되어 2~3주 내에 간뇌병증까지 진행하는 간기능상실을 일컬으며 전신의 진행성 황달, 의식장애, 출혈 경향이 나타나고 수일 내지 수주의 경과로 사망하는 일이 많다.

AST 및 ALT 효소 치는 비정상적인 높은 값을 나타낸다. 조직학적으로 간세포의 광범위한 괴사탈락이 보이고 거의 모든 간세포가 소실된다.

3) 알코올성 간질환

우리나라의 알코올성 간질환(alcoholic liver disease)의 특징 중 하나는 알코올성 간질환과 B 형 바이러스 간염을 동반된 증례가 많이 있다는 것이다. 알코올성 간질환을 유발하는 음주 양과 음주 기간은 보고자에 따라 다소 다르나, 대개 하루 60~80g(여성에서는 약 20g) 이상의 알코올을 지속적으로 20년 이상 음주한 경력이 있다. 또한 만성 알코올 중독자중 단지 10~15%만이 간경화증에 걸린다(표 16-2).

알코올성 지방간

간은 현저히 커지고 황색을 나타낸다. 지방간은 주로 간세포에 있어서 중성지방 합성의 항진에 의해 일어나고 큰 지방방울을 갖는 간세포가 간소엽 전체에 나타난다(그림 16-6[A]).

금주하면 지방방울은 소실된다.

표 16-2. 알코올성 간질환의 분류.

급성 알코올성 간질환	만성 알코올성 간질환
- 지방변성 - 알코올성 간염	- 알코올성 섬유증 - 만성 활동성 알코올성 간염 - 알코올성 간경변증

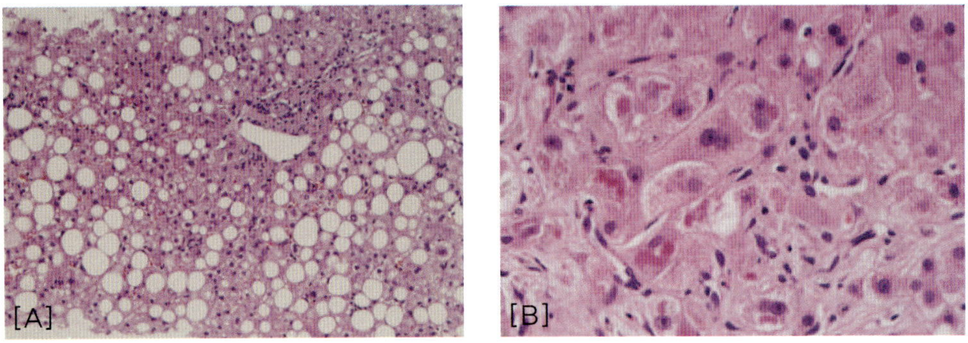

그림 16-6. 알코올에 의한 지방간[A]과 간염[B]의 조직소견.
지방방울을 갖는 간세포가 간소엽 전체에 분포하고 있고[A], 알코올 초자체(Mallory 소체)[B] 가보인다.

알코올성 간염

간은 팽대하고 압통이 나타난다. 조직학적 특징은 간세포의 종대, 알코올 초자체(Mallory 소체), (그림 16-6[B]) 호중구의 침윤, 그리고 섬유화이다. 간세포가 커지는 이유는 간세포가 생산한 것이 세포 외로 분비되지 못하기 때문이라고 생각된다. 혈청 AST 치가 증가하지만 대개는 300U/L 이하이고 ALT치는 이보다 낮다.

알코올성 간경변증

간경변증의 결절은 작은 것(직경 3mm 이하)이 특징이지만 금주를 하면 결절은 커진다. 이것은 알코올에 의한 간세포의 재생억제가 금주에 의해 해제되기 때문이다. 알코올성 간경변증에 간세포암이 합병되는 예에서는 HCV항체의 양성빈도가 높은 것이 밝혀졌다.

4) 비알코올성 지방간질환

비알코올성 지방간질환(nonalcoholic fatty liver disease)는 음주력이 없거나 있더라도 극히 소량(주당 20g 이하)인 환자의 간조직 생검에서 알코올 복용으로 초래되는 현미경소견과 유사한 병리조직 소견을 볼 수 있는 경우를 가르킨다. 즉 비알코올성 지방간질환과 마찬가지로 지방변성만 있을 수도 있지만, 염증반응으로 인한 간세포 손상, 말로리소체와 섬유화가 나타날 수 있는데, 이를 비알코올성 지방간염(nonalcoholic steatohepatitis, NASH)이라고 부른다. 임상적으로 남녀 성비의 차이는 없으며, 비만, 당뇨, 고지혈증 등 인슐린저항성을 증가시킬 수 있는 대사증후군을 동반한다.

5) 약물 유발성 간 손상

간 손상의 약 10%는 약물에 의한 것으로, 간세포의 손상이나 담즙의 형성과 분비장애에 의해 발생한다. 간 손상의 병인은 약물의 직접적인 독성, 간세포에서 대사과정에서의 대사산물에 의한 손상과 면역학적 반응에 의한 손상이다.

6) 선천성 대사장애에 의한 간질환 및 소아 간질환

철 과부하

간에 과량의 철이 혈철소 형태로 축적되는 것으로 혈철소증(hemosiderosis)과 혈색소침착증(hemochromatosis)이 있다. 혈철소증은 간의 정상적 구조를 유지하며 과량의 철이 혈철소 형태로 축적되는 것이다. 혈색소침착증은 더욱 중한 형태이며, 과량의 철축적으로 인해 간세포가 파괴되고 간경변증으로 진행할 수 있다(그림 16-7).

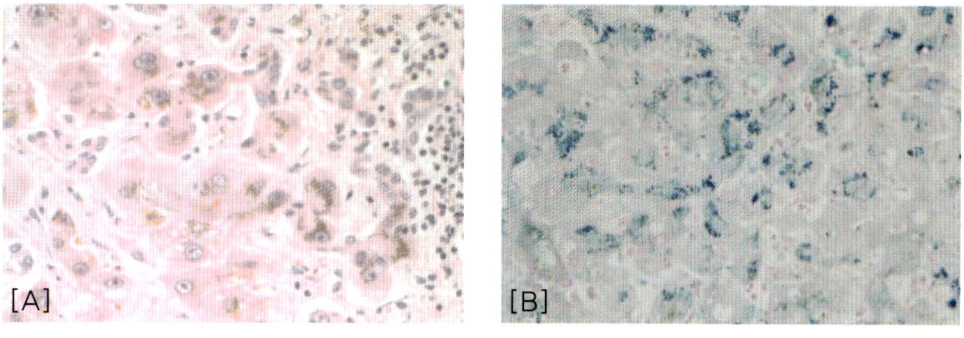

그림 16-7. 혈색소 침착증의 조직소견.

철 축적으로 간세포의 세포질에 진한 갈색의 색소[A]가 보이고, iron stain 염색시 청색의 철 침착[B]이 보인다.

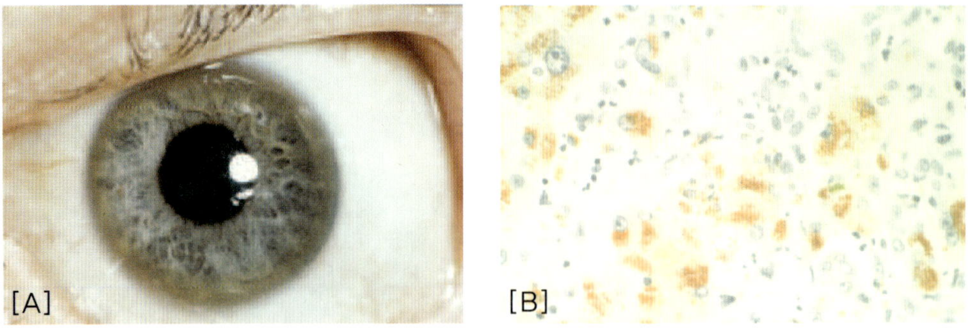

그림 16-8. 윌슨씨병.

윌슨씨병에서 보이는 Kayser-Fleisher윤[A]과 Rhodanine염색에 갈색으로 염색되는 구리침착[B]이 보인다.

윌슨병(Wilson's disease)

상염색체 열성으로 유전되며 구리 대사의 장애로 인해 간, 각막, 뇌저 신경절에 구리의 축적이 일어나는 질환이다. 그러므로 간기능 이상이나 간경변증, 신경학적 증상이 나타나며 각막에서 특징적인 Kayser-Fleischer 윤이 관찰된다(그림 16-8). 진단은 특징적인 임상증상과 혈중 세룰로플라스민 감소, 그리고 간조직 생검을 통하여 할 수 있다.

라이증후군

라이증후군(Reye syndrome)은 급성 전신질환으로 6 개월에서 15세 사이의 유소아에서 발병하며 부종성 뇌병증과 간의 지방변성을 특징으로 한다. 바이러스 감염과 함께 복합적으로 생화학적 이상에 의해 발생하고, 특히 사립체의 대사에 장애를 초래하여 발생하는 것으로 여겨지고 있다. 바이러스성 질환 때 아스피린을 투여한 소아의 일부에서 발생하나 그 기전은 불명이다.

7) 간경변증

간염 바이러스에 의한 것이 가장 많지만 기타 알코올 과음, 기생충 감염 등 여러 가지 원인으로 발생한다. 간세포 괴사가 생기고 그 부위에 간세포가 충분히 재생되지 못하면 간세포 결합조직의 증가가 일어나고 섬유화가 생긴다. 간은 위축되고 표면은 반구상으로 왕성하게 올라오고 자른 면에서는 전체에 걸쳐 주위를 감는 것처럼

표 16-3. 간경변증의 원인 및 육안적 분류와 상대적 빈도.

원인적 분류	육안 형태	상대적 빈도
HBV	주로 대결절형	약 65%
HCV	주로 소결절형	약 15%
자가면역성 간염	대결절형	희귀
간독성 약물	소결절형 또는 대결절형	희귀
알코올성	주로 소결절형	5~7%
담도폐쇄성 또는 원발성	소결절형	2~5%
윌슨병	소결절형 또는 대결절형	약 1%
혈청 α-1 항트립신 결핍	소결절형 또는 대결절형	희귀
혈색소증	소결절형	희귀

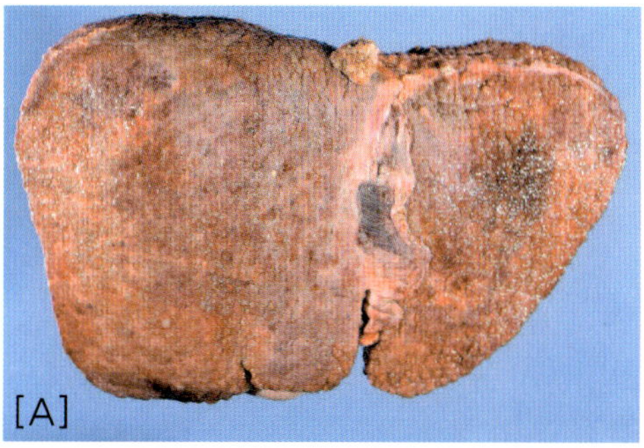

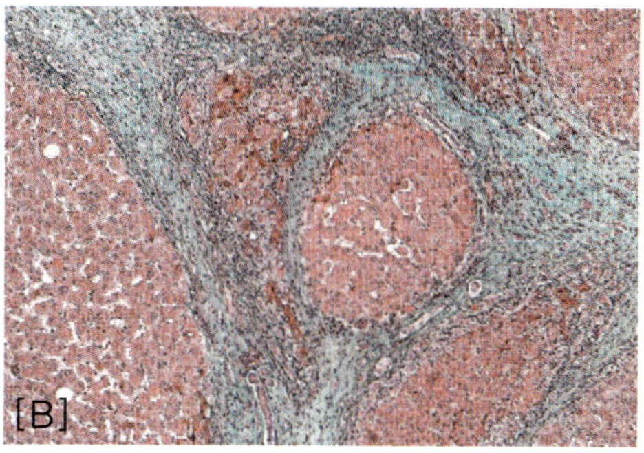

그림 16-9. 간경변증의 육안사진[A]과 조직소견[B].

간이 위축되어 있고, 표면은 다양한 크기의 결절[A]이 관찰되며, Masson-Trichrome 염색에서 재생결절을 둘러싸는 섬유띠가 보인다[B].

결절이 관찰된다. 간경변증의 원인 및 육안적 분류와 상대적 빈도는 표 16-3와 같다. 조직학적으로는 결절과 좁은 여러 가지 섬유띠가 보인다(그림 16-9). 간경변증이 일어나면 다음과 같은 임상적 문제점이 생긴다.

간기능상실

간의 여러 가지 기능이 상실되는 상태를 간기능상실이라고 한다. 간경변증이 진행되어 간기능상실이 되면 복수나 사지의 부종을 가져온다. 이와 같은 부종은 간세포의 알부민 생산이 저하되면 혈청 교질 삼투압도 저하되어서 혈관으로부터 수분이 쉽게 누출되기 때문이다. 출혈경향도 간기능상실의 증상이지만 이것은 프로트롬빈 등과 같은 응고인자의 생산저하에 의한 것이다.

식도정맥류의 파열

문맥고혈압의 결과로 일어나는 상부 소화관 출혈은 간경변증에 있어서 사인의 대부분을 차지하고 있다.

간세포암종의 합병

간세포암종은 만성간염의 상태로도 발생하지만 간경변증이 되면 높은 비율로 발생한다. 간경변증의 원인에 따라 간세포암종의 합병 빈도는 제각기 다르나, B형 간염이나 C형 간염에 의한 바이러스성 간경변증에서는 알코올이나 기타 원인의 간경변증에 비해 훨씬 높은 비율(약 70~80%)로 간세포암종이 발생한다.

8) 양성 종양과 종양유사병변

가장 흔한 간의 양성 종양은 혈관종이며 상피성 기원인 간세포샘종(간샘종), 담관샘종이 있다. 이외에 종양처럼 보이는 결절질환으로 초점성 결절증식, 결절성 재생증식, 염증성 거짓종양 등이 있다(표 16-4)(그림 16-10).

표 16-4. 간의 종양성 병변.

	양 성	악 성
상피성	간세포 샘종 담관 샘종 담관 낭선종	간세포암종 담관 상피암종 담관 낭선암종 담관-간세포 혼합형 암종 간모세포종
비상피성	혈관종 혈관근지방종	혈관육종 횡문근육종
비신생물성 병변	초점성 결절 증식 결절성 재생 증식 간엽성 과오종 염증성 거짓 종양	

9) 악성 종양

간세포암종

원발성 간세포암종은 세계적으로 지역적 발생률이 다양하다. 최근 통계에 의하면 우리나라 간세포암종의 약 74%가 HBV 감염과 관련이 있으며 발견 당시의 연령은 50~60 대가 가장 많고 남녀 비는 3.79:1 이다.

간세포암종의 주된 원인은 만성 바이러스 감염(HBV, HCV), 알코올 중독증, 비알코올지방간염 및 아플라톡신과 같은 음식내 독성화합물 등이다.

간세포암종은 B형 바이러스 간염과 밀접한 관계가 있고 B형 간염 바이러스는 발암성 바이러스로 밝혀져 있다. C형 간염바이러스는 수혈 후 간염의 중요한 원인으로서, 우리나라의 C형 관련 간세포암종의 빈도는 전체 간세포암종의 약 9% 정도이며 간세포암종 환자의 HBV:HCV 비는 약 4:1로 알려져 있다.간세포암종의 75~80%가 간경변증을 수반하고 있기 때문에 간경변증이 간세포암종 발생에 관여하고 있는 것으로 밝혀지고 있다.

아플라톡신은 콩에서 서식하는 Aspergillus flavus에서 생성되는 독성 물질로 간세포암종 생성 과정에 기폭제(initiator)라기 보다는 화학적 증강제(promotor)로 작용하리라고 알려져 있다. 이외에 피임제와 안드로겐계, 스테로이드 제제, 알카로이드 화합물이 간세포암종 발생과 깊은 관련성이 있다.

대한간암연구회에서 간세포암종의 육안적 형태는 경계불명료 결절형, 팽창성 결절형, 다결절 융합형, 결절주위 파급형이 있고, 특수형(specific types)으로 침윤형, 돌출형, 그리고 유사경변형 등으로 분류하고 있다. 간세포암종의 절단면은 대개 회백색이고 충실성이며 다발성 괴사를 동반하고 담즙생산에 따라 녹색조, 또는 지방과 당원양에 따라 황색을 띠기도 한다(그림 16-11[A]).

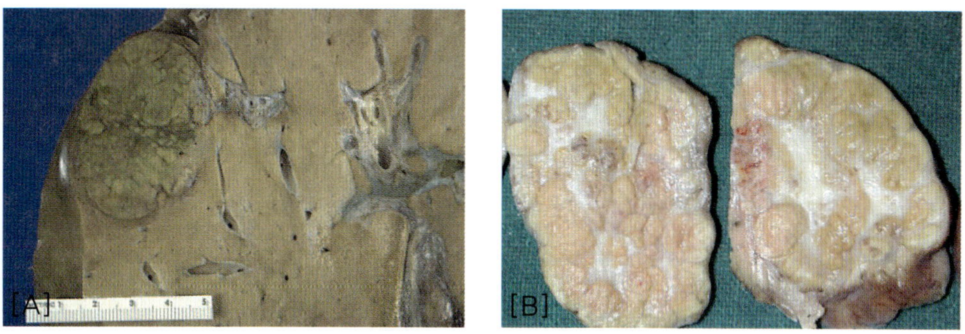

그림 16-10. 간세포샘종[A]과 초점성 결절증식[B]의 육안사진.

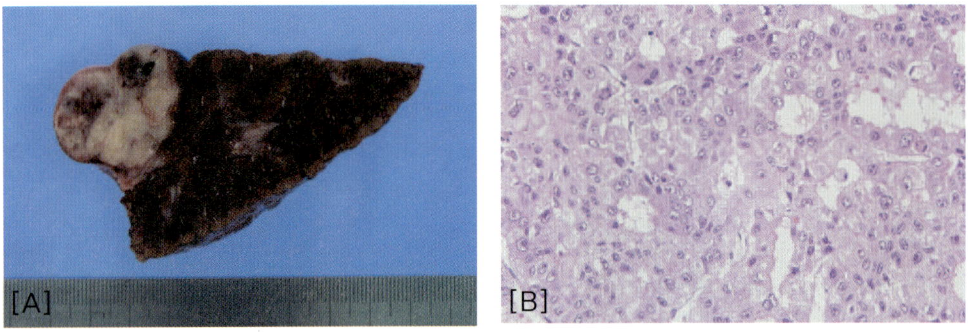

그림 16-11. 간세포암종의 육안사진과[A] 조직소견[B].

간절단면상 괴사를 동반한 충실성의 간세포암이 간경화증과 동반되어 관찰되고[A], 종양세포가 두꺼운 띠구조로 배열하고 있고, 한 층의 내피세포가 종양세포주를 싸고 있다[B].

한국인의 간세포암종의 80%가 대결절형 간경변증을 동반하고 있다. 조직학적으로 간세포암종은 정상 간조직과 유사성을 지니고 있어, 종양세포가 띠구조로 배열하고 있고 풍부한 맥관성 간질로 한 층의 내피세포가 종양세포주를 싸고 있다(그림 16-11[B]).

성장 양식에 따라 육주형, 거짓샘형, 치밀형 및 경화형으로 분류된다. 간세포암종의 예후는 간경변증 수반 여부, 육안적 성장 양식과 발생 부위 등에 따라 결정된다. 최근 초음파 검사, 전산화 단층촬영, 선택적 간혈관 조영 검사 등에 의해 조기 발견율이 크게 증가 되었다. 혈청 알파태아단백(α-fetoprotein)은 간세포암종 환자의 60~75%에서 발견되기 때문에 방사선과적 소견과 병행하여 좋은 진단적 가치를 가지고 있다.

한국인의 간세포암종은 대개 만성 간질환이 동반되고 조기진단이 어렵기 때문에 진단 후 생존 기간이 6개월을 넘는 경우가 많지 않다.

담관상피암종

담관세포에서 기원하는 담관상피암종은 간디스토마의 감염과 간내결석과 밀접한 관련이 있다. 한국, 홍콩 등 간디스토마 감염 지역에서 담관상피암종 발생률이 높으며 간내 결석은 특히 간좌엽에서 생긴 빌리루빈 결석이 담관상피암종과 수반율이 높다. 담관상피암종은 간세포암종에 비해 9:1로 발생 빈도가 낮으나, 간디스토마 감염 유행지역에서는 4:1 내외이다.

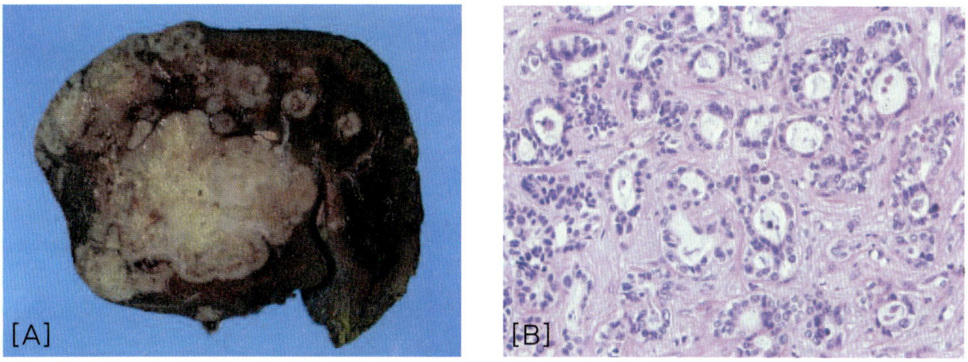

그림 16-12. 담관상피암종의 육안사진[A]과 조직소견[B].

간절단면상 괴사를 동반한 회백색의 충실성 암종이 관찰되고[A], 분화가 좋은 관상 구조로 된 샘암종이 섬유성 간질 조직에 쌓여 있다[B].

발생 위치에 따라 간문형과 변연형으로 분류하며 모두 결정성으로 성장한다. 간문형은 간문부의 총담관이나 일차분지에서 생겨 폐쇄성 황달을 일으키며 클라스킨(Klatskin)종양이라고도 불린다. 조직학적으로 담관상피암종은 대개 분화가 좋은 선관상 구조로 된 샘암종이며 풍부한 섬유성 간질 조직을 가지고 있다(그림 16-12). 담관상피암종은 우상복부 종괴촉지나 동통으로 발견되며 완만한 경과를 취한다.

간모세포종

간모세포를 닮은 세포로 구성된 간모세포종(hepatoblastoma)은 대부분 3세 이내에 발생하고 악성 종양의 생물학적 성상을 가진다. 발생 빈도는 전 세계적으로 비슷하며 간에 생긴 원발암의 약 2~3%를 차지한다. 약 1/3의 환자에서는 진단될 당시 이미 폐, 뇌, 림프절 등에 전이되어 있다. 신장의 선천적 기형을 동반하는 경우가 많으며 종괴내 석회화와 혈청

α-fetoprotein이 매우 높게 나타난다. 조직학적으로 구성 성분에 따라 상피형과 혼합형으로 나누어지며 유골(osteoid), 연골, 횡문근 등이 잘 관찰된다(그림 16-13).

혈관육종

혈관육종(angiosarcoma)은 간의 드문 악성 종양으로 염화비닐, 비소, thorotrast 등의 노출과 관계가 있다. 이 종양은 매우 급격하게 자라며 폐, 비상, 림프절, 골 등으로 빠르게 전이를 일으키며, 환자는 1년 이내에 사망한다.

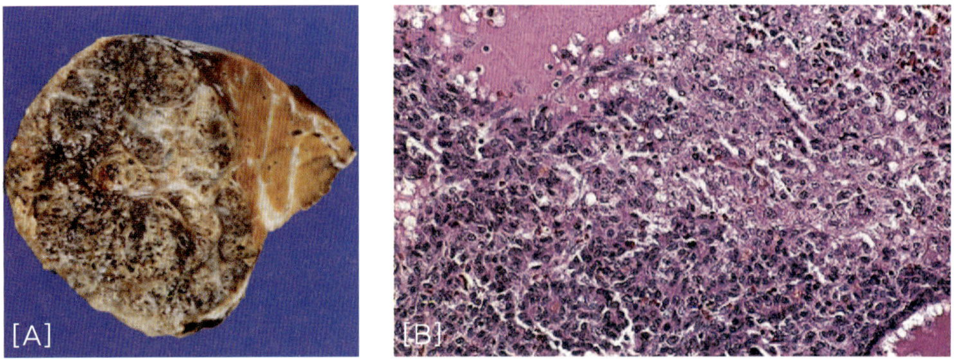

그림 16-13. 간모세포종의 육안사진[A]과 조직소견[B].

전이암

간은 구조적으로 풍부한 혈관과 이중혈관 공급체계를 가지고 있어 혈행성 전이를 잘 일으킨다. 복강의 위, 대장과 췌장의 암종이 쉽게 간으로 파급하고, 신체 모든 부위에서 발생하는 암종은 간전이를 일으킬 수 있다. 전이성 암종의 특징은 비슷한 크기의 많은 종괴가 좌·우 양엽에 침범하고 종괴 표면이 함몰되어 있으며 간경변증을 잘 동반하지 않는다는 점이다(그림 16-14).

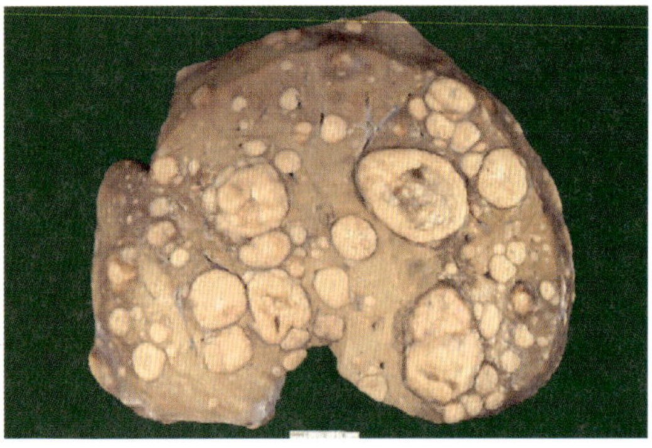

그림 16-14. 간에 발생한 전이암의 육안사진.

다양한 크기의 많은 종괴가 좌·우 양엽에 침범하나, 간경변증을 동반하지 않았다.

담관계

I 정상 담관계

담관계는 간에서 생성된 담즙이 모이는 세담관에서 담즙이 배출되는 십이지장 유두까지의 통로이며, 간외 담관(extrahepatic biliary tract)은 간의 좌우엽 간관 이하의 부위이다. 간외 담관은 간의 좌우엽 두개의 간관에서 시작하여 간문부에서 합쳐 총간관을 이루고 나아가 담낭관과 결합하여 총담관을 형성한다.

총담관은 하행 십이지장 후벽에 있는 Vater 팽대부(ampulla of Vater)를 통하여 십이지장의 두 번째 부위에 연결된다. 내강점막의 개구 부위는 유두로 되어 있다. 총간관의 길이는 평균 2cm이며, 총담관 길이는 평균 5cm이고 외경은 5~10mmm이다(그림 16-15).

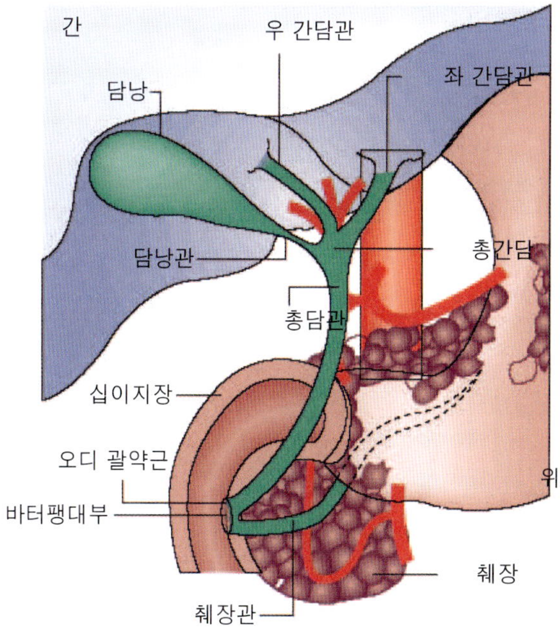

그림 16-15. 담관계 및 췌장의 모식도.

II 담낭질환

1) 담석증(Gall stone)

■ 담석의 원인

담석의 형성 기전은 담즙 성분의 변화와 생리적 장애, 담즙 저류, 담도계의 염증성 병변과 세균 감염증으로 설명한다. 담석형성과정은 담즙의 농축, 핵형성과 부가 증대의 세단계로 구분하며, 수분을 제외한 담즙성분의 90% 이상은 담즙산, 인지질 및 콜레스테롤로 구성되어 있다. 담석증의 발생 요소는 인종과 지역, 환경, 후천적 질병, 유전 등으로 분석된다.

■ 담석의 종류

담석의 종류는 콜레스테롤로 된 순수 담석이 있고, 콜레스테롤, 칼슘, 빌리루빈, 탄산칼슘으로 구성된 혼합 담석(색소석)이 80%를 차지하고, 콜레스테롤 핵에 혼합 담석이 둘러싼 복합담석 등이 있다(표 16-5)(그림 16-16).

■ 임상경과

담석은 무증후성인 것과 경미한 소화불량증에서 급성 또는 만성 담낭염을 일으키며, 폐쇄성 황달과 상행성 담관염과 나아가 담즙성 간경변증을 유발한다. 담석에 의한 담낭의 궤양성 병변은 유착된 장관으로 누관을 만들기도 하며 이 누관을 통하여 담석이 유출되어 담석 장폐쇄증을 일으키기도 한다.

표 16-5. 담석의 유발인자.

콜레스테롤석	색소석 (칼슘빌리루빈염)
– 지역별 특성 : 동양권에 비하여 북유럽 및 미주지역에 많음 – 비만증, 급격한 체중 감량 – 콜레스테롤 함량이 많은 고칼로리 음식 – 여성호르몬 : 여성>남성, 에스트로겐 투여, 경구피임약, 임신 – 대사장애 : 당뇨병, 고지혈증, 담즙산 대사이상, clofibrate투여 – 연령 : 특히 남자에서는 고령에 많음	– 지역별 특성 : 동양권에 많고 도시보다 농촌에 많음 – 만성 용혈질환 – 담관 감염 – 위장관 장애 : 회장 절제 또는 우회술, 크론병

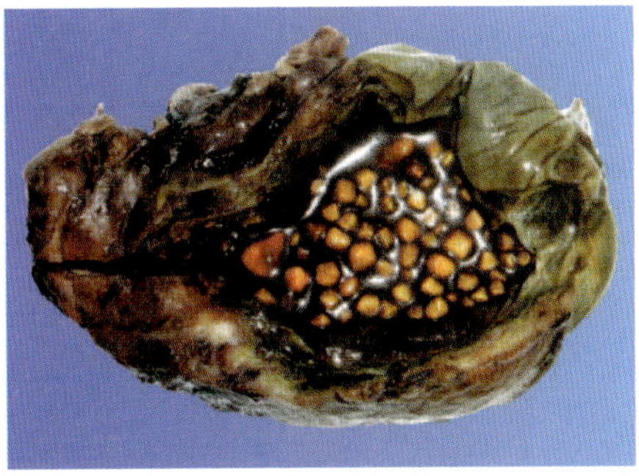

그림 16-16. 담석의 육안사진.
담낭안에 갈색의 매끈한 콜레스테롤 담석이 다수 보인다.

2) 담낭염

담낭염은 급성 담낭염과 만성 담낭염이 있고 급성 담낭염의 90%는 담석에 의해 발생되는 결석성 담낭염이며 나머지 10%는 결석과 무관하게 나타나는 무결석성 급성 담낭염이다.

급성 결석 담낭염

담석이 담낭목이나 담낭관을 폐쇄함으로써 담낭에 염증이 시작되며, 환자의 75%에서 사슬알균, 포도알균, 대장균 등 장내 알균이 담즙에서 증명된다. 육안적으로 담낭은 팽팽하게 2~3배 정도 커지고, 장막 표면은 장막하 출혈에 의해 선홍색, 자색 또는 검은 녹색으로 변색되며, 심하면 섬유소와 화농성 삼출물로 덮여 있다.

무결석 담낭염

결석이 없이 오는 무결석 담낭염은 당뇨병, 세균 또는 윤충 감염, 복부 외상, 화상, 복부 또는 복부외 수술, 패혈증과 동반되어 나타나며 소아에서는 담관계 기형과 관련되어 생길 수 있다. 임상적 경과와 형태학적 변화는 급성 결석성 담낭염과 비슷하다.

만성 담낭염

만성 담낭염은 임상적 병명이라기보다 형태학적 병명이다. 즉 만성 담낭염의 증상은 대부분 담석 때문에 나타나는 것들이다. 육안적으로 위축, 정상 또는 확대되어 있고 담낭벽은 다양한 섬유화와 만성 염증을 보인다. 담낭표면은 불투명한 회백색을 띠고 담낭 내에 비교적 투명한 녹황색 점액양 담즙이 있다. 점막 자체는 정상적인 벌집 모양이나 압박에 의한 편평화와 위축을 보일 수도 있다. 조직학적으로 염증 반응은 매우 다양하며 림프구 형질세포 및 대식세포가 점막과 장막하 결체조직에 다소 침윤하여 있다. 심한 경우에는 담낭벽에 섬유성 반흔이 일어나 평활근층이 불분명하게 되며 림프구 침윤이 심하여 여포를 형성하기도 하고 점막은 궤양, 위축을 보이기도 하며 증식할 수도 있다.

3) 종 양

비교적 발생빈도가 높은 담낭 종양으로는 유두종, 샘종 및 샘근종 등의 양성 종양과 악성종양으로는 담낭암종이 있다. 그 밖에 드물게 섬유종, 근종, 신경종, 혈관종, 유암종 및 육종 등이 발생할 수 있다.

양성 종양

담낭에 발생하는 양성 종양은 유두종, 샘종 및 샘근종이 있다.

악성종양

■ 담낭암종

간외 담도계에 발생하는 담관상피암종 중에서 담낭암종이 가장 흔하다(그림 16-17). 여자에서 남자보다 2배 정도 빈발하고 60대에 주로 나타난다. 발생 원인은 담석과 이에 동반된 염증이 중요한 인자이다. 가장 흔한 조직학적 유형은 샘암종이다. 임상적으로 담낭암종은 매우 완만하게 진행하고 간이나 담낭관 및 총담관으로 확산되기 전에는 증상이 없는 경우가 많다. 가장 흔한 증상은 복통이며 황달, 식욕 부진, 체중 감소, 담낭 촉지, 오심과 구토이다. 담낭 조영술로써 담석의 유무와 담낭벽의 병변을 볼 수 있고 초음파로는 확장된 담관을 볼 수 있으며 전산화 단층촬영(CT)이 도움이 된다.

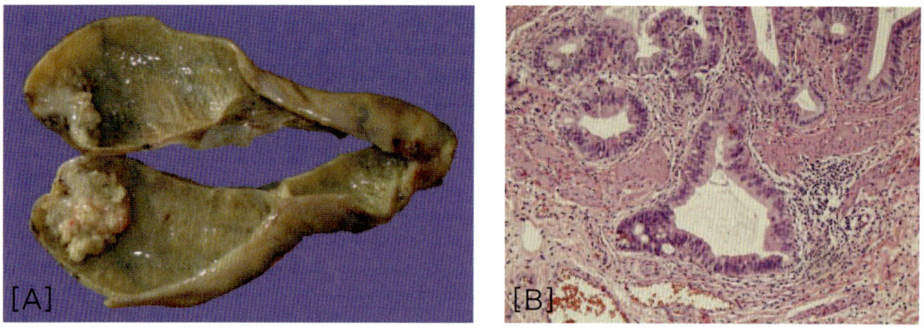

그림 16-17. 담낭암종의 육안사진[A]과 조직소견[B].
담낭에 회백색의 융기성 병변이 관찰되고[A], 분화가 좋은 관상 샘암종이 보인다[B].

III 간외 담관 질환

1) 선천성 간외 담관 질환

선천담관폐쇄증

담관패쇄는 간외 담관의 일부 또는 전부가 파괴되거나 소실되어 담즙의 흐름이 막히게 된 상태로 폐쇄는 어느 부위에서나 생길 수 있다. 담즙울체가 지속되는 영아의 반이상이 담관패쇄에 의한 것이며 이차성 간경변증으로 진행하므로 간이식이 필요하다. 조직학적으로 담소관의 증식, 문맥의 부종과 섬유화, 담즙울체 등 폐쇄소견을 보이고 점차 간내담관이 소실되면서 6개월 이내에 담관폐쇄성 간경변증으로 진행한다.

총담관낭

총담관낭은 선천적으로 총담관이 확장된 것으로 소아에서 황달과 담도산통의 증상을 보인다. 낭의 크기는 다양하며 낭벽은 염증과 섬유화로 두꺼워져 있고 흔히 담관 상피세포가 탈락되고 보이지 않는다.

2) 간외 담관 종양

간외 담관 전체에서 발생하는 암종 중에서 십이지장내의 담관에서 발생하는 Vater 팽대부 암이 담낭암종을 제외하고 가장 흔하다(그림 16-18). 담낭암종이 여성에게 많은 반면, 간외담관종은 남성에서 빈발한다. 담석과는 뚜렷한 관계가 없고 담관 내의 만성 염증과 담즙산이 간외담관종의 유발인자로 관여한다. 형태학적으로 유두상 버섯 모양, 관내 결절과 관벽의 미만성 침윤성 병변 등 세 가지로 분류된다. 조직학적으로 대부분 샘암종으로서 풍부한 섬유성 간질을 볼 수 있다.

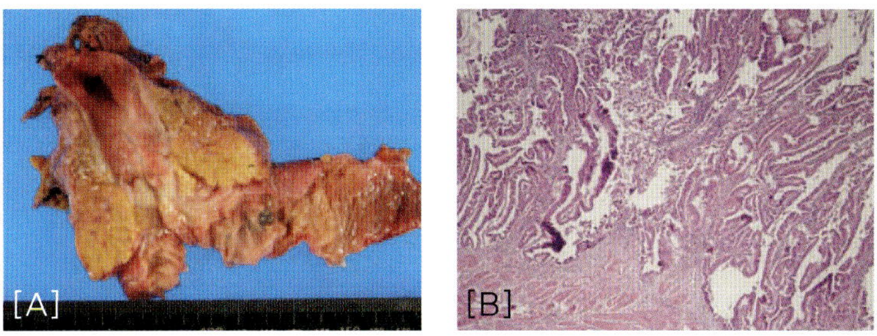

그림 16-18. 간외 담관 종양의 육안사진[A]과 조직소견[B].

하부 총담관이 확장되어 있고, Vater 팽대부에 화살표 방향으로 융기성 종괴가 관찰된다[A]. 분화가 좋은 유두상 샘암종이 보인다[B].

췌 장

1 췌장의 구조와 생리

췌장은 한국인 성인 남자의 경우, 길이는 평균 15cm, 무게는 60~140g이며, 머리, 체부 및 미부로 나눌 수 있다. 조직학적으로 외분비샘과 내분비샘으로 구성되어 있다. 외분비췌장은 전체 췌장의 80~85%를 차지하고 무수한 소포로 구성되어 있으며, 이 소포들이 모여 소엽을 이루고 있다.

외분비샘에서 생성되는 효소로는 trypsin, chymotrypsin, amylase, lipase, phospholipase 등이 있는데 트립신 자체는 다른 효소들을 활성화하는 매우 중요한 효소이다. 내분비췌장은 100만 개의 랑게르한스 섬(islet of Langerhans)으로 명명된 세포 집단과 외분비관 상피세포 사이에 산재해 있는 세포들로 구성되어 있다(그림 16-19).

성인의 총 랑게르한스 섬 무게는 1~1.5g이며 α, β, δ 및 췌장 폴리펩티드 세포의 네 가지 세포로 구성되어 있다. β-세포는 가장 중요한 인슐린을 생성하고, α-세포는 간에서 당원을 분해하여 혈당을 높여줄 글루카곤을 분비하며, δ-세포는 인슐린과 글루카곤의 분비를 억제하는 somatostatin을 분비한다.

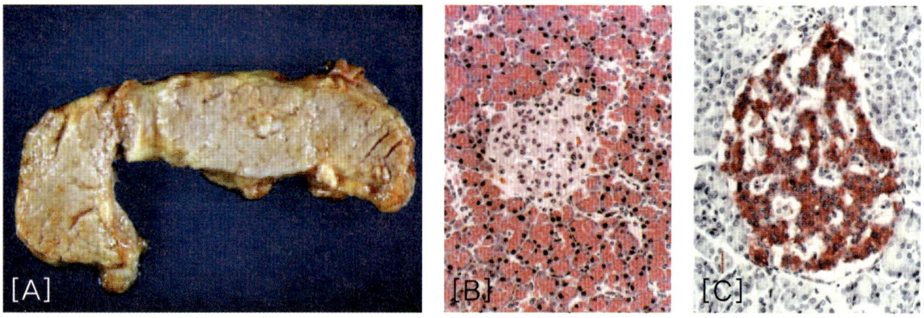

그림 16-19. 췌장의 육안사진과[A] 조직소견[B], [C].

정상 췌장의 단면사진[A]. 외분비샘의 호산성 세포질의 선방세포와 내분비 샘의 랑거한스 섬[B]. 랑거한스 섬의 면역조직화학 염색 사진[C].

11 췌장의 질환

1) 염증성 질환

급성 췌장염

급성 췌장염을 일으키는 원인은 다수의 질병과 화학물질이 관련되어 있다. 이들 원인 중 반이상은 담관질환과 만성 알코올 중독증과 연관이 있으며 그 외에 수술 후, 외상, 대사장애, 유전적 요인, 각종 약제, 혈관염, 소화성 궤양, 바터 팽대부(Ampulla of Vater) 폐색이 그 원인이다.

육안적으로 급성 출혈성 췌장염은 복강 내 출혈, 액화 괴사, 지방 괴사가 일어나 암갈색의 색조를 띠고 복수에 떠 있는 기름을 관찰할 수도 있다(그림 16-20).

만성 췌장염

만성 췌장염은 경한 급성 췌장염의 반복으로 췌장조직의 지속적인 파괴와 수복의 소견을 가진다. 임상적으로 관찰되는 세 가지 징후는 췌장 부위의 석회화, 지방변과 당뇨병이며, 거짓낭, 소화 흡수 장애, 흉수와 복수의 합병증이 생긴다. 초음파나 단층촬영으로 팽대된 관과 섬유화가 관찰된다.

육안적으로 회백색의 섬유조직이 증가되고 석회화 결석들이 나타날 수 있으나 결석은 현미경으로 볼 수 있는 작은 것부터 수 cm까지 여러 가지 크기를 가지고 있다. 분비샘의 위축, 소엽간의 섬유조직 증가, 만성 염증성 백혈구의 침윤이 관찰된다.

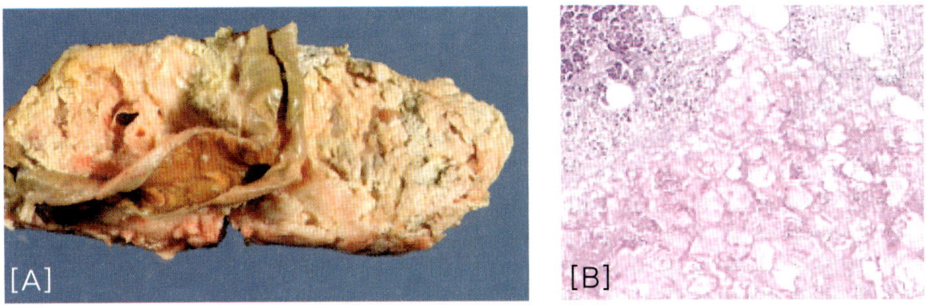

그림 16-20. 급성 췌장염의 육안사진[A]과 조직소견[B].

궤사를 동반한 급성췌장염의 육안 사진[A]. 췌장에서 분비되 소화 효소에 의해 췌장 구성 세포의 파괴 및 지방괴사가 보인다[B].

2) 당뇨병

당뇨병(diabetes mellitus)은 단일 질환이라기 보다는 인슐린의 분비, 작용 이상 또는 이들 양자에 의해 초래되는 만성적인 고혈당증(chronic hyperglycemia)을 공유하는 일종의 탄수화물, 지방 및 단백의 대사장애질환군으로서, 고혈당증과 이와 연관된 대사 장애로 인해 여러 장기, 특히 신장, 눈, 말초신경 및 혈관의 이차적인 이상을 초래할 수 있는 만성 질환이다.

당뇨병의 분류는 표 16-6과 같다.

당뇨병의 병인

■ 제 1 형 당뇨병(인슐린 의존형 당뇨병)의 병인

제 1 형 당뇨병은 β-세포의 심한 감소로 인슐린 분비가 결핍된 질환으로 전체 당뇨병 환자의 10~20%를 차지한다. 이 당뇨병은 보통 소아기에 발병되나 점차적으로 진행되어 사춘기 때에는 심한 임상적 증세를 보이며 생명을 유지하기 위해서는 인슐린을 투여해야 하고 투여가 중단되면 급성 케톤산증과 혼수가 온다.

이 질환의 병인인 섬세포 파괴는 유전적 감수성, 자가면역 반응 및 환경적 유해인자 등의 인자들이 상호 연관되어 일어난다. 유전인자는 HLA-D의 일정한 대립 유전자들과 관련이 있고 이 유전자가 있으면 면역조절 기능의 변조가 쉽게 일어나 자가면역반응 현상이 잘 생긴다. 자가면역반응은 자연적으로 생기기도 하나 대부분 바이러스, 화학물질 또는 알려지지 않은 유해물질 들에 의하여 일어나며, 이러한 면역반응은 랑게르한스 섬 급성 염증을 일으키며, 이어서 β-세포가 파괴되어 당뇨병을 유발시킨다.

표 16-6. 당뇨병의 분류.

원발성 당뇨병	속발성 당뇨병
- 제1형 당뇨병(인슐린 의존형, 유년형, 케톤산형) - 제2형 당뇨병(인슐린 비의존형, 성인형) - 비비만형 인슐린 비의존형 당뇨병 - 비만형 인슐린 비의존형 당뇨병 - 유년 성인형 당뇨병	- 만성 췌장염 - 췌장 절제수술 후 - 호르몬 분비 종양(pheochromocytoma, 뇌하수체 종양) - 약물(코티코 스테로이드) - 혈색소증 - 유전성 질환(lipodystrophy)

■ 제 2 형 당뇨병(인슈린 비의존형 당뇨병)의 병인

제 2 형 당뇨병은 원발성 당뇨병 중 가장 흔한 형이다. 이는 인슐린 작용에 대한 말초조직의 저항과 베타세포의 부적절한 분비로 인해 발생되는 소위 "인슐린의 상대적 결핍"을 특징으로 하며, 당뇨병 환자의 80~90%를 차지 한다.

발병 기전은 정확하게 모르나 제 1 형 당뇨병보다 유전적 요소가 더 크게 작용하고 비만과 과식이 발병에 중요한 역할을 하며 연령 증가와 함께 발병률이 증가한다. 이 질환에서 나타나는 특징적인 생태 병리학적 이상은 인슐린 분비이상과, 인슐린 표적세포에서의 인슐린 저항이다. 비만한 당뇨병 환자는 인슐린치가 정상인보다 낮아 인슐린이 상대적 또는 절대적으로 부족하다.

당뇨병의 대사 장애와 합병증

당뇨가 심해지면 삼투성 이뇨에 의하여 다뇨증이 오고 따라서 수분과, Na, K, Mg 및 P 등의 전해질이 소실된다. 수분 손실과 더불어 고혈당에 의한 삼투압 증가로 뇌의 갈증중추의 삼투압 수용기의 세포 내 수분이 밖으로 유출되면 다갈증을 일으키고 식욕 증가에 의한 다음증이 온다.

인슐린이 부족하면 신체의 전체적 대사가 동화작용에서 이화작용으로 변하여 단백분해와 지방분해가 증가된다. 지방분해가 증가하면 유리 지방산이 증가되고 증가된 유리 지방산은 간에서 acetyl CoA의 산화작용에 의하여 케톤체가 형성된다. 많아진 케톤체는 케톤혈증과 케톤뇨를 일으키고 전신성 대사성 케톤산증에 빠지게 한다.

제 2 형 당뇨병 환자에서 공복시 고혈당, 다뇨증, 다갈증 및 다음증을 흔히 볼 수 있으나 케톤산증은 드물다. 고혈당에 의한 삼투성 이뇨로 인하여 탈수가 올 수 있으며 이러한 경우 특히 노인에서 고삼투압성 혼수가 오기 쉽다.

3) 종 양

대부분의 췌장암은 고형 종괴 형태이나, 다른 종양은 낭성 종괴의 형태이다.

낭성종양

■ 장액성 낭샘종

장액성 낭샘종(serous cystadenoma)은 췌장의 낭성종양의 25%를 차지하는 양성 종양으로 당원을 함유하는 낮은 입방형 세포로 피복되어 있는 소낭들로 구성되며 장액성 액체를 함유하고 있다(그림 16-21).

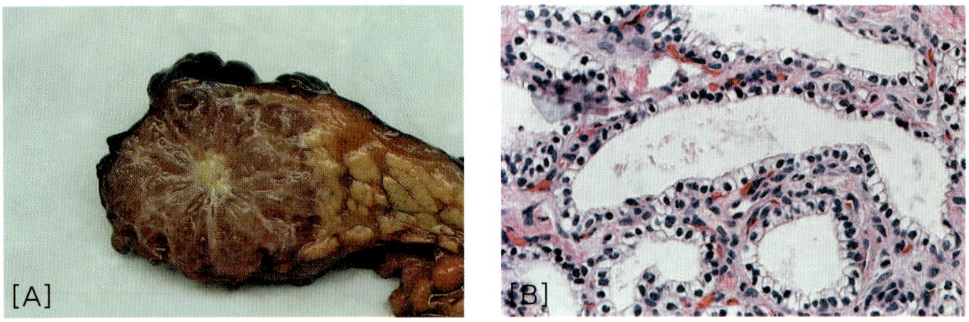

그림 16-21. 췌장의 장액성 낭샘종의 육안사진과[A] 조직소견[B].

췌장에 작은 낭성구조가 보여 벌집 모양을 이루고 중심부에는 굵은 섬유화가 보인다[A]. 입방형 세포로 피복되어 있는 소낭들로 구성되며 장액성 액체를 함유하고 있다[B].

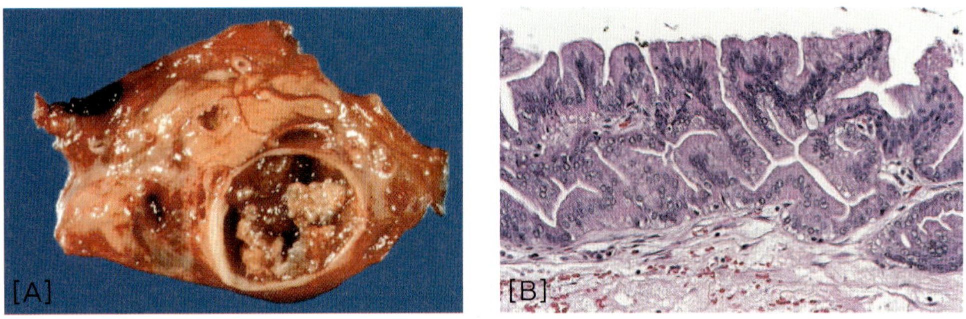

그림 16-22. 췌장의 관내 유두점액성 종양의 육안사진[A]과 조직소견[B].

췌장의 췌관이 늘어나 있고 내강을 채우는 점액성 유두상 종괴가 보인다[A]. 유두상 형성이상을 보이는 장형 원주상피로 구성된 있으나 주위 조직으로 침윤은 없다[B].

■ 점액성 낭종양

점액성 장종양(mucinous cystic neoplasm)은 여성에서 흔히 발생하며, 현미경 소견에 따라 "양성, 경계성, 악성"으로 구분된다. 대부분 체부나 꼬리에서 발생하며 천천히 자란다.

■ 관내유두점액성 종양

관내점액성 종양(intraductal papillary mucinous neoplasm)은 늘어난 췌관 내강을 채우는 다량의 점액이 보인다(그림 16-22). 점액성 낭종양과 같이 점액을 분비하며, 현미경소견에 따라 "양성, 경계성, 악성"으로 분류된다. 점액성 낭종양과는 달리 남자에 호발하며 꼬리보다 두부에 잘 발생한다. 현미경 소견에서 치밀한 난소성 기질이 없다는 점과 췌관과 연결이 있다는 점으로 점액성 낭종양과 구별할 수 있다.

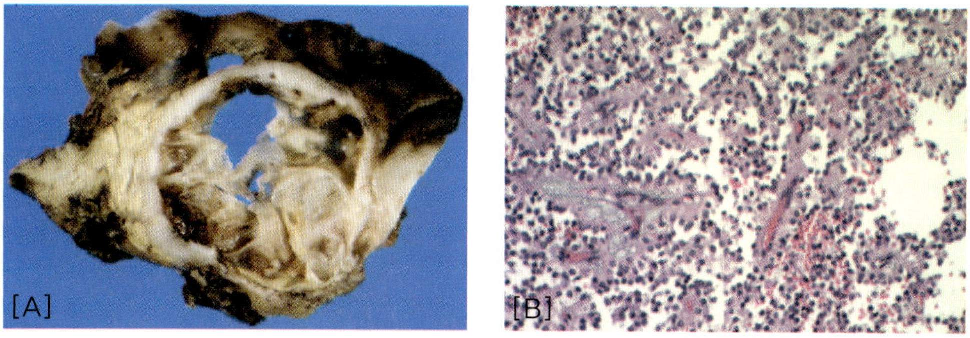

그림 16-23. 췌장의 고형거짓유두종양의 육안사진[A]과 조직소견[B].
췌장에 구역화된 낭성종양이 보이고[A], 작고 균일한 세포가 유두상 구조 또는 개개의 흩어진 종양세포가 보인다[B].

■ 고형거짓유두종양

고형거짓유두종양(solid-pseudopapillary tumor)은 사춘기의 소녀와 35세 이하의 여성에서 주로 발생한다. 이 종양은 둥글고 주위 조직과 경계가 좋으며 3cm 미만의 초기 병변인 경우에는 괴사를 동반하지 않는 고형 종괴로 관찰되지만, 크기가 커지게 되면 낭성 변화와 괴사를 동반하는 경우가 많고 낭벽에 석회화 소견을 보이기도 한다(그림 16-23).

■ 거짓낭

거짓낭(pseudocyst)은 만성 췌장염에 속발하거나 복부 외상 후에 오는 비신생물성 낭종이다. 대개 단발성이며 직경이 5~10cm이다. 췌장실질 내에 위치할 수도 있으나 췌장 주위에 더 흔하게 발견된다. 낭벽은 섬유성이며 췌도관에 연결되어 있을 수도 있다. 임상적으로 복통을 일으키고 출혈과 복막염을 동반한 감염이 생길 수 있다.

췌장암종

췌장암종은 췌장의 어느 부위에서도 발생하나 두부에 가장 많이 발생한다. 육안적으로 췌장 두부의 암은 췌장조직을 다소 팽창시킬 정도로 작거나 수 cm에 이르는 큰 종괴를 보이기도 하며 회백색으로 췌장의 소엽을 불분명하게 침윤하는 양상을 보인다. 췌장의 경계를 넘어 십이지장과 총담관으로 뻗어나가 담도 폐쇄를 일으킬 수 있다. 체부와 미부의 암종은 일반적으로 크기가 크고 발견시 더 넓게 퍼져 있다(그림 16-24). 주로 샘암종이 대부분을 차지하고, 약 10%에서 거대세포 형성과 육종양 조직소견을 보이는 미분화암종이 있다.

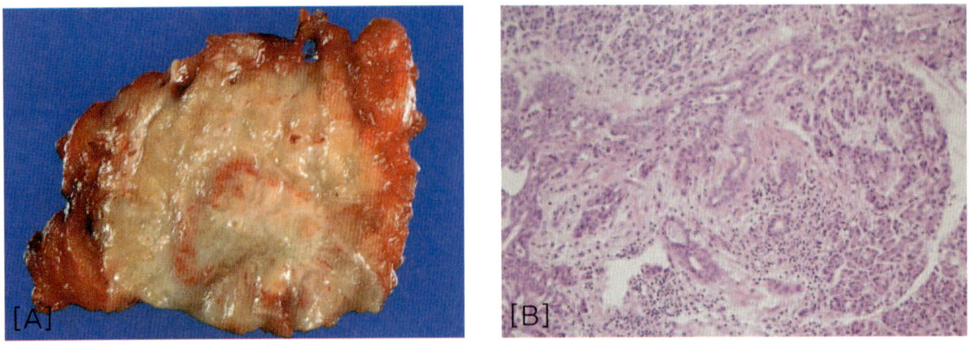

그림 16-24. 췌장암종의 육안소견[A]과 조직소견[B].

췌장에 회백색의 고형성 종괴가 주변으로 침윤성 성장을 보이고[A] 주변 췌장 실질조직으로 침윤성 관상 샘암종이 보인다[B].

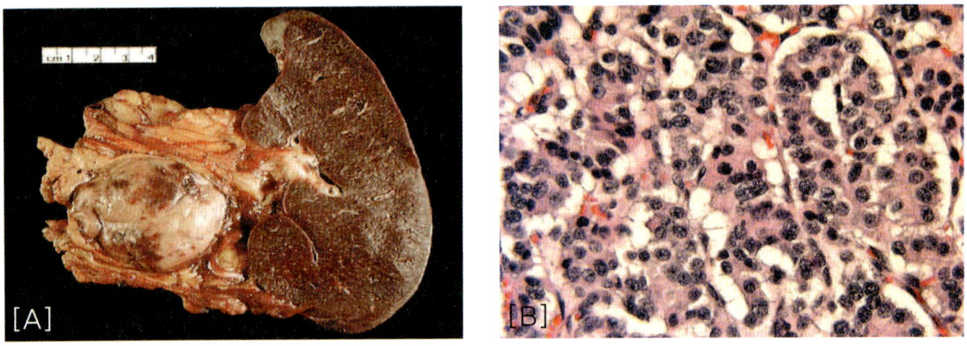

그림 16-25. 췌장 내분비 종양의 육안사진[A] 과조직소견[B].

췌장에 경계가 좋고 출혈을 보이는 회백색의 둥근 종양이 보이고[A], 둥글고 균일한 내분비 종양 세포들이 보인다[B].

내분비 종양

췌장의 섬세포(도세포, islet cell)에서 발생하는 내분비 종양은 외분비 종양에 비해 훨씬 빈도가 적으며 대부분은 성인에서 발생하며 또 양성이다. 호르몬을 분비하는 경우와 분비하지 않는 경우가 있는데 면역조직화학 또는 전자현미경 검사를 실시하여 종양세포를 식별해 낼 수 있다. 이에 따라 인슐린을 분비하는 β-세포종양, 가스트린을 분비하는 가스트린종, 글루카곤을 분비하는 α-세포종양, 설사 유발성 종양으로 분류하며 각각 여러 가지 임상 증상을 보인다(그림 16-25).

17 신장 및 하부요로

Kidney and Lower Urinary Tract

신 장

1 정상 구조 및 기능

신장은 후복막강에 위치한 한 쌍의 기관으로 발생은 태생 4주부터 중배엽에서 유래한다. 성인에서 장축이 12cm, 폭이 5~7cm, 두께가 2~3cm 정도이며, 한쪽 신장의 무게는 약 120~150g이다. 요관이 신장으로 들어와서 깔때기 모양으로 확장된 것이 신우이며, 이곳에서 2~3개의 가지를 쳐서 큰 신배(major calyx)가 되고, 큰 신배는 다시 각각 3~4개의 작은 신배(minor calyx)로 나뉜다.

신장은 피질과 수질로 구성되어 있다. 피질은 두께가 약 1.2~1.5cm 이고, 수질은 피라미드를 말하며, 그 정점을 유두라고 한다. 피라미드와 피라미드 사이에 있는 피질 조직은 버틴주(column of Bertin)이다(그림 17-1).

신장의 기본 구조는 네가지로서, 사구체, 세관, 사이질 및 혈관이다. 신장의 기능적 기본단위를 신장단위라고 하며 한쪽 신장에 약 100만 개가 있다. 위치에 따라 얕은 신장단위와 수질곁 신장단위로 나눈다(그림 17-2).

신장은 사구체에서의 혈액 여과와 세뇨관에서의 재흡수나 분비를 통해 하루 약 1 *l* 의 농축된 소변을 생성한다. 체내의 노폐물을 배설하며, 수분 및 전해질의 조절과 혈장의 산-염기의 균형을 맞추고, 적혈구 조혈인자, 레닌(renin), 프로스타글란딘 등의 호르몬을 분비한다.

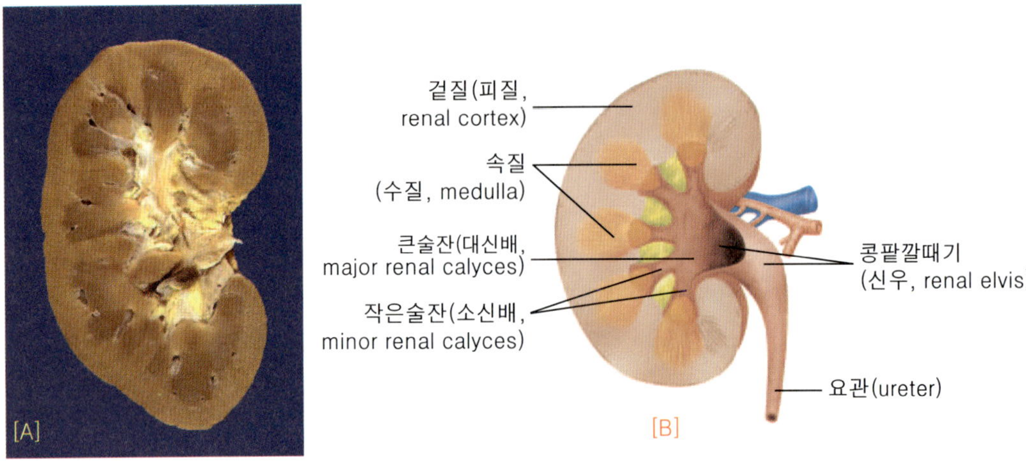

그림 17-1. 정상신장의 육안사진[A]과 도해[B].

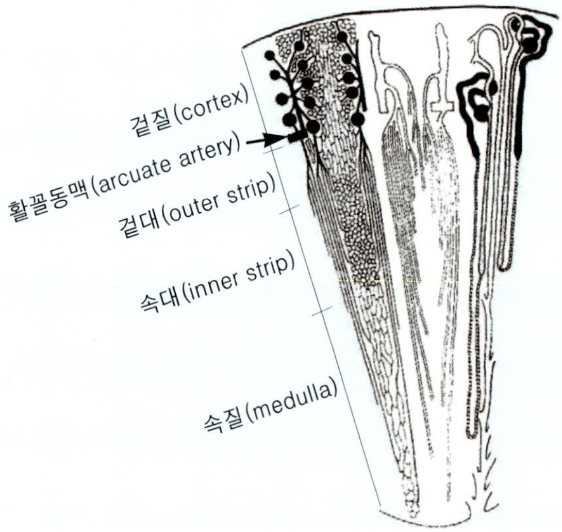

그림 17-2. 신원과 미세혈관의 도해.

II 병리

신장질환은 조직학적으로 사구체, 세관, 사이질(interstitium) 및 혈관의 4가지 기본적 구성 성분을 침범하는 병변으로 분류된다. 사구체 질환은 주로 면역학적 기전에 의하여 초래되며, 세관 및 사이질의 병변은 독성 물질이나 감염에 의하여 초래되고, 혈관 질환은 고혈압이나 당뇨에 의하여 초래된다.

그러나 신장 구조의 해부학적 상호 의존성 때문에 한 성분의 손상시 이차적으로 다른 구조에도 영향을 미친다. 즉 심한 사구체 손상은 세뇨관 주변의 혈류에 장애를 초래하고, 세관의 파괴는 사구체압을 증가시키므로 사구체가 위축된다. 만성적인 신장질환은 기원이 어떻든 간에 결과적으로 신장의 4가지 구성 성분 모두를 손상시켜 만성 신장기능상실이 된다.

신생검의 광범위한 이용으로 여러 종류의 사구체신염의 개념이 확립되었다. 조직학적으로 개개의 구성 성분을 주의 깊게 살펴야 한다. 신생검시 통상적인 광학현미경적 검사 외에도 형광현미경적 검사 또는 면역조직화학 검사법으로 침착된 면역물질을 검출하며, 동시에 PAS, Masson's trichrome, methenamine silver 염색과 같은 조직화학염색과 전자현미경 검사를 함께 시행한다.

III 신장질환

신장질환의 임상적 형태는 침범하는 신장의 구성성분, 질병의 급성 정도 및 신손상의 기전 등에 따라 다르다.

질소혈증(azotemia)은 사구체 여과율(glomerular filtration rate : GFR)의 감소로 인한 혈중 요소질소(BUN)와 creatinine치의 상승이다. 신전성(prerenal) 질소혈증은 울혈심장기능상실, 쇽, 혈액량 감소 및 출혈 등 신장의 저관류 상태로 인해 신실질의 손상없이 기능저하가 초래되는 것이며, 신후성(postrenal) 질소혈증은 신장 하부에서 소변의 흐름이 막히는 경우 생기나 그 원인이 교정되면 회복이 가능하다.

질소혈증이 여러 가지 임상증상, 증후 및 생화학적 이상을 동반하면 요독증(uremia)이라고 한다. 따라서 요독증은 단순한 생화학적 이상이 아닌 임상증후군이며 신장의 배설기능의 이상 뿐 아니라 대사성, 내분비 기능장애, 위장관계, 신경근육계 및 심맥관계에도 장애가 초래된다(표 17-1).

1) 주요 증후군

급성 신염증후군

급성 신염증후군(acute nephritic syndrome)은 급성으로 육안적 혈뇨, 미량 또는 중

표 17-1. 만성 신장기능상실과 요독증의 주요한 전신 소견.

수분 및 전해질 이상	탈수, 부종, 칼륨 혈증, 대사성 산증
Calcium, phosphate	인 혈증, 저 칼슘 혈증, 이차적 부갑상선 기능항진증
골 대사이상	신성 골이영양증(renal osteodystrophy)
조혈계 이상	빈혈, 출혈성 소인
심폐기능 이상	고혈압, 울혈심장기능상실, 폐부종, 요독성 심낭염
위장관계 이상	오심, 구토, 위장관 출혈, 요독성 식도염, 위염, 대장염
신경근육계 이상	근병증, 말초신경병증, 뇌병증
피부 변화	소양감, 피부염, 빈혈 및 urochrome색소의 축적으로 누르스름한 색을 띰

등도의 단백뇨 및 사구체 여과율 감소, 고혈압을 특징으로 하며, 이는 급성 사슬알균 감염 후의 사구체신염시 나타나는 전형적인 증상이다.

신증후군

신증후군(nephrotic syndrome)은 다량의 단백뇨(하루에 3.5g 이상), 저알부민혈증, 심한 부종, 고지방혈증 및 지방뇨를 특징으로 한다.

무증상 혈뇨 및 단백뇨

무증상 혈뇨 및 단백뇨는 미약한 사구체 기능 이상시의 증세이다.

급성 신장기능상실

급성 신장기능상실(acute renal failure)은 빠른 신기능의 장애를 보이며 흔히 가역적이다. 질소혈증, 핍뇨 및 무뇨를 특징으로 한다. 이는 사구체 손상(초승달 사구체신염)이나 사이질의 손상 및 급성 세관괴사로 초래된다.

만성 신장기능상실

만성 신장기능상실(chronic renal failure)은 요독증의 증상 및 증후가 특징이며, 여러 신장질환의 마지막 결과로서 신장질환으로 인한 주요 사망원인이다.

신세관 장애

신세관 장애(renal tubular defect)는 다뇨증, 야뇨증 및 대사성 산증이 특징이다. 세관의 구조에 영향을 주는 질환(수질 낭성 질환)이나 세관 기능장애로서 발생한다. 세관 기능 장애는 유전적인 것도 있고 후천적인 것도 있다.

요로 감염

세균뇨와 농뇨(pyuria)를 특징으로 하며, 증상이 있는 경우도 있고, 무증상일 수도 있다. 신장만을 침범할 수도 있고, 방광만을 침범할 수도 있다(방광염).

신장돌증

신장돌증(nephrolithiasis)은 신부위의 심한 통증 및 혈뇨로 나타나며, 재발할 수도 있다.

2) 선천기형

약 10%에서 요로계의 기형을 갖고 태어난다. 신장형성이상과 신발육부전은 소아의 만성 신장기능상실증의 20%를 차지하고, 다낭성 신장질환은 신장기능상실증의 10%를 차지하고 있다. 선천성 신장질환은 유전적일 수도 있으나 대부분 임신 중 발육과정이 잘못되는 후천성 발육이상이다.

선천기형의 종류에는 신무발생증(agenesis of the kidney), 신장형성저하(renal hypoplasia), 이소성 신장(ectopic kidney), 마제신(horseshoe kidney) 등이 있다.

신장의 낭성질환

신장의 낭성질환(cystic disease of the kidney)은 유전적, 발육부전으로 초래되기도 하나 후천성으로도 얻어지는 것으로 다음과 같은 이유 때문에 중요하다. 첫째, 신낭은 비교적 흔한 질환으로 임상적, 방사선학적 또는 병리학적으로 진단하는데 어려울 수도 있다. 둘째, 성인 다낭신은 만성 신장기능상실을 유발할 수 있는 중요한 원인이 되며, 셋째, 때로 악성종양과 구별이 어려울 때도 있다. 신장의 낭성질환의 분류는 다음과 같다.

- 낭성 신장형성이상(cystic renal dysplasia)(그림 17-3)
- 다낭신(polycystic kidney)(그림 17-4)
- 신수질의 낭성 질환(medullary cystic disease)
- 후천성 낭성질환
- 단순낭(simple renal cysts)

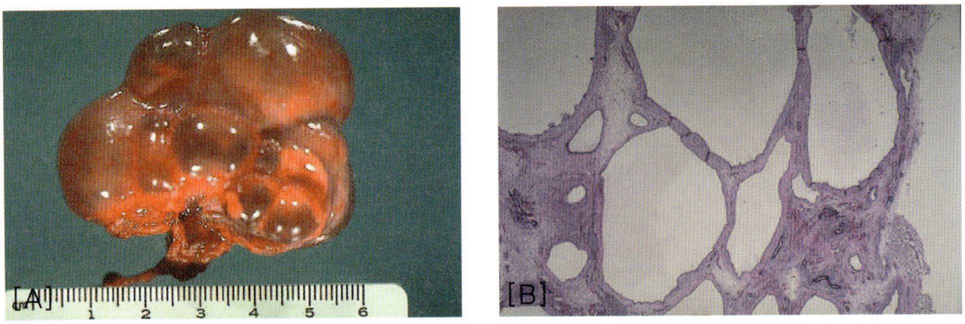

그림 17-3. 낭성 신장형성이상의 육안사진[A]과 현미경 사진[B].

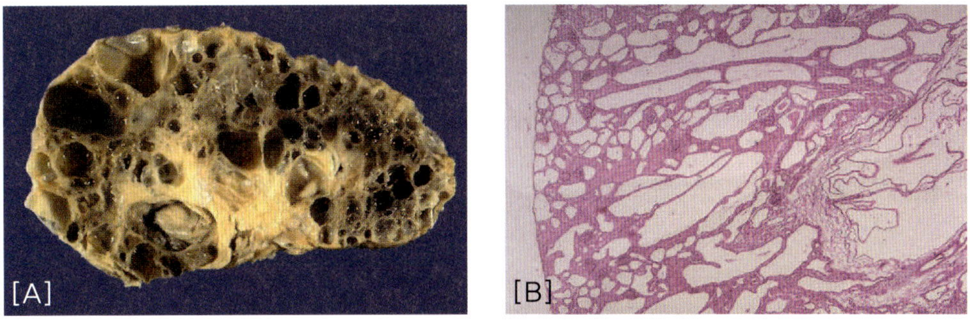

그림 17-4. 다낭신의 육안사진[A]과 현미경 사진[B].

표 17-2. 사구체 질환의 분류.

원발성 사구체 신염	이차성 사구체 신염	유전성 장애
급성 광범위 증식성 사구체신염	전신질환	알포트 증후군
사슬알균 감염 후 사구체신염	전신홍반루프스	파브리(Fabry)병
비사슬알균 감염 후 사구체신염	당뇨병	
급진행성 (반월형) 사구체신염	유전분증	
막사구체신염	Goodpasture 증후군	
미소변화질환	Polyarteritis nodosa	
초점분절사구체경화증	Wegener 육아종증	
막증식사구체신염	Henoch-Sch nlein 자색반증	
국소 증식사구체신염	세균성 심내막염	
IgA 신병증		
만성 사구체 신염		

3) 사구체 질환

사구체는 여러 인자에 의해 손상 받을 수 있다. 전신적인 면역학적인 질환이나 혈관 질환, 대사성 질환 그리고 유전질환에 의해서도 사구체 손상이 가해진다. 이러한 이차적 사구체 질환은 사구체 단독으로 또는 주로 사구체만을 침범하는 일차적 사구체 질환과 구별된다. 사구체신염은 다양한 형태학적 소견을 나타낼 수 있으며, 여러 종류의 사구체신염이 유사한 형태학적 소견을 나타내는 경우도 있다. 사구체 신염의 분류는 표 17-2와 같다.

임상증상

사구체 질환의 임상증상은 5개의 증후군으로 나눌 수 있다.

- 급성 신염 증후군
- 급진행성 사구체신염
- 신증후군
- 만성 사구체신염(만성 신부전)
- 무증상 혈뇨 또는 단백뇨

조직학적 변화

정상 사구체의 광학 현미경적 구조 및 전자 현미경적 구조는 그림 17-5와 그림 17-6이다. 여러 종류의 사구체신염에서 다음 3가지 기본적인 조직반응 중 하나 이상을 나타낸다.

- 사구체내 세포증가

사구체에 염증반응이 있을 때에는 사구체내에 세포 수의 증가가 동반된다.

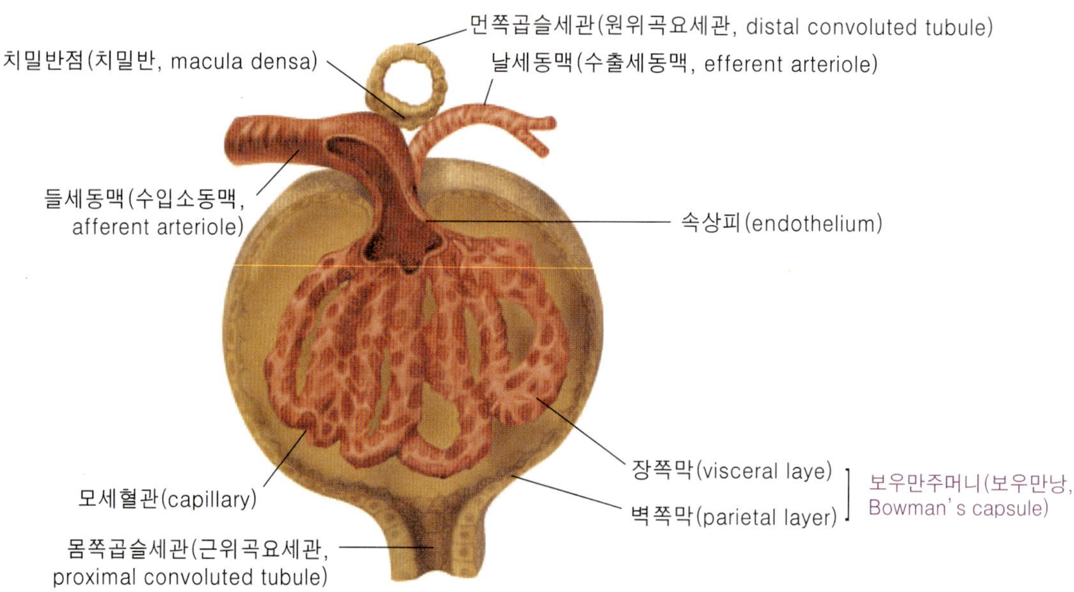

그림 17-6. 사구체 구조.

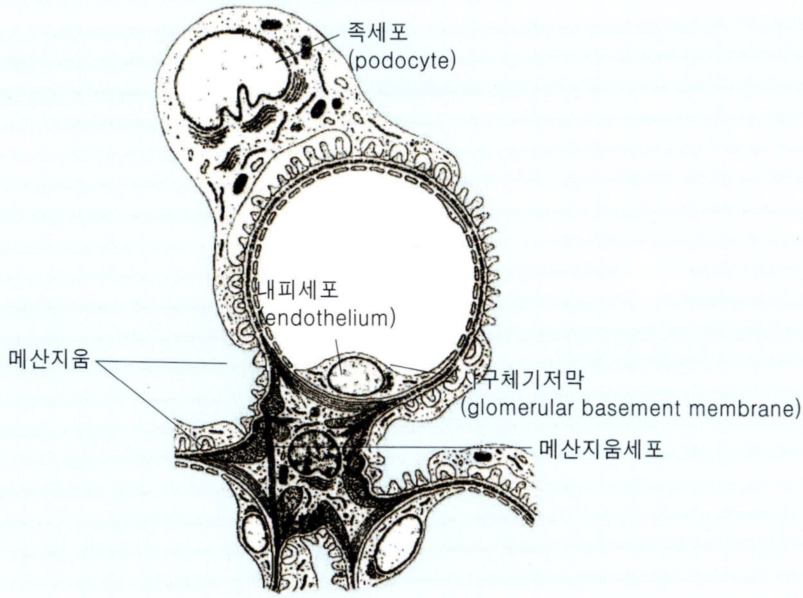

그림 17-6. 사구체총맥의 전자현미경적 구조.

① 사구체내 내피세포, 메산지움세포, 상피세포의 증식으로 인해 세포수가 증가된다. 벽측 상피세포가 증가하여 초승달의 형태를 취하기도 하며, 이는 임상적으로 급진행성 사구체신염의 특징이다.

② 백혈구 침윤은 중성구나 단핵구로 구성되며, 때로는 림프구가 사구체내에 침윤된다.

■ 사구체기저막의 비후

사구체기저막의 비후는 PAS-methenamine silver 또는 PAS 염색하에서 잘 관찰된다. 당뇨병성 사구체경화증에서는 기저막 자체가 두꺼워지며, 막사구체신염에서는 기저막의 상피세포 하부에 전자 고밀도물질의 침착으로 인해 두꺼워진다. 전자고밀도물질은 대부분 면역복합체로 생각된다.

■ 유리질화 및 경화

유리질화(hyalinization)는 광학현미경하에서 사구체내 균일한 호산성 물질이 침착되는 것이다. 이 물질은 전자현미경하에서 비균질성으로 증가된 기저막 또는 사구체바탕질 뿐 아니라 침강된 혈장단백으로 생각되는 비정형성물질들로 구성되어 있다.

이러한 변화는 사구체의 구조를 망가뜨려 경화(sclerosis)를 일으키고, 사구체 손상으로 생긴 비가역적 변화이다.

사구체의 조직학적 변화를 기술하는데 있어 광범위(diffuse)는 조직내 모든 사구체를 침범하는 병변이며, 전구성(global)은 사구체의 전부위를 침범함을 표현한다. 초점성(focal)은 사구체의 일부(50% 이하)를 침범하는 병변이며, 분절성(segmental)은 사구체의 일부 소엽만을 침범하는 병변을 가리키는 용어이다. 사구체질환의 분류는 흔히 표 17-2와 같이 조직학적 병변에 근거를 두고 분류한다.

사구체 손상의 병인

사구체 손상의 면역학적 기전은 표 17-3과 같다.

대부분의 원발성 사구체신염과 이차적 사구체신염에 있어 면역학적 기전은 중요한 역할을 한다. 사구체신염은 항원항체 반응에 의해 쉽게 실험적으로 유발되며, 사구체내 면역글로불린과 여러 종류의 보체가 인체 사구체신염의 70% 이상에서 발견된다. 따라서 항체 매개성 기전이 주종을 이루며 중요하다. 이러한 항체 관련성 손상에도 두가지 형태가 있다.

첫째는 사구체내 고정되어 존재하는 항원 또는 사구체에 심어진 항원에 대한 항체

표 17-3. 사구체 손상의 면역학적 기전.

항체 매개성 손상	
In situ 면역복합체 축적	1. 고정된 내인성 조직 항원(항조직항체 매개성 사구체신염) – Goodpasture's antigen(항사구체기저막 신염) – Heymann antigen(막성 사구체 신염) – Mesangial antigens – 기타 2. 심어진 항원 – 외인성(약제, 감염인자) – 내인성(DNA, 면역글로불린, 면역복합체, IgA)
순환성 면역복합체 축적	내인성 항원(DNA, 종양 항원) 외인성 항원(감염성 산물)
세포독성항체	세포 매개성 손상 교대적 보체 회로의 활성화

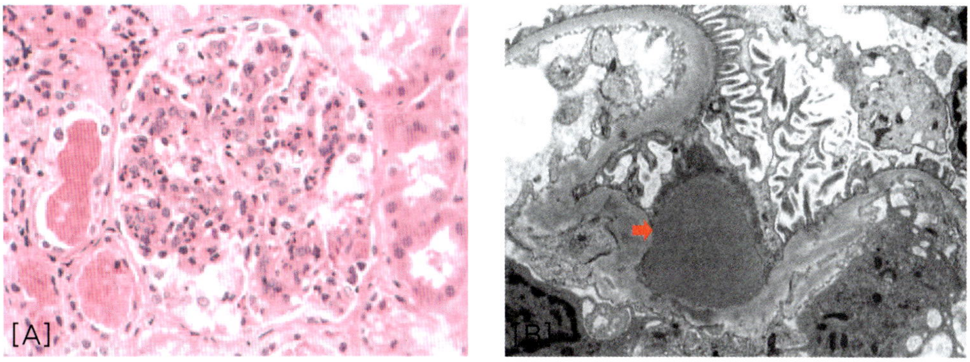

그림 17-7. 급성 사슬알균 감염 후 사구체신염.

[A] 중성구 및 단핵구의 염증세포 침윤을 포함하여 사구체내 세포밀도가 증가되어 모세혈관 내강이 관찰되지 않는다. [B] 사구체모세혈관의 상피세포 하부에 큰 결절(hump)의 전자 고밀도 침착(화살표)이 관찰된다(전자현미경 소견).

로 인한 손상이며, 둘째는 순환혈액내 존재하는 가용성 면역복합체의 사구체내 침착으로 인한 손상이다. 이 두 기전은 인체의 사구체신염에서 사구체손상에 관여한다.

급성 사구체신염

급성 감염후 사구체신염(postinfectious glomerulonephritis)으로 오는 경우가 많으며 선행질환으로 급성 사슬알균 감염 후 사구체신염(poststreptococcal glomerulonephritis)이 가장 대표적이다(그림 17-7). 이는 소아기 신장질환 중 가장 흔한 것 중의 하나이며 사슬알균 감염, 특히 상기도 감염 후 평균 10일 이내에 급성 신염증후군이 갑자기 발현되는 특징이 있다. 성인에서도 발생할 수 있으나 비교적 드물고 그 임상소견이 다소 다를 수도 있다.

급진행(초승달)사구체신염

급진행(초승달, 반월상)사구체신염(rapidly progressive glomerulonephritis, RPGN)은 신기능이 빠르고 점진적으로 저하되고 흔히 심한 핍뇨와 무뇨증을 동반하는 사구체의 손상을 말하며 수주나 수개월내에 비가역적 신장기능상실을 일으키는 임상병리학적 증후군을 가리킨다. 조직학적으로 Bowman 강내에 세포들이 모여 '반월'(crescent)을 형성하는 것이 특징적이므로 '초승달(반월상) 사구체신염'이라 하며(그림 17-8), '모세혈관외 증식성 사구체신염'은 동의어로 사용된다.

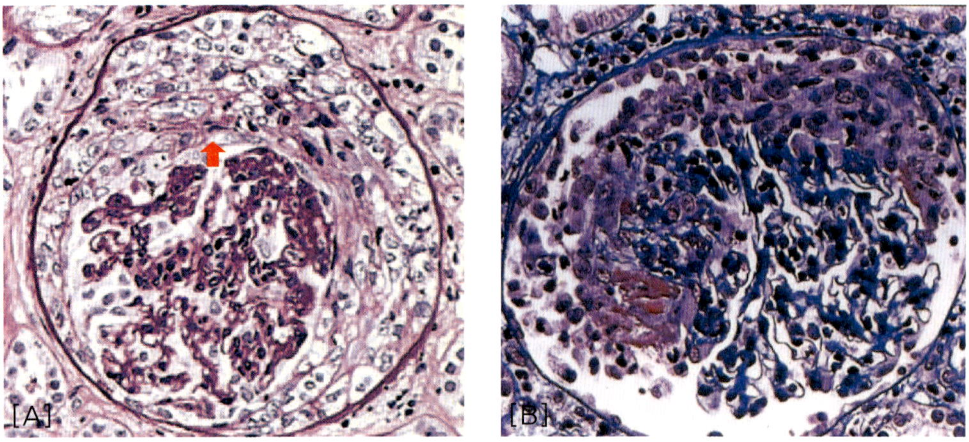

그림 17-8. 급진행(초승달) 사구체신염.

벽상피세포의 증식과 섬유소대로 이루어진 초승달(화살표)이 사구체의 일부를 침범하고 있고 사구체는 이로 인하여 위축되어 있다([A] H&E 염색, [B] PAS 염색).

병인은 다음 세 군으로 분류된다. 첫째, 특발성 RPGN 또는 Goodpasture 증후군, 둘째, 면역복합체 매개성 사구체신염, 그리고 셋째, 혈관염과 연관된 사구체신염이다. 세번째 군에서는 항호중구세포질항체(antineutrophil cytoplasmic antibody, ANCA)가 양성이다.

신증후군

사구체질환 중 막사구체신염, 미소변화질환, 초점분절사구체경화증 등은 거의 항상 신증후군을 동반하며, 이외에도 여러 종류의 원발성 또는 이차적 사구체신염에서도 신증후군이 나타날 수 있다.

신증후군은 하루 3.5gm 이상의 단백뇨, 혈중 알부민치가 3gm/dl 이하의 저알부민혈증, 전신 부종 및 고지방혈증을 특징으로 한다. 이 질병은 기본적으로 혈장단백에 대한 투과력의 증가를 초래하는 사구체 모세혈관벽의 장애로 야기된다.

15세 이하의 소아에서 신증후군은 거의 항상 원발성 사구체질환(95%)에 의하여 발생하며, 성인에서는 약 40%에서 전신성 질환으로 인한 사구체질환에 기인한다. 신증후군을 잘 유발하는 신장질환은 다음과 같다(표 17-4).

표 17-4. 신증후군의 원인.

신증후군의 원인		이환율(%) 소아	성인
원발성 사구체질환	막사구체신염	5	40
	미소변화질환	65	15
	초점분절사구체경화증	10	15
	막증식사구체신염	10	7
	기타 증식성 사구체신염(초점성, IgA 신병증)	10	23
전신 질환	당뇨병 유전분증 전신 홍반 루프스 약제(gold, penicillamine, "street heroin") 감염(말라리아, 매독, B형 간염, AIDS) 악성 종양(암종, 악성 흑색종) 기타(벌에 의한 알레르기, 유전성 신염)		

막사구체신염

막사구체신염(membranous glomerulonephritis, membranous nephropathy)은 성인에서 원발성 사구체 질환으로 인한 신증후군의 중요한 원인(40%)이다. 광학현미경상 사구체 모세혈관벽의 광범위 비후가 현저하며(그림 17-9), 사구체기저막의 상피세포 하부에 고전자밀도의 면역글로불린을 함유한 침착물이 관찰되기 때문에 만성 항원-항체 매개성 질환으로 알려져 있다.

막사구체신염의 약 85%는 선행되는 질환이나 요인없이 특발성으로 발생하며, 나머지는 이차성 막사구체신염으로 다음과 같은 질환이나 여러 원인 인자들과 연관되어 발생한다. 즉, ① 폐암이나 대장암 및 악성 흑색종 등의 악성종양, ② 전신홍반루프스, ③ 중금속(금, 수은)에 노출, ④ 약제(penicillamine, captopril), ⑤ 감염(만성 B형간염, 매독, 주혈흡충증, 말라리아), ⑥ 대사 질환(당뇨병, 갑상샘염) 등이다.

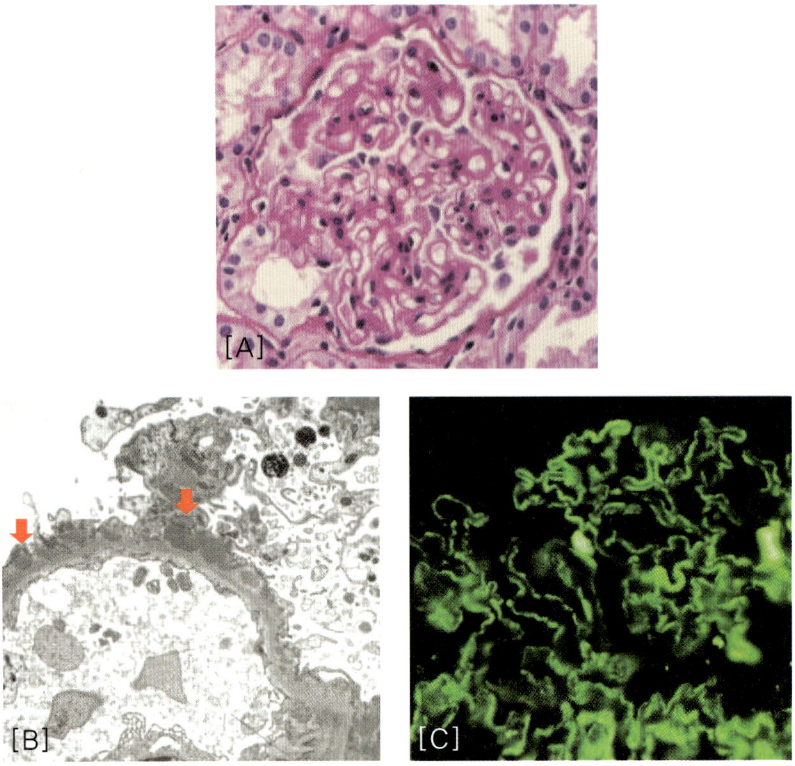

그림 17-9. 막사구체신염.

[A] 사구체 기저막이 광범위하게 비후되어 있다.
[B] 사구체 기저막의 상피세포 하부에 연하여 불연속성의 전자고밀도 물질(화살표)이 침착되어 있다(화살표)(전자현미경소견).
[C] 모세혈관 기저막에 연하여 IgG에 대한 과립성의 형광 염색을 보인다(면역형광현미경소견).

미소변화질환(지질신증)

미소변화질환(minimal change disease ; MCL, lipoid nephrosis)은 소아에서 신증후군의 가장 흔한 원인이며, 비교적 양성인 질환이다. 광학현미경적으로 신사구체가 정상소견을 보이나, 전자현미경으로 관찰시 사구체상피세포의 족돌기가 광범위하게 소실된다(그림 17-10). 2세에서 6세 사이에서 호발된다. 때로 호흡기 감염이나 예방접종 후에 발생한다. 스테로이드 치료에 반응이 매우 좋은 것이 특징적인 소견이다.

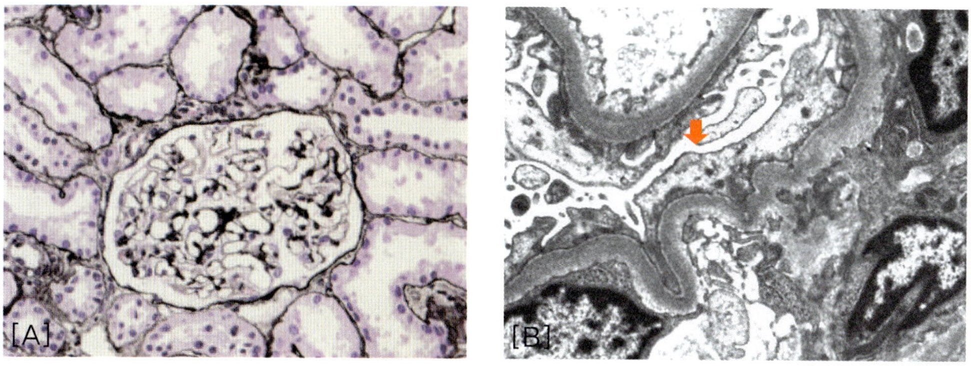

그림 17-10. 미소변화질환.

[A] 사구체기저막의 비후나세포증식이 없다(은염색). [B] 광범위한 족돌기의 소실(화살표)이 관찰된다(전자현미경소견).

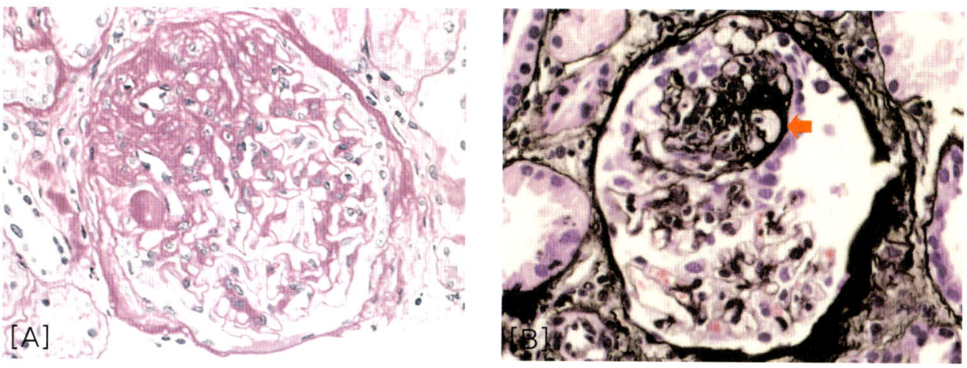

그림 17-11. 초점분절사구체경화증.

[A] 사구체의 일부에서 분절성으로 경화의 병터가 관찰된다. [B] 사구체 모세혈관의 분절에서 경화를 보인다. 지방적을 포함한 거품세포가 보인다(화사료)(은염색).

초점분절사구체경화증

초점분절사구체경화증(focal segmental glomerulosclerosis ; FSGS)은 신사구체의 일부에서, 그들의 모세혈관 고리에 분절성경화증을 특징으로 한다(그림 17-11). 임상적으로 신증후군 또는 심한 단백뇨를 동반한다. 약 50%에서는 10년이내에 말기신으로 된다.

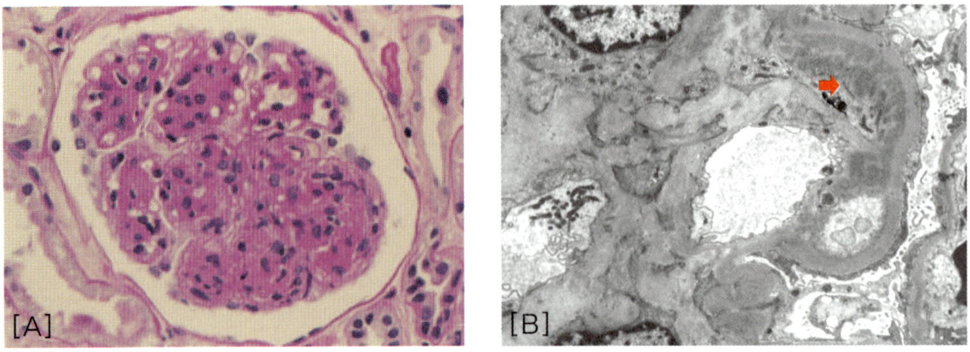

그림 17-12. 막증식사구체신염.

[A] 심한 메산지움세포의 증식과 바탕질의 증가로 인하여 엽상구조를 나타낸다. [B] 전자고밀도 물질이 혈관내피세포 안쪽으로 침착되어 있다(전자현미경 소견).

FSGS는 네가지 유형으로 분류된다. ① 특발성 FSGS, ② 다른 사구체질환에 병발된 FSGS(IgA신증), ③ 역류성 신증(reflux nephropathy), 진통제 남용으로 인한 신증, 일측성 무신장증과 같은 신장질환들의 진행된 시기에 관찰되는, 신조직의 소실과 연관된 FSGS(renal ablation FSGS), ④ 다른 질환 및 원인과 연관된 이차성 FSGS로 분류되는데, 이차성 FSGS는 마약중독 및 HIV감염시에 관찰된다.

막증식사구체신염

막증식사구체신염(membranoproliferative glomerulonephritis, MPGN)은 조직학적으로 사구체기저막의 변형, 사구체세포의 증식과 백혈구의 침윤을 특징으로 한다(그림 17-12). 소아 및 성인에서의 특발성 신증후군의 원인 중 5~10%가 MPGN이다. 때로는 신증후군에 이르지 않을 정도의 단백뇨가 혈뇨와 함께 나타나기도 하며, 신증후군과 신염의 소견이 복합적으로 보이기도 한다.

다른 사구체질환에서와 같이 MPGN은 전신질환과 동반되어 관찰되는 이차적인 MPGN과 원인이 확실치 않는 특발성 또는 일차성 MPGN으로 나누어진다. 환자의 50%에서 10년 이내에 만성신장기능상실이 생긴다. 스테로이드, 면역억제제 및 항혈소판 약제에 별로 치료 효과가 없다.

IgA 신병증

IgA 신병증(IgA nephropathy, Berger's disease)은 면역형광학적으로 사구체의 메산지움에 현저한 IgA 침착을 특징으로한다(그림 17-13). IgA 신병증은 재발하는 육안

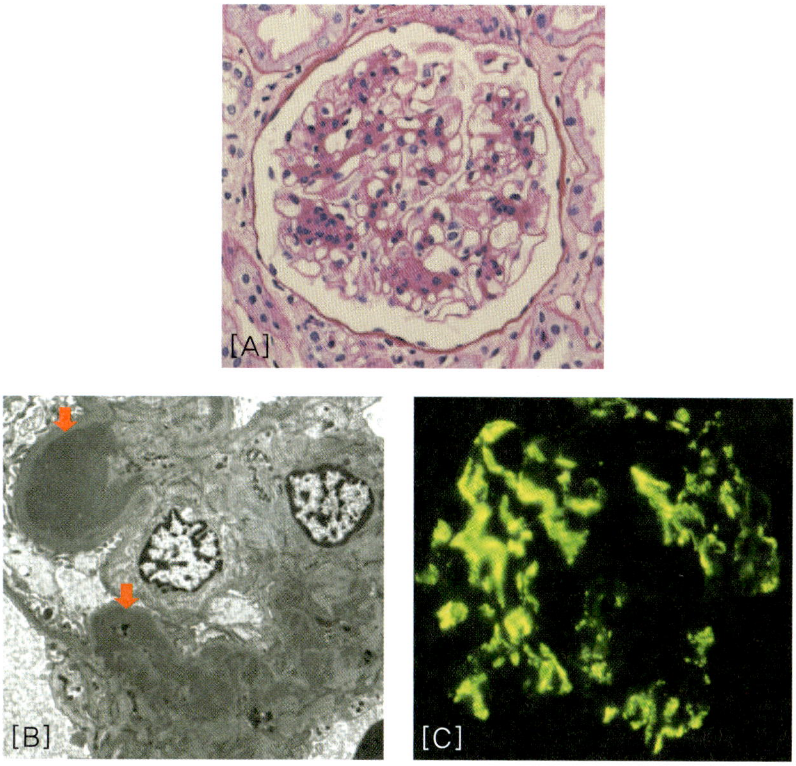

그림 17-13. IgA 신병증.

[A] 사구체 메산지움의 확장 및 메산지움세포의 증식이 관찰된다. [B] 전자고밀도물질(화살표)이 사구체 메산지움 바탕질에 침착되어 있다(전자현미경소견). [C] 사구체 메산지움 바탕질내에 과립성 IgA 침착이 보인다(면역형광현미경소견).

적 또는 현미경적 혈뇨의 가장 흔한 원인이며, 또한 세계적으로 사구체질환 중 가장 흔한 유형으로 알려져 있다. 경한 단백뇨도 동반되며, 때로 신증후군이 관찰될 수도 있다.

IgA 신병증은 독립된 신장질환이지만, 소아에서 호발하는 전신질환인 Henoch-Schonlein 자색반증에서도 이와 유사한 IgA 침착이 관찰되며, IgA 신병증과 많은 공통점이 있다.

주로 소아나 젊은 성인에서 관찰되며, 호흡기, 위장관계 또는 비뇨기계의 점막 감염 후 1~2일내에 증상이 나타난다. 전형적으로 혈뇨는 수일 지속되다가 사라지며, 몇개월 간격으로 재발하는 경향이 있다. 대부분의 환자가 초기에는 양호하지만, 점차적으로 진행되며, 약 50%가 20년의 기간에 걸쳐 신장기능상실로 진행된다.

표 17-5. 만성사구체신염으로 진행되는 원발성 사구체신염의 종류.

사슬알균 감염 후 사구체신염 (1~2%)
급진행성 사구체신염 (90%)
막사구체신염 (50%)
초점분절사구체경화증 (50~80%)
막증식사구체신염 (50%)
IgA 신병증 (30~50%)

만성 사구체신염

만성 사구체신염은 말기신장으로서 여러 종류의 사구체신염이 모두 말기신장으로 진행될 수 있다(표 17-5). 환자의 상당수가 선행 사구체신염의 병력이 없이 발생하는데, 이는 비교적 증상이 없는 사구체신염이 서서히 요독증으로 진행한 것으로 생각된다.

환자들은 식욕감퇴, 빈혈, 구토 및 쇠약감과 같은 비특이적인 증상을 호소한다. 대부분은 고혈압이 동반되며, 지속적인 신투석을 받지 않거나, 신이식을 받지 않으면 환자는 사망하게 된다.

전신질환에 동반되는 사구체병변

면역학적으로 매개되는 대사성 또는 유전성 전신적 질환들이 사구체의 손상을 동반하는데 다음과 같은 것이 있다.

■ 전신홍반루프스

전신홍반루프스(systemic lupus erythematosis, SLE)의 환자에서 신장이 침범되면 현미경적 혈뇨나 백혈구뇨 및 경미한 단백뇨로 나타나나, 단백뇨가 심해지고 진행도중에 신증후군을 일으키는 경우도 흔하다. 치료하지 않으면 신기능이 점차 나빠지고 수개월 내지 수년 후에 요독증을 일으키기도 한다. 혈청 보체들의 감소와 anti-double stranded DNA 항체의 증가는 신장질환의 활성도를 반영하지만, 임상적 및 검사소견보다는 신생검이 가장 정확하게 병의 정도와 예후를 예측하는데 중요한 지표가 된다.

■ 헤노호-쉔라인 자색반증

헤노호-쉔라인(Henoch-Schonlein) 자색반증은 다음과 같은 임상증상을 특징으로 하는 전신성 질환이다.

① 팔과 다리의 신근측 표면과 둔부에 특징적인 자색반성 피부병변
② 복통, 구토, 장출혈 등의 복부증상
③ 비이동성 관절통
④ 신장 이상소견

신장 이상소견은 환자의 1/3에서 관찰되며, 육안적 또는 현미경적 혈뇨, 단백뇨 및 신증후군으로 발현된다. 3~8세의 소아에서 가장 흔히 발병하지만, 성인에서도 관찰되며, 성인에서 신장 이상소견은 대개 더욱 심하다. 환자의 약 1/3에서는 아토피성 소질을 가지고 있으며, 상기도 감염 후에 증상이 나타난다.

■ 당뇨병신병증

당뇨병은 신장질환의 이환율 및 사망율의 주요 원인이다. 말기 신장질환은 연소성 당뇨병환자의 30%에서 관찰된다. 당뇨병신병증은 당뇨병환자에 병발되는 모든 신장병변을 총칭하며, 사구체 침범이 가장 흔한 병변이다.

임상적으로는 비신증후군성 단백뇨, 신증후군, 만성 신장기능상실의 사구체성 임상군으로 발현된다. 그러나 당뇨병은 세동맥을 침범하여 세동맥 경화증을 유발하고, 당뇨병환자의 50%에서 단백뇨가 관찰되며, 간혹 신증후군 범주에 들 정도로 심하다.

이는 당뇨병의 임상상이 발현되고 12~22년이 경과한 후에 주로 관찰되며, 연소성 당뇨병환자에서는 만성신장기능상실로 진행하여 4~5년 이내에 말기 신이 되거나 사망한다. 사구체에서 관찰되는 형태학적 변화는 다음과 같다(그림 17-14).

① 광범위사구체경화증
② 결절사구체경화증
③ 유리질세동맥경화

아밀로이드증

파종성 아밀로이드증은 신장의 사구체에 아밀로이드 침착을 동반한다. 가장 흔한 신장의 아밀로이드는 경쇄(AL) 또는 AA형이다. 초기에는 메산지움에서 시작하여 전반적으로 확산되며 사구체 모세혈관강이 점차 좁아진다(그림 17-15[A]).

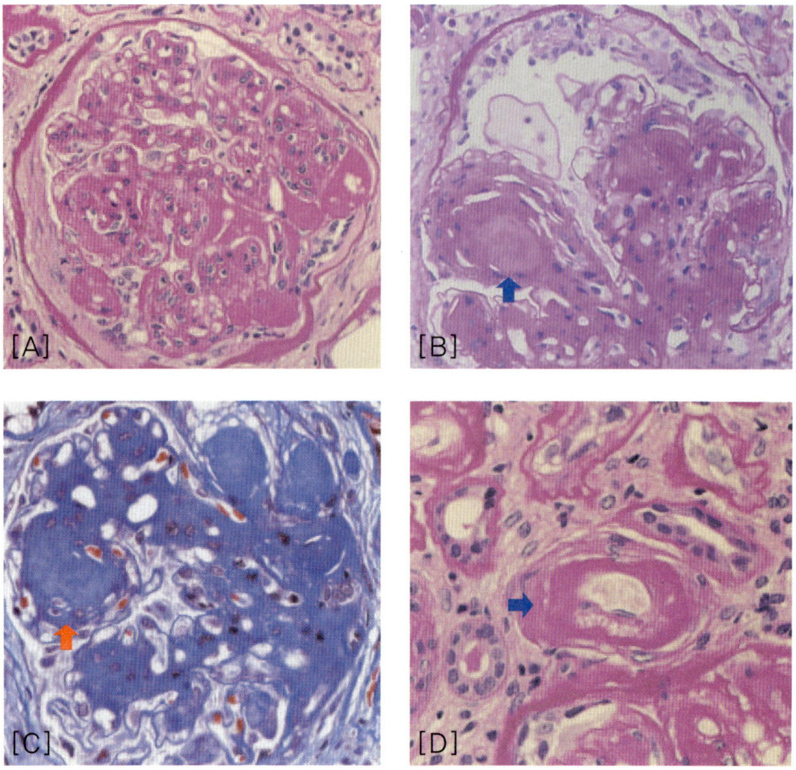

그림 17-14. 당뇨병신병증.

[A] 광범위사구체경화증 : 전체적인 메산지움바탕질의 확장과 기저막이 두꺼워져 있다. [B], [C] 결절사구체경화증 : 둥글며 중심에 세포성분이 적은 메산지움바탕질결절(Kimmelstiel-Wilson 결절)의 구조가 보인다(B ; H&E, C ; Masson trichrome 염색). [D] 유리질세동맥경화 : 세동맥의 내막과 내막하에 유리질의 침착과 세관기저막이 두꺼워져 있다.

Congo red 염색에 양성인 아밀로이드 세섬유는 사구체의 메산지움바탕질과 모세혈관벽에서 관찰되며 편광현미경하에서 연초록색의 복굴절을 보인다(그림 17-15[B], [C]). 전자현미경검사로 8~10nm 직경의 분지되지 않는막대모양의 세섬유사를 메산지움, 내피하, 기저막내와 상피외측에서 관찰할 수 있다(그림 17-15[D]). 사구체 아밀로이드증 환자의 60%에서 심한 비선택적 단백뇨나 신증후군으로 나타나며, 말기에는 사구체의 파괴로 인한 요독증으로 사망한다.

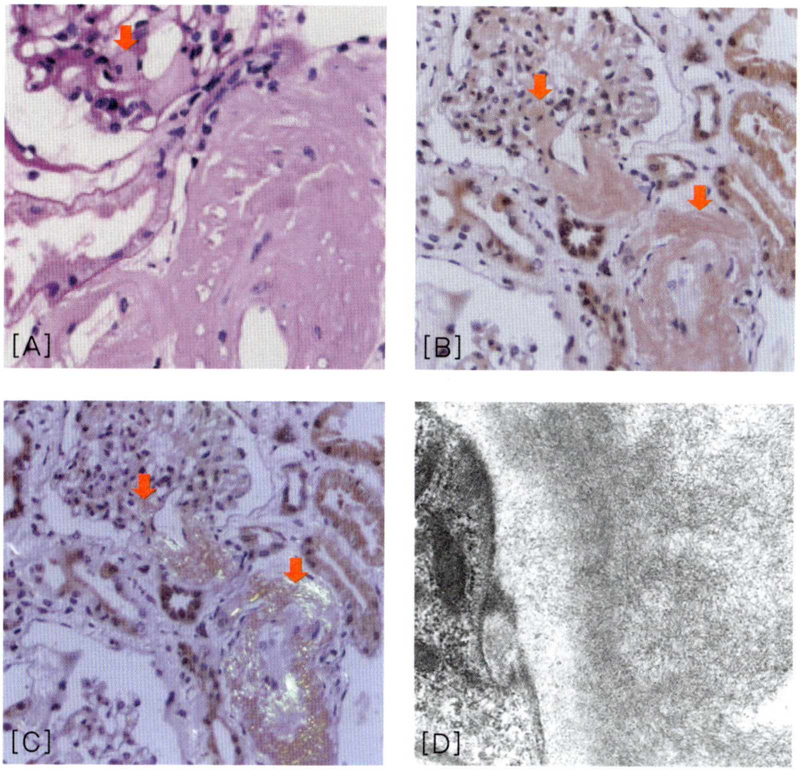

그림 17-15. 아밀로이드증.

[A] 사구체의 메산지움과 혈관벽에 균질한 호산성물질이 침착되어 있다. [B] 아밀로이드는 congo red 염색에 주화아색을 보인다. [C] 편광현미경에서 녹색 복굴절이 관찰된다. [D] 메산지움과 사구체 기저막에 8~6nm의 가늘고, 긴 아밀로이드 세사의 침착이 관찰된다.

유전신염

유전신염(hereditary nephritis)이란 사구체 손상과 연관있는 유전성, 가족성 신장질환군을 통칭하며, 알포트증후군, 비박사구체기저막신증(thin basement membrane disease), Nail-patella 증후군 등이 포함된다.

4) 신세관 및 사이질 질환

신세관 손상의 대부분은 사이질조직에도 영향을 주며, 다음과 같은 주된 질환들이 있다. 첫째는 급성 세관괴사 및 급성 신장기능상실을 야기하는 허혈성 또는 독성 세관 손상, 둘째는 세관과 사이질의 염증성 질환인 세관사이질신염 등이다.

급성 세관괴사

급성 세관괴사(acute tubular necrosis, ATN)는 급성 신장기능상실의 가장 흔한 원인으로서, 형태학적으로 세관 상피세포의 파괴를 특징으로 한다. 신기능이 급하게 저하되고 하루 소변량이 400㎖ 이하로 감소되면 이는 급성 신장기능상실을 의미한다. 급성 신장기능상실은 아래와 같은 다양한 임상적 상황에서 발생한다.

- 결절다발동맥염, 악성 고혈압 및 용혈요독증후군과 같은 신혈관의 광범위 침범에 의한 기질적 폐쇄
- 급진행 사구체신염과 같은 심한 사구체신염
- 약물에 대한 과민반응으로 생기는 급성 세관사이질신염
- 유두 괴사를 동반하는 심한 감염(신우신염)
- 신장의 피질 괴사를 동반하는 파종혈관응고
- 종양, 전립샘 비후, 혈괴에 의한 요로 폐쇄(후-신성 급성 신장기능상실)
- 급성 세관괴사

세관사이질신염

세관사이질신염(tubulointerstitial nephritis)은 주로 신 사이질 조직과 세관에 조직학적 및 기능적 변화를 특징으로 하는 질환군으로 그 원인과 기전은 다양하다.

- 신우신염

세관, 사이질 조직 및 신우의 병변을 특징으로 하는 질환으로 흔한 신장질환이다. 급성 신우신염은 세균 감염으로 발행하며, 요로계의 감염을 동반한다. 만성 신우신염은 세균 감염이 주 원인이나 방광-요관 역류, 요로 폐쇄 등이 동반되어 발생한다.

- 약물과 독성 물질에 의한 세관사이질신염

독성 물질과 약제들은 다음 세가지 방법으로 신장에 손상을 줄 수 있다.

① 사이질의 면역학적 반응을 일으키는 경우로 methicillin과 같은 약물에 의한 급성 과민성 신염이 그 예이다.

② 직접적인 세관 손상(mercuric chloride 중독), 혹은 잘 알려지지 않은 기전(gentamicin 같은 aminoglycosides 계통의 항생제)에 의한 급성 신장기능상실증을 초래할 수 있다.

③ 세관에 미약하지만 수년에 걸쳐서 축적성으로 손상을 주어 만성 신장기능상실을 일으키는 경우이다. 이런 형태의 손상은 신장에 현저한 손상이 나타나기까지는 임상적으로 알 수 없다. 이런 경우는 진통제 남용으로 인한 신병증(analgesic abuse nephropathy)이 있다.

■ 급성 약제에 기인하는 사이질신염

급성 세관사이질신염은 sulfonamides를 사용한 후 처음 보고되었으며, 합성 penicillins(methicillin, ampicillin) 투여 후 가장 흔히 일어나고, 다른 합성 항생제(rifampin), 이뇨제(thiazides) 및 비스테로이드성 항염증제제(phenylbu-tazone) 등의 약제에 의하여 유발된다. 이 질환은 약물에 노출 후 약 15일(2~40일)경에 시작되고 발열, 일시적인 호산구증가증, 혈뇨, 경미한 단백뇨, 무균성 농뇨와 피부 발적 등이 나타난다. 혈청 creatinine의 상승이나 핍뇨를 동반하는 급성 신장기능상실증은 약 50% 환자에서 발생한다.

5) 혈관질환

신장은 심장 박출량의 25% 혈액을 공급받으므로 고혈압이나 전신성 혈관염 등의 영향을 잘 받는 장기이다. 여기에서는 양성 고혈압 및 악성 고혈압의 신장 소견과 신동맥성 고혈압을 야기시키는 질환 등을 언급하고자 한다.

양성 신경화증

양성 신경화증(benign nephrosclerosis)이란 고혈압의 양성 시기에 관찰되는 신장 혈관의 변화로서 소동맥이나 세동맥 벽의 유리질 비후로 인하여 내강이 좁아진 소견을 특징으로 한다. 신장기능의 저하나 요독증을 초래하지 않는다.

악성 신경화증

악성 신경화증(malignant nephrosclerosis)이란 고혈압의 악성 시기에 동반되는 신병변이다. 악성 고혈압 증후군은 확장기 혈압이 130mmHg 이상이며, 유두 부종성 망막병증, 뇌병증, 심혈관계 이상 및 신장기능상실을 특징으로 하는 질환이다. 빈도는 드물어 고혈압 환자의 1~5%에서 관찰된다.

거의 모든 세동맥이나 동맥 내강이 심하게 좁아져서 신장의 허혈성 위축이나 신경색을 야기시킬 수 있다. 형태학적으로 세동맥의 괴사성 병변 및 증식성 세동맥염이 주로 관찰된다. 초기에는 신기능에 이상이 없이 단백뇨나 혈뇨가 주된 소견이나 곧 신장기능상실에 빠진다.

신동맥 협착증

신동맥 협착증(renal artery stenosis) 원인의 70%는 신동맥 기시부에 생기는 죽종판(atheromatous plaque)이며, 나머지는 신동맥의 섬유근형성이상(fibromuscular dysplasia)이다.

신동맥 협착증은 전체 고혈압의 원인 중 2~5%를 차지하는 드문 질환이지만, 본태성 고혈압과 달리 협착 부위를 외과적으로 치료함으로써 환자의 70~80%에서 고혈압의 완치가 가능하다는 점에서 중요하다.

혈전미세혈관병증

혈전미세혈관병증(thrombotic microangiopathies)은 형태학적으로 세동맥과 모세혈관에 혈전 형성이 광범위하며, 임상적으로는 미세혈관병적 용혈성 빈혈, 혈소판감소 및 신장기능상실을 특징으로 하는 질환군이다. 혈관 내피세포 손상과 내피세포의 활성화로 인한 혈관내 혈전증 및 혈소판 응고로 인하여 혈관이 폐쇄되고 혈관의 수축이 야기되어 허혈성 변화가 초래된다.

광범위 피질괴사

광범위 피질괴사(diffuse cortical necrosis)는 주로 대수술, 패혈성 쇼크 또는 조기 태반 박리와 같은 산과적 응급상황 후에 발생되는 질환이다. 양측성으로 발생하면 거의 치명적이다.

6) 요로 폐쇄

요로 폐쇄는 감염 및 결석형성에 대한 감수성을 높일 뿐 아니라, 지속적인 폐쇄는 수신증(hydronephrosis) 또는 폐쇄요로병증과 같은 영구적인 신위축을 초래하므로 그 인식이 중요하다. 요로폐쇄를 유발시키는 많은 원인들은 수술적 또는 내과적 치료법으로 교정이 가능하다. 요로폐쇄는 요도부터 신우까지 요로계의 어느 부위에서나 생길 수 있으며, 부분적 또는 완전한 폐쇄, 간헐적 또는 지속적으로, 편측성 또는 양측성으로, 갑자기 또는 서서히 발생할 수 있다. 이는 요로계의 내인성 병변 또는 뇨관을 누르는 외인성 병변에 의하여 야기될 수 있으며 원인은 다음과 같다(그림 17-16).

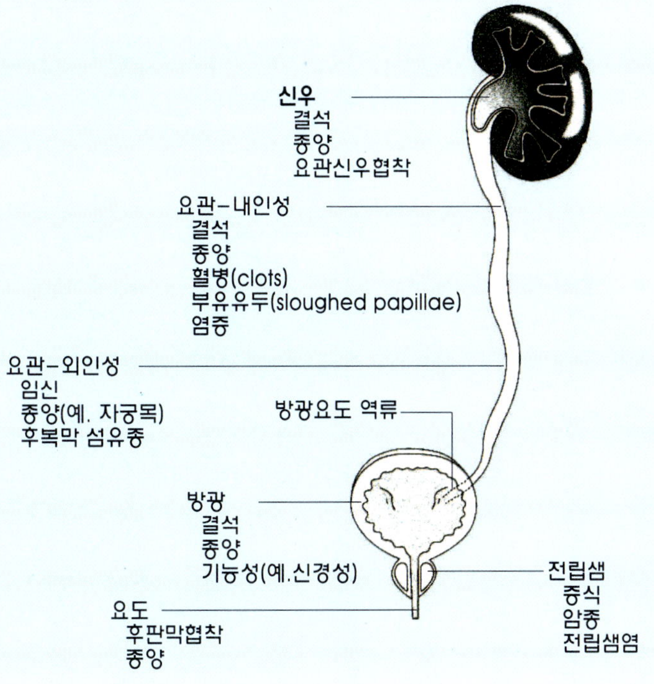

그림 17-16. 요로계의 폐쇄병변.

원 인

- 선천기형 : 후요도판막(posterior urethral valve), 요도협착, 요관신우 접합부 폐쇄, 심한 방광 요관 역류
- 요로결석
- 양성 전립샘 비후
- 종양 : 전립샘암, 방광암, 후복막 림프종, 자궁경부암
- 염증 : 전립샘염, 요도염, 요관염, 후복막 섬유증
- 탈락된 유두나 혈병
- 정상 임신
- 기능적 장애 : 신경성(척수손상으로 인한 방광마비) 및 요관, 방광, 요도의 기능적 이상

수신증

수신증은 요로폐쇄로 인하여 신우와 신배가 확장되고 신실질이 점차 위축되는 소견을 특징으로 한다. 완전히 막히는 경우라도 여과액이 신바탕질이나 신 주위조직으로 확산되어 림프관이나 정맥계로 들어가기 때문에 사구체 여과는 어느 정도 지속된다. 계속되는 여과로 신우와 신배는 점차 확장된다.

신우의 높아진 압력이 집합관을 거쳐 피질까지 전달되어 신위축을 일으키며, 아울러 수질의 신혈관들을 압박하여 내측 수질의 혈류를 감소시킨다. 수질의 혈류장애는 가역적이지만, 심해지면 기능적인 장애를 유발하게 된다.

7) 요로결석증

결석(urolithiasis, renal calculi)은 요로계의 어디에서든 생길 수 있으나 대부분 신장에서 발생한다. 요로결석증은 비교적 흔하며 남자가 여자보다 많고 20세와 30세 사이에 호발한다. 가족력 및 유전적 소인이 잘 알려져 있다.

대사장애 질환 중 통풍(gout), 시스틴뇨증(cystinuria) 및 원발성 고수산뇨증(hyperoxaluria) 등이 결석 형성 물질의 과도한 생성 및 배설을 특징으로 하는 대표적인 유전질환이다.

요로결석은 다음과 같이 네 종류로 분류된다. 첫째, 대부분의 결석(약 75%)은 수산칼슘(calcium oxalate) 단독 또는 인산칼슘(calcium phosphate)과 혼합된 수산칼슘으로 구성된다. 둘째, 15%는 마그네슘, 암모늄, 인산으로 구성된 triple 또는 struvite 결석이며, 셋째, 6%는 요산 결석, 넷째, 1~2%는 시스틴 결석이다. 결석의 생성 및 성장에 가장 중요한 인자는 소변내 결석의 구성 성분 농도의 증가, 즉 과포화 상태이다.

결석은 증상을 야기시키지 않을 수도 있으나, 소변의 흐름을 막거나 궤양 또는 출혈을 일으킬 수 있다. 일반적으로 작은 결석은 요관으로 내려가 신산통을 일으키거나 요관을 폐쇄시킨다. 그러나 결석이 크면 요관으로 내려가지 못하고 신우내에 자리잡고 있으면서 혈뇨를 유발시킬 수 있다. 결석은 폐쇄와 점막 손상을 야기시키므로 감염을 수반하는 경우가 많다.

8) 신 종양

신장에서도 양성 및 악성 종양이 생긴다. 양성 종양은 부검시에 우연히 발견되는 경우가 많으며 임상적으로 거의 증상이 없다. 그러나 악성종양은 임상적으로 매우 중요하다.

악성 종양 가운데 가장 흔한 유형이 신세포암종(renal cell carcinoma)이며 그 다음으로 소아에서 잘 생기는 윌름스종양(Wilms tumor), 신우 및 신배에 생기는 이행상피암종(urothelial carcinoma)이 있다.

양성 종양

신유두샘종, 신수질사이질세포종양, 혈관근지방종(angiomyolipoma), 혈관종, 호산과립세포종(oncocytoma) 등이 있다.

악성 종양

■ 신세포암종

① 빈도 : 신세포암종(renal cell carcinoma)은 전체 장기에서 발생하는 암의 1~3%, 성인 악성 신종양의 85~90%를 차지한다. 주로 60~70대에 잘 생기며, 남녀비는 3:1로 남자에 호발한다.

② 병인 및 발생기전 : 신세포암종은 세관의 상피세포에서 유래한다. 흡연자에서 그 발생빈도가 높으며, 유전적 요인도 이 종양의 발생에 중요한 역할을 한다. 육안적으로 황색을 보이며, 조직학적으로 투명한 세포질을 갖는 세포로 구성된 투명세포암종을 포함한 여러 가지 아형으로 분류할 수 있다(그림 17-17).

③ 임상소견 : 혈뇨, 옆구리의 동통 및 종괴의 촉지가 전형적인 증상이며, 환자의 10% 정도에서 이들 세 증상이 동시에 나타난다. 그 외에 발열, 권태감, 쇠약 및 체중감소와 같은 전신증상이 나타나기도 하나 대부분은 뚜렷한 증상이 없다. 이 외에도 호르몬이나 호르몬 유사물질의 생산에 의해 나타나는 여러 증상이 있다. 신세포암종의 25%에서는 처음 발견 당시 이미 전이를 확인할 수 있다. 전이가 가장 잘 되는 장기는 폐(50% 이상)와 뼈(33%)이며 그 외에 림프절, 간, 부신 및 뇌의 순서로 전이한다. 수년 동안 증상없이 서서히 자라다가 갑자기 폭발적으로 커지면서 광범위하게 전이하거나 또는 고립성 결절로 전이되는데, 이 결절을 제거하면 원발성 암종도 완치되는 수가 있다.

신세포암종도 가능한 조기에 발견하는 것이 중요하며, 보통 혈뇨가 있는 중년 혹은 고령의 환자에서 그 원인을 찾다가 발견되는 수가 많다. 신세포암종의 5년 평균생존율은 45% 정도인데, 전이가 없을 때는 70%로 높으나, 종양이 신 정맥이나 신 주위 지방조직으로 침투되었을 때에는 15~20%로 예후가 나쁘다. 치료는 신적출술이다.

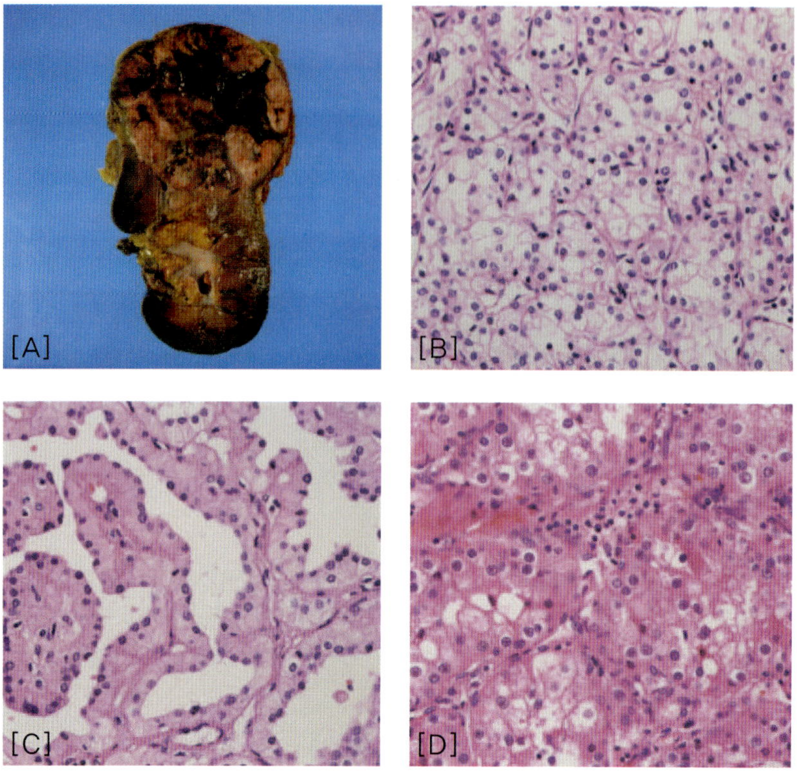

그림 17-17.

[A] 신세포암종의 육안사진 : 신장의 상단부에 구형의 종양이 관찰되며 단면은 고형으로 황회백색으로 주위에 경계가 뚜렷하다. [B] 투명세포암종 : 종양세포의 세포질이 투명하게 잘 보인다. [C] 유두암종 : 입방형 또는 낮은 원주세포로 이루어져 있는 유두상 증식을 하고 있다. [D] 혐색소암종 : 연한 호산성의 세포로 이루어져 있으며 고형성 판을 이루고 핵 주위에 운륜(halo)을 동반한다.

■ 신우의 이행상피암종(urothelial carcinoma)

원발성 신종양의 5~10%가 신우에 생긴다. 보통 신우종양은 종양이 신우에 있고, 잘 부스러져 혈뇨가 생기므로 임상적으로 조기에 증상이 나타난다. 종양이 직접 촉지되지는 않으나 요로를 폐쇄함으로써 수신증이 생기면 허리의 통증이 동반된다.

조직학적으로는 방광에 생기는 이행상피종양과 같다(그림 17-18). 신우종양의 50%에서는 방광에서도 동일한 종양이 발견된다. 5년 생존율은 표재성의 저등급 종양은 50~70% 정도이며, 침윤성이며 고등급 종양은 10% 밖에 되지 않는다.

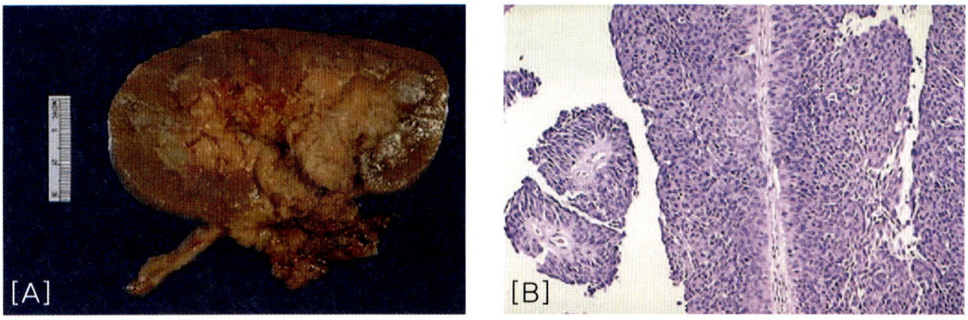

그림 17-18. 신우의 요로상피세포암종의 육안사진[A]과 현미경 사진[B].

요 관

1) 염증

요관염은 요로 감염의 일부로서 비특이적 염증으로 나타난다. 지속적이거나 반복적인 급성 염증이 생기면 요관내 만성 염증성 변화가 초래된다.

2) 요로 결석

발현 빈도가 높은 요로 결석은 요관 결석이나 방광 결석이지만 대부분은 신장깔때기에서 형성된 후 이동된 결석이다.

3) 종양

원발성 종양은 매우 드물며 대부분 악성 종양이고 다른 장기에서 전이된 종양이 더 많다.

양성 종양

섬유조직, 혈관, 림프관 및 평활근 등 중간엽조직에서 유래된 종양으로서 피막이 있고 직경이 1㎝ 이하의 점막하 결절로 관찰된다.

악성 종양

요관의 상피는 이행상피로 피복되어 있으므로 이행상피암이 발생한다. 때로 다발성이며 동시에 발생하기도 한다.

4) 폐쇄성 병변

내인성 폐쇄성 질환으로는 요관 결석, 요관 협착, 종양성 종괴 및 심한 혈뇨로 인한 혈병(blood clot) 등이 있다. 외인성 폐쇄성 질환으로는 임신, 자궁내막증, 종양, 염증 및 경화성 후복막염(경화성 섬유종증) 등이 있다.

방 광

1) 선천성 이상

방광(urinary bladder)의 게실(diverticulum), 방광외번증(exstrophy), 방광-요관 역류(vesicoureteral reflux) 등이 있다.

2) 급성 및 만성 방광염

방광염의 가장 흔한 원인균은 대장균이며, Proteus, Klebsiella, Enterobacter 순이다. 세균성 신우신염은 흔히 방광염이 선행되는 상행감염이며, 결핵성 방광염은 신장 결핵의 후유증으로 발병한다.

여자는 요도가 짧기 때문에 요도의 상처를 따라서 세균이 감염되기 쉽고 비특이적인 급성 방광염을 일으킨다. 남자에서는 전립샘 비대증 등의 요로를 협착시키는 질병이 있거나 도관법(catheterization)등의 외과적 시술시에 점막의 손상으로 감염이 잘 생긴다.

임상적으로 방광염은 ① 빈뇨(frequency), ② 방광 부위인 하복부 또는 치골 상부의 동통, ③ 배뇨통과 같은 특징적인 증상을 보인다.

3) 화 생

요상피는 결석, 방사선 조사 및 여러 종류의 약물 대사산물의 배설 등으로 비특이적 염증, 감염, 증식, 화생 및 형성이상을 보인다. 방광 점막의 샘상피화생(glandular metaplasia), 신성 화생(nephrogenic metaplasia) 및 편평상피 화생등이 관찰된다. 이런 변화가 지속되면 암으로 진행된다.

4) 종 양

방광 종양의 95%가 상피세포 기원이며, 나머지가 중간엽조직의 종양이다.

양성 간엽성 종양

섬유종이나 평활근종 등이 드물게 관찰된다.

요로상피(이행상피) 종양

방광 종양의 90%가 요로상피세포 기원종양(urothelial, transitional cell tumor)이며, 편평세포암종은 3~7%, 그 외 샘암종 및 소세포암은 드물게 관찰된다. 주 증상은 무통성 혈뇨이나, 빈뇨, 절박뇨(urgency) 및 배뇨시 동통 등이 관찰되기도 한다. 이행상피종양에는 양성 유두종, 내장성 유두종, 저악성 잠재력의 유두 요로상피종양, 저등급 유두 요로상피암종, 고등급 유두 요로상피암종, 상피내암종, 그리고 침윤 요로상피암종이 포함된다. 다발성인 경우가 흔하고, 대부분이 방광 내강으로 돌출하는 유두상 증식을 보인다(그림 17-19).

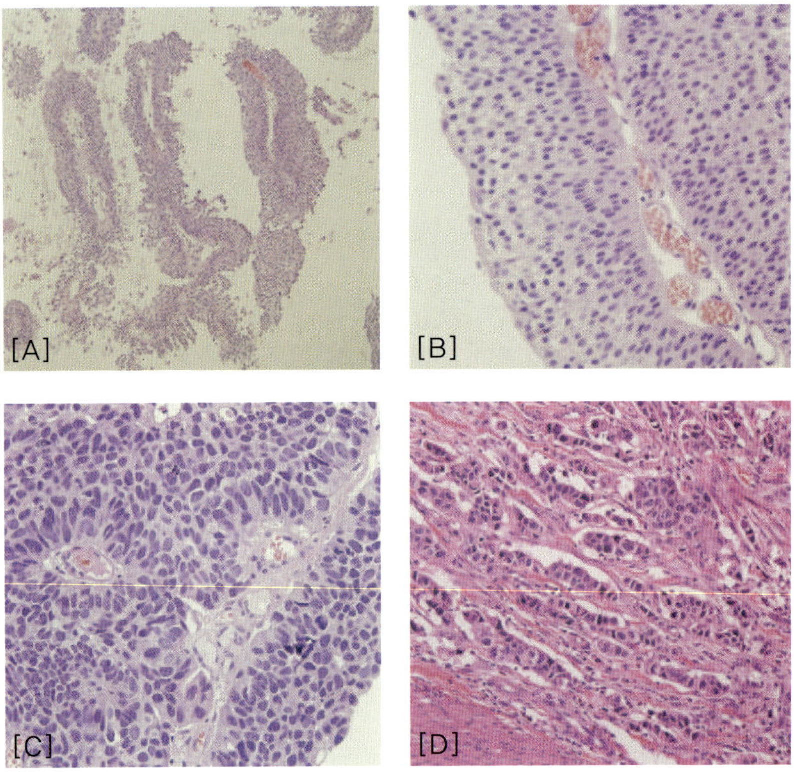

그림 17-19.

[A] 유두종 : 느슨한 섬유혈관조지금로 이루어진 중심속과 그것을 덮고 있는 7층 이하의 세포층으로 구성되어 있다. [B] 비침윤 저등급 요로상피암종 : 유두모양의 증식을 보이나 세포의 배열이 규칙적이며 비전형성이 관찰된다. [C] 비침윤 고등급 요로상피암종 : 세포의 배열이 불규칙하며 핵의 비전형성과 과염색상이 뚜렷하다. [D] 침윤 요로상피암종 : 분화가 덜 된 종양세포들이 방광의 근육층 내에 침윤하며 증식하고 있다.

요로상피암종은 제거 후 재발하는 경향이 있으며 재발하면 고등급으로 진행하기도 한다. 저등급의 유두암종은 50%가 재발하고 고등급인 경우는 80~90%가 재발한다. 생존율은 조직등급, 고유근층의 침습 여부, 상피내암종의 존재 유무가 가장 중요한 요인이다. 임상적으로 환자의 예후는 조기발견과 적절한 추적관찰이 중요하다. 조기발견을 위해서는 뇨세포검사와 방광경검사 및 생검이 중요하며, 부가적인 새로운 뇨검사법으로 인 보체인자 H-관련단백, 끝분절 효소와 같은 다양한 표지자 검사와 형광제자리부합법을 이용한 염색체이상 검출 등이 유용할 수 있다.

요 도

1) 염 증

요도염은 임균성 및 비임균성으로 분류된다. 비임균성 요도염의 빈도가 많고, 원인으로는 대장균이 가장 흔하다. 여자에서는 방광염이 동반되는 예가 많고, 남자에서는 전립샘염이 흔히 동반된다. 소구(caruncle)는 여자의 요도에 발생하는 동통을 동반하는 염증성 병변이다. 조직학적으로 확장된 혈관으로 구성되어 있어 혈관종 모양을 하고 있다.

2) 종 양

바이러스가 원인인 유두종이 요도 주변에 관찰되기도 한다. 악성종양으로는 편평세포암이 대부분을 차지하고, 드물게 샘암이 관찰되기도 한다.

18 남성생식기계
Male Genital System

음 경

음경(penis)은 음경근, 음경체 그리고 귀두로 구성되어 있다. 음경체는 음경의 발기와 관련이 있는 음경해면체 그리고 음경요도와 이를 둘러싸는 요도해면체로 구성되어 있다.

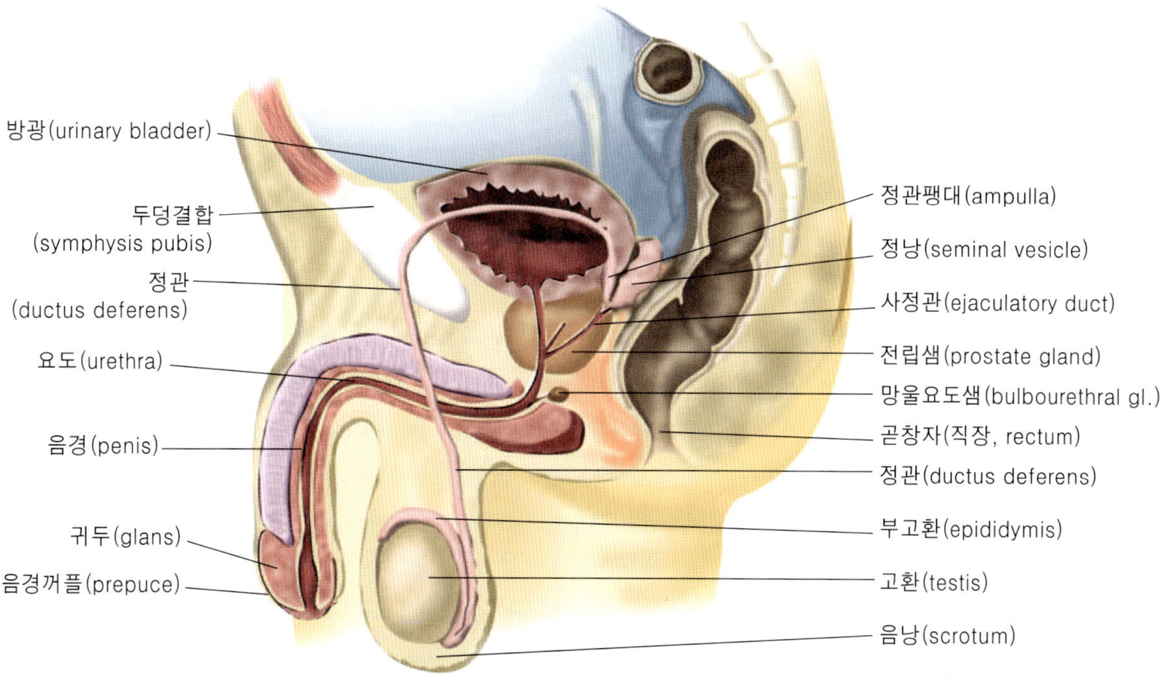

그림 18-1 남성생식기관의 시상단면도

I 선천성 기형

1) 요도밑열림증(요도하열) 및 요도위열림증(요도상열)

요도밑열림증(hypospadias)은 요도구가 음경의 복면에 개구하는 것으로 요도기형 중 가장 흔하며, 요도구가 음경의 배면에 개구하는 것을 요도위열림증(epispadias)이라 한다. 이들은 다른 부위의 심한 선천성 기형과 동반하여 나타날 수가 있고, 비정상적인 요도개구는 요도의 부분적인 협착으로 인하여 남은 부분의 요도나 방광으로의 세균의 상행감염 위험이 높으며 개구부가 음경의 기저부에 위치하는 경우에는 남성불임증을 초래하기도 한다.

2) 포 경

음경포피(foreskin, prepuce)의 입구가 작아서 정상적인 반전이 되지 않는 경우를 포경(phimosis)이라 한다. 원인은 음경포피의 염증성 반흔으로 입구가 작아져 발생할 수도 있으나 동양인에서는 비정상적인 발육이 주된 원인이다.

포경시에는 음경포피 밑에 분비물의 찌꺼기가 끼여 청결하지 못하기 때문에 흔히 세균감염이 동반되므로 적당한 시기에 수술하여 주는 것이 좋다. 만약 포경이 된 음경포피를 강제로 반전시키면 심한 협착과 종창 때문에 음경포피가 제 위치로 돌아가지 못하게 되는데 이를 감돈포경(paraphimosis)이라 한다.

II 염 증

음경의 염증은 대부분이 귀두와 음경포피를 침범하며 특이성 감염과 비특이성 감염이 있다. 특이성 감염으로는 매독, 임질, 연성하감(chancroid), 서혜육아종(granuloma inguinale), 성병성 림프육아종(lymphogranuloma venereum), 성기포진(genital herpes) 등의 성병이 있고, 비특이성 감염에는 귀두포피염(balanoposthitis), 형질세포귀두염(Zoon's balanitis) 등이 있다.

III 종양

음경의 종양은 흔하지 않다. 가장 많은 양성종양은 첨규콘딜로마(condyloma acuminatum)이고, 가장 흔한 악성종양은 음경 피부에서 발생하는 편평세포암종(squamous cell carcinoma)이며, 그 외에 몇 가지 전암성 병변(precancerous lesion)이 있다.

1) 양성종양

첨규콘딜로마

음경과 요도점막 등의 외부생식기 및 인접한 항문 주위에 출현하며 남성의 경우 음경의 관상구와 음경포피 내면에서 가장 많이 발생한다. 유두상의 돌출로서 작은 것은 직경이 1㎜~수 ㎜이며 큰 것은 직경이 수 ㎝에 이르는 큰 산딸기 같은 덩어리를 형성한다. 조직학적으로는 분지된 유두모양 결합조직의 바탕질이 과다각화증(hyperkeratosis)을 동반한 증식된 상피세포로 덮여 있다. 기저층에서는 핵분열이 증가되고 증식된 유극세포가 공포처럼 보일 수 있다(그림 18-2). 이 병변은 인간유두종바이러스(human papillomavirus, HPV) 제 6, 11 형이 원인이며 성적 접촉에 의하여 전파된다.

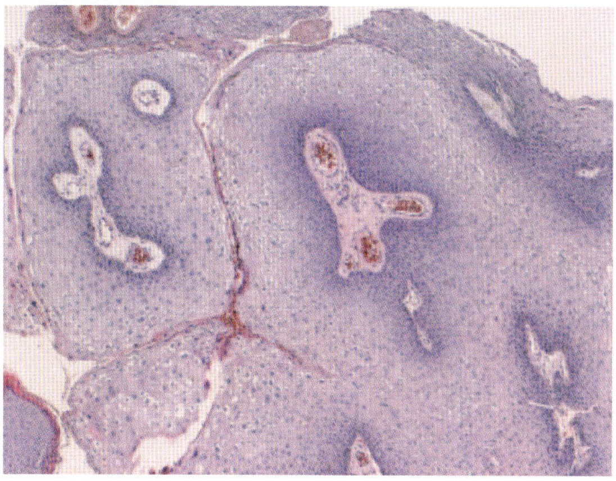

그림 18-2. 첨규콘딜로마의 현미경 사진

유두모양의 증식과 HPV에 감염된 상피세포(세포질의 공포화 및 핵의 변형)들을 볼 수 있다.

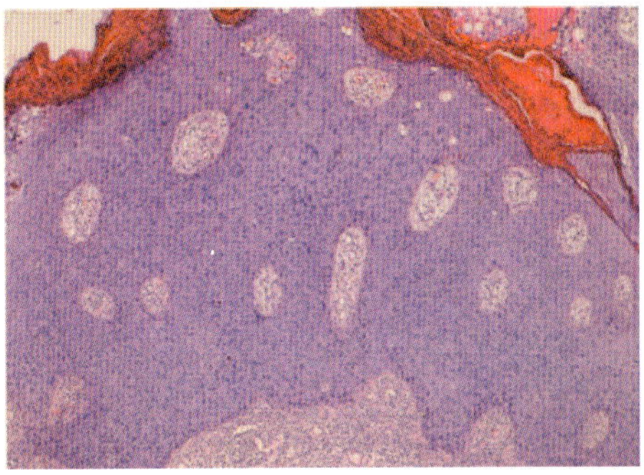

그림 18-3.
Bowen 병의 현미경 사진으로 상피 전층이 암성 세포들로 대치되어 있는 모습을 볼 수 있다.

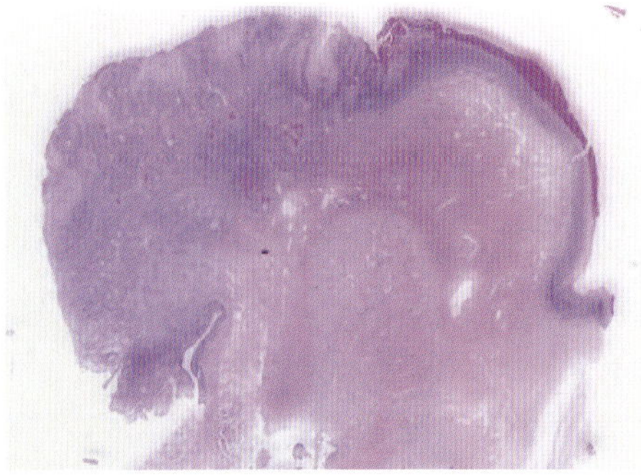

그림 18-4. 귀두에 발생한 편평세포암종
울퉁불퉁한 종괴를 형성하며 안쪽 해면체를 침윤하고 있는 모습이다.

2) 전암성 병변(Precancerous lesions)

음경 전암성병변에는 Queyrat홍색비후증(erythroplasia of Queyrat), 보웬병(Bowen's disease), Bowen모양 구진증(Bowenoid papulosis) 등이 있다. 이 질환들은 HPV감염이 그 원인으로 거론되고 있고, 조직학적으로는 상피 전층(全層)이 암성세포로 대치된 상피내암(carcinoma in situ)의 소견을 볼 수 있으며(그림 18-3), Bowen모양 구진증을 제외한 두 질환은 치료를 하지 않는 경우 일부에서 침윤성 암종으로 발전한다.

3) 악성 종양

편평세포암종(Squamous cell carcinoma)

음경에 발생하는 악성 종양은 대부분 편평세포암종이다. 암은 40~70세 사이에 나타나며, 원인으로는 포경상태(위생과 관련된 인자), HPV 감염(제16형, 제18형), 흡연 등이 거론되고 있다. 일반적으로 병변은 귀두나 관상구에 가까운 포피(foreskin, prepuce) 내면으로부터 시작한다. 초기병변은 상피가 비후되고 회색의 점막표면에 열창이 발생하며 병변이 진행함에 따라 궤양이 생기기도 한다. 고도로 진행된 병변에서는 궤양성 침윤병변이 음경축의 대부분을 파괴할 수도 있다. 때로는 콘딜로마와 비슷한 울퉁불퉁한 버섯모양으로 성장하는데 이때도 중심부에 궤양을 형성하기도 한다. 조직학적으로는 다른 곳의 피부 표면에 발생하는 편평세포암종과 같다(그림 18-4). 예후는 종양의 진행도에 의해 좌우되는데, 음경축에 침윤되지 않는 국한된 병변을 가지고 있는 환자에서는 5년 생존율이 90~95%이나 음경축과 주위 림프절을 침윤한 경우에는 5년 생존율이 30~40% 정도로 감소된다.

고환 및 부고환

1 선천성 기형

잠복고환(cryptorchidism)이 가장 흔하며 그밖에 드물게 무고환증(anorchism), 단고환증(monorchism), 다고환증(polyorchism) 및 이소성 고환증(ectopiic testis) 등이 있을 수 있다.

1) 잠복고환증

잠복고환증(cryptorchism)은 고환의 선천성 질환으로서 정류고환이라고도 하며, 복강내 고환이 음낭으로 내려오는 도중에 어느 부위에서 정체됨으로서 발생한다. 원인은 잘 알려져 있지 않고, 특별한 증상은 없으며 우연히 발견되는 경우가 많다. 정상 신생아의 4.3%, 미숙아의 21%에서 발견되나 대개 6주 이내에 정상 위치로 하강하게 되어 생후 1세에는 약 1%에서만 발견된다.

잠복고환은 일측성이거나 양측성일 수 있고 일측성인 경우는 우측이 약간 많다. 잠복고환이 임상적으로 중요한 이유는 첫째, 고환이 서혜관 내에 정체되어 있을 때에는 주위의 인대와 골에 의해 쉽게 외상을 받을 수 있고, 둘째, 양측성 잠복고환은 복강의 온도가 음낭보다 높아서 정자의 생산이 억제됨으로서 남성 불임증을 초래하며, 셋째, 잠복고환증에서의 고환암 발생률은 정상인의 5~10배에 달하기 때문이다. 그러므로 이의 외과적 교정은 필수적이며 2세 이전에 고환고정술(orchiopexy)을 시행하는 것이 좋다.

2) 반음양(남녀한몸증, 자웅동체증, hermaphroditism)

외부생식기가 모호한 경우를 반음양(hermaphroditism)이라 한다. 크게 진성반음양(true hermaphroditism)과 거짓반음양(pseudohermaphroditism)으로 나누어지는데, 진성반음양은 고환조직과 난소조직을 함께 가지고 있는 경우이고, 거짓반음양은 고환과 난소 중 한가지만 가지고 있으면서 반대 성(性)에 해당되는 외부생식기를 가지고 있는 경우를 의미한다.

1 염증

염증질환은 고환보다 부고환에서 빈도가 더 높다. 임질과 결핵은 부고환을 먼저 침범하는 반면 매독은 고환을 일차적으로 침범한다.

1) 비특이성 고환염 및 부고환염

부고환염 및 고환염은 요로감염(방광염, 요도염, 전립샘염)과 관련이 있으며, 부고환염의 주요 원인은 임균(특이성 감염)과 비임균성 요도염(비특이성 감염)이다. 성적으로 활발한 35세 이전의 남자에서는 임균을 제외하면 클라미디아가 원인인 비임균성 요도염이 중요하며, 어린이에서는 그람 음성균, 35세 이후에는 대장균과 녹농균이 주원인이 된다. 초기에는 울혈, 부종 및 백혈구침윤이 버팀질조직에 국한되나 점차적으로 화농성 괴사가 부고환 조직에 광범위하게 생긴다. 이러한 염증반응은 섬유성 반흔이 되어 영구적인 불임이 되기도 한다.

2) 결핵(Tuberculosis)(그림 18-5)

결핵은 거의 대부분이 부고환에서 시작되며, 때로는 고환으로 확대될 수도 있으나 고환에서 먼저 시작하는 결핵은 거의 없다. 대부분의 경우 원발성 결핵, 특히 폐결핵이 있는 경우가 많다. 드물게 신장 결핵 이후에 부고환 결핵이 수반되는 경우가 있다. 이때는 대개 전립샘과 정낭의 결핵도 동반된다.

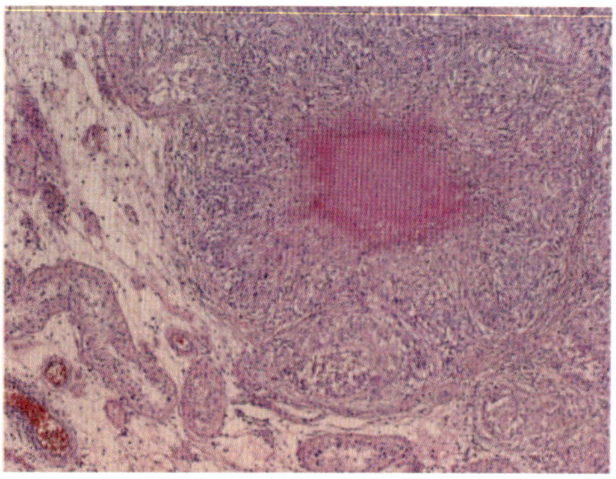

그림 18-5. 고환에 발생한 결핵으로 중앙에 건락성괴사를 동반한 육아종을 볼 수 있다.

3) 매독(Syphilis)

고환과 부고환은 모두 선천성 및 후천성 매독의 침범을 받으나 대부분이 고환에서 먼저 시작된다. 결핵과는 달리 대부분의 경우 고환염 단독으로 존재한다. 조직학적으로 부종이 있으면서 림프구, 형질세포 등의 침윤을 수반하는 미만성 버팀질 염증(diffuse interstitial inflammation)과 폐쇄성 동맥내막염(obliterative endarteritis)이 관찰된다. 염증반응이 진행되면 고환종대, 경화 및 섬유성 반흔이 생기며 이러한 경화성 변화는 정세관의 위축과 함께 불임을 초래한다.

4) 임질(Gonorrhea)

적절한 치료를 하지 않는 경우에는 하부요로에서 전립선, 정관을 거쳐 부고환, 고환으로까지 확대된다. 조직소견은 비특이성 감염에서와 같이 농양(abscess) 형성 등의 심한 조직파괴를 일으킨다.

5) 볼거리 후 고환염(Post-mumps orchitis)

10세 이상의 남아에서 발생한 볼거리(mumps)의 25~30%에서 고환염이 발생한다. 급성 버팀질 고환염이 가장 흔한 소견이고 이하선(귀밑샘) 종창 발생 후 1주일 정도에 시작된다. 조직소견은 버팀질 조직의 심한 부종과 림프구, 형질세포 및 대식세포와 같은 만성 단핵구 침윤을 볼 수 있다. 대개 후유증 없이 치유되지만 드물게 불임을 유발할 수 있다.

III. 불임증(Infertility)

매 100 쌍의 부부에서 불임은 약 15 쌍 전후이며 그 중 40~50%가 남성에 기인한다. 남성 불임증은 고환성 및 비고환성으로 나눌 수 있다.

1) 고환성 불임

고환 생식세포의 성장과 성숙에 장애를 주는 선천적 및 후천적 요인에 의해서 발생한다. 원인이 불명확한 경우가 많으나 알려진 선행 원인으로는 클라인펠터증후군, 항암제 투여나 방사선 치료, 볼거리의 후유증, 생식세포 무형성증후군 등이 있다.

2) 비고환성 불임

고환 이전과 고환 이후의 원인으로 나눌 수 있는데 고환 이전의 원인으로는 주로 뇌하수체기능저하증, 내・외인성 과에스트로겐증, 과안드로겐증, 갑상선기능저하증, 당뇨병 등이 원인이 된다. 공통적인 고환의 조직학적 변화는 정세관의 발달 미숙이다. 고환 이후의 원인은 대부분 생식관 배출구의 폐쇄가 원인이며, 선천성과 후천성으로 구별할 수 있다. 후천성인 경우가 훨씬 많고 임질 등의 감염이나 외과적 조작 때문에 초래된다. 임상 소견은 무정자증이다.

IV 종 양

정상 고환은 정세관 안에 있는 여러 성숙단계의 생식세포들과 버팀질로 구성되어 있고, 정세관에는 정모세포와 세르톨리세포(Sertoli cell)가 있으며, 버팀질에는 혈관, 섬유조직, 평활근 이외에 라이디히세포(Leydig cell)가 있다. 고환에 발생하는 종양은 우리나라 전체 암 환자의 0.2%, 남성 암 환자의 0.3% 정도를 차지하는 비교적 드문 종양이다. 고환에 발생하는 종양의 약 95%는 생식세포에서 기원하며, 비생식세포종양의 대부분은 성끈-버팀질조직(sex cord-stromal tissue)에서 기원한다. 생식세포 기원의 종양들은 대개 악성종양으로서 광범위하고 빠르게 진행하지만 치료방법의 개선으로 조직학적 유형에 따라서는 예후가 크게 호전되었다. 종괴가 고환에 국한되어 있는 예에서는 완치가 가능하며, 최근 잘 발달된 항암 및 방사선요법으로 이미 확산된 경우에서도 완치가 가능한 경우가 있다.

라이디히세포나 세르톨리세포 기원의 비생식세포종양은 대개 작고 양성종양의 경과를 취한다. 그러나 이들 세포들은 스테로이드 호르몬을 분비하기 때문에 여기서 발생하는 종양들은 흔히 내분비증상을 초래한다.

1) 생식세포종양(Germ cell tumors)

고환종양의 대부분을 차지하는 생식세포종양의 세포학적 기원에 대하여는 견해 차이가 많다. 생식세포가 원래 매우 왕성하고 다양한 분화능을 갖고 있기 때문에 생식세포종양도 형태학적으로 매우 다양하여 분류가 그리 쉽지 않다. 따라서 여러 가지 분류법이 이용되고 있는데 그 중 세계보건기구(WHO)의 분류를 보면 표 18-1과 같다. 생식세포종양의 약 40%는 한 가지 조직학적 유형으로만 구성된 순수형이고, 나머지는 두 가지 또는 그 이상의 생식세포종양으로 이루어진 혼합형이다. 임상적으로는 치료와 예후 판정을 위하여 크게 정상피종과 비정상피종으로 분류한다. 정상피종과 비정상피종의 임상적 차이점은 표 18-2와 같다.

정상피종

정상피종(seminoma)은 현미경소견으로 두 가지 형태로 구별되는데 전형적 정상피종(classic seminoma)이 95% 정도로 대부분을 차지하고, 약 5%는 정모세포정상피종(spermatocytic seminoma)이다. 특별한 언급이 없는 한 정상피종은 전형적 정상피종을 뜻한다.

표 18-1. 고환 생식세포 종양의 분류(WHO)

한 가지 조직학적 유형으로 된 종양 (pure forms)	두 가지 또는 그 이상의 조직학적 유형으로 된 종양(mixed forms)
1) 정상피종(Seminoma) 2) 정모세포 정상피종(Spermatocytic seminoma) 3) 배아암종(Embryonal carcinoma) 4) 난황낭종(Yolk sac tumor) 5) 융모막암종(Choriocarcinoma) 6) 기형종(Teratoma) (1) 성숙 기형종(Mature teratoma) (2) 미성숙 기형종(Immature teratoma) (3) 악성 변화를 일으킨 기형종(Teratoma with somatic type malignancies)	1) 배아암종과 기형종의 혼합종(Mixed embryonal carcinoma and teratoma) 2) 기형종과 정상피종의 혼합종(Mixed teratoma and seminoma) 3) 융모막암종과 기형종/배아암종의 혼합종(Choriocarcinoma and teratoma/embryonal carcinoma) 4) 기타

표 18-2. 정상피종과 비정상피종의 임상적 차이.

	정상피종	비정상피종
진단시 병기	제1기(70%)	제2기 또는 3기(60%)
전이	후기에 발생. 림프조직을 따라 전이.	초기에 발생. 혈관을 따라 전이.
방사선 치료에 대한 반응	잘 반응함.	반응하지 않음.

정상피종은 고환종양 중 가장 흔한 것으로 생식세포 종양의 약 40~50%를 차지하고, 30~40대에 가장 많이 발생하며, 10세 이전에는 거의 발생하지 않는다. 대부분 고환이 커지나 일부에서는 정상 크기이거나 오히려 작아질 수 있다. 절단면상 종괴의 피막 형성은 없으나 경계가 뚜렷하고 할면은 약간 부풀어 오르며, 균질성의 회백색을 띠고 다엽성이다. 출혈이나 괴사는 드물다(그림 18-6[A]). 조직학적으로 모양과 크기가 균일한 종양세포가 소엽상의 소규모 집단을 이루면서 결합조직에 의해 나뉘

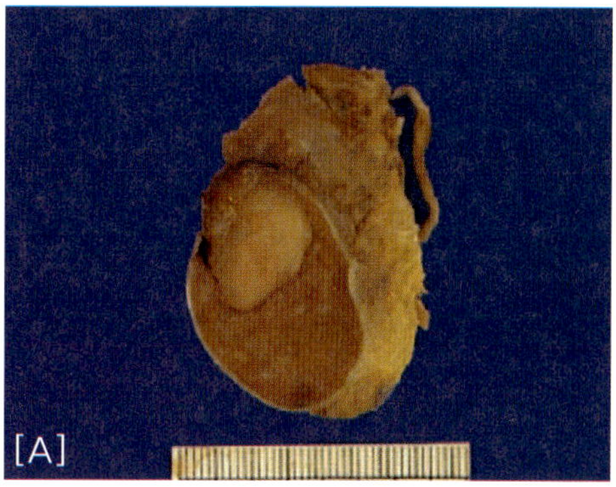

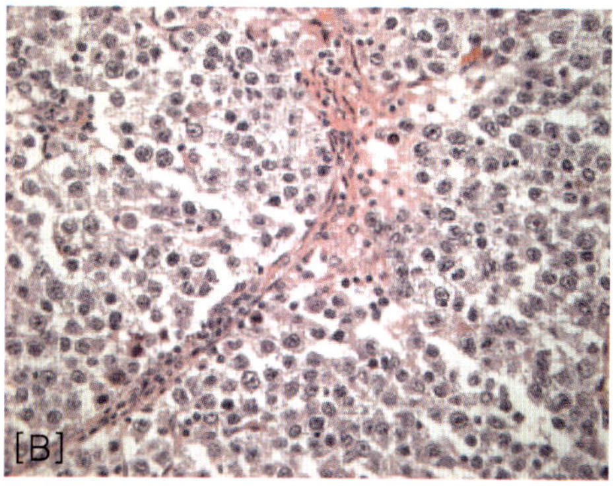

그림 18-6. 고환에 발생한 정상피종의 육안사진[A]과 현미경 사진[B].

어져 있다. 결합조직에는 림프구의 침윤이 수반되어 있고, 종양세포들은 크고 구형 내지 다각형이며 세포막이 분명하고 세포질은 창백하거나 투명하다(그림 18-6[B]).

정모세포정상피종

정모세포정상피종은 전형적 정상피종과 달리 보다 늦은 나이인 65세 이후에 발생하고, 느리게 자라며, 전이를 하지 않고, 고환 외의 장소에서는 발생하지 않으며, 림프구의 침윤을 동반하지 않고, 다른 생식세포종양과 혼합된 형태로 발생하지 않는다. 잠복고환증과도 관계가 없고, 예후는 매우 좋다.

비정상피종 생식세포종양

비정상피종 생식세포종양(non-seminomatous germ cell tumors)은 고환의 생식세포종양의 약 50%를 차지하며, 한 가지 형태로만 이루어진 순수형과 두 가지 이상의 종양으로 이루어진 혼합형이 있다.

■ 배아암종

배아암종(embryonal carcinoma)은 생식세포 종양의 약 10%를 차지하며 주로 20~30대에 발생한다. 정상피종에 비하여 훨씬 악성이고 치사율이 높다. 육안적으로 종괴는 작은 것이 보통이지만 간혹 큰 경우도 있다. 주변조직과 경계가 불분명하고 출혈 및 괴사가 광범위하게 존재하기도 한다. 조직학적으로 종양세포들의 크기와 모양은 다양하며, 핵은 농염되고 핵소체도 뚜렷하며 세포분열도 자주 관찰된다. 이러한 종양세포들은 샘, 포 또는 소관을 이루며 때로는 망상이나 유두상 배열을 하기도 한다(그림 18-7).

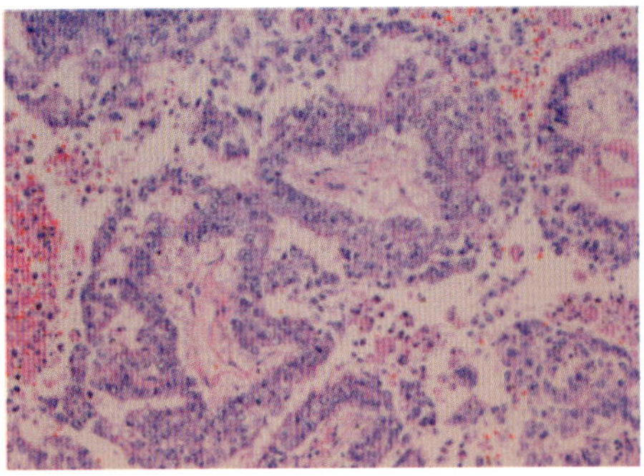

그림 18-7. 배아암종의 현미경 사진으로 크고 진한 핵소체와 세포분열상을 보이는 종양세포들이 유두상 모양으로 자라는 소견을 볼 수 있다.

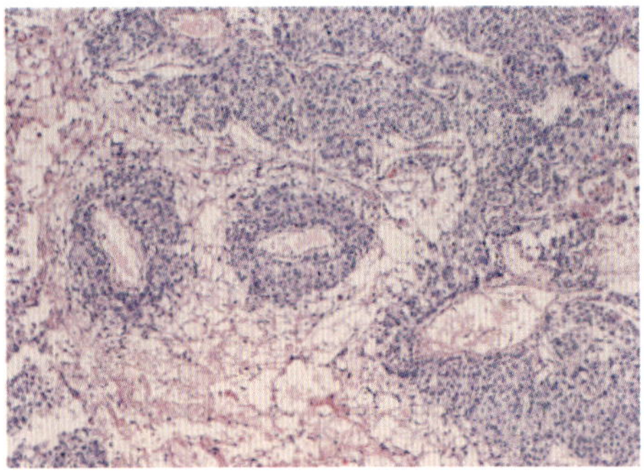

그림 18-8. 난황난종의 현미경 사진으로 종양세포들이 혈관모양의 코어를 둘러싸고 증식하는 모습의 Schiller-Duval 소체를 볼 수 있다.

■ 난황막종양(내배엽동종양)

난황막종양(yolk sac tumor, endodermal sinus tumor)은 대부분 영유아 및 소아, 특히 4개월~3세에 발생하여 이 연령층에 발생하는 고환종양의 75~80%를 차지한다. 유소아에서 발생할 경우 대부분 순수형이고 예후가 좋다. 육안적으로 종괴는 회백색 또는 황백색이며 점액성이다. 현미경소견은 납작하거나 입방형의 종양세포가 크기가 다양하고 불규칙한 강을 형성하거나 유두상 또는 코드 모양의 배열을 한다. Schiller-Duval 소체라는 특수한 구조가 50% 정도에서 관찰된다(그림 18-8).

■ 융모막암

융모막암(choriocarcinoma)은 태반에서 발생하는 것이 보통이지만 드물게는 임신과 관계없이 고환, 난소, 흉곽, 복강 등에 격리되어 있던 다분화능세포(multipotent cells)에서도 발생할 수 있다. 대부분 10~30세에 발생하며 고환의 생식세포종양 중 악성도가 가장 높다. 종괴는 대체로 작으나 성장속도가 혈관증식속도보다 빠르기 때문에 출혈성 괴사가 심하다. 종양은 세포영양막세포(cytotrophoblast)와 합포영양막세포(syncytiotrophoblast)로 구성되어 있으며 이 두 가지 세포들의 증식을 모두 볼 수 있어야 진단이 가능하다.

■ 기형종

기형종(teratoma)이란 종양실질조직이 두 가지 이상의 배엽층에서 유래한 둘 이상의 세포성분으로 구성된 것을 말한다. 고환에 발생하는 생식세포 종양의 2~3%를 차지하며 순수 기형종은 영아나 어린이에서 많이 발생하고, 성인의 경우는 혼합 생식

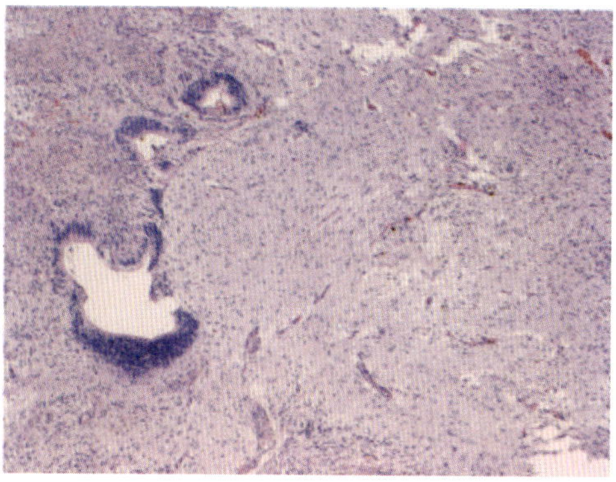

그림 18-9. 미성숙 기형종의 현미경 사진으로
태생기 신경관과 비슷한 원시 조직을 볼 수 있다.

세포종양의 한 구성성분으로 나타난다.

이 종양은 외배엽, 중배엽 및 내배엽 중 어느 조직 성분으로도 분화할 수 있는 다분화능세포에서 기원한다. 구성된 조직들의 분화 및 성숙도에 따라 성숙 기형종, 미성숙 기형종(그림 18-9) 및 악성 변화를 보이는 기형종으로 분류한다. 소아에서 발생하는 경우 성숙 기형종이면 양호한 예후를 보이나, 사춘기 이후에 발생하는 경우에는 성숙 기형종이라 하더라도 전이가 가능하다.

■ 혼합생식세포종양

고환종양의 30~40%는 두 가지 이상의 생식세포종양 성분으로 구성되어 있다. 가장 흔한 혼합형은 기형종과 배아암종의 혼합으로서 고환종양의 약 20%를 차지한다. 대개 20~30대에 발생하며 주 증상은 고환 종대와 통증이다.

생식세포종양의 종양표지자(tumor markers)

종양세포에서 합성되는 폴리펩티드 또는 효소를 혈청에서 검출하여 고환 생식세포종양의 진단, 병기판정 및 치료에 이용할 수 있다. 이러한 물질을 종양표지자라 한다. 고환 생식세포종양에서 가장 많이 이용되는 종양표지자로는 α-fetoprotein(AFP), human chorionic gonadotropin(hCG), lactate dehydrogenase(LDH) 등이 있다. 고환 종양 중에서 AFP를 분비하는 종양은 난황낭종(yolk sac tumor)이고, hCG를 합성하는 종양은 융모막암종(choriocarcinoma)이며, LDH의 농도는 종양의 크기와 비례한다. 종양표지자를 검출하는 것은 종양의 진단 뿐 아니라 종양의 병기를 정하고 치료 후 추적관찰하는 데에도 많은 도움을 준다.

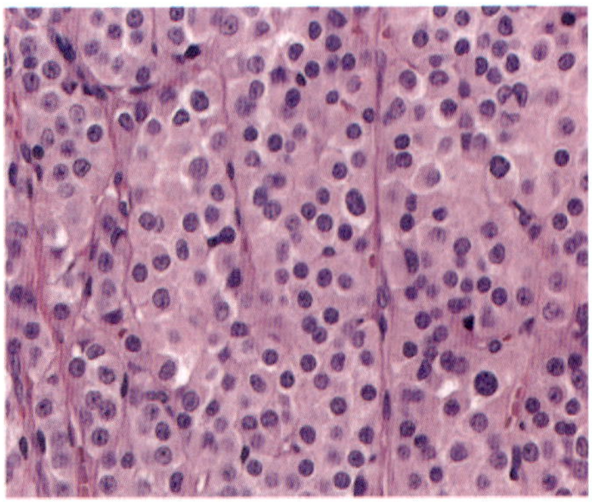

그림 18-10. 라이디히세포종양의 현미경 사진으로 핑크색의 풍부한 세포질과 크고 둥근 핵을 가진 종양세포들이 소그룹으로 모여 있는 모습을 볼 수 있다.

고환종괴를 적출한 후에도 혈청내 종양표지자가 증가되어 있다면 이는 고환 이외의 장소에 종양이 전이되어 있음을 시사하고, 치료 후 소실되었던 종양표지자가 추적관찰 중 다시 올라간다면 이는 종양의 재발을 의미한다.

2) 성끈-생식샘 버팀질세포종(Sex cord-stromal tumor)

생식샘에서 생식세포와 중간엽조직을 제외하면 라이디히세포 및 세르톨리세포가 남으며, 이러한 세포들을 고환 버팀질세포라고 부른다. 고환 버팀질세포종은 라이디히세포와 세르톨리세포에서 기원한 종양이다.

라이디히세포종양(Leydig cell tumor)

고환종양의 약 2%를 차지하고, 20~60세 사이에 주로 발생하며, 크기는 직경 1cm 이하이거나 10㎝ 이상 되는 커다란 종괴를 형성할 수도 있다. 주변과의 경계는 분명하고 할면에서 출혈이나 괴사는 거의 없다. 종양세포는 핵이 둥글고 세포의 중앙에 위치하며 뚜렷한 핵소체를 갖고 있다(그림 18-10). 세포질 내에 작은 막대기모양의 Reinke 결정이 특징적이며 약 25% 정도에서 관찰된다. 가장 흔한 증상은 통증 없이 고환이 커지는 것이다. 소아환자에서는 조기 남성화를 초래하나 드물게는 여성화를 일으킬 수도 있다. 성인의 경우 약 30%에서 여성형 유방(gynecomastia)을 보일 수 있으나 내분비 증상이 없는 경우도 많다.

세르톨리세포종양(Sertoli cell tumor)

라이디히세포종양보다 드물고 어느 연령에서나 발생할 수 있으나 약 1/3이 20~40세에 발생한다. 가장 흔한 증상은 고환 종대이며 에스트로겐이나 안드로겐 분비가 증가할 수 있으나 조기 남성화 또는 여성화를 일으킬 만큼 증가하는 예는 드물다. 그러나 라이디히세포종양과 같이 환자의 약 1/3에서는 여성형 유방을 보인다. 육안적으로 회백색 내지 황색이며 피막으로 둘러싸인 작고 단단한 결절로 나타난다. 원주형, 입방형 또는 다각형의 종양세포들이 세정관과 비슷한 판상배열을 한다.

전립샘

전립샘(prostate)은 후복막강에 있으며 방광과 골반가로막(pelvic diaphragm) 사이에 위치하고 요도를 둘러싸고 있다. 정상 성인의 무게는 약 20g이다. 해부학적으로 주변부(peripheral zone), 중심부(central zone), 이행부(transition zone) 및 앞섬유근육기질(anterior fibromuscular stroma)로 나눈다. 이 중 암종이 발생하는 부위는 대개 주변부이다. 전립샘은 내분비의존성 장기로서 고환의 안드로겐은 전립샘의 성장에 중요한 역할을 하는 것으로 알려져 있으며 거세했을 경우에는 위축된다. 전립샘의 분비물은 요도로 배출되며 정액의 주요한 성분으로서 산성인산가수분해효소(acid phosphatase)가 풍부하다. 해부학적으로 전립샘은 직장과 가깝기 때문에 직장내 촉진검사가 용이하며, 직장 벽을 통하여 생검이 실시되기도 한다(그림 18-11).

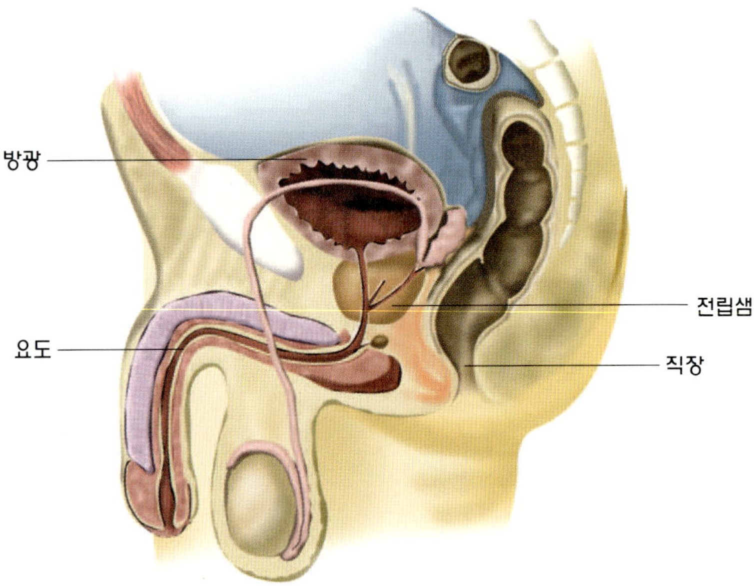

그림 18-11. 전립샘의 해부학적 위치.

I 염 증

전립샘염에는 급성 세균성, 만성 세균성, 만성 비세균성(클라미디아) 및 육아종 전립샘염 등이 있다. 직장을 통한 전립샘 마사지에 의해서 채취된 전립샘 분비물에 대하여 현미경 검사 및 세균 배양 검사를 실시하여 진단할 수 있다. 세균성 전립샘염이 의심되는 경우에는 전립샘 생검을 하지 않는다. 육아종 전립샘염에는 비특이 육아종 전립샘염, 경요도절제술 후 육아종, BCG 치료 후 육아종 등이 있다.

II 결절성 과형성

전립샘의 결절성 과형성(nodular hyperplasia)는 임상적으로 흔히 양성 전립샘 비대증(benign prostatic hyperplasia, BPH)이라고 부르는 질환으로 50세 이상에서 호발하고 나이가 많아질수록 발생빈도가 증가한다. 전립샘의 요도 주위부에 크고 분리된 결절들을 형성하면서 이 결절들이 커지면 요도를 압박하여 부분적 혹은 완전한 요도 폐쇄를 일으킬 수 있다(그림 18-12). 원인은 남성호르몬(androgen)의 영향으로 생각되며, 치료 방법에는 약물요법(괄약근이완제, 남성호르몬차단제), 경요도절제술(transurethral resection of prostate, TUR-P) 및 전립샘 적출술(prostatectomy) 등이 있다.

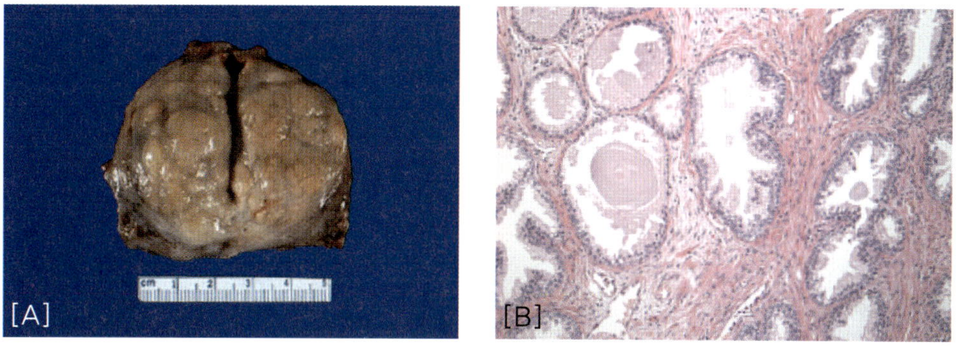

그림 18-12. 전립샘의 결절성 과형성의 육안사진[A]과 현미경 사진[B]으로 요도 폐쇄를 일으킬 수 있다.

III 종 양

1) 전암병변(Precancerous lesion)

전립샘의 전암성 병변으로 여겨지는 질환으로는 비정형 샘종모양 증식증(atypical adenomatous hyperplasia)과 전립샘 상피내종양(prostatic intraepithelial neoplasia)이 있다.

2) 전립샘암

주로 50세 이상의 남성에 발생하고, 미국에서는 남성암 발생의 1위를 차지하고 있으며, 국내에서도 2008년 암통계를 보면 전체 남성 암의 4.5%로 남성암 중 5위를 차지하고 있다. 국내에서 발생빈도가 증가하는 원인은 서구화된 식생활(지방이 많은 음식), 수명 연장으로 인한 노인층의 증가, 환경 오염 등이 관여된 것으로 추정된다. 내분비계의 영향으로는 남성호르몬(androgen)이 원인인자로 제시되고 있다. 전립샘암의 예방효과가 있는 것으로 알려진 물질 또는 음식으로는 라이코펜(lycopenes, 토마토에 들어 있는 물질), 셀레늄(selenium), 콩 가공식품, 비타민 D, 마늘 등이 있다. 임상적으로는 대개 배뇨 시작과 멈춤의 어려움, 배뇨곤란, 빈뇨, 혈뇨 등의 요로증상과 통증이 나타날 수 있다. 진행된 경우에는 척추 전이에 의한 요통을 호소하기도 한다.

전립샘암은 대부분 뒤쪽에 위치한 주변부(peripheral zone)에서 발생하므로 직장내 촉진검사로 만져지는 경우가 있으며, 그 외에 초음파검사, 혈중 전립샘특이항원(PSA) 농도 측정 및 전립샘 침생검 등을 시행하여 진단하게 된다. 암종은 정상조직에 비하여 단단하고 갈색을 띤다. 조직학적으로는 대부분 샘암종이다(그림 18-13).

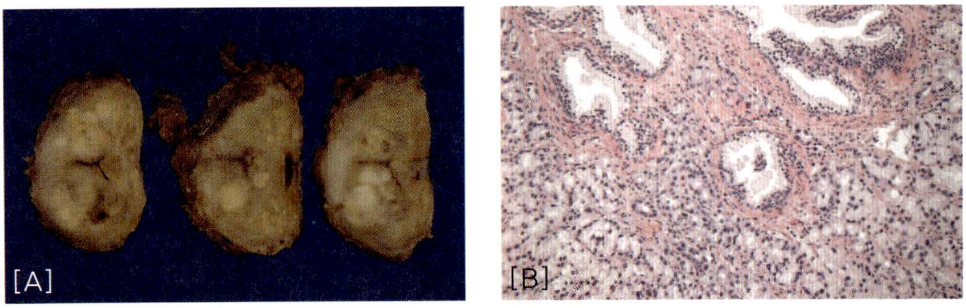

그림 18-13. 전립샘암으로 절단면상

다발성 종양결절들이 관찰되고 있다[A]. 조직학적으로는 샘암종이다[B].

19 여성생식기계
Female Genital System

여성생식기계는 음문, 질, 자궁, 자궁관, 난소 등으로 구성되어 있다(그림 19-1).

해부학 및 조직학

자궁은 골반강에 위치하며 두꺼운 근육층으로 이루어진 장기이며 서양배와 모양이 비슷하며 임신 경험이 없는 여자인 경우 길이 8-9cm, 가장 두꺼운 폭이 6cm, 두께는 4cm이다. 자궁은 자궁경관이 좁아진 부분을 협부(isthmus)라 하는데 이곳을 경계로 하여 아래는 경부(cervix)이고 위쪽은 체부(body)라고 한다. 자궁경관(endocervical

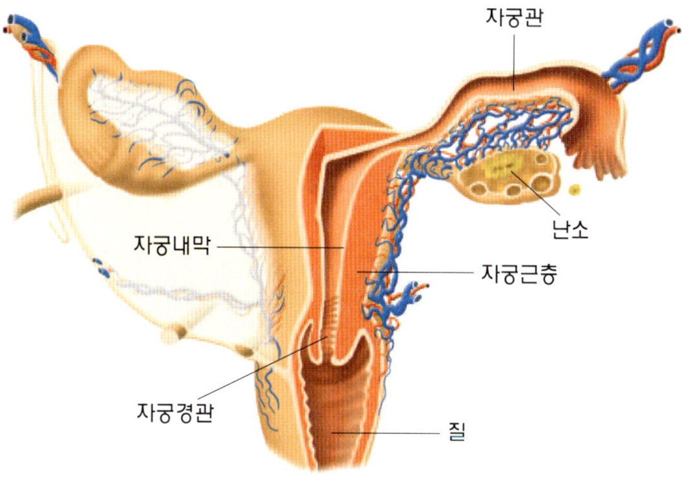

그림 19-1. 여성 생식기계.

canal)은 원주상피로 덮여 있고 자궁목은 편평상피로 덮여 있어 자궁경관과 자궁목이 만나는 부위를 편평원주상피접합부라하며 자궁경부암이나 전암병변이 잘 생긴다. 자궁체를 이루는 자궁깅은 점막을 자궁내막이라 하면 월경주기에 따라 두께가 달라진다. 자궁의 근층은 평활근으로 되어 있고 자궁의 바깥쪽은 복막으로 덮여 있다.

난소는 중요한 내분비샘의 일종으로 여성에서 임신의 근원이 되며 또한 다양한 종양이 생기는 장기이다. 가임기 난소의 크기는 3x1.5x1cm이며, 폐경기에는 위축된다. 난소는 자궁관의 후상부에 위치한다. 난소는 표면에 피질과 안쪽에 있는 수질로 이루어진다. 난소 피질에는 여러 성숙과정의 난자와 난포가 있으며 방추세포가 치밀하게 분포하여 기질을 형성한다. 자궁관은 난소로부터 자궁으로 난자를 운반하는 관으로 길이가 약 10cm이며 자궁의 상부좌우와 난소의 앞에 위치한다.

1 여성생식기의 감염

많은 미생물들에 의해 유발된다. 이들 중 트리코모나스, 임균, 매독균, 클라미디아, 단순헤르페스 및 인체 유두종 바이러스 등은 성적 접촉에 의해 감염증을 일으키며 모닐리아증(moniliasis)은 성관계와는 무관하다.

1) 하부 생식기에 국한된 염증

하부 생식기에는 단순헤르페스 바이러스 II형, Candida albicans, Trichomonas vaginalis, Gardnerella vaginalis에 의한 감염이 흔하며, 주로 나타나는 임상증상은 가려움증과 질분비물이다.

2) 상부 및 하부 생식기 감염

■ 골반염 질환(pelvic inflammatory disease ; PID)

골반염 질환은 골반내 통증, 발열, 질 분비물 증가 등을 보이는 질환으로, 임균, 클라미디아와 산욕기 감염을 일으키는 포도알균, 사슬알균, 대장균, 웰치균(Clostridium Welchii) 등에 의해 초래된다.

임질알균은 외음의 바르톨린샘 및 요도 주위의 샘에서 시작하여 자궁목 및 자궁내막의 점막 표면을 따라 상방으로 퍼지고 결국 자궁관과 난소 부위까지 침범하여 급성 화농성 자궁관염 및 난소자궁관염을 일으킨다. 포도알균, 사슬알균 등 산욕기 감염에 의한 골반염질환시 장막, 넓은인대, 복막까지 확장될 수 있다. 치료는 초기에는 항생제를 쓰지만 일단 자궁관농양이나 자궁관난소 농양이 형성되면 외과적 제거가 필요하다.

II. 음문 (vulva)

1) 바르톨린샘염

임균 감염 때 잘 침범되고 급성형은 농양을 형성하므로 이를 제거하기 위해서는 배농해야 한다. 만성형에서는 무증상기와 증상기가 교대로 나타나며, 샘의 큰 관이 막히면 바르톨린 낭종(Bartholin's cyst)을 형성한다. 낭의 내면은 관의 이행상피로 덮혀 있고 낭의 벽에는 바르톨린샘들이 있다.

2) 음문 퇴행위축

가렵고 인설(scale)이 있는 불투명한 백색 반점성 점막 비후가 특징인 질환이다. 상피의 위축과 상피하 섬유화가 특징인 경화성 태선(lichen sclerosus)과 상피의 증식과 각화증이 특징인 편평세포 증식으로 구분한다. 과거에는 백반증(leukoplakia)이라고도 하였으며 염증성 피부염, 상피내암 등을 감별해야 한다.

3) 종 양

■ 콘딜로마

콘딜로마는 인형 유두종 바이러스 제 6형과 제 11형에 의해 발생되며, 사마귀 모양의 융기를 형성하는 뾰족콘딜로마(condyloma acuminatum)와 편평한 병변으로 나타나는 편평콘딜로마(flat condyloma)의 형태가 있다.

이는 회음, 음문, 항문 주위, 질, 자궁경부에서 다발성으로 나타나며, 주로 성교에 의해 옮겨진다. 크기는 수 mm에서 수 cm로 다양하며 조직학적으로 섬유성 버팀질 조직으로 지지되는 중층편평세포의 수지상 증식과 핵주위 공포형성(koilocytosis)이 특징이다(그림 19-2).

■ 형성이상과 암

음문의 암은 여성의 전 생식기암의 3%를 차지하고, 60세 이상에서 흔하다. 85%가 편평세포암이며 기저세포암, 흑색종 및 샘암이 있다.

이들 암은 상당수에서 음문 상피내종양(vulvar intraepithelial neoplasm, VIN)이라고 부르는 음문상피 형성이상이 선행된 후 발생하는데 이 경우 약 10~30%에서 자궁경부 또는 질에 다른 원발성 편평상피 종양이 동반되며 발암인자인 HPV 제 16형과 제 18형이 90%에서 존재한다.

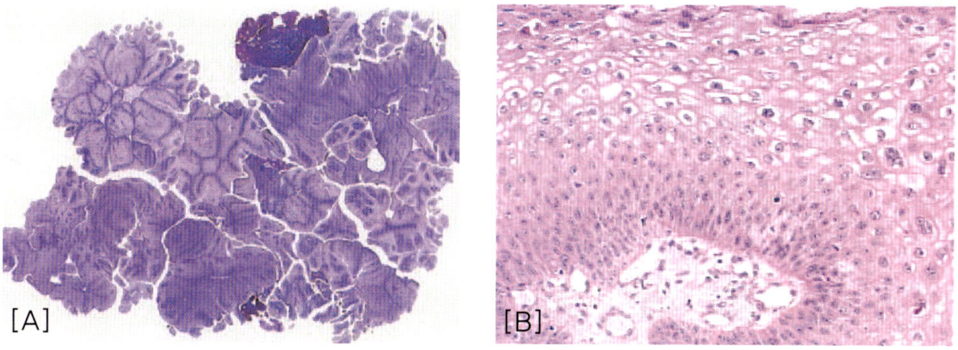

그림 19-2. 보족콘딜로마.

[A] 섬유성 버팀질조직으로 지지되는 중층편평세포의 수지상 증식을 볼 수 있다.
[B] 특징적인 핵주위 공포형성이 잘 관찰된다.

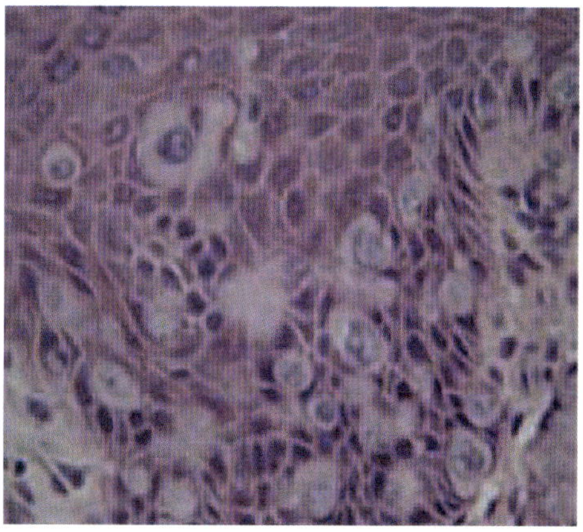

그림 19-3. 유방외 파제트병

분화가 나쁜 큰 종양세포가 하나 또는 몇 개의 작은 덩어리로 상피내에서 관찰된다.

■ 유방외 파제트병

주로 대음순에 발생하며 붉은 딱지가 생기며 경계가 분명한 지도모양으로 발생한다. 분화가 나쁜 큰 종양세포가 하나 또는 몇 개의 작은 덩어리로 상피내 또는 그 부속기 세포에 존재하는 것이다(그림 19-3). PAS 염색 양성, mucicarmine 염색 양성, CEA 양성, HMB45 염색 음성을 보이므로 악성 흑색종과 감별할 수 있다.

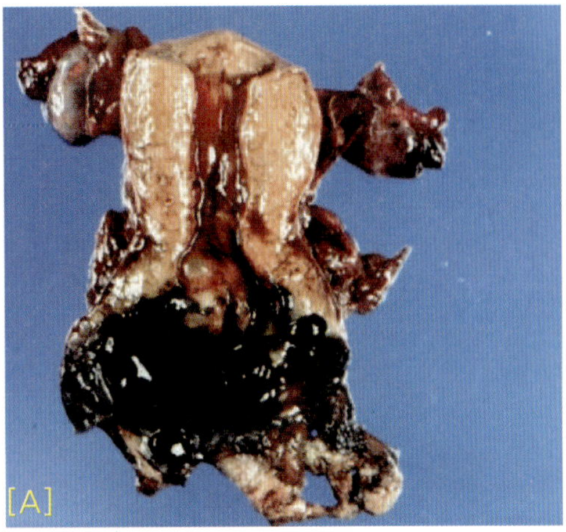

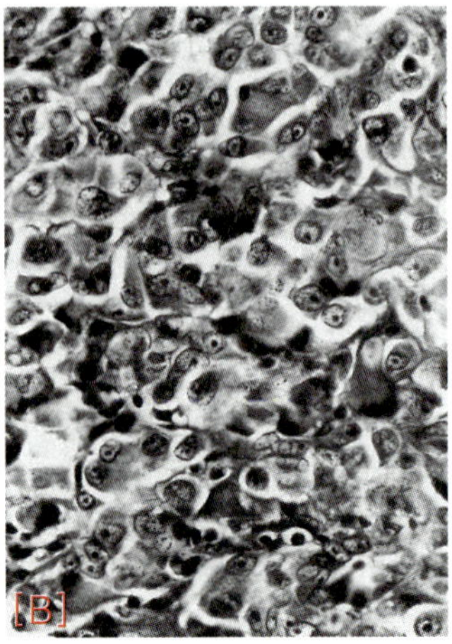

그림 19-4. 악성 흑색종

[A] 육안소견에서 검은색의 종괴가 자궁목을 거의 차지하고 있다.
[B] 종괴는 세포질내에 멜라닌 과립이 풍부한 종양세포로 구성되어 있다.

■ 악성 흑색종

50대와 60대에서 호발하나 비교적 드물다. 다른 부위에 생기는 흑색종과 동일한 생물학적 및 조직학적 특징을 갖는다(그림 19-4).

III. 질 (vagina)

1) 염증

■ 트리코모나스 질염

Trichomonas vaginalis에 의한 감염으로 질 점막이 부종과 발적이 있고 붉은 반점과 같은 과립이 있어 딸기양상을 띈다. 자궁질 분비물의 신선한 도말표본에서 난원형 혹은 다각형 모양의 트리코모나스 원충을 확인하여 진단한다(그림 19-5).

■ 칸디다 질염

Candida albicans가 질점막에 감염되어 발생하며 임산부나 당뇨병 환자 또는 경구 피임약 복용자에서 호발한다. 진단은 질 도말표본에서 칸디다 균사와 포자를 확인하여 진단한다(그림 19-6).

■ 헤르페스 질염

대부분 음문 감염을 동반하고 출산 중 신생아 감염의 원인이 될 수 있다. 진단은 병소의 수포에서 도말표본을 만들어 Papanicolaou 염색을 하여 특징적인 상피세포의 핵내 봉입체(inclusion body)를 관찰하는 것이다(그림 19-7).

■ 노인성 질염

폐경기 여성 혹은 방사선 치료 후에 발생하는 경우가 많으며 자궁목 세포진 검사상 암세포와 혼동될 수 있기 때문에 에스트로겐 치료 전후의 비교 판독이 필요하다.

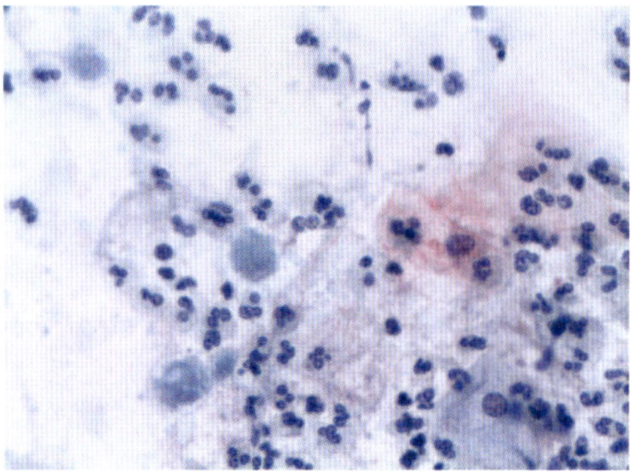

그림 19-5. 트리코모나스질염

질 표본도말에서 낭원형 또는 다각형 모양의 트리코모나스 원충이 관찰된다.

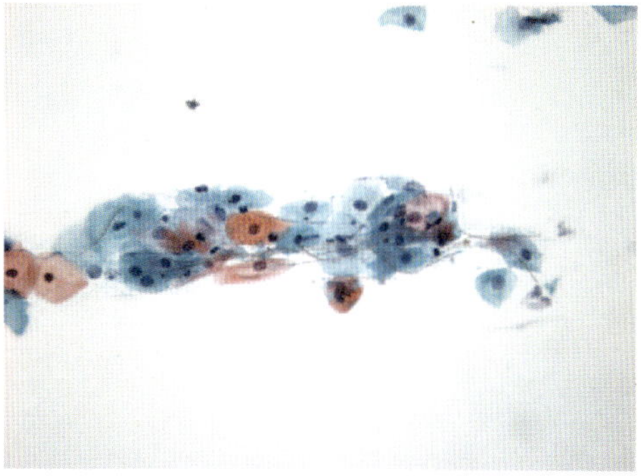

그림 19-6. 캔디다질염.

질도말 세포표본에서 칸디다 균사와 포자가 관찰된다.

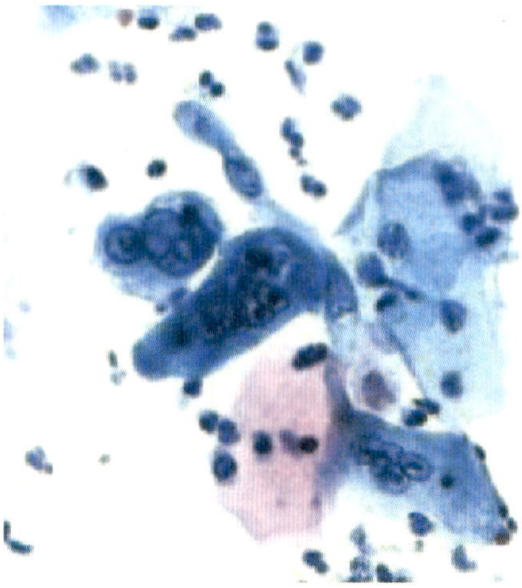

그림 19-7. 헤르페스 질염의 현미경 소견.
상피세포의 핵내 호산성 봉입체가 관찰된다.

2) 종양

질에 발생하는 원발성 악성종양은 편평세포암종이 대부분이며 드물게 샘암과 배아 횡문근육종(embryonal rhabdomyosarcoma)이 발생한다. 특히 배아 횡문근육종은 질 밖으로 포도송이 모양으로 돌출되며 영아나 5세 미만의 어린아이에서 호발한다.

Ⅳ 자궁목 (cervix)

1) 염증

자궁목의 염증은 대부분 질내 정상 세균총에 의한 비특이성 염증이며 그 외에 임질, 매독, 연성하감, 결핵 등에 의한 특이성 염증도 발생한다. 급성 자궁목염은 대부분 임질알균, 질 트리코모나스, 칸디다, 단순헤르페스 바이러스 II형 등 성교로 전파되는 감염이며 성교와 무관하게 사슬알균, 장내구균, 대장균 및 포도알균에 의해서도 발생될 수 있다.

최근에는 클라미디아 트라코마티스(Chlamydia trachomatis)에 의한 자궁목염증이 비임질알균성 감염 중에서 중요하게 부각되고 있다. 만성 자궁목 염증시 흔히 자궁경부 상피 증식과 내막의 편평세포 화생을 보이며, 자궁목 내막선의 관이 표면 상피 증식에 의해 막히면 선이 낭성 확장을 일으켜 Nabothian 낭을 형성한다.

2) 종 양

■ 자궁목 폴립과 샘증식

자궁목 폴립(polyp)은 흔히 볼 수 있는 병변으로 표면은 속 자궁목 점막으로 구성되고 종종 편평세포화생을 나타낸다. 기질은 부종을 보이며 만성과 급성 염증세포들의 침윤을 볼 수 있다.

■ 형성이상과 상피내암

자궁목에서는 전암병변으로 생각되고 있는 상피의 형성이상으로부터 상피내암, 진행성상피암으로의 진행과정이 잘 밝혀져 있다. 이 병변은 특히 HPV 제 16, 18, 31, 33, 35 형 등과의 관련이 주목된다. 상피 형성이상은 경도, 중등도, 고도로 분류하고 이들은 상피내암을 포함해 자궁경부 상피내종양(Cervical Intraepithelial Neoplasia, CIN)이라고 부른다.

이들은 대개 증상이 없는 경우가 많고 자궁암검진을 위한 세포도말검사를 통해 발견되며 생검을 통해서 확진된다. 상피내암에서는 상피세포 전층에 걸쳐 미숙한 비정형세포가 존재하나 기저막을 파괴하지 않아 기질내로 침입하지는 않는다(그림 19-8).

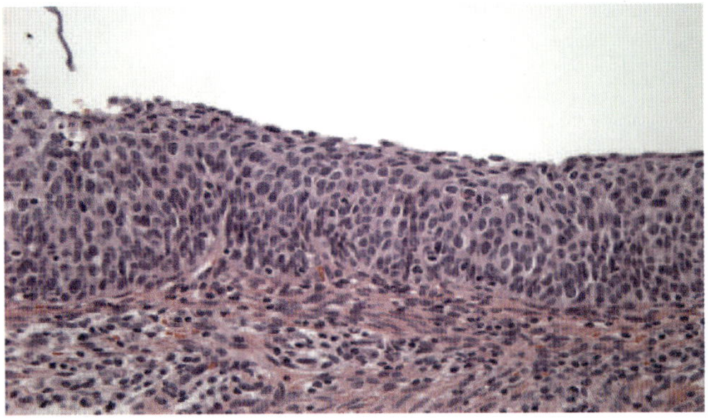

그림 19-8. 고도의 자궁목 상피내종양의 현미경소견.

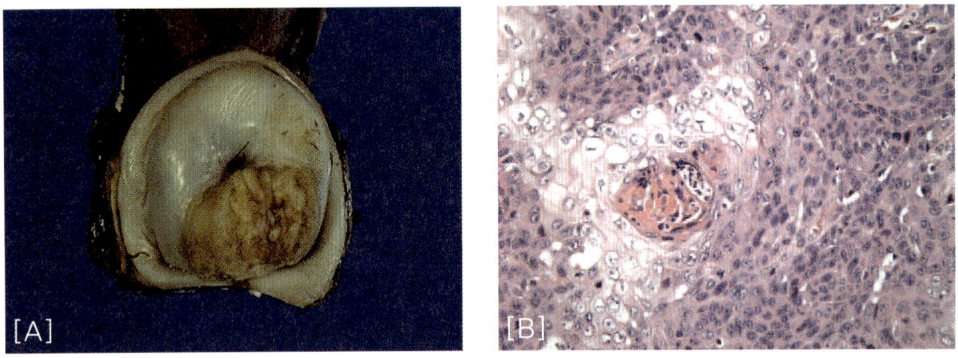

그림 19-9. 자궁목에서 발생한 침윤성 암종

육안사진[A]과 대세포각화형의 편평세포암종[B].

■ 자궁목암

우리나라 여성의 악성종양 중에서 자궁경부암은 위암, 유방암과 함께 발생률과 사망률이 높다. 40~50대의 경산부에 호발하며 최근에는 자궁암 검진에 대한 높은 인식으로 세포진단을 통해 조기에 발견되는 경우가 많아졌다.

상피내암이나 깊이 5㎜ 이내의 미소침윤암은 조기암이고 5년 생존율도 거의 100%로 좋으나 침윤성 암은 림프관이나 혈관 내로의 침윤, 타 장기로의 전이 및 재발 등으로 예후가 좋지 않다.

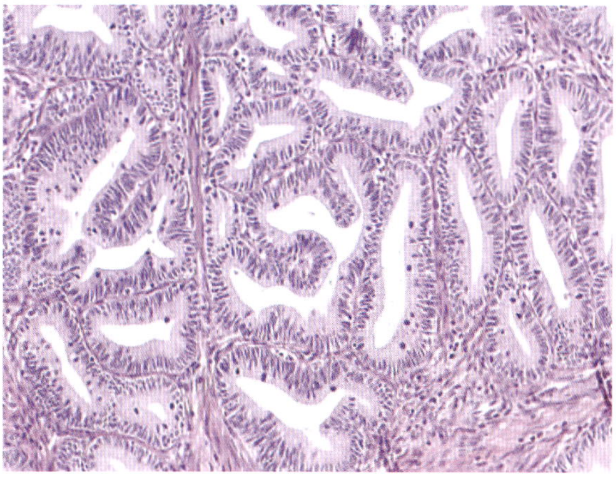

그림 19-10. 자궁목 샘암잘 분화된 다층형 관상분화를 보이는 내막형 암이다.

조직학적으로는 대부분이 편평세포암이고 종양세포의 크기와 각화의 유무에 의해 대세포각화형, 대세포비각화형 및 소세포형으로 분류하는데, 이 중 대세포비각화형이 가장 많고 예후가 좋은 반면 소세포형은 드물고 예후가 좋지 않다(그림 19-9).

샘암은 최근에 증가하는 경향을 보이고 있으며(그림 19-10) 편평세포암에서와 마찬가지로 상피내샘암과 미소침윤샘암은 조기암으로 예후가 좋은 편이다.

V 자궁체부 (uterine body)

1) 비종양성 질환

■ 염증

자궁내막과 자궁근육층은 비교적 감염에 대한 내성이 강해서 자궁내막염과 자궁근육염은 임상적으로 드물다. 대부분 세균성으로 A군 용혈성 사슬알균 감염이 많고 그 외 포도알균, 임질알균, 결핵균 등이 있다.

만성 자궁내막염은 비특이성 자궁내막염, 결핵성 자궁내막염, 자궁내 피임장치를 한 경우에 동반되는 만성 자궁내막염 등이 있으며 자궁관까지 파급될 수 있다. 결핵성 자궁내막염 등 특이적 반응은 조직학적 진단이 쉬우며 비특이적 염증성질환은 간질조직에서 형질세포를 발견하는 것이 중요하다.

■ 자궁내막증

자궁내막증(endometriosis)은 자궁내막선과 기질이 자궁외의 부위에 비정상적으로 존재하는 것으로 발생률이 높은 부위부터 나열하면 난소, 자궁인대, 직장질중격, 골반복막(pelvic peritoneum), 개복술 흉터 순이고 드물게는 음문, 질 및 충수 등에서도 볼 수 있다(그림 19-11, 12).

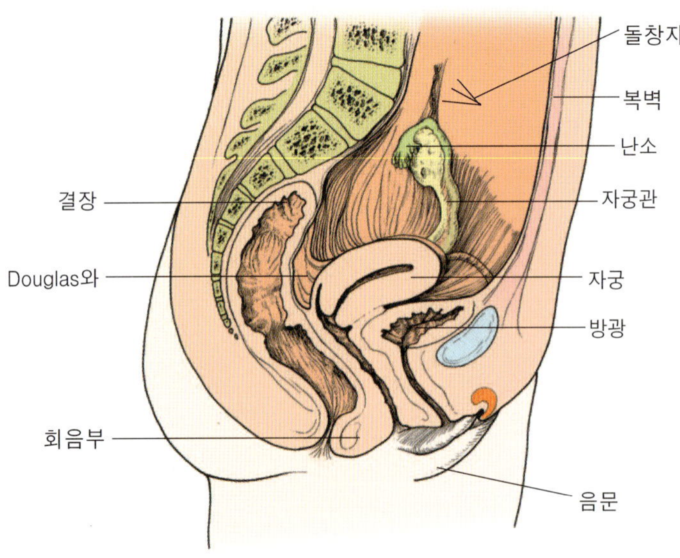

그림19-11. 자궁내막증의 발생부위.

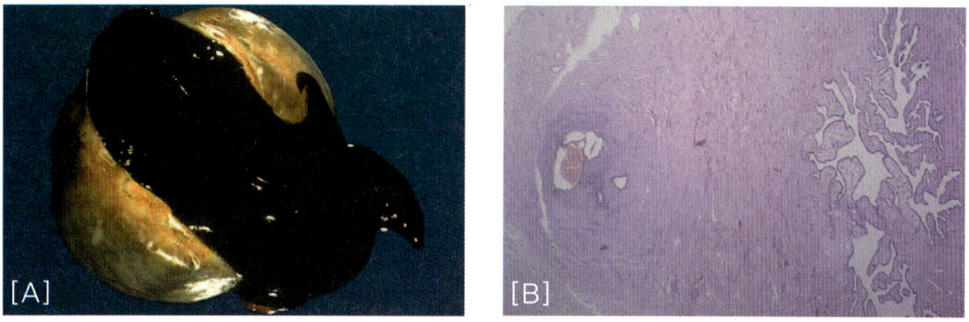

그림 19-12. 자궁내막증.

[A] 난소는 소위 초콜릿낭으로 불리는 적갈색의 혈액찌꺼기로 채워진 낭을 형성한다.
[B]나팔관에 생긴 자궁내막증으로 오른쪽에 나팔관내강을 둘러싼 점막이 보이고 왼쪽에 자궁내막샘, 내막기질과 출혈소견이 관찰된다.

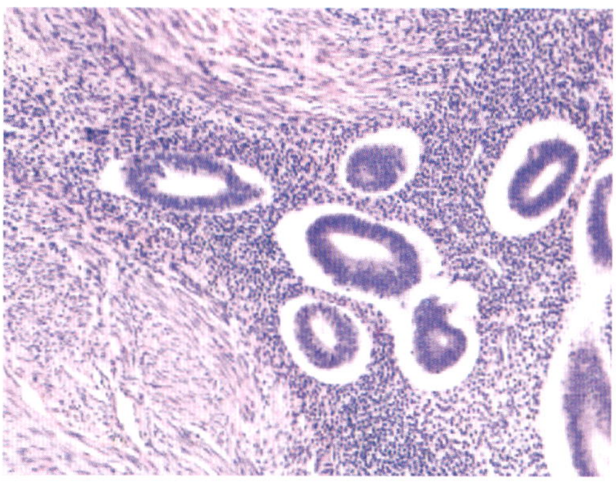

그림 19-13. 샘근증.

자궁근층에 자궁내막샘과 내막기질이 관찰된다.

■ 샘근증

샘근증(adenomyosis)은 자궁내막조직의 일부가 자궁근육층에 존재하는 것을 말하며 흔히 월경통, 월경곤란 등을 호소한다(그림 19-13).

■ 기능이상 자궁내막 질환

정상 월경은 난소와 뇌하수체에서 유래된 각종 호르몬들에 의해 조절되는데 여기에 이상이 생기면 월경 도중이나 월경 사이에 과다한 출혈이 야기된다. 이러한 이상은 자궁 내막 용종, 자궁근종 또는 암과 같은 기질성 병변에 의해서 올 수 있지만, 기질성 병변이 없이 오는 경우도 있는데, 이를 기능장애 자궁출혈(dysfunctional uterine bleeding)이라고 한다.

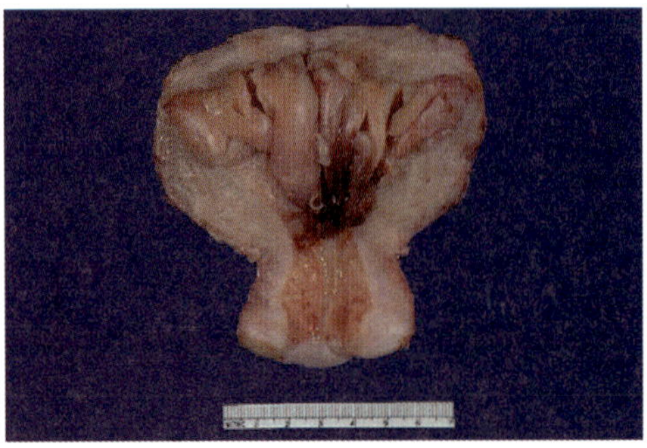

그림 19-14. 자궁내막증식증자궁내막이 광범위하게 두꺼워져 있다.

기능장애 자궁출혈의 대부분은 무배란주기(anovulatory cycle)나 황체기 결손(luteal phase defect) 등에 의해 초래된다. 무배란주기에 의한 기능성 월경이상은 초경이나 폐경기에 흔히 일어나며 종양에 의한 내분비 장애, 호르몬 분비, 난소 종양, 심한 비만증 및 영양실조 등이 있을 때 일어난다.

■ 자궁내막증식증

자궁내막증식증(endometrial hyperplasia)은 비정상적인 자궁출혈을 일으키는 원인 중의 하나로 자궁내막의 자궁샘이 증식됨으로써 생기게 된다. 자궁내막증식증의 분류는 샘구조 및 샘상피세포 증식상태에 따라 경도 증식증과 고도 증식증으로 나누며 경도 증식증에는 단순 증식증과 복합 증식증이 포함된다. 고도 증식증은 비정형 증식증이라고도 하며 세포와 샘구조의 비정형이 보여 자궁내막암으로의 이행 가능성이 높은 증식증이다(그림 19-14).

2) 종 양

양성종양

■ 자궁내막 폴립

자궁내막조직으로 구성된 종괴가 자궁 내막강 내로 돌출된 병변으로 자주 궤양이나 괴사로 인해 출혈을 일으키나 악성 변화는 매우 드물다(그림 19-15).

■ 평활근종

평활근종(leiomyoma)은 30세 이후의 여자의 양성종양 중에서 아주 빈도가 높은 것으로 자궁 근육층 내에 발생하거나 내막이나 장막 밑으로 자란다(그림 19-16). 크기는 다양하며 수 kg에 달하는 것도 있다(그림 19-17).

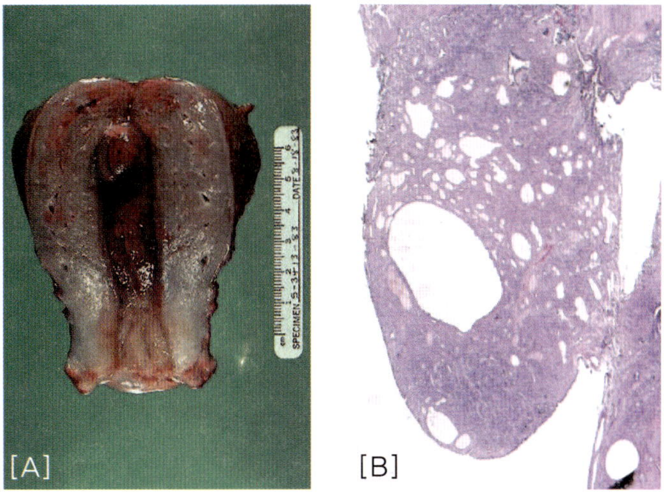

그림 19-15. **자궁내막 폴립.**

[A] 자궁내막강의 자궁저에 돌출된 폴립이 관찰된다. [B] 현미경 소견에서 낭처럼 다양한 크기로 부푼 자궁내막선, 두꺼운 혈관벽, 내막기질의 섬유화가 관찰된다.

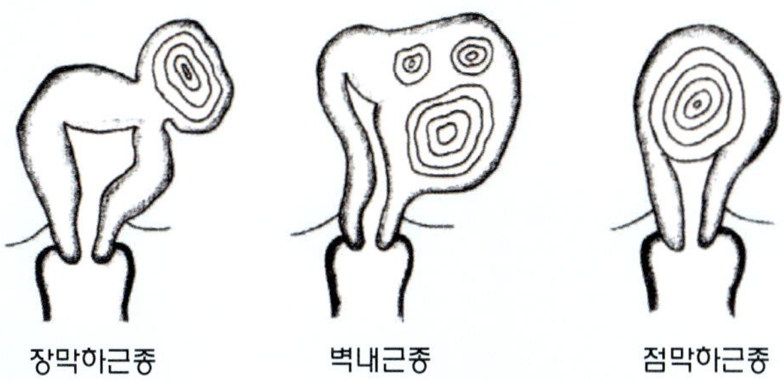

그림 19-16. **평활근종.**

일반적으로 단단하고 그 정도는 근종 내의 아교섬유 양이나 석회화 유무에 따라 변한다. 조직학적으로는 평활근세포와 섬유성 결합조직 및 풍부한 혈관으로 구성된다. 양성과 악성의 구별은 주로 응고괴사, 세포분열 수와 비정형세포의 출현정도에 의해 구별되지만 경계영역의 종양도 있다. 임상적으로는 대개 자궁출혈을 호소하고 치료는 근종적출술 또는 자궁적출술을 시행한다.

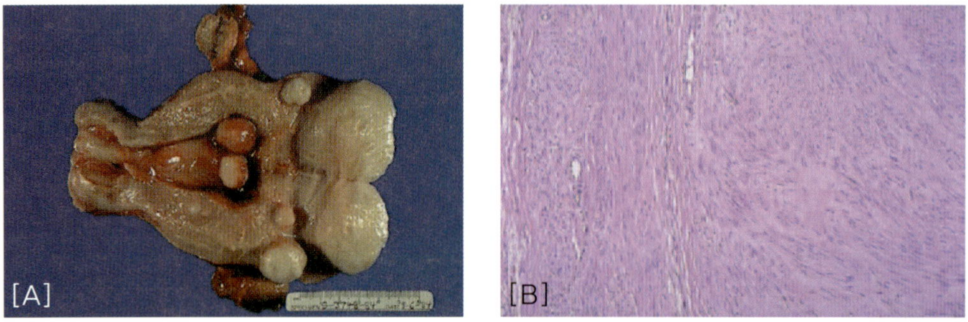

그림 19-17. 자궁근종.

[A] 자궁체부에 발생한 다양한 크기의 다발성 평활근종이 관찰된다.
[B] 평활근종에서 균일한 방추형 세포들이 얽혀있거나 다발을 만들고 있는 소견을 볼 수 있다.

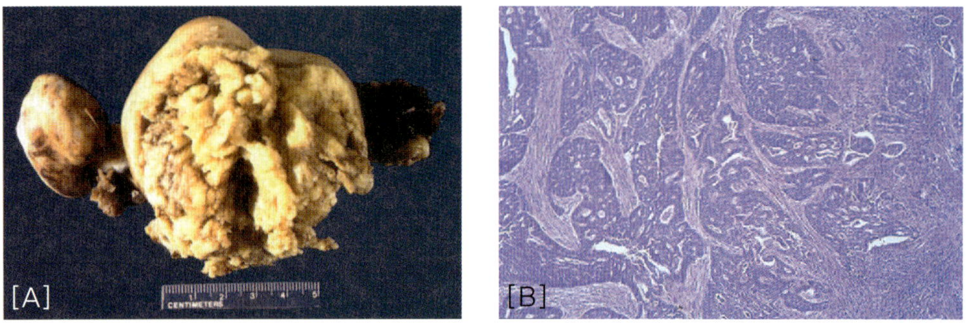

그림 19-18. 자궁내막암.

[A] 자궁내막표면에 광범위하고 불규칙한 모양으로 돌출된 종양이 보인다.
[B] 샘암 종양세포의 자궁근층내 침윤소견이 관찰된다.

악성종양

■ 자궁내막암

자궁내막암은 보통 폐경기후에 잘 발생하고 호르몬과 깊은 관계가 있으며 우리나라에서도 최근에 증가 추세에 있다. 조직학적으로는 대부분 샘암이고 관구조 및 유두모양의 정도 및 핵의 비정형의 정도에 따라 고분화형, 중등도 분화형 및 저분화형으로 나눈다(그림 19-18).

이외에 샘암세포의 세포질이 맑은 투명세포암이나 샘암과 편평세포암이 섞여 있는 샘편평세포암이 있고 이들은 분화된 샘암보다 예후가 좋지 않다.

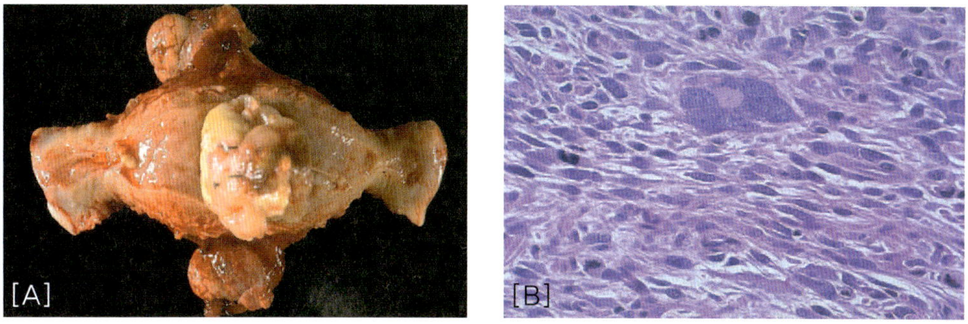

그림 19-19. 평활근육종.

[A] 육안소견에서 자궁내막으로 융기된 불규칙한 모양의 폴립형태의 점막하 종양으로 보인다.
[B] 현저한 비정형세포들과 유사분열이 보인다.

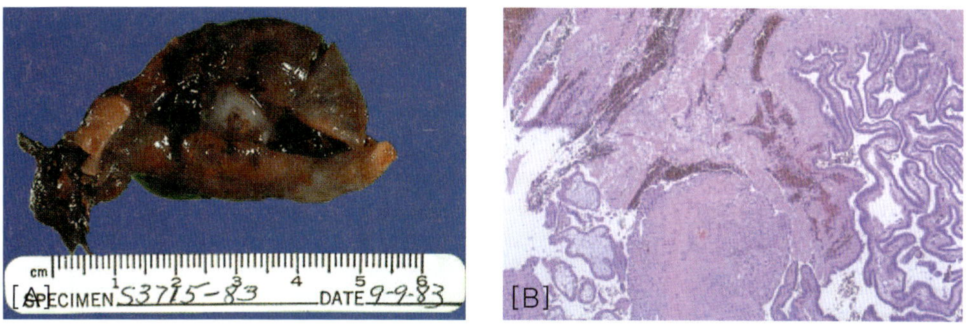

그림 19-20. 자궁외임신.

[A] 자궁관 내강에 태아가 관찰된다.
[B] 오른쪽에 자궁관내강을 둘러싼 점막상피가 보이고 왼쪽에 융모막 융모가 관찰된다.

■ 육종

자궁종양의 5% 미만으로 비교적 드물지만 악성 혼합 중배엽종(malignant mixed mesodermal tumor, MMMT), 평활근육종 및 자궁내막기질육종(endometrial stromal sarcoma)이 있다. 평활근육종은 세포학적 비정형 정도와 고배율 현미경에서 관찰된 핵분열세포의 수를 근거로 평활근종과 감별한다(그림 19-19).

자궁관

자궁관에서는 염증, 자궁외임신(ectopic pregnancy) 및 자궁내막증이 흔한 질환이다. 자궁관의 종양은 대부분 양성이며, 악성종양은 매우 드물다. 자궁관의 팽대부는 자궁외임신의 가장 흔한 장소이기도 하다(그림19-20).

Ⅵ 난소

1) 난소꼬임

난소는 특히 낭포 등에 의해 꼬임(torsion)이 일어나기 쉽다. 임상적으로는 꼬임에 의해 난소조직내 출혈 등이 유발되며 갑자기 발생하는 심한 복통 때문에 급성 충수염, 자궁외임신, 황체의 파열 등과의 감별을 필요로 한다.

2) 비종양성 낭

배상피 봉입낭(germinal inclusion cyst), 난포낭(follicular cyst), 황체낭(luteal cyst), 다낭난소(polycystic ovary) 등이 있다(그림 19-21). 난포낭은 에스트로겐을 과도하게 생성 분비하여 자궁내막 증식과 불규칙한 자궁출혈을 일으키고, 황체낭은 프로게스테론을 지속적으로 생성하여 기능장애 자궁출혈의 원인이 된다. 다낭난소는 에스트로겐 과다분비에 의한 기능장애 자궁출혈, 무월경과 불임을 나타내는 Stein-Leventhal 증후군 및 남성화 등의 증세를 발현한다.

3) 종 양

난소 종양은 약 80%가 양성 종양이지만 악성인 경우 조기진단이 어렵고 발견 당시 이미 다른 장기에 전이된 경우가 많아 비교적 예후가 나쁘다.

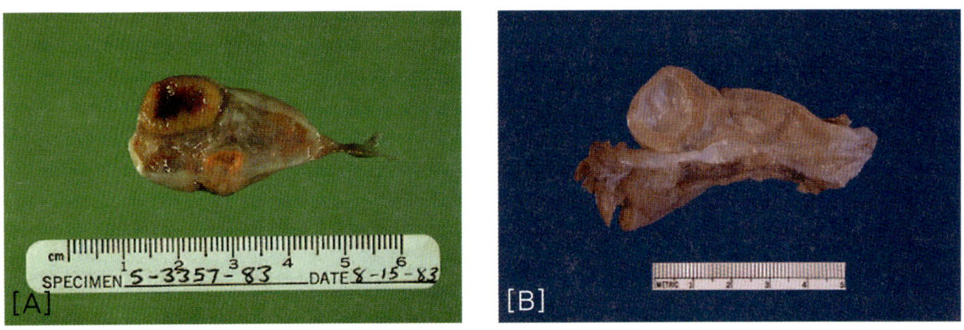

그림 19-21. 난소의 출혈성 황체[A]와 낭난포[B].

양성 종양은 젊은 여성에서, 악성 종양은 40세에서 65세 사이에 호발하며 아이가 없거나 적은 여성 및 난소종양 가족력이 있는 여성에서 발생률이 높다.

임상증상으로는 복부팽대와 통증, 종양의 주위 조직 압박으로 인한 비뇨기 및 소화기 장애, 복강내 출혈 및 질출혈이 흔하다.

분류는 WHO의 분류법에 따라 표면상피에서 유래한 종양, 생식세포에서 유래한 종양, 성끈-기질(sex cord-stroma)에서 유래한 종양 및 전이성 종양 등으로 대별한다.

표면상피에서 유래한 종양

표면상피에서 유래한 종양은 모든 난소 종양의 2/3를 차지하며 암의 약 90%가 이 부류에 속한다. 그 종류로는 장액종양(serous tumor), 점액종양(mucinous tumor), 자궁내막모양종양(endometrioid adenocarcinoma), 투명세포종양(clear cell tumor), 브렌너종양(Brenner tumor) 등이며 각각 양성, 경계성 및 악성으로 분류한다.

■ 장액종양

가장 흔한 낭성 종양이다. 75%가 양성 및 경계성 종양이고 약 25%가 악성이다. 임상양상 및 예후는 종양의 조직학적 분화정도와 종양의 전이정도에 따라 다르다.

양성은 대부분 낭의 방이 하나이나 여러개로 구성될 수 있으며 작은 입방형 상피세포로 낭을 싸고 있으며 섬모가 있을 수 있다(그림 19-22).

악성은 낭의 내부로 유두상 증식을 하며 버팀질조직을 침윤한다. 동심원성 석회화 소견이 특징적인데 이를 사종체(psammoma body)라고 한다(그림 19-23).

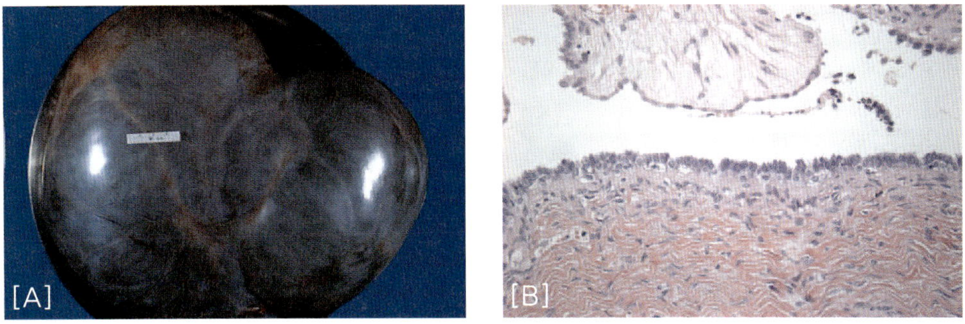

그림 19-22. 난소의 양성 장액종양.

[A] 육안소견에서 물이 가득 찬 풍선 모양이 단발성 종괴로 관찰된다.
[B] 종양의 내벽은 단층의 입방상피세포로 배열되어 있다.

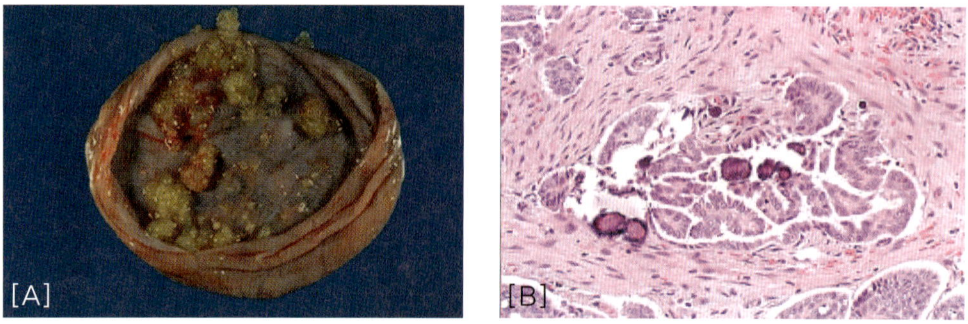

그림 19-23. 난소의 악성 장액종양.

[A] 난소의 낭성종양 내벽에서 유두상 증식 소견이 관찰된다.
[B] 유두상 증식보이는 과염색의 입방형세포들이 난소기질에 침윤하고 있고 사립종이 관찰된다.

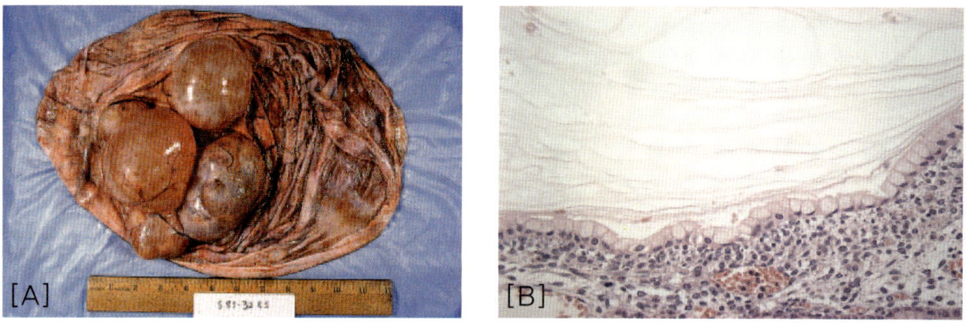

그림 19-24. 난소의 양성 점액종양.

[A] 물주머니 모양의 육안소견을 보인다.
[B] 낭의 내벽은 단층의 원주형상피세포로 배열되어 있다.

■ 점액종양

80%가 양성 종양이며 구성세포는 점액을 생성하는 원주상피세포이다(그림 19-24). 경계성 혹은 악성 종양시 간혹 복막을 침범하여 복막강내에 점액성 물질이 고이게 되는데 이를 복막가점액종(pseudomyxoma peritonei)이라 한다.

■ 자궁내막모양종양

표면 상피에서 유래한 이 종양은 모든 난소암의 약 20%를 차지하며 대부분이 악성 병변이다. 15~30%에서는 자궁내막의 암종과 동반되며 15% 정도에서는 자궁내막증이 동시에 관찰된다.

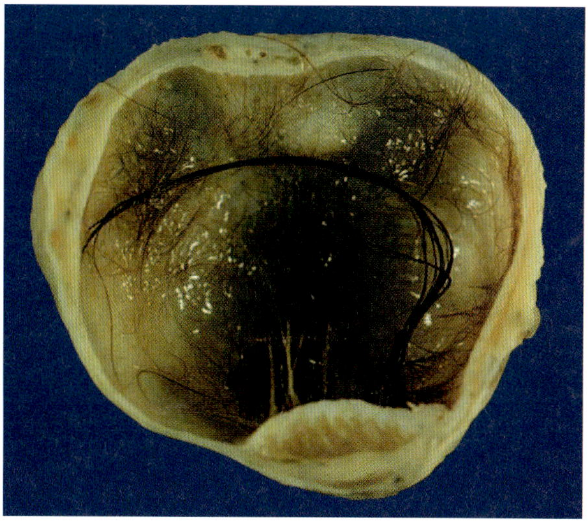

그림 19-25. 난소의 낭성 성숙기형종.
낭성 종괴안에서 검은 모발과 낭내로 돌출하는 작은 결절이 관찰된다.

생식세포종양

모든 난소 종양의 15~20%를 차지하고 이 중 95%가 양성 낭성기형종에 속한다. 종류로는 성숙 및 미성숙 기형종, 미분화세포종(dysgerminoma), 내배엽굴 종양(endodermal sinus tumor), 융모막암종(choriocarcinoma) 등이 있다.

■ 성숙(양성) 기형종

성숙한 조직으로 구성된 낭성종양으로 가임기 젊은 여성에 호발 한다. 육안소견상 낭성 종양 내부에 머리카락, 치아, 치즈모양 피지 분비물 등이 보인다(그림 19-25).

■ 미성숙(악성) 기형종

주로 사춘기전의 여성이나 젊은 여성에서 드물게 발생하며 종양은 태생기에 관찰할 수 있는 미성숙 구조물로 구성된다. 여러 미성숙 구조물 중 미성숙 신경상피세포의 비율에 따라 등급을 구분하며 등급이 높을수록 전이 위험도가 높다.

성끈-간질종양

태생기 성끈과 간질에서 유래한 것들로 성호르몬을 분비한다. 종류로는 과립막세포종(granulosa cell tumor), 난포종(thecoma), 섬유종(fibroma) 및 Sertoli-Leydig 세포종양 등이 있다.

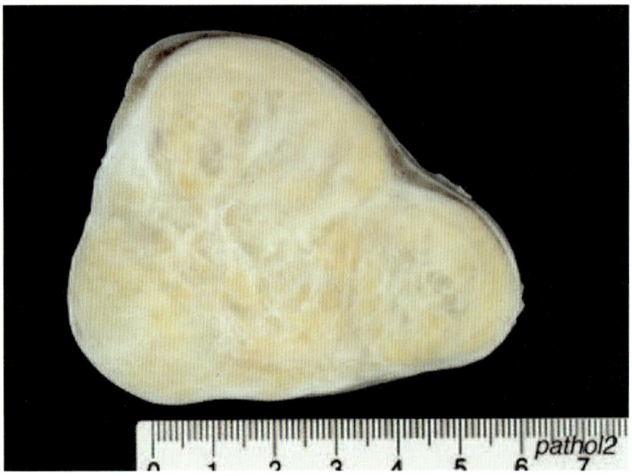

그림 19-26. 난포종(thecoma)의 육안사진.

■ 과립막세포종

임상적으로 에스트로겐을 다량 분비한다는 점과 작은 크기이지만 악성변화의 가능성이 있다는 점이 중요하다. 즉 다량의 에스트로겐 분비로 사춘기 전에는 성적 조숙을, 성인 여성에서는 자궁내막증식을 유발한다.

■ 난포종

대부분 폐경기후 에스트로겐 분비에 의한 증상이 나타난다. 종양은 특징적으로 노란색을 띠는데 간혹 회백색이면서 노란색이 국소적으로 나타나는 경우도 있다(그림 19-26). 종양세포는 크고 다각형이며 지방을 함유하는 분명하고 풍부한 세포질을 보이거나 핵은 둥굴고 비형형은 없다. 기질에는 섬유종 성분과 유리질 판이 나타나는 것이 특징이며 국소적으로 석회화가 되기도 한다.

■ 섬유종

대부분 40세 이상의 환자에서 발생하며 균질성인 고형성 종괴로 단단하며 흰색이다. 난소 기질에 있는 섬유모세포에서 기원하는 종양으로 방추형세포와 아교질로 구성되며 세포 밀도는 높지 않다. 세포의 비정형이나 유사분열은 거의 없다(그림 19-27).

■ Sertoli-Leydig 세포종양

10~20대에서 발생하며 유방퇴화, 무월경, 불임 등 남성화를 보이는 종양으로 남성 고환에서 관찰되는 세포로 구성되어 있다.

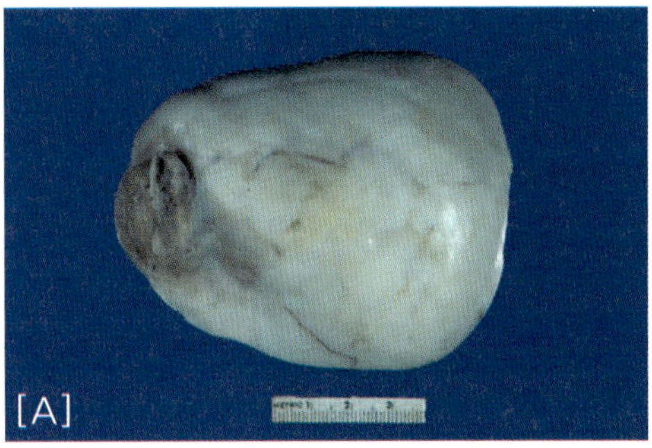

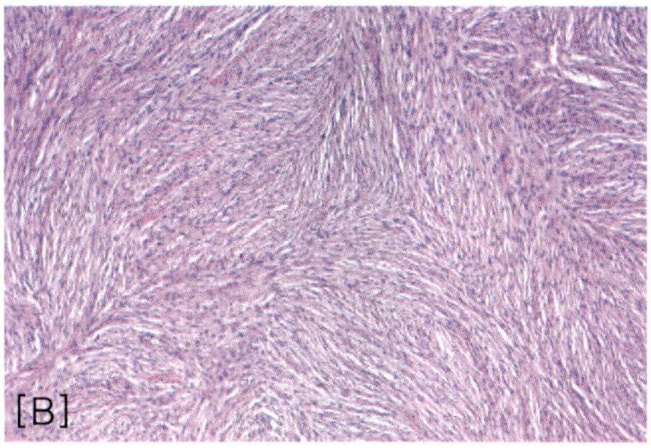

그림 19-27. 난소의 섬유종.

[A] 고형성 종괴로 단단하고 흰색이다.
[B] 섬유모세포와 유사한 방추성 세포질과 아교직로 구성되고 세포밀도는 높지 않다.

전이성 종양

난소는 골반내 장기중 가장 흔히 전이성 암에 의해 침범되는 장기이다. 원발 부위는 골반내 장기, 소화기계통, 유방 등으로 위에서 전이되는 비율이 가장 높다. 전이성 종양중 위의 샘암이 파종되어 난소 간질조직에 반지세포가 미만성으로 침윤하고 간질의 증식을 보이는 것을 Krukenberg 종양이라 한다.

원발성 종양과 감별점은 전이암은 일반적으로 양측성이고 다결정성이며 난소의 표면에 종양의 착상이 있고 혈관이나 림프관내에서 종양세포들을 관찰할 수 있다.

VII 태반 (placenta)

1) 태반감염

자궁내 감염은 태반을 통해 감염될 수 있고 질을 통해 상행성으로 감염될 수 있다.

2) 태반 기형

■ 유착태반

분만시 태반박리는 탈락막층이 분리되면서 일어나게 되는데 탈락막층이 없이 태반 융모가 직접 자궁근층과 부착되는 경우로써 분만시 심한 출혈을 유발할 수 있다.

■ 전치태반

정상적인 수정란이 자궁의 아래쪽에 착상되어 자궁출구 위에 태반이 놓일 때를 말하며 분만 전일지라도 출혈의 요인이 될 수 있고 심한 출혈이 있을 때는 제왕절개술을 요한다(그림 19-28).

3) 쌍생아 임신

쌍생아는 일란성 쌍생아와 이란성 쌍생아가 있는데 통계적으로 이란성 쌍생아가 5~6% 정도 더 많다. 쌍생아의 경우 이환율 및 사망률이 높으며 선천성 기형의 발생률도 높다. 이러한 것들은 일란성 쌍생아일 때 특히 두드러지는데 이유는 혈액순환을 함께 받고 있기 때문이며, 따라서 미숙아의 발생빈도도 높다.

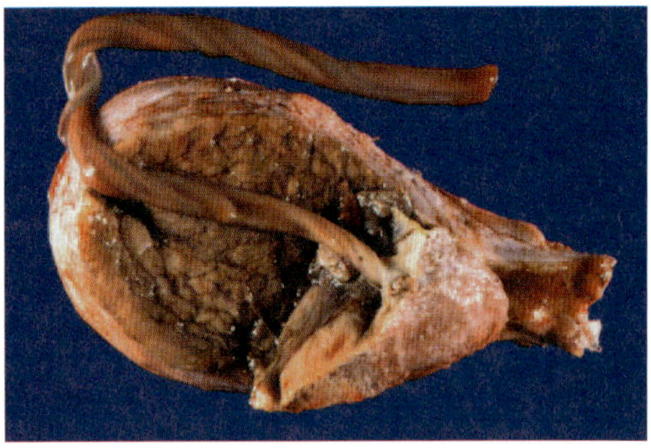

그림 19-28. 전치태반.

수정란이 자궁하부에 착상되어 태반이 내자궁구를 덮었다.

4) 자연유산

태아가 분만되기 전의 임신종료를 유산이라 한다. 자연유산의 가장 흔한 원인은 수정란의 유전적 결함이므로 습관성 유산인 경우는 염색체검사를 시행할 필요가 있다.

5) 임신영양세포질환

임신영양세포질환은 비임신성으로 발생될 수 있는 경우와 구별하여 임신으로 생긴 영양막세포 증식을 특징으로 하며 WHO 분류에 의해 포상기태(hydatidiform mole), 침윤성 포상기태(invasive mole), 융모막암종(choriocarcinoma) 및 태반부착부위 영양막종양(placental site trophoblastic tumor)으로 구분한다.

이들은 다음과 같은 특징을 갖고 있다.

- 한국을 포함한 아시아 지역에서 그 발생빈도가 높다.
- 항암제에 민감하여 치료될 수 있다.
- 환자 혈중에 사람 융모성 생식샘자극호르몬(human chorionic gonadotropin, HCG)이 증가되어 종양의 진단, 치료 및 예후 판정에 유용하게 이용될 수 있다.
- 양성 종양인 포상기태는 악성으로 진전될 수 있다.

■ 포상기태

태반의 융모막 융모가 낭성 수종성 팽대와 함께 다양한 영양막 증식을 동반하는 병변으로 완전 포상기태(complete mole)와 부분 포상기태(partial mole)로 구분하는데 완전포상기태는 융모막암종으로 진전될 위험성이 높다(그림 19-29).

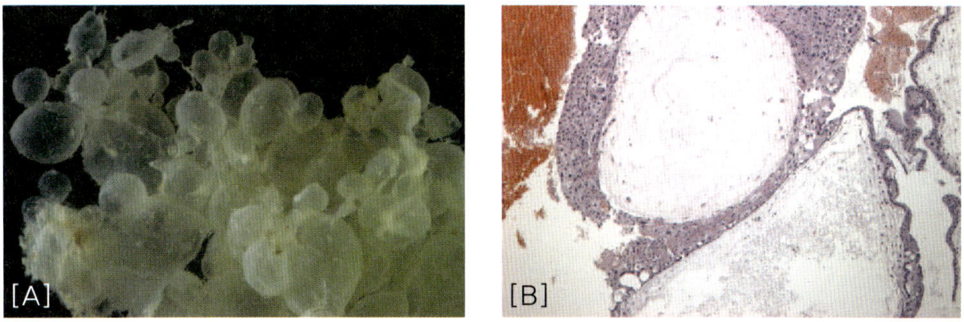

그림 19-29. 완전포상기태.

[A] 포도송이같은 낭성 수종성 팽대를 보이는 포상기태.
[B] 융모가 부종을 보이고 융모 외면에 증식된 영양세포가 환상으로 관찰된다.

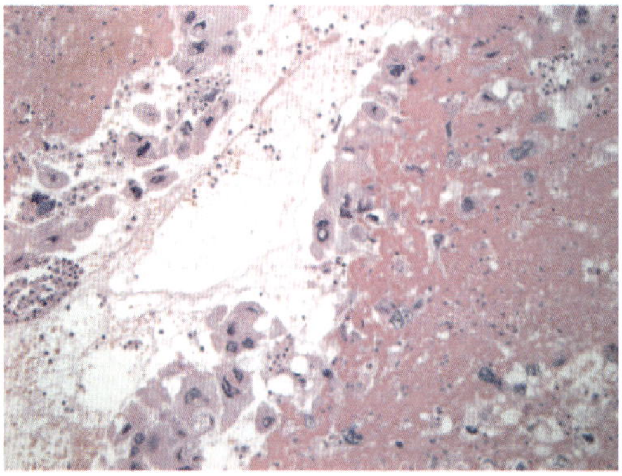

그림 19-30. 융모막암종.
광범위한 출혈을 동반한 종양성 영양막세포의 침윤을 관찰할 수 있다.

■ 침윤성 포상기태

포상기태가 자궁벽을 침윤하거나 천공을 일으키기도 하고 폐 및 뇌와 같이 원격부위로 전이를 일으킨 경우를 말한다.

■ 융모막암종

정상 혹은 비정상 임신으로부터 발생 가능한 악성 종양으로, 비정상적 영양막 세포의 증식을 특징으로 한다(그림 19-30). 대부분의 경우 자궁 내 임신과 연관된 완전포상기태에서 발생되지만 자궁외임신에서도 가능하다.

융모막암종은 급속히 전이되고 침윤되는 종양이지만 화학적 치료에 민감하므로 위험성이 많은 전이가 된 일부를 제외하고는 거의 100%의 완치율을 보인다.

20 유방질환
Breast Disorder

유방은 젖샘과 이를 지지하는 섬유지방성 기질로 구성된다. 젖샘은 변형된 땀샘으로서 발생학적으로 배령 5주에 배아의 겨드랑부에서 서혜부에 이르는 원시젖샘이 유방발달의 시초이다. 유방의 분비기능을 강조한 종말관유방소엽단위는 유소엽내 종말관과 종말관의 끝에 모여있는 선방의 집합(유방소엽)을 포함하는 것으로, 이 부위에서 섬유낭성 변화, 섬유샘종, 암 등의 질환이 발생한다(그림 20-1).

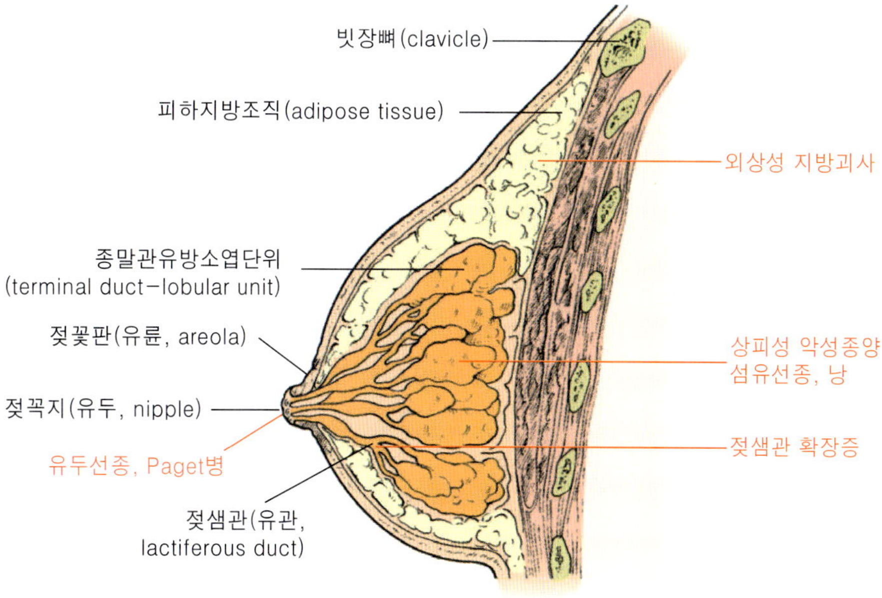

그림 20-1. 여성의 유방과 유방질환 호발부위

I 선천성 기형

과다유두증 또는 과다유방증

태생기의 젖샘을 따라 비후된 표피가 남아 있는 결과이다. 이 표피의 비후는 주로 정상 유방조직의 하방이나 겨드랑부의 앞쪽 부근에 생긴다. 때로 월경 직전에 커지면서 통증을 느낄 수도 있다.

액와 부유방 조직

정상 유방조직이 겨드랑부까지 연장된 것으로 기형으로 보기는 어려우며 임상적으로 겨드랑부 유방조직은 흔히 림프절의 병터 또는 잠재유방의 겨드랑 림프절 전이로 오인하기 쉽다.

선천성 유두 내반

주로 유방이 큰 여성에서 생기며 대개 임신 중에 교정된다. 임상적인 의의는 수유에 지장을 줄 수 있으며 염증성 질환이나 유방암에 의한 유두함몰과 감별이 필요하다.

II 염증성 및 반응성 병변

일반적으로 유방의 염증질환은 드물고 수유기에 오는 비특이성 급성 유방염이 가장 중요하다.

급성 유방염 및 유방농양

수유 초기에 유방은 유두에 생긴 균열 틈으로 세균의 침입을 쉽게 받는데 이때 주로 침입하는 균의 대부분은 포도알균이며 다음으로 사슬알균이다. 일반적으로 외과적인 배농과 항생제로 치료한다

지방괴사

유방의 지방괴사는 무통성이며, 하나 또는 여러 개의 단단한 종괴로 나타나며 원인으로는 외상과 이전의 수술병력, 방사선 치료, 파라핀 또는 실리콘 주입 등이 있다.

유관확장증

유관확장증의 특징은 주로 유관의 확장과 유방 분비물의 농축, 유관 주위와 버팀질 조직내의 심한 염증성 변화이다. 주로 폐경기 여성에서 호발한다.

유방젖낭종

유방젖낭종(galactocele)는 수유 중이거나 수유가 끝난 후 수개월 내에 발생한다. 유관이 막힘으로써 분비물이 차 있는 낭성 관구조를 갖는다.

이물질에 의한 육아종

미용이나 재검을 목적으로 유방에 삽입한 파라핀이나 실리콘 등에 의해 유발된다.

III 비증식성 및 증식성 유방병변과 종양

1) 섬유낭성 변화 (비증식성 변화)

여성유방에서 수술시 얻어지는 검체 중 절반 이상을 차지하는 가장 흔한 것으로 유방암이나 섬유샘종과 함께 흔히 나타난다. 삼십대에서 호발하는 것으로 알려져 있으며 폐경기 이후에는 발생빈도가 현저히 떨어진다.

호르몬 불균형이 섬유낭성 변화(fibrocystic change)의 원인이 되는 것으로 알려져 있으며, 특히 에스트로겐의 과다와 프로게스테론의 결핍이 중요하다. 섬유낭성 변화의 병리소견으로 낭과 섬유화, 그리고 샘증(adenosis)이 흔히 보인다.

낭과 섬유화

간질조직의 섬유화 증식과 샘구조의 낭성변화를 보인다. 낭은 납작하게 위축된 상피세포나 아포크린화생세포로 피복된다(그림20-2).

샘증

샘증은 소엽당 소포수가 증가하는 것으로 종말관유방소엽단위에서 발생하는 증식성 병변이다.

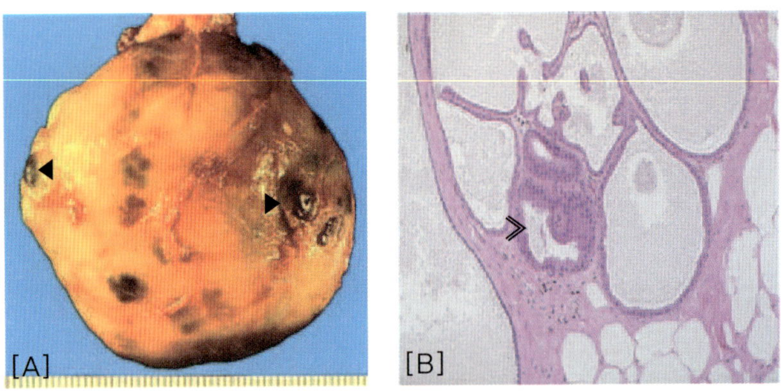

그림 20-2. 섬유낭성 변화.

[A] 육안소견에서 여러 개의 낭(▶)들이 관찰된다.
[B] 현미경 소견에서 낭성 변화와 아포크린 화생(≫)이 관찰된다.

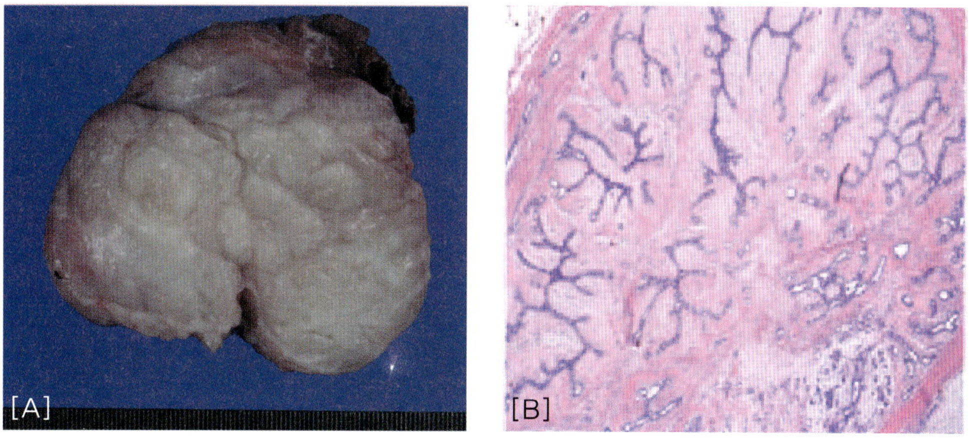

그림 20-3. 섬유샘종.

[A] 육안소견에서 경계가 좋은 결절로 관찰된다.
[B] 현미경소견에서 간질의 섬유성분과 상피성분이 잘 관찰된다.

섬유낭성 변화와 더불어 상피증식이 동반될 수 있는데, 상피증식의 정도와 상피세포의 비정형 정도는 암으로 이행할 수 있는 위험도와 관계가 있다. 특히 유관의 상피세포가 4층 이상으로 증식한 경우, 경화샘증(sclerosing adenosis), 비정형 관상피증식증 또는 비정형 소엽증식증, 또는 가족력이 있는 경우에는 유방암의 위험도가 증가한다.

2) 섬유샘종

섬유샘종(fibroadenoma)은 간질의 섬유성분과 상피성분인 유관의 양쪽 요소를 모두 함유하고 있는 양성종양으로 주위와 경계가 분명한 결절을 형성한다(그림 20-3). 20대와 30대에 많이 발생한다.

3) 엽상 종양

엽상종양(phyllodes tumor)은 간질과 유관의 양쪽 성분으로 된 종양 중에서 간질성분의 증식이 현저한 것으로 40~50세에 호발한다(그림 20-4).

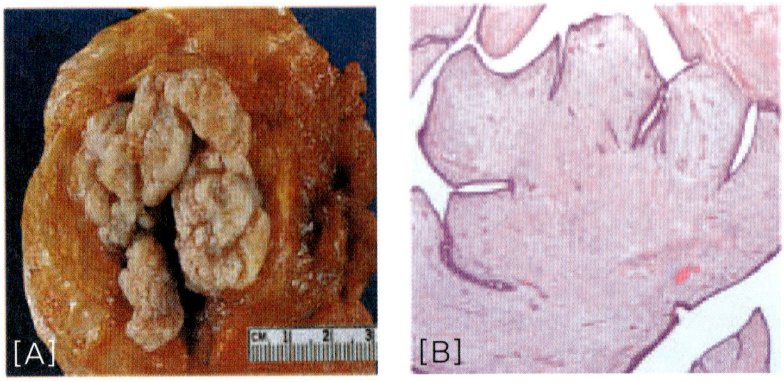

그림 20-4. 엽상종양.

[A] 육안소견에서 나뭇잎모양의 분엽상을 보이는 결절로 보인다.
[B] 현미경소견에서 현저한 간질의 증식이 관찰된다.

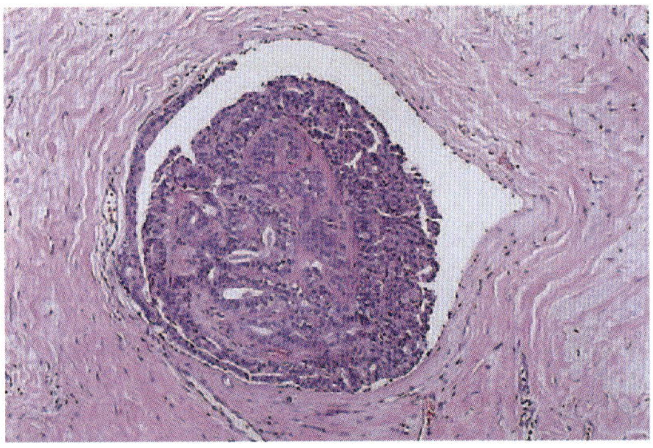

그림 20-5. 관내유두종의 조직학적 소견.

4) 관내유두종

관내유두종(intraductal papilloma)은 유두관내의 상피가 유두상으로 증식하는 양성 종양으로 유관이 낭포상으로 확장하면 낭포내 유두종이라고 부른다. 유관 본래의 구조인 유관의 상피세포와 그 외측에 있는 근상피세포가 이층성의 배열을 유지하고 결합조직성 간질을 심지로 해서 유두상의 구조를 나타낸다(그림 20-5). 다발성의 유두종에서는 관내암과의 감별이 중요하다.

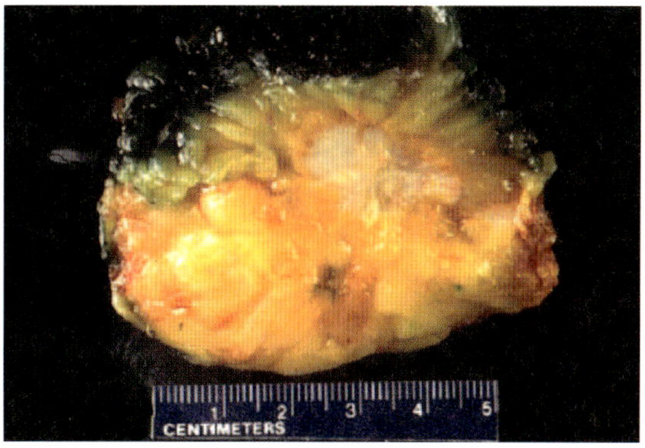

그림 20-6. 유방의 침윤성 관암종.

표 20-1. 유방암종의 분류

비침윤성	침윤성
관내암종 파제트병을 동반한 관내암종 소엽내암종	침윤성 관암종-일반형 파제트병을 동반한 관암종 수질암종 점액암종 샘모양낭성 암종 관세암종 침윤성 유두암종 화생암종 점액표피양암종 아포크린암종 염증성 암종 침윤성 소엽암종

5) 유방암

유방암은 40~50대에 호발하며 좌측이 약간 많고, 유방의 외상방 1/4 부위에 가장 흔히 발생한다. 유관의 기저막으로 둘러싸인 관 내에 머무는 것을 비침윤암, 기저막을 파괴해 침윤하는 것을 침윤암이라고 한다(그림 20-6). 유방암의 분류는 표 20-1과 같다. 살펴보면, 유방암 아형 중 가장 흔한 형으로 65~80%를 차지하는 침윤성 관

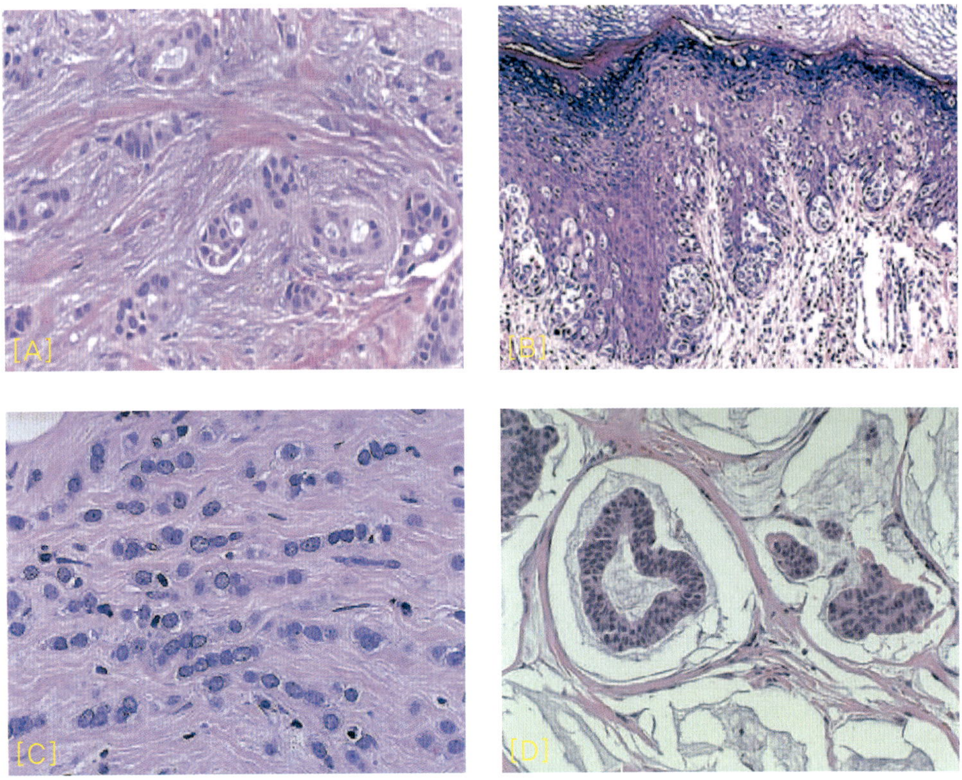

그림 20-7. 유방암의 종류

유방의 침윤성 관암종[A], 파제트병[B], 침윤성 소엽암[C], 점액암종[D]의 현미경 소견.

암(그림 20-7[A]), 유두와 가까운 유관에 생겨서 표피로 진전하는 관암의 특수한 형태인 파제트병(그림 20-7[B]), 말초에 가까운 소엽 내의 종말관에서 생겨서 소엽으로 진전하는 소엽암(그림 20-7[C]), 점액생산이 현저한 점액암(그림 20-7[D]), 미분화된 암세포가 수양으로 증식하며 간질로의 림프구 침윤이 현저한 수질암(medullary carcinoma) 등이 있으며, 침윤성 관암이 임상적 예후가 가장 좋지 않다.

유방암의 예후에 영향을 주는 인자로서 원발성 종양의 크기, 림프절 침범 유무와 전이 림프절의 개수, 종양의 조직학적 유형과 등급, 에스트로겐과 프로게스테론 수용체 유무 등이 있으며 이 중 가장 중요한 단일 예후인자는 겨드랑 림프절의 전이 유무이다.

Ⅳ 남성 유방

흔적기관인 남성 유방은 비교적 질환이 없으나 두 가지 질환이 관심의 대상이 되어 왔다.

1) 여성형 유방

여성형 유방(gynecomastia)은 청소년기에 일시적으로 유방 양측에 나타나지만 몇 개월 후 퇴화되는 것이 대부분이다. 성인에서 발생하는 여성형 유방은 고환의 안드로겐 기능의 소실로 부신의 에스트로겐 형성이 증가하기 때문이며, 클라인펠터증후군, 라이디히세포나 세르톨리세포로 이루어진 고환종양, 생식샘기능저하증, 갑상선기능항진증 등의 임상증후군이 동반되어 나타난다. 남성의 유방에 원반성의 결절로 촉지되는 병변으로 유관상피의 가벼운 증식과 유관 주위의 부종 및 섬유화가 보인다(그림 20-8).

2) 유방암

남성 유방암의 발생 빈도는 여성형 유방에 비해서 1% 밖에 되지 않는 희소한 질환으로 비교적 나이가 많은 사람에게서 호발하며, 남성의 경우 유방조직이 적으므로 급속한 전파를 한다. 흔히 보는 원격 전이장소는 폐, 뇌, 골, 간 등이다.

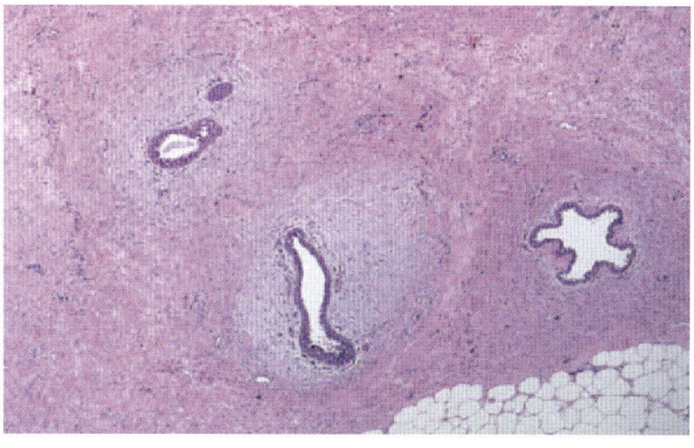

그림 20-8. 남성의 여성형 유방

유관상피의 증식을 관찰할 수 있다.

21 내분비계 질환
Endocrine Disorder

내분비계의 항상성(homeostasis)을 유지하기 위하여 내분비샘들은 호르몬이라는 화학적 전달물질을 분비하며, 이들은 혈액을 통하여 각 기관으로 운반된다. 호르몬은 스테로이드, 펩타이드, 아민들을 포함하며 신체의 각종 세포와 조직의 활성도를 조절한다. 음성되먹임기전(negative feedback)은 표적조직에서 호르몬의 활성도가 증가하면 자극호르몬을 분비하는 상위 내분비샘의 활성도를 낮추어주는 것을 말한다(그림 21-1).

내분비샘의 질환들은 크게 두 가지로 나눌 수 있다. 하나는 호르몬의 과분비 또는 분비저하로 인하여 생화학적 및 임상적인 결과를 가져오는 것이고 다른 하나는 종괴를 형성하는 경우이다.

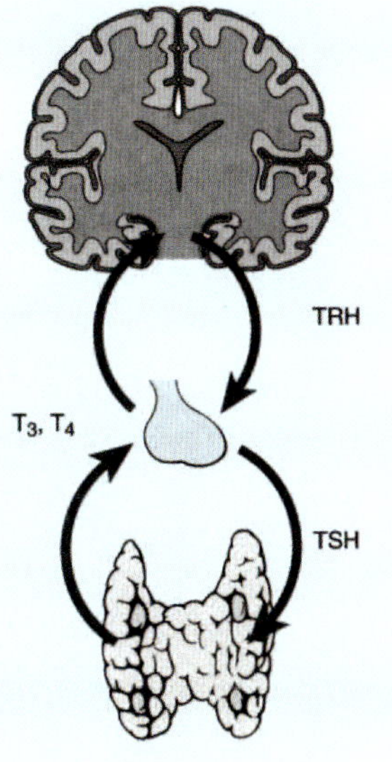

그림 21-1. 음성 되먹임 기전(negative feedback).

1 뇌하수체

뇌하수체(pituitary gland, hypophysis)는 뇌의 기저부의 터키안에 존재하는 작은 내분비 기관으로서 기능적으로나 해부학적으로 시상하부와 밀접하게 관련되어 있다. 뇌하수체는 많은 다른 내분비샘들의 기능을 조절하는 중심적인 역할을 하며 전엽(샘뇌하수체)과 후엽(신경뇌하수체)으로 나누어져 있다.

뇌하수체 전엽에서 분비되는 호르몬으로는 성장호르몬(GH), 갑상샘자극호르몬(TSH), 부신피질자극호르몬(ACTH), 난포자극호르몬(FSH), 황체호르몬(LH), 프로락틴(prolactin), 색소자극호르몬(MSH)들이 있다. 한편 뇌하수체 후엽에서는 옥시토신(oxytocin)과 항이뇨호르몬(ADH, vasopressin)이 분비된다(그림 21-2).

뇌하수체 전엽에서 발생되는 질환들은 대개 호르몬 분비의 증가 또는 감소에 의한 임상적 증상에 의하여 인지되게 되며 이를 뇌하수체기능항진증(hyperpituitarism)과 뇌하수체기능저하증(hypopituitarism)이라 부른다.

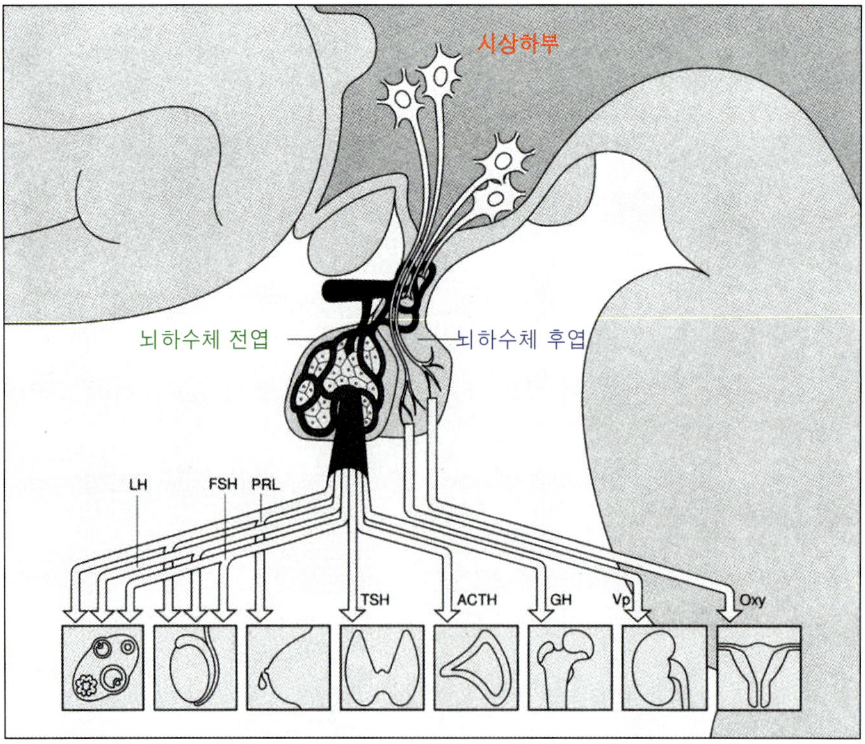

그림 21-2. 뇌하수체 전엽의 기능.

1) 뇌하수체기능항진증

뇌하수체기능항진증의 대부분의 원인은 전엽에서 발생하는 기능성 샘종인데, 대개 한 종류의 세포로 구성되며 한 종류의 호르몬을 분비한다.

뇌하수체 전엽 샘종과 빈도는 표 21-1에 나열하였다. 샘종의 유형은 각 호르몬에 대한 항체를 이용한 면역조직화학 염색을 통하여 분류한다. 큰 병변은 위쪽으로 향하게 되면 종종 시신경 교차부와 주변조직을 압박하기도 하여 시력이상을 초래하기도 한다. 조직학적으로는 비교적 균일한 크기의 다각형의 세포가 판상, 삭, 소관의 형태로 배열되며 혈관이 분포하는 섬세한 버팀질을 갖는다(그림 21-3).

표 21-1. 뇌하수체 샘종.

유형	발생빈도(%)
프로락틴분비샘종	20~30
성장호르몬분비샘종	5
성장호르몬세포-프로락틴세포 혼합샘종	5
부신피질자극호르몬샘종	10~15
성선자극호르몬 세포 샘종	10~15
영세포 샘종	20
갑상선 자극 호르몬 세포 샘종	1
다호르몬 세포 샘종	15

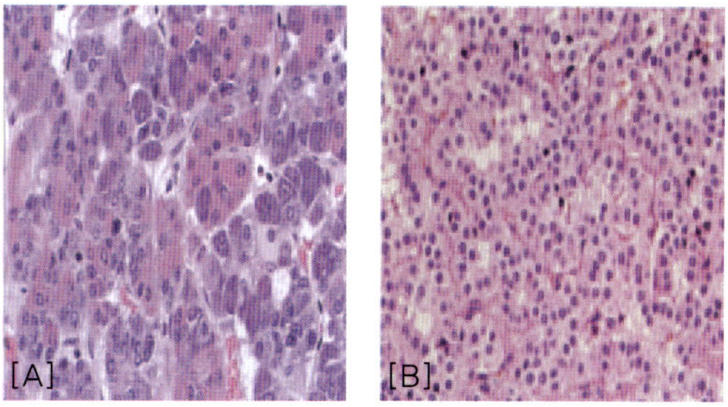

그림 21-3. 뇌하수체 샘종

[A] 정상 뇌하수체는 호산성, 호염기성, 무염색상의 세포질을 갖는 세종류 세포로 구성되어 있다.
[B] 뇌하수체 샘종은 한 종류의 세포가 판상, 삭, 소관의 형태로 성장한다.

프로락틴분비샘종

프로락틴분비샘종(prolactinoma)은 뇌하수체샘종 중에서 가장 흔한 종류이며 세포질 내에서 면역조직화학염색을 동하여 프로락틴이 증명된다. 특징적인 임상증상으로는 무월경, 유즙분비, 성욕감소와 불임 등이 있다.

성장호르몬분비샘종

성장호르몬분비샘종(growth hormone adenoma)은 기능성 뇌하수체 샘종 중에서 두 번째로 흔한 형이다. 과다한 성장호르몬의 분비가 골단판이 폐쇄되기 전의 소아에서 발생하면 뼈의 길이가 길어져서 거인증(gigantism)을 일으키나(그림 21-4) 성장판이 폐쇄된 이후에 발생하면 말단비대증(acromegaly)을 일으킨다. 말단비대증은 특징적으로 하악이 돌출되고 사지말단의 뼈가 비대하며 당뇨병, 전신적 근육약화와 고혈압 등이 나타날 수 있다.

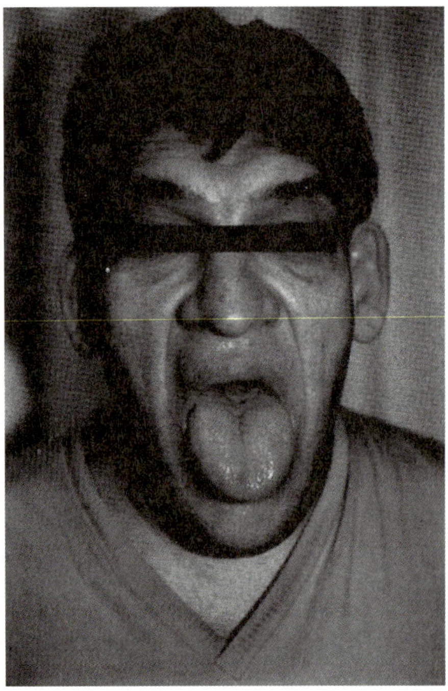

그림 21-4. 거인증.

부신피질자극호르몬샘종

부신피질자극호르몬샘종(corticotroph cell adenoma)에 의하여 ACTH가 과분비되면 부신피질을 자극하여 과코티졸증이 발생하게 되고 이를 쿠싱병(Cushing disease)이라 한다.

2) 뇌하수체기능저하증

뇌하수체 전엽의 기능저하는 실질세포의 75% 이상이 소실되어야 나타나게 된다. 대부분의 뇌하수체 전엽의 기능저하는 비분비성 뇌하수체 샘종, 뇌하수체의 허혈성 괴사 그리고 수술 또는 방사선에 의한 뇌하수체의 제거가 주원인이다.

쉬한 증후군(Sheehan syndrome)은 분만 후에 뇌하수체 전엽에 나타나는 허혈성 괴사에 의한 증상을 말한다. 임신 중에는 뇌하수체가 커지나 혈액공급이 충분히 뒷받침되고 있지 못하며 분만 직후에 과다 출혈에 의한 저혈압에 빠지게 되면 특히 뇌하수체 전엽이 허혈성 손상에 쉽게 노출되어 발생한다.

3) 뇌하수체후엽증후군

뇌하수체 후엽은 시상하부에서 생산된 펩타이드인 항이뇨호르몬(ADH)과 옥시토신을 저장하고 적절한 자극에 의하여 혈액 내로 분비한다. 요붕증(diabetes insipidus)은 ADH의 결핍에 의하여 발생하며, 다뇨, 갈증 및 다음의 증상을 볼 수 있다. 요붕증은 시상하부-뇌하수체 축의 심한 두부 손상, 종양, 염증성 질환, 외과적 또는 방사선 손상 등에 의하여 발생한다.

한편 부적절한 ADH 분비증후군(syndrome of inappropriate ADH secretion)은 폐의 소세포암과 같은 악성종양에 의한 이소성 ADH 분비에 의하여 발생하며, 저나트륨혈증, 뇌부종, 신경이상 등의 증상이 나타난다.

4 갑상샘

갑상샘(thyroid gland)은 기관의 전방에 위치하는 내분비샘으로 좌엽과 우엽 그리고 이것을 연결하는 협부로 이루어져 있다. 조직학적으로 콜로이드로 차있는 소포(follicle)들로 이루어져 있고 소포강은 입방형 또는 원추상의 소포상피로 둘러 싸여 있다. 분비하는 호르몬은 thyroxine(T4)와 triiodothyronine(T3)으로 기초대사율(basal metabolic rate)을 증가시키는 역할을 한다.

갑상샘 호르몬의 분비는 뇌하수체 전엽에서 분비하는 갑상샘자극호르몬에 의해 조절된다. 또 갑상샘에는 소포곁세포(parafollicular cell)가 있어 칼시토닌(calcitonin)을 분비한다. 갑상샘 질환은 크게 세 가지로 나눌 수 있는데 첫째, 갑상샘기능항진증, 둘째, 갑상샘기능저하증, 셋째, 종괴성 병변이다.

1) 갑상샘기능항진증

갑상샘기능항진증(hyperthyroidism)은 T3와 T4의 생성증가로 발생하고 여성에 더 많다. 원인으로는 그레이브스병(Grave's disease)이 가장 흔하며 그 외에 과도한 외용성 갑상샘호르몬의 섭취, 중독성 다결절성 갑상샘종대, 중독성 샘종 등이 있다.

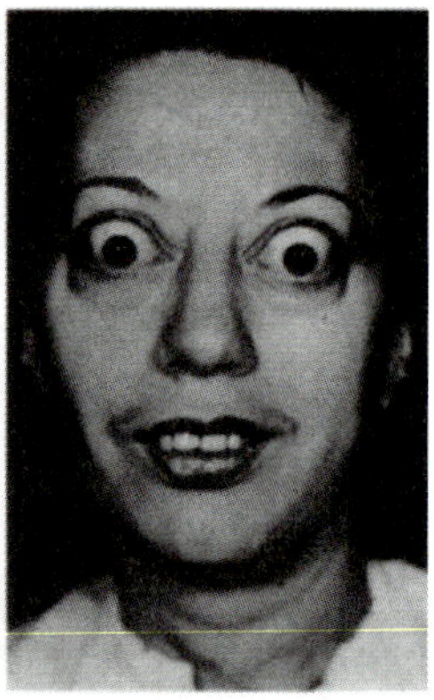

그림 21-5. 갑상샘 기능항진증 환자.

갑상샘기능항진증의 임상소견은 갑상샘호르몬의 증가에 따른 기초대사율의 증가와 교감신경계의 항진으로 초래되며, 신경과민, 가슴 두근거림, 빈맥, 피로감, 근위축, 식욕증가, 체중감소, 호흡곤란, 무력감, 설사, 더위에 민감, 따뜻한 피부, 과다한 발한, 감정기복이 심함, 월경변화, 손의 진전(특히 손을 펼 때 심함), 눈의 변화와 갑상샘종대 등이 관찰될 수 있으며 그 중에서도 피부와 눈 및 심혈관계의 변화가 특히 중요하다. 피부는 따뜻하고 축축하며 눈의 변화로는 각막상부의 공막이 넓게 드러나는 현상을 볼 수 있다(그림 21-5). 심혈관계의 변화로 빈맥과 가슴 두근거림이 나타날 수 있다.

그레이브스병

그레이브스병(Graves disease)은 갑상샘기능항진증의 가장 흔한 원인으로 20세와

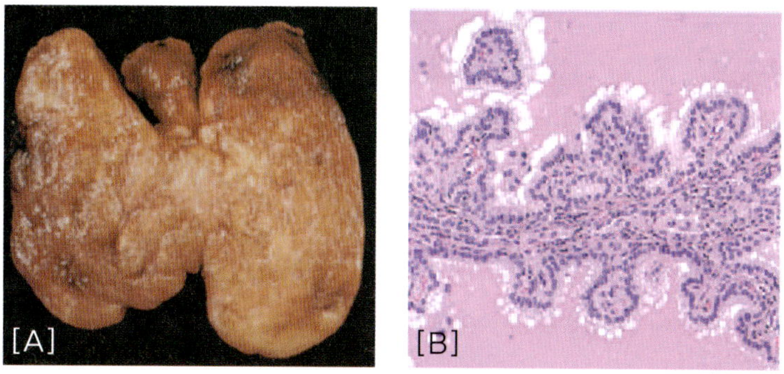

그림 21-6. 그레이브스병.

[A] 미만성으로 커져 있는 갑상샘은 육질양 단면을 보인다. [B] 현미경 소견에서 갑상샘 소포세포가 원주상으로 유두상 증식을 보이며 소포내 콜로이드의 공포화가 관찰된다.

40세 사이의 여성에서 주로 발생하는 자가면역질환이다. 주된 임상증상은 갑상샘기능항진증, 미만성 갑상샘종대, 안구돌출, 경골전부의 점액부종 등이 있다.

이 질환은 다양한 종류의 자가항체들이 혈장 내에서 증명되는데 예를 들면 TSH-수용체나 갑상샘단백에 대한 자가항체들이 있다. 육안소견은 좌·우엽의 대칭적 종대를 보이며 단면은 균일하고 충혈이 있는 육질모양이다(그림 21-6[A]). 조직학적으로는 소포상피세포들이 키큰 원주형으로 보이며 밀집된 양상을 볼 수 있고 유두상의 증식을 한다(그림 21-6[B]).

2) 갑상샘기능저하증

갑상샘기능저하증(hypothyroidism)은 갑상샘호르몬의 결핍으로 인해 생기는 질환으로 주된 원인으로는 수술 또는 방사선 요법으로 인한 갑상샘의 제거, 하시모토 갑상샘염 그리고 원발성 특발성 갑상샘기능저하증을 들 수 있다. 임상적으로 소아에서 발생하는 크레틴병(cretinism)과 주로 학동기 또는 성인에서 발생하는 점액부종(myxedema)이 있다.

크레틴병

크레틴병(cretinism)은 대개 선천성이며 소아에서 그 증상이 나타나게 된다. 임상적으로 골격과 중추신경계의 발달저하, 심한 정신지체, 작은 키, 넓은 간격의 동공, 안와주위의 부종, 혀의 돌출 등의 증상을 관찰할 수 있다.

점액부종

점액부종(myxedema)은 신체의 결합조직에 친수성 점액다당류가 축적되어 압흔을 남기기 않는 부종이 두꺼운 피부에 나타나며 특히 눈 주위에 지명하게 니타나는 질환이다. 임상증상으로는 신체적, 정신적 활동이 느려지며 무기력하고 추위를 참지 못하며 장운동 감소로 인한 변비 등을 특징으로 한다.

3) 미만성 비독성 갑상샘종대 및 다결절성 갑상샘종대

갑상샘종대(goiter)는 가장 흔한 갑상샘 질환으로 갑상샘의 단순한 종대를 말한다. 갑상샘호르몬의 부적절한 합성은 혈중 TSH의 증가를 가져오며 이로 인해 갑상샘 소포세포들의 증식과 증대를 가져오므로 갑상샘이 종대된다.

갑상샘 종대는 크게 지방유행성 갑상샘종대(endemic goiter)와 산발적 갑상샘종대(sporadic goiter)로 나눌 수 있다. 지방유행성 갑상샘종대는 일정한 지역의 10% 이상의 주민이 이환된 경우를 말하며 요오드 공급이 충분치 못한 지역에서 다발한다. 산발적 갑상샘종대는 여성에게 더 흔하며 주로 생리학적으로 갑상샘호르몬의 요구가 증가된 사춘기나 청년기에 흔하다. 그러나 대부분의 산발적 갑상샘종대의 원인은 아직 확실치 않다.

형태학적으로 처음에는 미만성 대칭성 갑상샘종대로 시작하나 반복적인 자극과 퇴축의 결과로 갑상샘의 불규칙한 결절성 종대를 가져오며 이를 다결절갑상샘종대라 한다(그림 21-7). 이들은 대개 미용적인 영향을 끼치지만 간혹 기도폐쇄나 연하곤란 등을 가져오기도 한다.

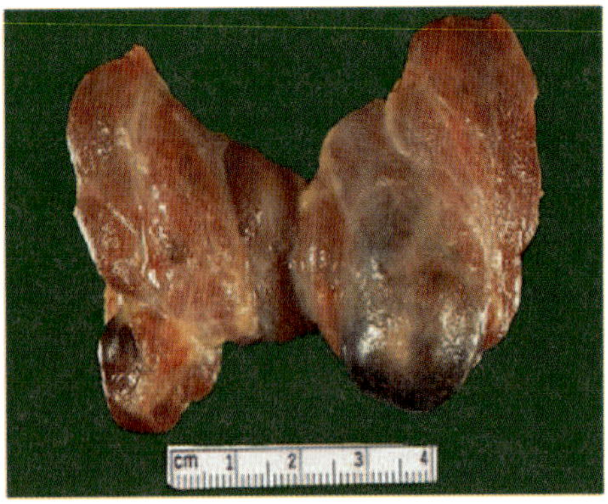

그림 21-7. 다결절성 갑상샘종대.

좌측엽과 오른쪽엽의 중앙과 아래쪽 부위에 낭성 결절들이 관찰된다.

4) 갑상샘염

갑상샘염(thyroiditis)은 다양한 형태로 관찰될 수 있다. 간혹 결핵 등과 같은 특정한 감염이 발생할 수도 있으나 갑상샘에서는 매우 드물다.

하시모토갑상샘염

하시모토갑상샘염(Hashimoto thyroiditis)은 갑상샘기능저하증의 가장 흔한 원인이 되는 자가면역질환이다. 발병기전은 갑상샘 특이 억제 CD4+ T세포의 선천적 결함으로 그 결과 CD8+ 세포독성 T세포의 활성화와 B세포에 의한 자가항체들의 형성에 기인한다. 그레이브병과는 달리 하시모토갑상샘염에서는 항TSH 수용체 항체들이 TSH의 작용을 억제하여 갑상샘기능저하증을 일으킨다.

45세에서 65세 사이가 가장 흔하며 남자보다는 여자에게서 발병빈도가 10-20:1 정도로 높다. 육안적으로 대개 미만성 대칭성 갑상샘종대가 관찰되며 조직학적으로 림프구와 형질세포가 침윤되고 배중심(germinal center)을 관찰할 수 있다. 또한 풍부하며 호산성의 과립성 세포질을 보이는 일명 Hürthle 세포 또는 호산성(oxyphil) 소포세포들을 볼 수 있다(그림 21-8).

아급성 육아종갑상샘염

아급성 육아종갑상샘염(subacute granulomatous thyroiditis)은 주로 30세와 50세 사이에서 발생하며 여성에서 빈도가 높다. 원인은 아직 잘 알려져 있지 않지만 선행하

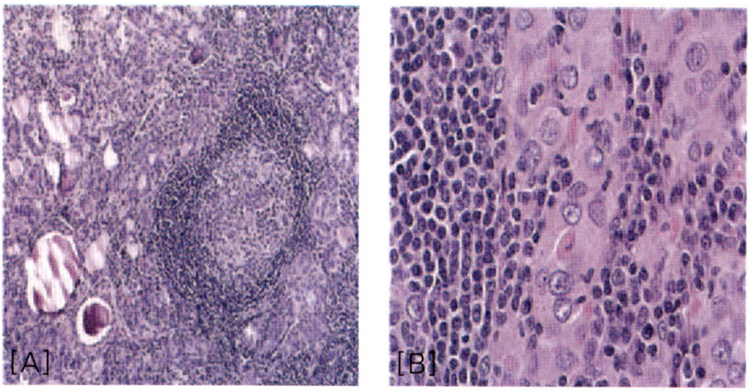

그림 21-8. 하시모토갑상샘염.

[A] 배중심을 포함한 반응성 림프여포와 호산성 소포세포가 관찰된다.
[B] 림프구가 침윤된 호산성 소포세포, 즉 Hurthle세포가 관찰된다.

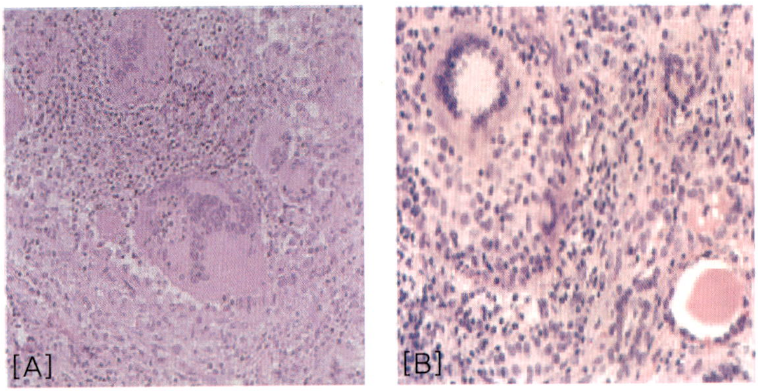

그림 21-9. 아급성 갑상샘염의 현미경소견.

는 상기도 감염을 자주 동반하므로 바이러스가 원인일 것으로 추측된다. 조직학적으로 광범위한 호중구의 침윤과 함께 림프구, 형질세포 그리고 대식세포의 침윤을 동반한다(그림 21-9[A]). 갑상샘 소포의 파괴에 의한 육아종성 병변을 일으키며 다핵거대세포 형성을 볼 수 있다(그림 21-9[B]). 임상적으로는 대개 급성으로 시작하며 경부의 통증, 발열, 피로, 그리고 갑상샘종대로 특징지어진다. 대개 6~8주 사이에 저절로 회복된다.

5) 갑상샘 종양

갑상샘에는 경계가 분명한 양성 샘종에서부터 고도로 공격적인 역행성 암까지 다양한 종양이 발생한다. 다행히 대부분의 갑상샘 단일결절들은 양성 병변이다.

소포샘종

소포샘종(follicular adenoma)은 소포상피에서 유래한 양성종양으로 대부분이 단일성이다. 형태학적으로 주변조직과 경계가 잘 지어지며 섬유성 피막을 가지는 원형의 결절형태이다(그림 21-10[A]). 조직학적으로는 구성세포들이 콜로이드를 함유하는 소포들을 형성하며 섬유성 피막에 의하여 정상 갑상샘과 구분된다(그림 21-10[B]).

악성종양

갑상샘암은 비교적 드물며 대부분이 분화가 좋은 병변들이다. 갑상샘 암은 크게 네 가지로 분류할 수 있는데 가장 흔한 형은 유두암(75~85%)이고 그외 소포암(10~20%), 수질암(5%), 역형성암(5%) 등이 있다.

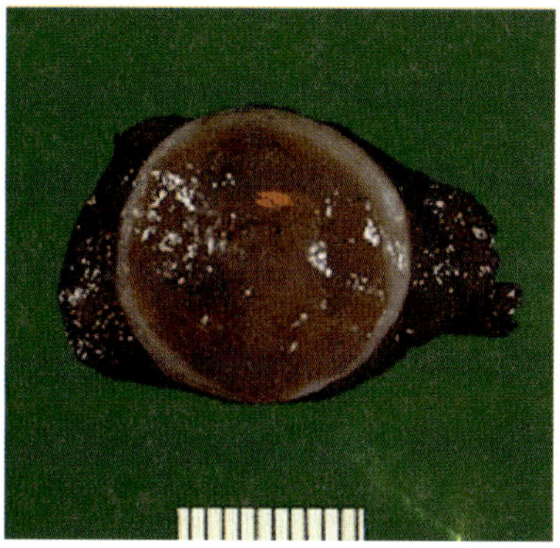

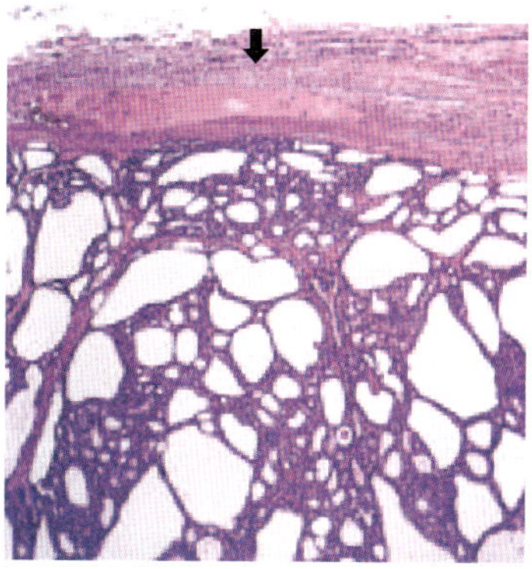

그림 21-10. 갑상샘 소포샘종.

[A] 육안소견에서 정상 갑상샘과 잘 경계되어진 결절로서 섬유성 피막에 잘 싸여져 있다.
[B] 섬유성 피막(화살표)을 가지는 원형의 결절형태로 주변조직과 경계가 잘 지어진다.

갑상샘암의 병인으로는 소아기에 경부의 이온화 방사선에 노출되는 것이 중요한 요인이다. 실례로 일본의 원자탄 투하 후와 구소련의 체르노빌 원자로 누출 후에 생존자에서 갑상샘암의 발생이 증가하였다.

■ 유두암

유두암(papillary carcinoma)은 갑상샘암 중에서 가장 흔한 형태이며 어느 연령에서도 발생할 수 있고 이온화 방사선 노출과 관련된 대부분의 암이 여기에 속한다(그림 21-11).

조직학적으로는 나뭇가지 모양의 유두상 구조와 함께 특징적인 핵의 소견 즉, 공포성 핵(Orphan Annie 눈), 주름진 핵과 핵내 고랑(grooves), 핵내 봉입체(inclusion), 그리고 사종체(psammoma bodies)를 관찰할 수 있다(그림 21-11[B], [C]).

경과는 아주 좋아서 흔한 경부 림프절 전이에도 불구하고 10년 생존율이 90% 이상이다.

■ 소포암

소포암(follicular carcinoma)은 갑상샘암 중에서 두 번째로 흔하며 샘종에서 악성변화한다는 증거는 없다. 대개 경계가 잘 지어지거나 침윤성 성장을 하며 균일한 소포로 구성되어 있다.

정확한 진단을 위해서는 수술 후 피막 또는 혈관의 침윤을 관찰하는 것이 중요하다(그림 21-12).

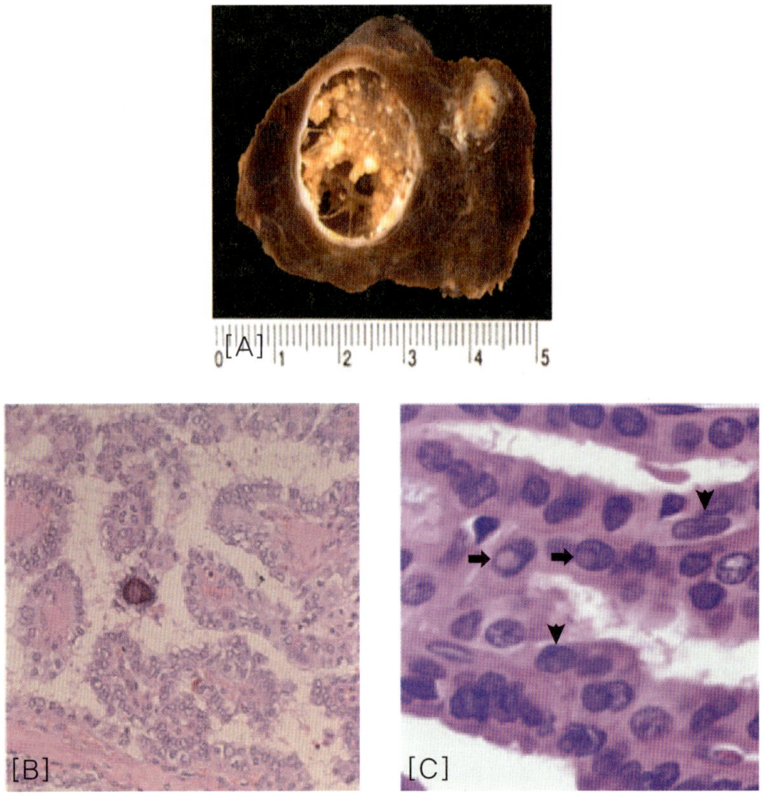

그림 21-11. 갑상샘 유두암.

[A] 육안소견에서 두 개의 종양성 결절이 관찰되며 큰 결절은 유두상 성장을 하고 있다.
[B] 저배율 소견에서 나뭇가지 모양의 유두상 성장과 함께 공포성 핵과 사종체를 관찰할 수 있다.
[C] 고배율 소견에서 핵내 고랑(➤)과 봉입체(➡)를 볼 수 있다.

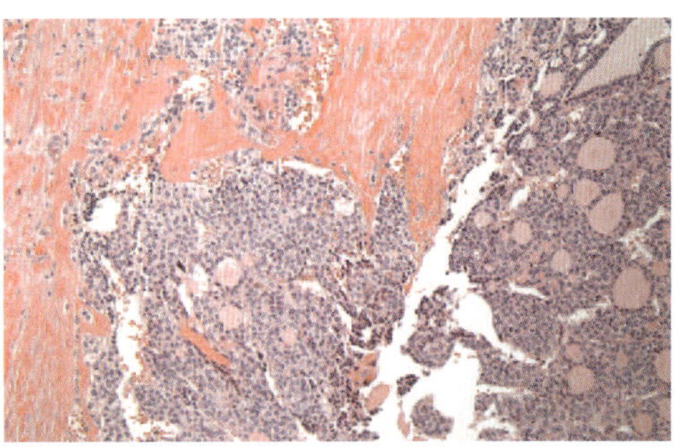

그림 21-12. 소포암의 현미경 소견

여포를 형성하는 종양세포들이 섬유성 피막을 침윤하고 있다.

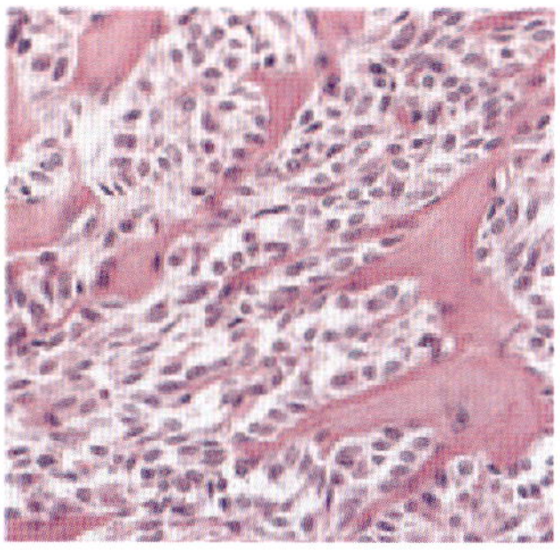

그림 21-13. 수질암의 현미경 소견.

다각형 또는 방추형의 종양세포로 구성되며 버팀질내에 비구조성 아밀로이드(화살표)의 침착이 관찰된다

■ 수질암

수질암(medullary carcinoma)은 소포곁세포(parafollicular C cell)에서 기원하는 신경내분비 종양이며 칼시토닌을 분비한다. 약 80%에서는 산발적으로 발생하나 나머지에서는 다발성 내분비종양증후군(multiple endocrine neoplasia syndrome, MEN) IIa나 IIb, 또는 MEN과 관련되지 않는 가족성 종양으로 발생한다. 특히 가족성인 경우에서는 다발성으로 발생하는 경향이 있다. 조직학적으로 다각형 또는 원추형 종양세포와 함께 유전분(amyloid)이 관찰된다(그림 21-13).

■ 역형성암

역형성암(anaplastic carcinoma)은 가장 공격적인 암으로 노령층에서 관찰된다. 이 종양은 소세포, 거대세포, 또는 방추세포로 구성되며, 빠른 성장을 보여 주변조직으로의 침윤이 흔히 관찰되고 원격장기로의 전이도 흔하다. 대부분의 경우 1년 이내에 사망한다.

III 부갑상샘

부갑상샘(parathyroid gland)은 갑상샘의 바로 뒤쪽에 위치하며 대부분은 네 개가 관찰된다. 부갑상샘의 기능은 주로 혈중의 칼슘이온농도에 의해 조절된다. 부갑상샘 호르몬(parathyroid hormone, PTH)의 작용은 뼈에서 골흡수를 촉진하고 신세뇨관에서 칼슘의 재흡수와 인산염의 배설을 촉진하며 비타민 D가 신장에서 활성화 되는 것을 도모하는 것이다. 또한 위장관내에서의 칼슘흡수를 증대시켜 최종적으로는 혈중 칼슘이온농도를 증가시키게 된다.

1) 부갑상샘기능항진증

원발성 부갑상샘기능항진증

이 질환은 과칼슘혈증을 일으키는 중요한 원인으로 대개 샘종이나 원발성 증식증 그리고 드물게 암에 의해 발생한다. 증가된 부갑상샘호르몬의 영향으로 과도한 골흡수와 신장질환 그리고 과칼슘혈증이 발생한다. 부갑상샘 이외에 골격과 신장에 병변을 일으키기도 한다. 골격 병변으로는 낭성섬유성골염(osteitis fibrosa cystica)이 발생되며 신장에서는 결석이 잘 생긴다.

속발성 부갑상샘기능항진증

이 질환은 만성적으로 혈중 칼슘농도가 저하된 경우에 이차적으로 발생하는데 그 중 신부전에 의한 경우가 가장 흔하다. 그 외에 칼슘섭취의 부족, 지방변, 비타민 D 결핍 등에 의해서도 발생할 수 있다. 부갑상샘들은 이차적으로 증식의 소견을 보인다

2) 부갑상샘기능저하증

이 질환은 기능 항진증보다 아주 드물게 발생한다. 원인으로는 갑상샘의 외과적 적출시 부갑상샘을 제거한 경우 또는 원발성(특발성) 위축에 의한다. 이때에는 PTH의 결핍 때문에 칼슘농도가 떨어짐으로 인한 테타니(tetany)라고 하는 경련발작을 볼 수 있다.

Ⅳ 부 신

부신(adrenal gland)은 체내 항상성 유지와 스트레스에 대한 적응에 필수 불가결한 장기이다. 부신은 중배엽 기원의 피질과 외배엽 기원의 수질로 나누어지며 기능이나 형태도 각각 다르다. 조직학적으로 피질은 외측으로부터 사구대(zona glomerulosa), 다발층(zona fasciculata), 그물망층(zona reticularis)으로 구성되어 있으며 각각 광물질 코르티코이드(mineralocorticoid), 당질 코르티코이드(glucocorticoid), 성호르몬을 분비한다.

광물질 코르티코이드의 대부분은 알도스테론(aldosterone)으로 수분과 전해질(특히 나트륨과 칼륨)대사에 관여하고 당질 코르티코이드의 대부분은 코르티솔(cortisol)로 포도당, 단백 및 지질대사에 관여한다. 그물망층에서는 당질 코르티코이드와 함께 안드로겐(androgen)이라는 성호르몬을 분비한다.

부신수질은 신경능에서 기원한 크롬친화성 세포(chromaffin cell)와 지지세포로 구성되어있다. 크롬친화성 세포는 에피네프린(epinephrine)과 노르에피네프린(norepinephrine)과 같은 카테콜아민을 분비하여 혈압상승에 관여한다.

1) 부신피질

부신피질기능항진증

부신피질기능항진증(hyperadrenalism)에는 쿠싱증후군(Cushing's syndrome), 고알도스테론증(hyperaldosteronism) 및 부신성기증후군(aderenogenital syndrome)이 있다.

■ 쿠싱증후군

이 질환은 당질 코르티코이드의 증가로 인해 발생하며 대부분은 외용성 당질코르티코이드의 투여에 의하여 발생한다. 그 밖에 주요한 세가지 원인으로는

① ACTH 과잉분비를 일으키는 뇌하수체 질환(Cushing's disease),
② 원발성 부신피질 증식 또는 종양,
③ 비내분비계 종양에 의한 이소성 ACTH 분비(폐의 소세포암종 등)가 있다.

임상적으로 초기에는 고혈압과 체중증가의 소견이 있으며 시간이 지남에 따라 특징적인 몸통의 비만(truncal obesity), 둥근얼굴(moon face), 후경부와 등에 지방의 축적(buffalo hump)등이 나타난다. 그 외에 근육쇠약, 당뇨병, 피부의 선조, 골다공증, 감염증, 다모증, 월경이상 및 우울증 등과 같은 정신이상이 나타날 수 있다.

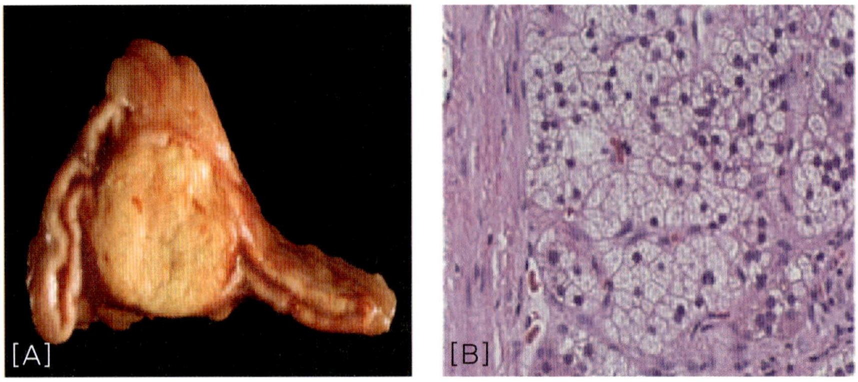

그림 21-14. 부신피질 샘종.

[A] 한 개의 잘 경계되어진 알도스테론 분비샘종은 노랑색 단면을 보인다.
[B] 현미경 소견에서 세포질내 투명한 지방성분을 관찰할 수 있다.

■ 고알도스테론증

고알도스테론증은 나트륨의 저류, 칼륨의 소실에 의하여 고혈압과 저칼륨혈증을 일으킨다. 고알도스테론증은 원발성과 부신외의 원인에 의한 속발성으로 나눌 수 있다. 원발성 고알도스테론증은 자율적인 알도스테론 분비에 의하여 레닌-안지오텐신계(renin-angiotensin system)를 억제하고 혈장의 레닌 감소를 가져온다.

대개 샘종과 같은 알도스테론 분비 종양이나 원발성 부신피질 증식에 의하여 발생한다(그림 21-14). 반면에 속발성 고알도스테론증은 레닌-안지오텐신계의 활성에 의하여 알도스테론이 분비되며 혈장내 레닌의 증가를 수반한다. 대개 울혈성 심부전증, 저알부민혈증, 임신 등에 의하여 발생한다.

■ 부신성기증후군

남성화는 원발성 성선질환과 여러 원발성 부신질환에 의하여 발생할 수 있다. 부신성기증후군(adrenogenital syndrome)을 일으키는 부신질환에는 부신피질종양과 선천성 부신증식(congenital adrenal hyperplasia)이라는 질환군이 포함된다.

부신피질종양은 샘종보다는 암종에서 남성화와 약간 더 관련이 있다. 선천성 부신증식은 상염색체 열성 유전질환으로 코르티솔 합성에 관여하는 효소가 선천적으로 결핍되어 발생한다.

코르티솔 합성의 감소는 이차적으로 ACTH의 증가를 가져오며 결국에는 부신증식과 안드로겐의 증가를 가져온다. 선천성 부신증식의 가장 흔한 원인은 21-

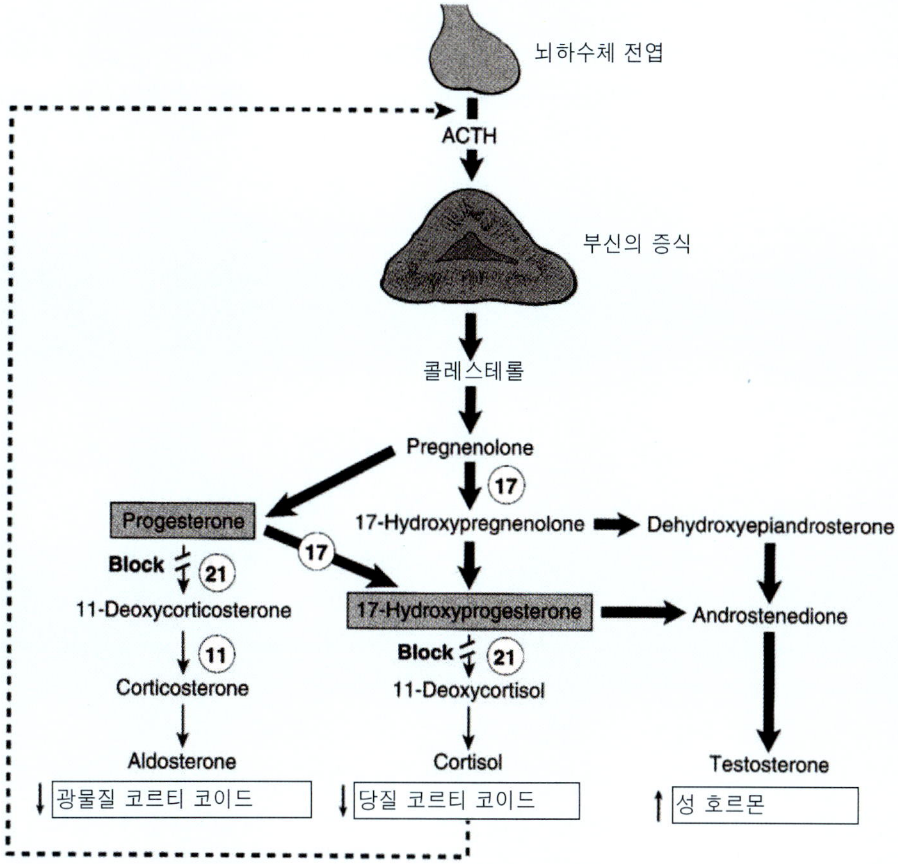

그림 21-15. 21-hydroxylase결핍의 결과.

hydroxylase의 결핍에 의한 것으로 약 95%를 차지한다(그림 21-15).

과도하게 분비되는 안드로겐의 영향으로 여성에서 남성화가 일어나게 되는데 예를 들면 음핵비대, 거짓남녀한몸증(pseudoherma-phroditism), 다모증 등의 증상이 나타난다.

반면 남성에서 안드로겐이 과도하게 분비되는 경우에는 외부 생식기의 증대와 성석 소숙증을 관찰할 수 있다.

부신피질기능저하증

부신피질기능저하증은 원발성과 ACTH의 결핍에 의한 속발성으로 분류된다. 원발성 저하증은 다시 만성과 급성 저하증으로 나눌 수 있으며 속발성 저하증은 뇌하수체 질환이나 시상하부 질환에서 관찰할 수 있다.

■ 만성 부신피질기능저하증

일명 아디슨병(Addison's disease)으로 불리며 부신피질의 진행성 파괴에 의하여 발생한다. 임상증상은 부신피질의 90% 이상이 파괴되어야 나타나게 된다. 이 질환의 원인은 과거에는 결핵과 같은 감염이 가장 흔하였으나 최근에는 자가면역 부신염이 가장 흔하며, 폐암 또는 유방암의 전이에 의하여 발생할 수 있다.

■ 급성 부신피질기능저하증

주된 원인으로는 ① 만성 부신기능저하증 환자가 스트레스를 받는 경우, ② 장기간의 스테로이드 사용으로 부신이 억제된 상황에서 갑작스럽게 사용을 중단한 경우, ③ 부신의 대량출혈, 즉 신생아의 난산으로 인한 부신손상, 항응고제 치료를 받는 환자, 파종혈관내응고(disseminated intravascular coagulation), 그리고 뇌막염구균 패혈증에 의한 워터하우스-프리드리센증후군(Waterhouse-Friderichen syndrome) 등이 있다.

부신피질 종양

부신피질 종양은 다양한 양상의 부신피질기능항진증을 일으키기도 하나 모든 종양이 호르몬을 분비하지는 않는다. 종양의 기능성의 여부는 형태학적 소견만으로는 판단할 수 없고 임상소견과 검사실 소견으로 호르몬이나 그의 대사산물을 측정함으로써 알 수 있다.

■ 부신피질 샘종

대부분의 샘종들은 기능성이 없으며 경계가 명확한 결절성 병변을 보인다. 절단면에서는 종양세포들의 세포질 내에 지방이 함유되어 있어 황색 또는 황갈색을 보인다

■ 부신피질 암종

이 종양은 드물며 괴사, 출혈 그리고 낭성변화를 흔히 보인다. 진단을 위해서는 주변조직으로의 침윤과 원격장기로의 전이를 증명하는 것이 중요하다.

2) 부신수질

부신수질의 가장 중요한 질환은 종양으로서 대표적으로 신경세포 기원의 신경모세포종(neuroblastoma)과 크롬친화성 세포기원의 크롬친화세포종(pheochromocytoma)이 있다.

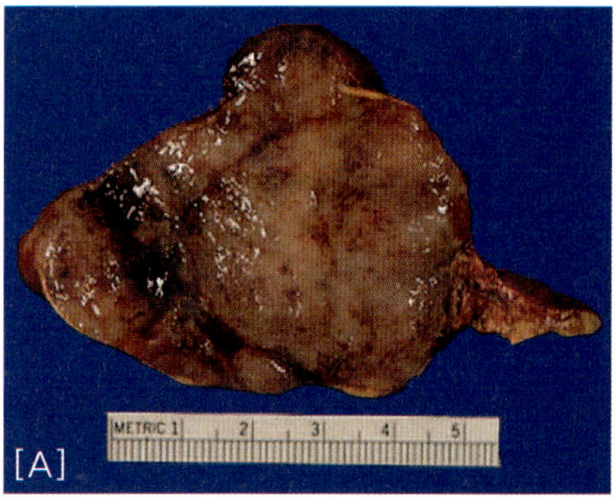

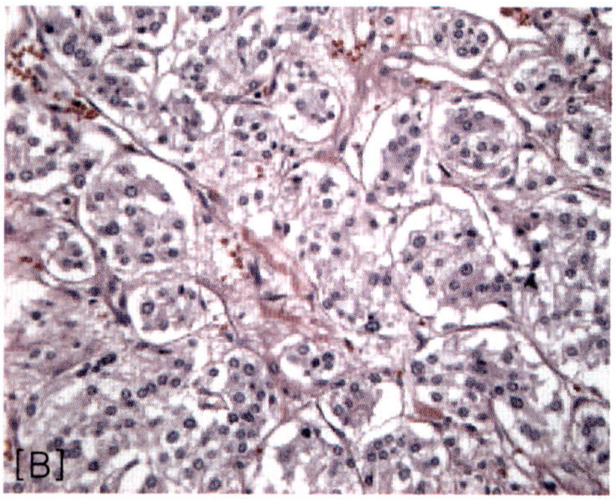

그림 21-16. 크롬친화세포종.

[A] 피막으로 둘러싸여 있으며 갈색단면을 보이는 특징적 육안소견을 보인다.
[B] 다양한 핵과 풍부한 세포질을 가진 종양세포들이 혈관그물망에 둘러싸여 꽈리모양을 만들고 있다.

크롬친화세포종

크롬친화세포종은 카테콜아민을 분비하여 고혈압을 일으킬 수 있고 수술로서 치료가 가능하다는 임상적 특징을 가지고 있다(그림 21-16). 일명 10% 종양이라고 부르는데 이는 크롬친화세포종에서 10%가 악성이고, 10%가 가족성이며, 10%가 양측성이고, 10%가 부신수질 이외의 장소에 생기며, 그리고 10%가 소아에서 발생하기 때문이다.

22 피부 질환
Skin Disorder

1 피부의 정상 구조

피부는 내부의 여러 장기들을 덮고 보호하는 부분으로 생각하였으나 최근 외부환경에 대한 많은 세포분자의 상호작용을 지배한다고 알려졌다. 조직학적으로 표피(epidermis), 진피(dermis) 및 피하지방층(subcutis)의 3층으로 구성되어 있으며 내부조직의 보호, 체온조절, 지각, 면역조절, 분비 등의 역할을 한다(그림 22-1).

표피는 가장 외부에 있으며 각질(keratin)이라는 세섬유 단백을 생성하는 각질세포들이 순서적 배열로 여러층을 이루고 있는데 크게 세 층으로 구분할 수 있다.

최하층인 기저층은 원주상의 세포가 거의 일렬로 배열되어 있고 이곳에서 표피세포가 만들어지며, 멜라닌세포 내 멜라닌 색소를 갖고 있어서 이들의 양이 피부색을 결정하며, **폭이 넓은 중간층**은 가시층(spinous layer)과 과립층(granular layer)으로 세분된다. 가시층은 비교적 큰 세포가 여러 층으로 배열되어 있는데, 세포간극에 세포질의 일부가 가시와 같은 모양으로 돌출되어서 세포간교를 형성하고 있기 때문에 가시층이라고 한다. 과립층에는 방추형의 단면을 보이는 세포가 2~3층 겹쳐있고 커다란 각질유리질(keratohyaline)과립이 많이 들어있다. **최상층의 각질층**은 각질을 다량 함유한 생선비늘같이 생긴 죽은 세포가 퇴적된 층으로 바구니의 망 모양으로 보인다.

보통 세포가 기저층에서 생성되어 각질층까지 성숙하는데 2주, 각질층에서 탈락되기까지 2주 정도 소요되므로 결국 표피세포가 만들어져서 탈락되기까지 약 한 달 정도 걸리게 된다. 표피층에는 신경외배엽(neuroectoderm)과 중간엽(mesenchyme)에서 유래한 멜라닌세포, Langerhans 세포, Merkel 세포가 있으며 멜라닌세포는 멜라닌 색소 생성, Langerhans 세포는 면역반응, Merkel 세포는 피부 감각기능에 관여한다.

진피는 주성분이 교원질(collagen)로 되어있고, 유두상 진피와 망상 진피로 크게 나누는데 이 안에 모발, 피지샘, 땀샘, 혈관 및 신경 등이 분포되어 있다.

가장 내부의 **피하지방층**은 지방세포의 소엽으로 구성되어 있다.

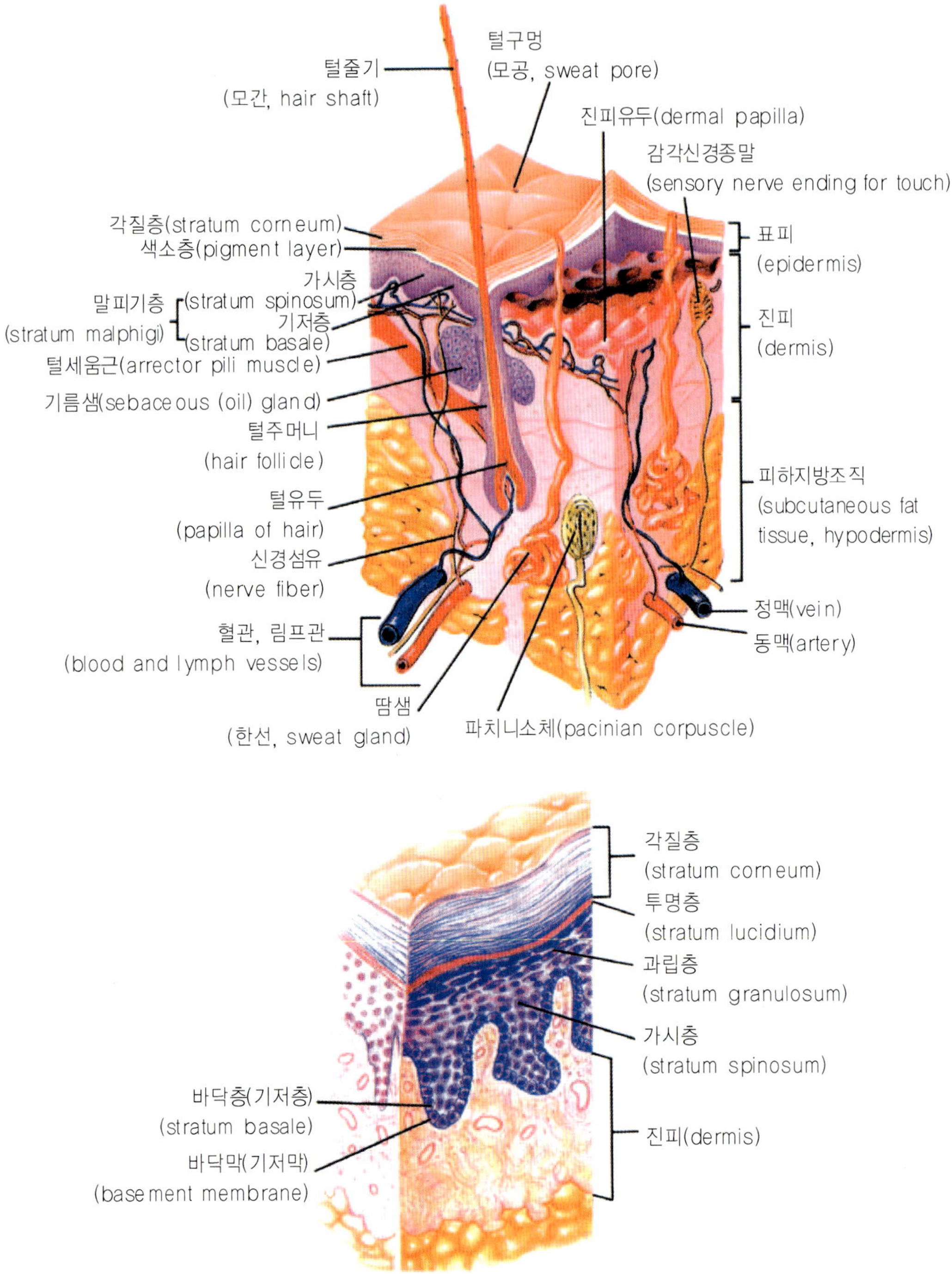
털줄기
(모간, hair shaft)
털구멍
(모공, sweat pore)
진피유두(dermal papilla)
감각신경종말
(sensory nerve ending for touch)
각질층(stratum corneum)
색소층(pigment layer)
가시층
(stratum spinosum)
말피기층
(stratum malphigi)
기저층
(stratum basale)
털세움근(arrector pili muscle)
기름샘(sebaceous (oil) gland)
털주머니
(hair follicle)
털유두
(papilla of hair)
신경섬유
(nerve fiber)
혈관, 림프관
(blood and lymph vessels)
땀샘
(한선, sweat gland)
파치니소체(pacinian corpuscle)
표피
(epidermis)
진피
(dermis)
피하지방조직
(subcutaneous fat
tissue, hypodermis)
정맥(vein)
동맥(artery)
각질층
(stratum corneum)
투명층
(stratum lucidium)
과립층
(stratum granulosum)
가시층
(stratum spinosum)
바닥층(기저층)
(stratum basale)
바닥막(기저막)
(basement membrane)
진피(dermis)

그림 22-1. 피부 구조도.

II 용어의 정의

1) 육안소견 용어

- 반점(macule) : 크기와 상관없이 색깔이 주위 피부와 다른 편평한 병변
- 반(patch) : 반점과 같은 형태이나 직경이 3~4cm 이상인 병변
- 구진(papule) : 직경 5㎜ 이하의 단단히 융기된 병변
- 결절(nodule) : 직경 5㎜ 이상의 단단히 융기된 병변
- 판(plaque) : 직경 5㎜ 이상의 표면이 편평하게 융기된 병변
- 소수포(vesicle) : 직경 5㎜ 이하의 융기된 물집
- 대수포(bulla) : 직경 5㎜ 이상의 융기된 물집
- 수포(blister) : 소수포와 대수포를 포함하여 물집을 총칭하는 말.
- 농포(pustule) : 고름으로 차있는 구진 또는 수포
- 팽진(wheal) : 진피 부종의 결과로 일시적인 가렵고 편평한 융기된 병변.
- 인설(scale) : 건조한 각질의 덩어리로 불완전 각질화의 결과.
- 가피(crust) : 혈청, 고름 또는 혈액과 각질성 표피 찌꺼기가 함께 건조되어 표피를 덮은 것
- 태선화(lichenification) : 두껍고 거칠어진 피부로 주름이 뚜렷하며 장기간 마찰로 생김

2) 현미경소견 용어

- 각화과다증(hyperkeratosis) : 각질층의 두께가 두꺼워지는 것
- 부각화증(parakeratosis) : 불완전한 각질화로 각질층의 상피세포에 핵이 남아있는 것
- 가시세포증(acanthosis) : 표피세포가 증식되는 것
- 이상각화증(dyskeratosis) : 과립층 이하의 표피층에 비정상적으로 일찍 각질화가 생기는 것
- 극세포해리증(acantholysis) : 세포간교의 변화로 표피세포 사이의 결속이 끊어지는 것
- 유두종증(papillomatosis) : 유두상 진피가 증식되어 길고 넓어지는 것
- 해면증(spongiosis) : 표피의 세포간 부종이 생기는 것

- 세포외유출(exocytosis) : 염증세포가 표피 내로 침윤하는 것
- 미란(erosion) : 표피가 불완전하게 소실된 것
- 궤양(ulceration) : 표피가 완전히 소실되어 진피나 지방층이 노출된 상태.

흔한 피부질환을 다음과 같이 분류한다.

- 습진성 피부질환 : 접촉 피부염, 아토피 피부염
- 비감염 홍반성 구진인설성 질환 : 건선, 편평태선, 팽진
- 수포성 질환 : 염증성 수포성 질환, 비염증성 수포성 질환
- 결합조직질환 : 홍반루푸스
- 감염성 피부질환 : 사마귀, 표재성 진균질환
- 양성 상피종양 : 지루각화증, 섬유상피폴립, 상피낭종, 각질극세포증
- 표피의 전암성 병변과 암종 : 광선각화증, 편평세포암종, 기저세포암종
- 피부부속기 질환 : 여드름
- 진피종양 : 섬유조직구성 종양
- 전이암종
- 색소장애 및 멜라닌세포 질환 : 과색소침착질환, 저색소침착질환, 멜라닌세포의 증식성 병변

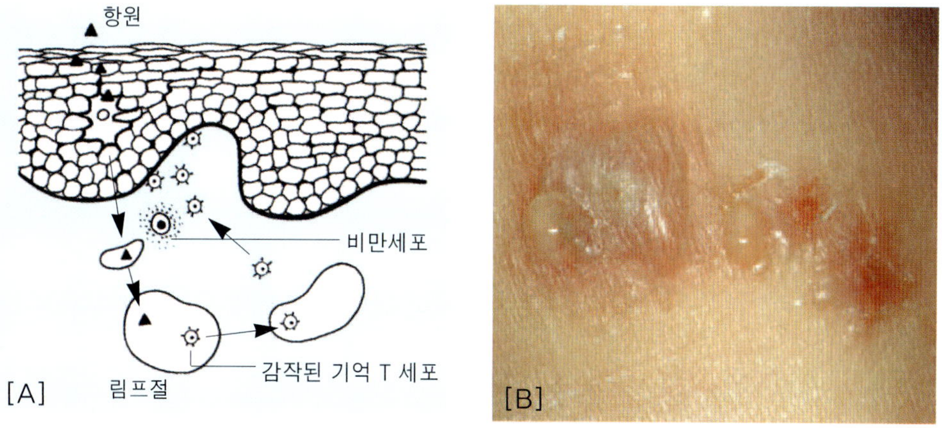

그림 22-2. 접촉 피부염의 발생기전[A] 및 임상소견[B].

습진성 피부질환

초기에는 적색의 구진 또는 소수포, 진물과 딱지가 생기고 시간이 경과하면서 융기되어 비늘이 있는 판을 형성하는 양상을 나타내는 여러가지 질병을 임상적으로 통칭하는 명칭으로 대표적으로 접촉 피부염과 아토피 피부염 등이 이에 속한다.

처음 노출시에는 반응을 보이지 않지만, 표피 표면의 항원이 랑게르한스 세포에 의해 끌려들어가 림프관을 통해 림프절로 가서 감작된 후, 같은 항원에 재차 노출되면 기억 T림프구가 관련된 부위로 가서 림프구인자를 방출해 염증을 일으킨다(그림 22-2).

III 비감염 홍반성 구진인설성 질환

1) 건 선

건선(psoriasis)은 어느 연령에나 발생하며 가끔 관절염, 근육병변, 내부장기 병변 등과 동반한다. 팔꿈치, 무릎, 두피, 천골부 등에 호발하며 은백색의 느슨하게 붙어있는 비늘과 분홍색에서 연어색까지의 경계가 뚜렷한 판이 특징이다(그림 22-3[A]).

조직학적으로 표피세포 증식으로 규칙적으로 길어진 표피능(rete ridge), 과립층 감소 및 소실, 먼로 미세농양 소견을 보인다(그림 22-3[B]). 유전적인 경향과 면역체계와 관련 있는 것으로 보인다.

2) 편평태선

편평태선(lichen planus)은 피부와 점막에 발생하는 가려운 자주색의 다각형 구진이 특징인 질환이다. 자연치유되는 질병으로 1~2년 후면 치유된다. 다발성, 대칭성으로 특히 사지에 호발한다. 70%에서는 구강점막에 흰색의 망상 병변이 나타난다.

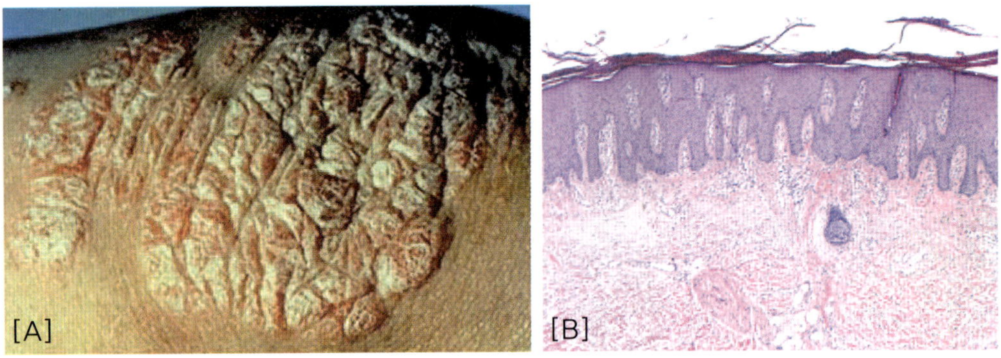

그림 22-3. 건선의 임상양상[A] 및 조직소견[B].

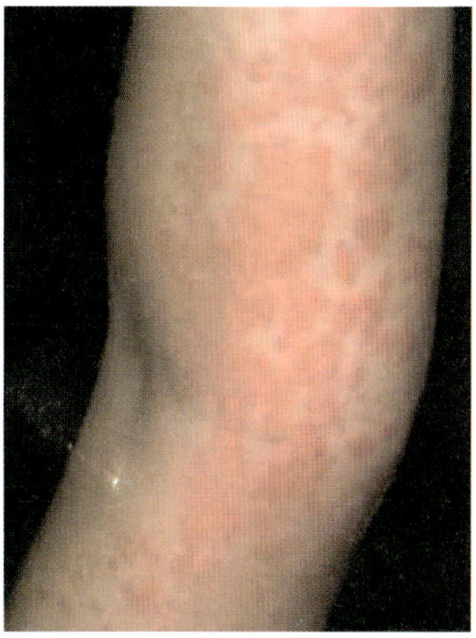

그림 22-4. 팽진(두드러기).

3) 팽진(두드러기)

팽진(urticaria)은 흔히 생기는 피부 질환으로 국소적으로 진피의 혈관투과성이 증가되어 가려운 부종성 판을 형성한다(그림 22-4). 20~40세의 청년층의 몸통, 가슴, 엉덩이, 다리 등에 호발하는데 심하면 인두의 부종으로 호흡이 곤란해질 수도 있다.

대부분 면역글로불린 E(IgE) 항체에 감작되어 비만세포에서 과립이 분비됨으로써 일어난다. 음식, 약, 꽃가루, 곤충의 독, 식물, 항생제, 아스피린 같은 화학약품 등 여러 원인에 의해서 생긴다.

수포성 질환

소포진이나 대수포가 나타나는 질환은 여러 종류가 있지만 수포가 원발성으로, 가장 두드러진 소견으로 나타나는 질병을 수포성 질환(vesicular dermatitis)이라 말한다. 피부내의 여러 위치에서 발생하며 수포의 위치는 진단에 중요하다

IV 염증성 수포성 질환

1) 천포창

천포창(pemphigus)은 표피세포 사이질에 대한 자가항체로 표피세포 간 연결이 없어져서 생기는 자가면역성 수포성 질환으로 드물지만 치료하지 않으면 치명적일 수도 있다. 30~50대에 호발하고 임상 및 병리학적으로 네 가지 아형으로 나눌 수 있는데 이중 80% 정도가 보통천포창이다. 두피, 안면, 겨드랑이, 사타구니, 몸통과 압력을 받는 신체부위에 잘 생기며 쉽게 터지는 소수포나 대수포가 생겼다가 딱지가 앉은 미란이 된다.

조직학적으로 표피의 극세포 분리에 의해 수포가 기저층 바로 위에 생기고 상부 진피에 림프구, 조직구, 호산구 등의 침윤이 있다. 환자의 혈청에 피부의 세포간 물질인 데스모글레(desmoglein)에 대한 항체(IgG)가 있고, 이것이 세포간 부위에 존재하는 것을 볼 수 있다(그림 22-5).

2) 포진모양 피부염

포진모양 피부염(herpetiform dermatitis)은 피부점막에 대한 자가항체는 없으나 소장에서 유래한 IgA와 밀단백인 글루텐으로 이루어진 면역복합체가 진피 유두부에 침착되어 보체계를 활성화시킨 결과 수포성 병변이 형성되는 것으로 생각되고 있다. 매우 가려운 두드러기와 소수포가 특징인 드문 병으로 20~30대의 남자에 호발한다. 양측성, 대칭성이 특징이고 팔꿈치, 무릎, 둔부 등에 잘 생긴다. 포진(herpes) 바이러스 감염 때처럼 소수포들이 모여 있기 때문에 포진모양 피부염이라고 한다.

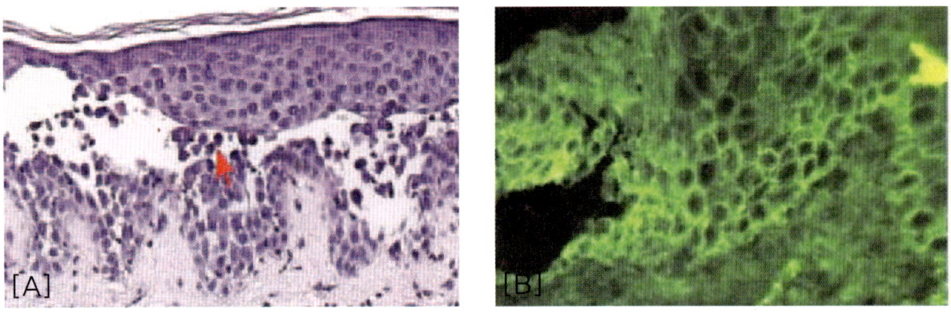

그림 22-5. 천포창의 조직학적 소견[A] 및 면역형광검사소견[B].

V 결합조직질환

홍반루푸스

전신질환을 동반한 전신 홍반루푸스(systemic lupus erythematosis) 외에 피부에만 발생하는 것을 원반양 홍반루푸스(discoid lupus erythematosus)라고 한다. 피부 병변은 전신성 때 주로 보이는 경계가 불분명한 뺨의 홍반과, 경계가 분명한 붉은색 비늘이 있는 원반같은 판을 볼 수 있다.

VI 감염성 피부질환

1) 사마귀

사마귀(wart)는 소아와 사춘기에 호발하며 유두종 바이러스에 의해 생긴다. 피부접촉으로 전염되며 대개 6 개월~2 년 후에 자연 치유된다. 보통사마귀는 가장 흔한 형으로 손에 잘 생기며 첨형 콘딜로마는 생식기 주변에 생기고 꽃양배추 모양이다.

조직학적으로는 표피가 유두상 증식을 보이며 세포질의 공포화를 보이는데 이는 표면에서 심해, 핵 주위에 달무리같은 공간을 보인다(그림 22-6).

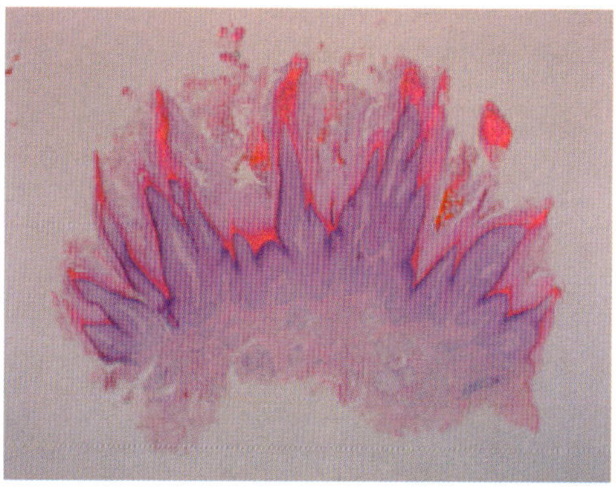

그림 22-6. 사마귀.

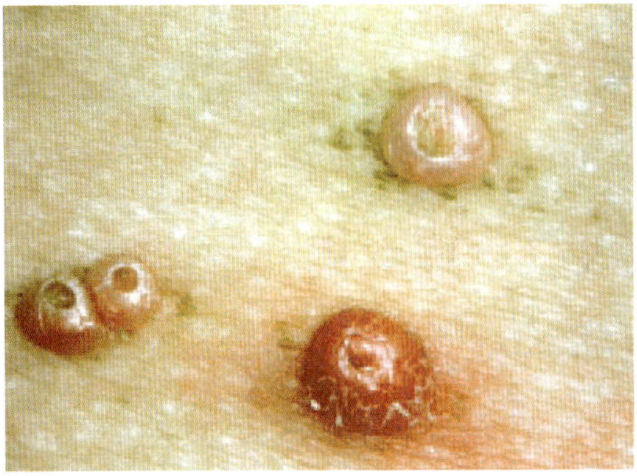

그림 22-7. 전염물렁종.

2) 전염물렁종

전염물렁종(molluscum contagiosum)은 폭스 바이러스에 의해 생기는 흔한 질병으로 바이러스가 벽돌모양으로 생긴 것이 특징이며 피부접촉으로 전염되고 소아에 호발한다. 성접촉에 의해 성기 부위에 발생하기도 한다. 다발성 병변이 몸통과 서혜부에 잘 생기는데 병소는 단단하고 가렵고, 중앙이 함몰된 분홍색의 구진이다(그림 22-7).

3) 표재성 진균증

표재성 진균증(superficial mycosis)은 각질층에 진균이 침입하여 발생하는 질병으로 두부백선, 수염의 수발백선, 체부백선(그림 22-8[A]), 서혜부의 완선 등과 족부백선(무좀), 어루러기, 손·발톱 진균증 등이 있다. 병변에서 인설이나 모(毛) 등을 채취하여 유리슬라이드에 도말하고 10~40% KOH 용액을 떨어뜨린 후 현미경으로 검경하면 포자와 균사를 볼 수 있다(그림 22-8[B]).

4) 절지동물 자상, 기생

거미, 전갈, 진드기, 좀진드기, 이, 빈대, 벼룩, 벌, 파리, 모기 같은 절지 동물들이 여러 가지 피부병변을 일으킬 수 있는데 그 병변의 정도는 임상적, 병리학적으로 개인마다 큰 차이를 보인다.

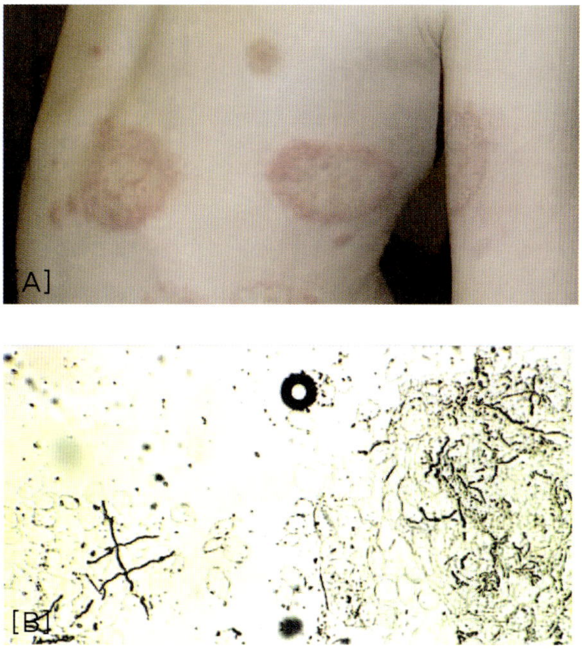

그림 22-8. 표재성 진균증(체부백선)의 임상소견[A] 및 KOH 도말소견[B].

VII. 양성 상피종양

흔한 질환으로 상피와 모낭의 중층편평세포와 땀샘 소관의 상피세포에서 기원한다.

1) 지루각화증

흔한 표피성 종양으로 보통 중년 이후 자연적으로 발생되나 악성종양과 동반하거나 호르몬 치료 후 다발성으로 나타나기도 한다(그림 22-9).

2) 섬유상피 용종

섬유상피 용종(fibroepithelial polyp)은 가장 흔한 피부 병변의 하나로 중년 이상의 성인에게서 목, 상체, 안면 또는 살이 접히는 부분에 살색의 주머니 같은 것이 생기는데 조직학적으로는 정상 상피세포로 덮힌 섬유성 혈관조직을 보인다.

3) 상피낭종

상피낭종(epithelial cyst)은 모낭이나 표피를 형성하는 상피세포가 밑으로 자라면서 낭종을 이룬 것이다. 낭벽의 구성성분에 따라 표피낭종(epidermal cyst), 모낭낭종(pilar cyst), 유피낭종(dermoid cyst) 등으로 나눈다.

조직학적으로 낭벽은 표피 또는 모낭과 같은 세포로 이루어져 있으며 내부는 층판상 각질로 차 있다(그림 22-10).

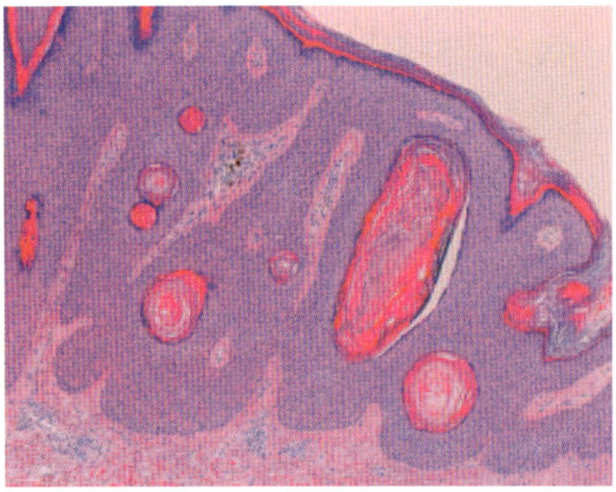

그림 22-9. 지루각화증.

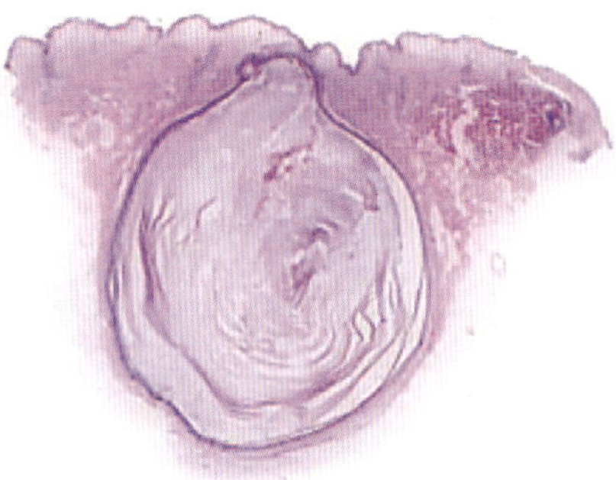

그림 22-10. 상피낭종.

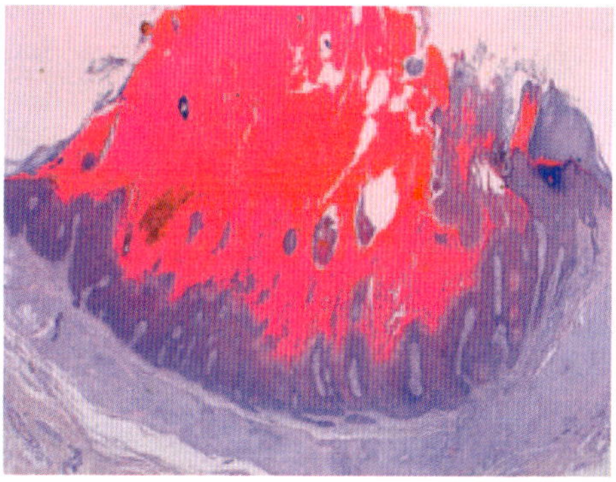

그림 22-11. 각질극세포종.

4) 각질극세포종

각질극세포종(keratoacanthoma)은 빨리 자라는 양성종양으로 임상적, 조직학적으로 분화가 좋은 편평세포암종과 유사하나 치료하지 않아도 대개는 자연치유된다.

중년 이상 남자의 일광에 노출된 부위에서 호발하며 조직학적으로는 각질이 들어 있는 분화구 모양이 중앙에 있고, 측면과 저면에는 반응성 이상형성을 보이는 세포들의 증식을 볼 수 있다(그림 22-11).

Ⅷ 표피의 전암성 병변과 암종

1) 광선 각화증

광선 각화증(actinic keratosis)은 장기간 햇볕에 노출되는 부위(안면, 팔, 손등)에 발생하는 병변으로 백인에서 호발하며 시간이 오래 경과하면 편평세포암종으로 이행하는 경향이 있다. 대개 1cm 이하이며 갈색, 적색 또는 살색을 띄고 사포같은 촉감을 준다.

조직학적으로는 기저세포의 증식 및 이상형성을 보이며, 때에 따라서는 각화과다증, 부각화증 또는 표피 위축을 보이기도 한다(그림 22-12).

2) 편평세포암종

편평세포암종(squamous cell carcinoma)은 고령자의 일광 노출 부위에 잘 발생하는 종양으로 남자에서 호발한다. 질병 소인으로는 자외선, 타르 또는 기름, 만성 궤양, 화상 반흔, 비소, 방사선 조사 등이 있다. 종양은 구진으로 시작되어 결절이 되고, 진행되면 궤양이 생긴다. 조직학적으로는 암세포가 표피 내에만 존재하는 상피내암과 진피내로 침윤되는 침윤성 편평세포암종으로 구별되는데, 침윤성 암종은 이상형성 편평세포가 심부를 향해 불규칙하게 세포소를 형성하면서 침윤성 증식을 한다(그림 22-13).

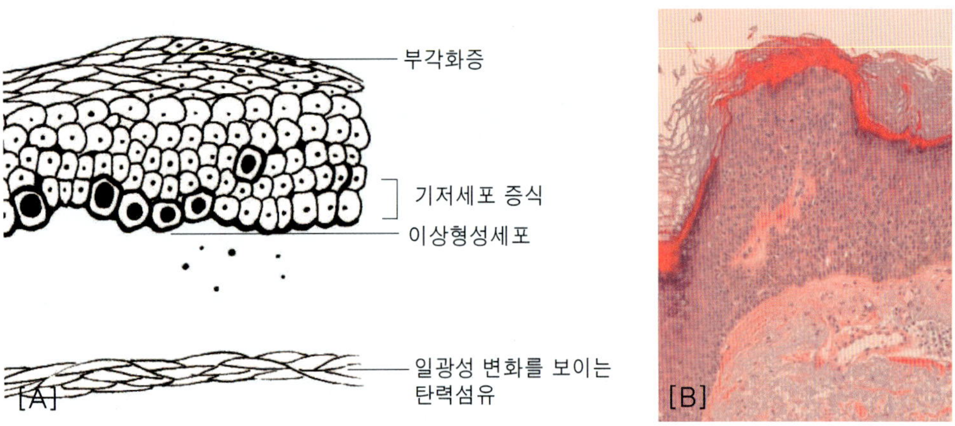

그림 22-12. 광선 각화증의 모식도[A] 및 조직소견[B].

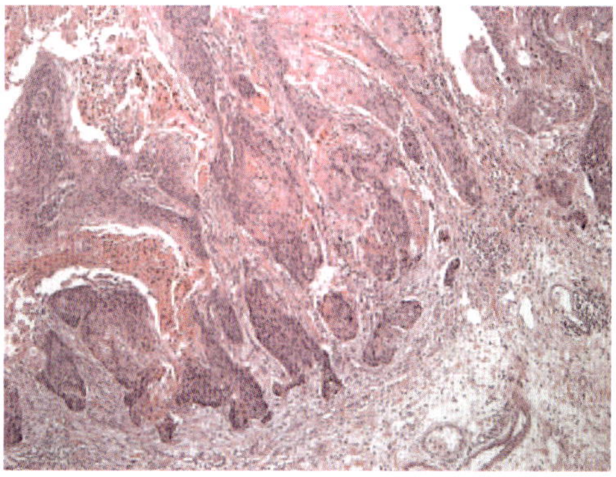

그림 22-13. 편평세포암종.
이상형성 편평세포가 심부를 향해 불규칙하게 세포소를 형성하면서 침윤한다.

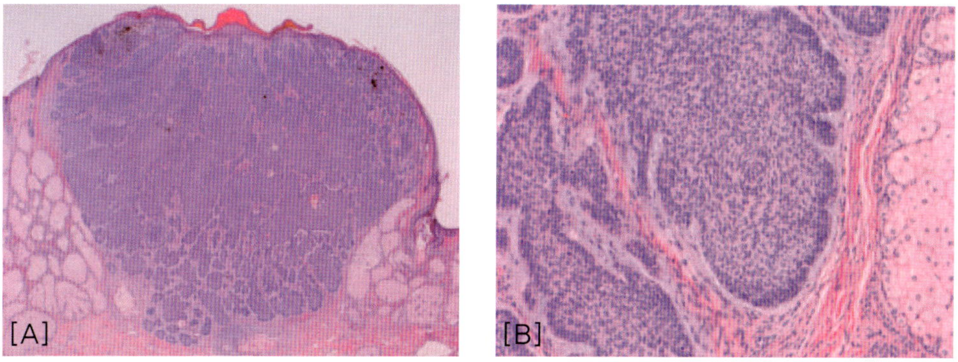

그림 22-14. 기저세포암종의 저배율 소견[A] 및 고배율 소견[B].

3) 기저세포암종

기저세포암종(basal cell carcinoma)은 피부암 중 가장 흔하며 느리게 진행하고, 전이가 거의 일어나지 않는 암이다. 만성적으로 일광에 노출되는 부위에 발생하는 경향이 있는데 어떤 경우에는 모반과 비슷한 양상을 보이다가 후에는 궤양을 일으키기도 한다. 기저세포암종은 표피 또는 모낭 상피에서 발생하며 점막에서는 발생하지 않는다.

조직학적으로는 항상 기저세포와 유사한 암세포가 세포소를 형성하며 표피로부터 진피를 향해 침윤성으로 자라는데 세포소의 가장자리 세포층은 규칙적인 울타리 모양(palisading)의 배열을 보인다(그림 22-14).

IX 피부부속기 질환

피부 부속기(모낭, 에크린 한샘, 아포크린 한샘)에서 유래하는 종양에는 피지샘 모반, 모낭 상피종, 모기질종, 한관종, 한샘종, 원주종, 에크린 나선종 등 여러 가지 종류가 있다.

이중에는 유전적으로 발병하는 것(다발성 모낭상피종), 위장계 악성종양과 관련된 것(피지샘종), 유방암종과 관련된 것(모근초종) 등도 있다.

여드름

보통여드름(acne vulgaris)은 주로 청소년기 중기부터 후기까지 발생한다. 사춘기 여드름은 호르몬의 변화로 모낭의 성장에 변화가 생겨서 발생하며 부신피질 호르몬제나 남성 호르몬제, 피임약 등의 약물과 모낭의 분비를 막는 두꺼운 옷이나 더운 기후, 유전적인 소양과도 관련이 있다.

보통여드름은 염증성, 비염증성으로 나누며, 비염증성은 개방성 면포와 폐쇄성 면포로 나눈다. 폐쇄성 면포는 모낭의 파괴 및 염증성 여드름으로 악화될 가능성이 높다.

X 진피종양

진피 종양은 비상피성 종양으로 중간엽조직이나 말초 신경 조직에서 유래한 종양들이다.

1) 양성 섬유조직구종

양성 섬유조직구종(benign fibrous histiocytoma)은 섬유 모세포와 조직구로 이루어진 양성 종양으로 피부에 발생시 피부섬유종(dermatofibroma)이라 한다. 성인, 특히 청장년 여자의 다리에 잘 생기며 갈색의 단단한 구진에서 결절 또는 판으로 진행한다.

조직학적으로는 섬유모세포가 진피 내에서 세포 다발을 이루고, 조직구는 포말세포(foamy cell)나 Touton형 거대세포를 만들면서 종양 내에 산재한다(그림 22-15). 종양 상부의 표피는 증식상을 보인다.

2) 융기피부섬유육종

융기피부섬유육종(dermatofibrosarcoma protuberans)은 양성 섬유성 조직구증과 악성 섬유성 조직구증 사이에 속하는 중등도의 악성도를 나타내는 섬유조직구성 종양이다. 서서히 진행하며 국소적으로 침윤하나 전이는 드물다. 흉부에 잘 생기며 융기성 결절이 된다.

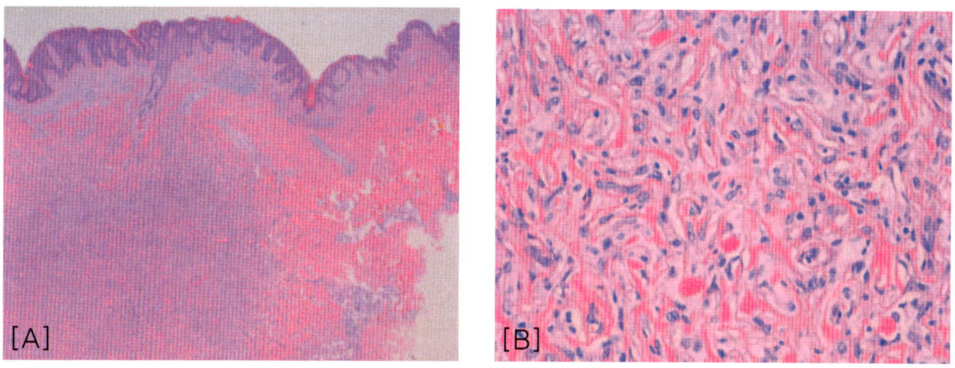

그림 22-15. 피부섬유종의 저배율 소견[A] 및 고배율 소견[B].

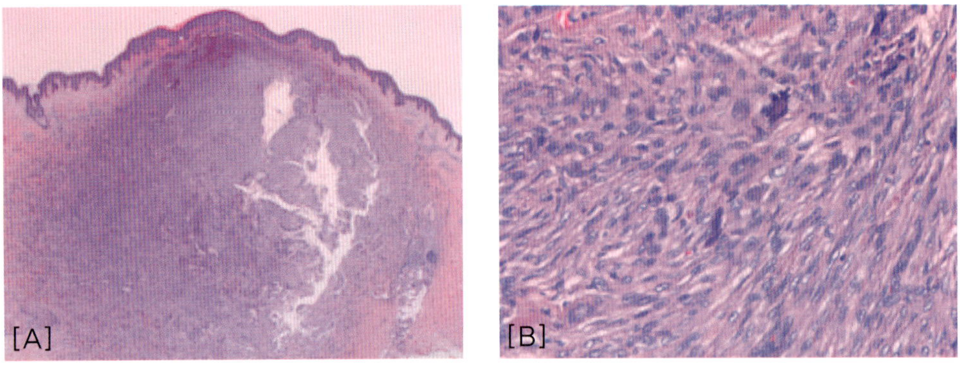

그림 22-16. 융기피부섬유육종의 저배율 소견[A] 및 고배율 소견[B].

조직학적으로는 세포가 많고 섬유모세포가 방사상으로 바람개비 같은 형태를 취하며 주위를 향해 불규칙적으로 침윤성 확장을 하고 피부섬유종과 반대로 병변 상부의 표피가 얇아진다(그림 22-16).

전이암종

모든 내장 암종의 5-10%에서 발생한다. 여자에서 가장 흔한 원발부위는 유방(70%)이고, 그 다음은 대장(9%), 폐, 난소 등의 순서이다. 남자는 폐(24%)와 대장(19%)이 흔하다.

XI 색소장애 및 멜라닌세포 질환

1) 과색소침착질환

주근깨

주근깨(freckle)는 직경 1~10㎜의 암적색 또는 연갈색 반점으로 햇볕에 노출되면 생기는 경우가 많다 조직학적으로 멜라닌세포의 수는 정상이나 멜라닌색소 생성이 증가한다.

기 미

기미(melasma)는 연갈색의 경계가 불분명한 반점으로 가면처럼 대칭적으로 뺨, 관자놀이, 이마 등에 생긴다. 대개 햇빛, 임신 또는 경구피임제 투여와 관련이 있지만 이유를 모르는 경우도 있다. 조직학적으로 멜라닌세포 수는 정상인데 기저세포층에 멜라닌 침착이 증가되어 있거나 진피 상부에 멜라닌을 포함한 대식세포가 있는 소견을 볼 수 있다.

2) 저색소침착질환

백반증

백반증(vitiligo)은 비교적 흔한 질환으로 다양한 크기와 모양의 색소탈실로 흰색을 띄게 되며 자가면역성 질환과 관련있는 것으로 생각되고 있다. 상피 내 멜라닌세포와 멜라닌 색소가 소실되어 있다.

3) 멜라닌세포의 증식성 병변

모반세포성 모반

모반세포성 모반(melanocytic nevus)는 선천성 또는 후천성으로 생기는 비교적 흔한 멜라닌세포의 종양으로 악성 변화는 드물다. 갈색의 반점 또는 단단하게 융기된 병소로 그 위치에 따라 표피와 진피의 경계면에 생기는 경계모반, 진피에 생기는 진피모반, 표피와 진피 양쪽에 걸쳐 생기는 복합모반이 있다(그림 22-17).

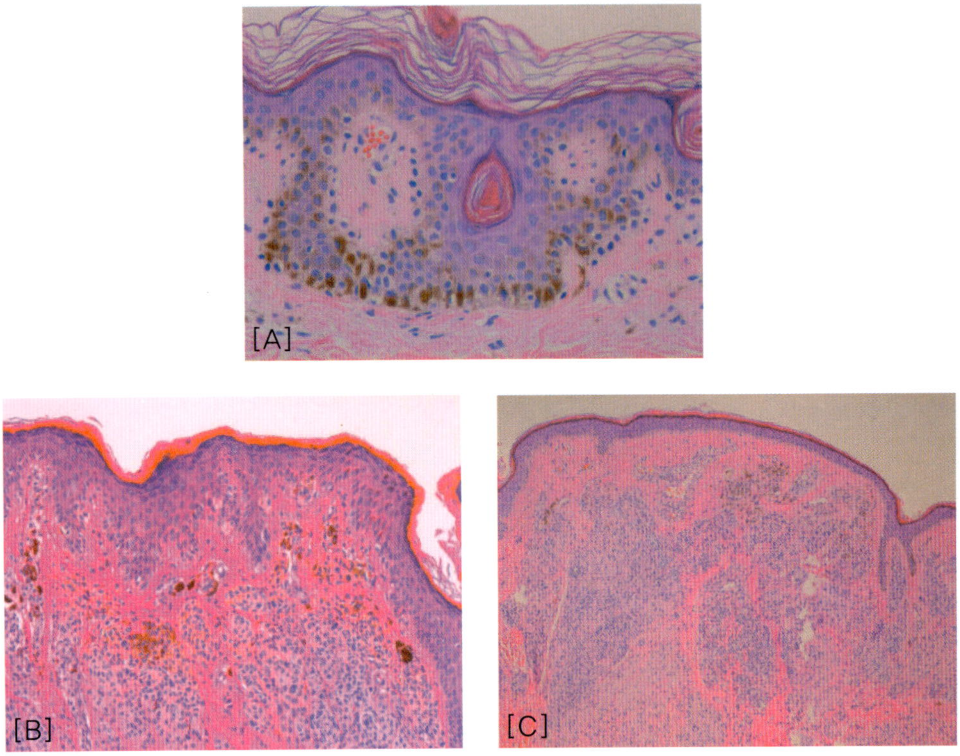

그림 22-17. 경계모반[A] 복합모반[B] 및 진피모반[C].

악성 흑색종

악성 흑색종(malignant melanoma)은 멜라닌세포의 악성 종양으로 피부색이 연한 사람이 잘 걸리며 햇볕이 중요한 유발인자가 된다. 악성 흑색종의 중요한 임상적 징후는 색소침착과 병소의 색깔변화이다. 양성 모반과는 달리 악성 흑색종은 흑색, 갈색, 적색, 암청색, 회색 등 여러 가지 색을 띄며 경계가 불규칙하다.

조직학적으로 흑색종 세포는 모반세포보다 크고 핵이 불규칙하며 초기에는 표피내 또는 표피에 가까운 진피에서 증식하는 수평(방사성) 증식기가 선행되고, 후에 더욱 깊이 파고들며 자라게 되면 수직 증식기가 된다(그림 22-18). 수평증식기에는 보통 전이하지 않고 수직증식기에 전이가 일어나게 된다. 수직증식의 깊이와 형태가 예후를 결정하는 중요한 요인이 된다.

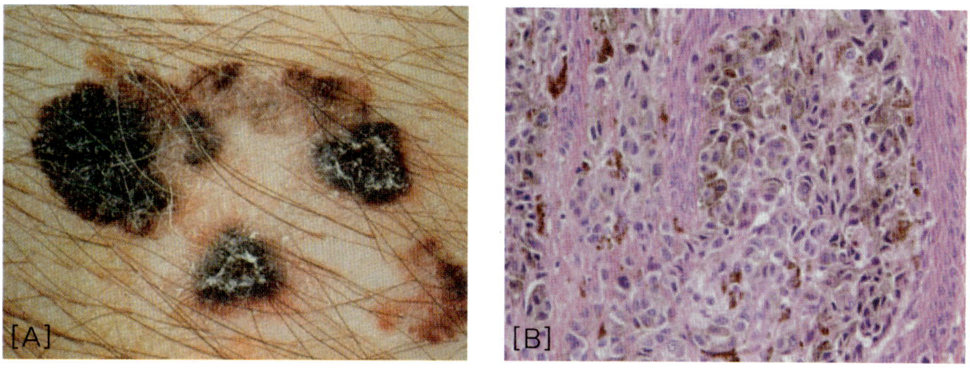

그림 22-18. 악성흑색종의 임상양상[A] 및 현미경적 소견[B].

23 골격, 관절 및 연조직질환

Skeletal, Joint and Soft Tissue Disorder

골격계

1 뼈의 정상구조

인체의 골격은 ① 내부의 중요한 장기를 보호하고, ② 몸통과 사지의 각종 근육, 인대 등이 부착되어 원활한 동작을 할 수 있도록 운동에 대한 기계적인 지지를 하며, ③ 미네랄 항상성을 유지하고, ④ 조혈성분의 거주지 역할을 하며, ⑤ 신체의 크기와 형태의 유지 등의 역할을 한다.

1) 뼈의 분류

뼈는 여러 가지 측면에서 분류(표 23-1)하는데, 뼈질환은 특징적으로 발생하는 부위 및 위치가 있기 때문에 이러한 명칭은 중요하다.

긴뼈(장골, long bones)는 넙다리뼈(대퇴골), 정강뼈(경골), 위팔뼈(상완골), 노뼈(요골) 등이며, 짧은뼈(단골, short bones)는 손 및 발의 손발가락뼈, 손허리뼈(중수골), 발허리뼈(중족골) 등을 말한다. 외견상 긴뼈는 세 부분으로 대별되는데 양쪽 끝은 뼈끝(골단, epiphysis), 중앙을 뼈몸통(골간, diaphysis), 뼈끝과 뼈몸통의 중간에 위치하며 겉질뼈(피질골)가 얇은 부분을 뼈몸통끝(골간단, metaphysis)이라 하는데, 뼈끝판(골단판, epiphyseal plate)이 있는 어린 연령에서는 뼈끝판 직하부가 뼈몸통끝에 해당한다.

표 23-1. 뼈분류.

모양	긴뼈, 짧은뼈, 불규칙뼈, 납작뼈
육안적	겉질뼈, 해면뼈
발생학적	막내뼈, 연골내뼈
조직학적	무층골, 층판골

그러나 성인의 경우 명확한 경계는 없다. 이와 같은 외견상의 구별은 골종양을 이해하는데 매우 중요한데, 이는 대부분의 골종양이 호발부위가 있기 때문이다.

불규칙뼈(irregular bones)는 골반, 어깨뼈(견갑골), 턱뼈 등이며, 납작뼈(편평골, flat bones)는 머리뼈(두개골)와 갈비뼈를 말한다.

겉질뼈(피질골, cortical bones)는 뼈의 표면을 싸고 있으며, 매우 치밀하고 단단하다. 해면뼈(spongy bones, trabecular bones)는 성글게 뼈잔기둥(골소주, bony trabeculae)을 형성하면서 서로 연결되어 있고, 특히 무기질의 항상성에 중요하다.

골형성과정은 크게 두 가지로 분류할 수 있다. 연골내 골형성(endochondral ossification) 은 연골에서 무기질화가 일어나면서 연골이 흡수되고 남겨진 석회화 연골 바탕질에 뼈가 형성되는 것인데 태아에서 진행되는 일차 골화와 생 후 긴뼈의 골단에서 진행되는 이차 골화가 있다. 막내 골형성(intramembranous ossification) 은 간엽조직에서 바로 골모세포로 분화하여 골형성을 이루는 것을 말하는데 골절 후 골막에서 재생되는 골이 그 예이다.

조직학적으로는 골조직의 아교질섬유가 무작위로 배열된 무층골(woven bone)과 일정한 방향의 층상으로 배열하는 층판골(lamellar bone)이 있다. 무층골은 태아의 골격과 긴뼈의 골단판, 골절 후 복원 시 볼 수 있으며 성인 골조직의 대부분은 층판골로 이루어져 있다.

2) 뼈의 성분

뼈의 성분은 세포성분과 바탕질로 구분되며, 무기질이 침착 되어 있다. 고형성분이 92%이며, 그 중 65%가 무기질, 35%가 유기질로 구성되어 있고, 유기질의 95%가 아교질로 구성되어 있다. 특히 제1형 아교섬유는 골조직 유기성분의 90%를 차지한다.

3) 뼈의 모형화 및 재모형화

뼈는 성장하면서 길이뿐만 아니라 폭과 두께의 변화도 동시에 일어나는데 이를 모형화라 한다. 즉 성장에 따른 외견상의 변화를 일컫는 말이다. 뼈가 성숙된 후 골모세포(osteoblast)와 파골세포(osteoclast)의 조화에 의해 기존의 뼈가 새로운 뼈로 치환되는 과정을 재모형화라고 하는데, 성인의 경우 1년에 약 5~10%가 새로운 뼈로 치환된다.

II 병 리

1) 선천이상 및 유전장애

발육장애

뼈의 형성이나 발육이 여러 가지 원인으로 저해되면 발육장애가 나타난다. 출생 시 이미 장애가 발현된 경우와 출생 후 자라면서 나타나는 경우가 있다. 태내의 기관형성기(임신 제 3~10주)에 기형유발인자(teratogenic factor)가 작용하면 선천성 기형이 된다.

바다표범발증(phocomelia)에서는 긴뼈가 만들어지지 않아 손가락이 직접 체간에 붙어 있다. 이는 임신 초기에 thalidomide를 다량 복용하였을 경우에 발생된다.

연골무형성증(achondroplasia)에서는 연골세포의 증식이 억제되면서 연골 내 골형성 부위에 영향을 받아 뼈의 장축방향 발육이 저해되므로 난장이가 된다. 불완전골형성증(osteogenesis imperfecta)에서는 골조직의 기본 바탕질인 제 1 형 아교질 생성 결함으로 막내 골형성이 불충분하게 되고 뼈가 쉽게 부서진다.

내분비이상과 대사장애

여기에서 설명하는 질병은 뼈의 대사과정 또는 성숙 후 뼈의 신생과 흡수의 균형이 붕괴된 결과 이상이 생긴 것으로 뼈의 이영양증(osteodystrophy) 등을 말한다. 뇌하수체 전엽으로부터 분비된 성장호르몬이 뼈끝연골(성장판) 폐쇄 전에 과잉으로 작용하면 거인증(gigantism)이 되고 폐쇄 후에 과잉으로 분비되면 말단비대증(acromegaly)이 된다. 또한 뇌하수체 기능 또는 갑상샘 기능의 저하는 뼈의 발육을 저해해서 난장이가 된다. 부갑상샘기능이 항진되면 파골세포의 기능이 활발히 되어 뼈가 흡수되고 섬유성 조직으로 치환되어 낭포성 섬유뼈염(osteitis fibrosa cystica)으로 된다.

비타민 D는 칼슘대사에 큰 역할을 하고 있다. 이것이 결핍되면 뼈의 석회화가 저해되어 유골이 증가되어 어린이에서는 구루병(rickets)으로 되고 성인에서는 뼈연화증(osteomalacia)이 된다. 이와 같은 상태에서는 뼈는 연하게 되고 변형되어서 골절이 일어나기 쉽게 된다.

뼈다공증(골다공증, osteoporosis)은 뼈의 구조는 정상이지만 단위면적당 골량이 감소하는 것을 말하며, 나이가 들어감에 따라 노인에서 종종 보인다.

Paget병은 뼈의 흡수가 심하게 증가되고, 그 이후에는 석회화를 동반하는 섬유성 조직이 증식하는 질병으로 노인의 골반이나 긴뼈, 척추뼈에 호발한다.

뼈의 비대, 증식을 일으키는 뼈대리석증(osteopetrosis)은 유전성 질병으로, 파골세포의 기능이상으로 뼈의 흡수가 저해되어 골경화를 나타낸다.

2) 무혈관괴사(avascular necrosis)

순환 장애로 인하여 유발되는 뼈의 괴사(osteonecrosis)로서 발생 기전은 아직 명확하지가 않다. 연골조직 하부에 발생하는 경우는 쐐기 모양의 괴사를, 그 외의 경우는 지도 모양의 괴사를 형성하기도 한다(그림 23-1). 합병증으로 골절, 관절염, 드물게 육종이 발생할 수도 있다.

3) 염증

화농성 골수염(pyogenic osteomyelitis)

화농성 골수염은 주로 혈행성으로 감염되지만 골절, 외상 기타 관절의 염증이 파급되어 발생하기도 한다. 급성 혈행성 골수염은 거의 20세 미만의 소아 및 청소년층에서 발생하며 넙다리뼈(대퇴골), 정강뼈(경골), 위팔뼈(상완골), 노뼈(요골)에서 호발하고, 원인균으로는 포도알균(S. aureus)이 가장 흔하다. 외상, 개방성 골절, 치아끝 주위부 농양 혹은 발이나 발가락의 괴저성 괴사 등은 근접 연조직의 감염 후에도 화농성 골수염이 생길 수 있다.

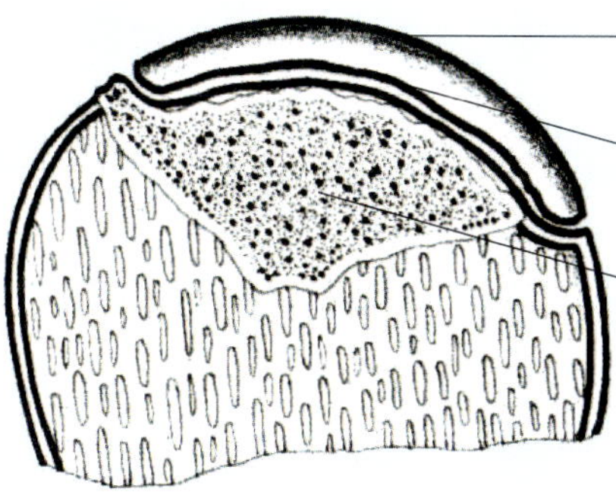

그림 23-1. 무혈관 괴사.

대퇴골의 고관절 부위이며 표면연골은 정상소견이나 연골밑에 지도모양의 괴사가 있으며 연골조직하부에 틈이 있다.

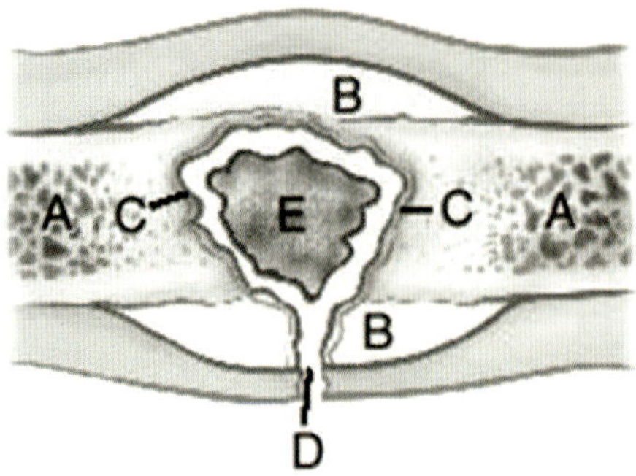

그림 23-2. 부골형성

(A) 수질골, (B) 피막, (C) 육아조직, (D) 배설강, (E) 부골

급성 혈행성골수염 시 화농성 염증반응으로 인해 분리뼈조각(부골, sequestrum)이 생성되고 염증성 배설강을 형성하기도 한다.

초기의 감염이 국소화되면 국소 농양을 형성하나 염증이 심한 경우에는 주변으로 퍼져 때로는 관절이 심하게 파괴될 수 있다. 시간이 지나면 수복이 진행되어 새로운 골이 형성되는데 이를 피막(골구, involucrum)이라고 한다(그림 23-2).

전신적인 증상으로 권태감, 발열, 오한, 백혈구 증가증이 나타나고, 상부 연조직에 발적, 종창, 압통이 생긴다. 대부분 대량의 항생제를 투여하여 치료하나, 가끔은 외과적 배액(drainage)과 분리뼈조각의 절제술이 필요하다.

임상 경과는 급성 골수염 환자의 약 5~25%에서 만성으로 진행하며, 기타 합병증으로 골절, 심내막염, 패혈증 등이 올 수 있고, 드물게 편평세포암종 또는 육종이 발생할 수도 있다.

결 핵

결핵은 만성 육아종성 염증으로 대개 청소년기, 장년기에 발생하며, 경제적 여건이 열악한 환경에서 호발하는 경향이 있다. 대부분 폐결핵에서 혈행성으로 전파되어 나타난다. 호발부위는 사지의 긴뼈와 척추뼈이며, 척추의 경우 등뼈 및 허리뼈의 몸통에 호발하고, 긴뼈의 경우 무릎관절 및 고관절에 호발한다. 특히 관절의 경우 활액막에 먼저 염증을 유발하며, 이차적으로 연골밑뼈(subchondral bone)를 파괴하는 것이 특징이다.

매 독

매독(syphilis)에 의한 골수염은 비교적 드물게 발생하며 선천성과 후천성으로 나눌 수 있다. 매독의 조직학적 소견은 폐쇄동맥내막염과 혈관 주위에 단핵구, 특히 형질세포가 침윤된 육아종성 병변을 형성한다.

4) 종 양

골종양은 그 임상양상이 매우 다양하고 발생 빈도가 다른 장기에 비하여 낮으며, 조직학적으로는 악성처럼 보이지만 양성인 경우, 혹은 이와는 반대로 조직학적으로는 양성처럼 보이지만 임상적으로는 악성인 경우가 많다는 점에서 정확한 진단이 중요하면서도 어려운 분야이다.

영상의학검사는 진단에 필수적인데 단순방사선 사진이 진단에 가장 중요하며, 질병의 파급정도를 보기 좋은 자기공명영상(MRI), 기질 형성 유무를 확인하기 좋은 전산화단층촬영(CT), 그 외 골주사(Bone scan), 혈관조영사진이 필요한 경우도 있다. 또한 임상상은 질병의 생물학적 동태를 파악하기 좋은 수단이며, 무엇보다 중요한 것은 관련부서와의 긴밀한 협조가 진단 및 치료에 필수적이라는 사실이다. 또한 골종양은 연령에 따른 호발질병(표 23-2)과 긴뼈에서의 위치에 따른 호발 질환(그림 23-3)이 특징적이다.

표 23-2. 연령분포와 골종양.

연 령	골 종 양
10세 이하	골낭종(bone cyst)
10~20세	뼈연골종 연골모세포종 뼈육종 Ewing 육종
20~30세	뼈연골종 거대세포종양
30~40세	속발성 연골육종 (secondary chondrosarcoma)
40세 이상	전이성 종양 골수종

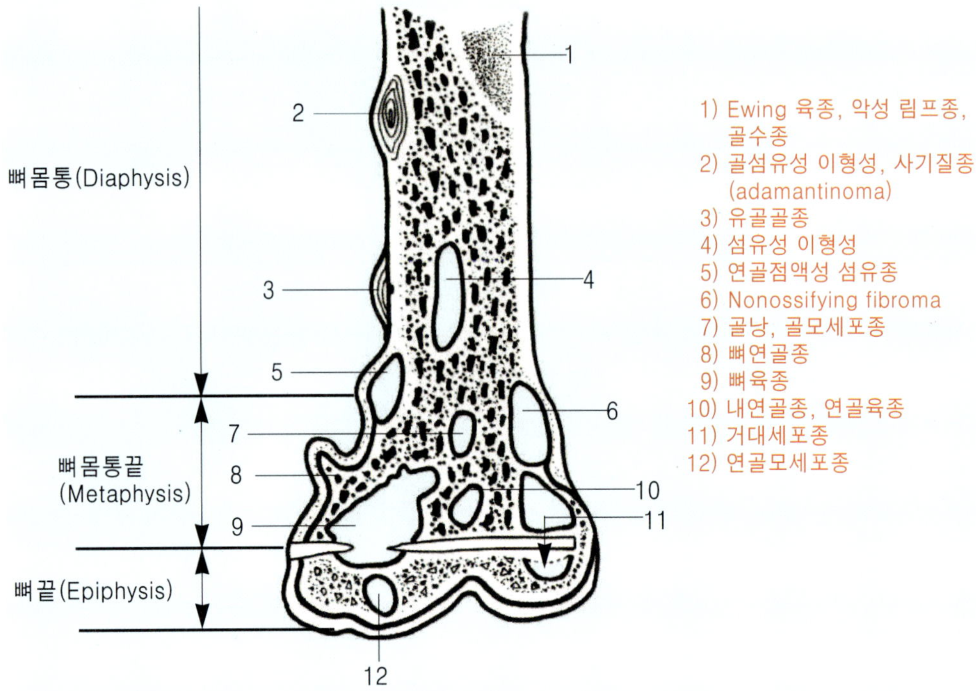

그림 23-3. 긴뼈의 위치에 따른 호발종양.

화학요법의 발전과 사지보존수술의 발전으로 과거 1970년대 이전에는 5년 생존율이 20% 미만이었지만, 현재에는 5년 생존율이 약 60~80% 정도로 많이 개선되었다.

골종양은 기원하는 조직에 따라 분류하거나 임상병리학적인 특징에 따라 분류한다. 빈도는 조혈기원 종양을 제외하면 연골형성 종양 중에서는 뼈연골종이, 뼈형성 종양 중에는 뼈육종이 가장 많다. 양성종양 중에는 뼈연골종, 섬유성 피질결손이 가장 흔하며, 악성종양은 뼈육종, 연골육종, Ewing 육종 순으로 발생한다.

뼈형성 종양

■ 뼈종(골종, osteoma)

조직학적으로는 주로 층판뼈로 구성된 양성 종양이며, 머리뼈(두개골, skull)나 얼굴뼈에 호발한다.

■ 풋뼈뼈종(유골골종) 및 뼈모세포종(골모세포종)

풋뼈뼈종(유골골종, osteoid osteoma)과 뼈모세포종(골모세포종, osteoblastoma)은 조

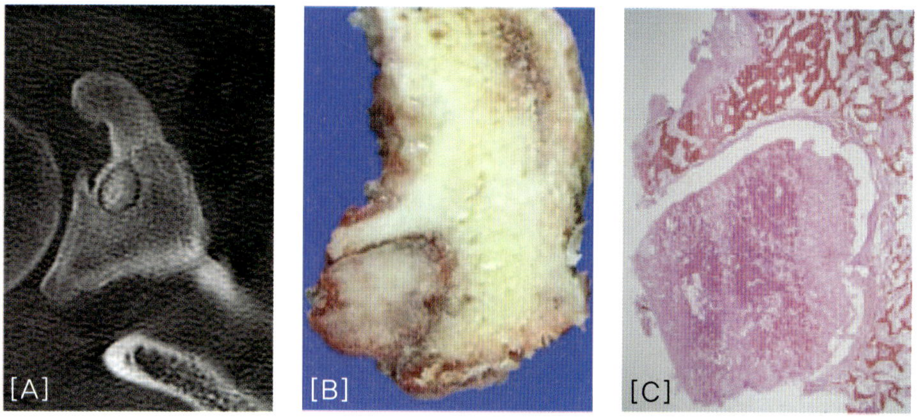

그림 23-4. 유골골종.
가운데 핵이 있고 주위는 경화성 골로 싸여 있다(경희대학교 제공).
[A] 영상의학적 소견 [B] 육안소견 [C] 현미경 소견

직학적으로는 동일하며, 뼈모세포로 피복된 뼈잔기둥(골소주)과 그 사이의 모세혈관의 증식이 현저한 것이 특징이다. 이들 모두 10~20세에 호발하며, 풋뼈뼈종의 경우 긴뼈의 겉질뼈(피질골)에 흔히 발생하면서 임상적으로 야간에 동통을 동반하는 경우가 많고 아스피린 투여로 호전된다. 크기는 약 2cm 미만이다. 영상의학적 소견상 경화성 뼈로 둘러싸인 초점성 방사선 투과성의 작은 원형 음영 핵(nidus)을 볼 수 있다(그림 23-4).

뼈모세포종은 크기가 2cm 이상으로 골수 내에 위치하면서 긴뼈보다는 척추에 더욱 호발하며, 척추의 몸체보다는 뒤쪽에 호발하는 것이 특징이다. 뼈모세포종의 경우 방사선 소견상 팽창성 증식을 하며, 주변 조직으로의 침윤이 없다는 점에서 뼈육종과는 차이가 있다.

양자 모두 양성 질환이며, 조직학적 소견만으로는 뼈육종으로 오진될 정도로 어려운 경우가 있으나, 악성으로 변화하지는 않는다.

■ 뼈육종(골육종)

뼈육종(골육종, osteosarcoma)은 직접 뼈 기질(bone matrix)을 형성하는 악성 종양이며, 조혈기관 종양을 제외하면 악성 종양 중 20%를 차지하는 가장 흔한 질환이다. 10~20대의 젊은 연령에서 긴뼈의 뼈몸통끝(골간단)에 가장 호발한다(그림 23-5).

긴뼈의 표면, 피질, 골수 내에서 원발성으로 발생할 수 있으며, 방사선 조사 후에 속발하는 경우도 있고, 역분화성 연골육종이나 섬유형성이상 등에서 속발하는 경우

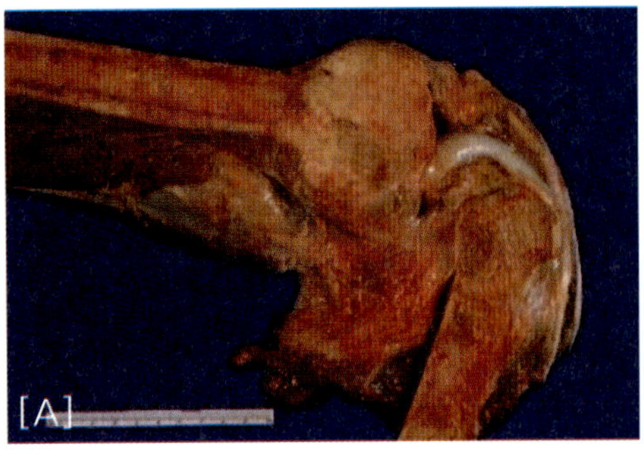

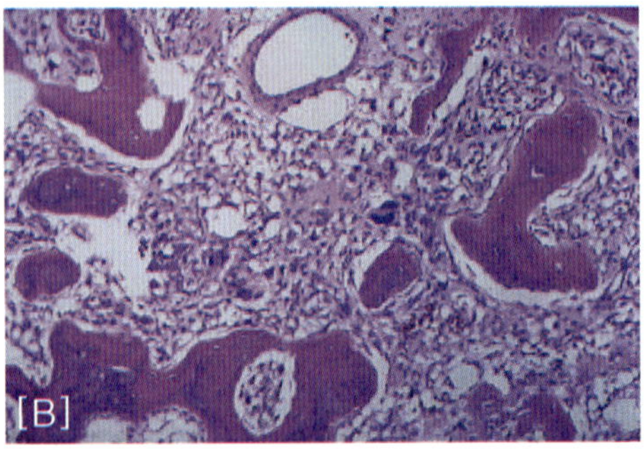

그림 23-5. 뼈육종(골육종)의 육안사진[A]과 현미경 사진[B].

도 있다. 수개월 동안 계속 동통을 호소하는 경우가 흔하며, 검사실 소견상 alkaline phosphatase의 상승이 진단에 도움을 주기도 한다. 대부분 악성도가 매우 높으며, 겉질뼈(피질골)를 파괴하면서 연부 종괴를 형성하는 경우가 흔하다. 그러나 경우에 따라서는 악성도가 낮아서 임상적으로나 병리학적으로 양성 종양처럼 보이는 경우가 있어서 진단이 어려운 경우가 있다.

최근 화학요법과 사지보존수술의 발달로 인하여 사지를 절단하는 경우는 극히 드물며, 병리학적으로 수술전 화학요법에 의한 종양의 반응 정도를 조직구축학적 방법으로 괴사의 정도로 판정하며, 괴사의 정도가 예후와 밀접한 연관성이 있다.

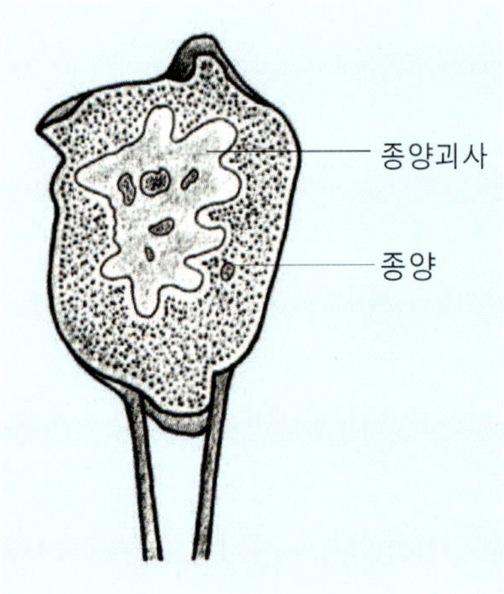

그림 23-6. 조직구축학적 검사.

현미경 슬라이드에서 괴사부위를 표시한 후 조직구축학적 방법으로 그린 도해.
빗금 친 부분이 괴사부분이며 점부분이 살아있는 종양.

그러나 실제 조직구축학적 검사(그림 23-6)로 화학요법의 반응정도를 확인하기 위해서는 많은 시간, 경비 및 노력이 요구된다는 점에서 필요성은 인정하면서도 시행하기 어려운 여건에 있는 실정이다.

다른 육종과 마찬가지로 혈행성 전이를 하여 폐나 다른 뼈조직으로 전이가 잘 된다. 5년 생존율은 60~80% 정도이다.

연골형성 종양

■ 뼈연골종(골연골종)

뼈연골종(골연골종, osteochondroma)은 양성종양 중 가장 흔한 질환으로 단발성 또는 다발성으로 발생한다. 긴뼈 뼈몸통끝의 표면에 발생하는데 뼈끝연골(성장판)의 측면이 발생과정 중에 잘못 위치하여 발생하는 것으로 생각하고 있다.

조직학적으로는 표면에 연골이 덮여 있으며 두께가 2㎝를 넘으면 악성일 가능성이 높다. 내면에는 층판뼈의 뼈잔기둥과 골수로 구성되어 있고, 숙주 뼈의 겉질 및 골수와 서로 연결되어 있는 것이 특징이다(그림 23-7). 단발성의 경우 약 1%, 다발성의 경우 약 10%에서 연골육종이 발생할 수 있다.

■ 뼈안연골종(골내연골종)

뼈안연골종(골내연골종, enchondroma)은 유리연골(hyaline cartilage)로 구성된 양성종양으로 20~40세 중년의 손과 발의 짧은뼈에 호발한다. 단발성 또는 다발성으로 발생할 수 있으며, 발생 과정 중에 뼈끝연골의 일부가 떨어져서 서서히 성장하여 발생한다고 생각되고 있다.

조직소견상 세포밀도가 매우 다양하고, 연골육종에서 흔한 점액성 변화가 관찰되기도 한다는 점에서 연골육종과의 감별이 중요하다. 드물게 연골육종이 발생할 수 있다.

■ 연골육종

연골육종(chondrosarcoma)은 원발성 악성 종양 중 뼈육종 다음으로 많은 종양이며, 50대의 골반뼈, 어깨뼈 등에서 호발한다. 골수내에서 발생한 경우를 중심성, 뼈의 표면에 발생한 경우를 주변성, 기존 질환이 없이 발생한 경우를 원발성, 뼈안연골종이

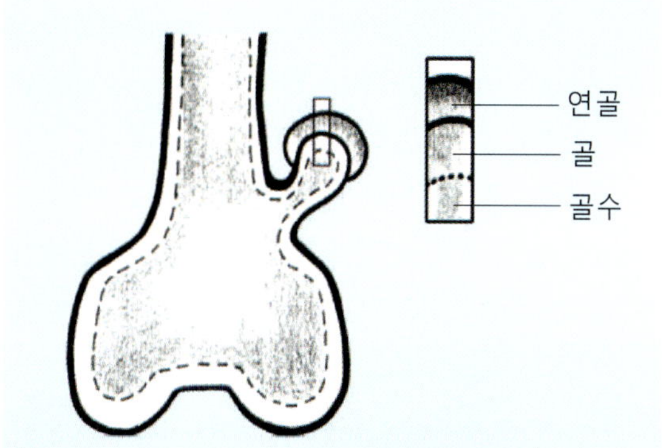

그림 23-7. 뼈연골종(골연골종)의 도해.

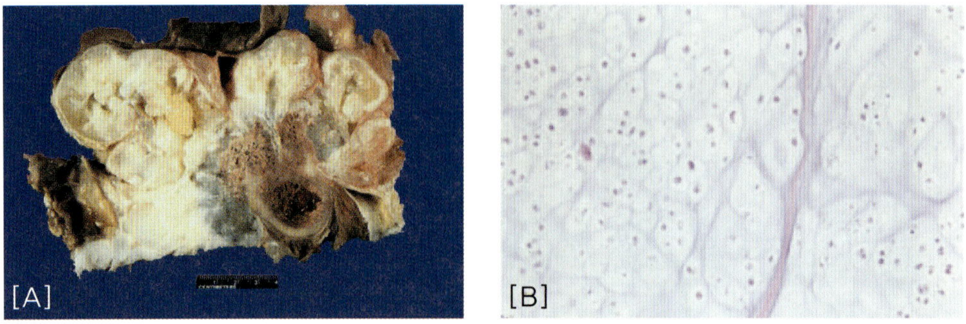

그림 23-8. 연골육종의 육안사진[A]과 현미경 사진[B].

나 뼈연골종 등 기존 질환에서 속발한 경우를 속발성이라 분류한다. 임상적으로는 간헐적으로 지속되는 동통이나 종괴를 호소하는 경우가 많다.

병리학적으로는 회백색의 유리연골 또는 점액성 조직으로 구성되어 있으며 엽상증식이 저명하다(그림 23-8). 고등급의 경우는 침윤성이 뚜렷하고, 조직학적으로도 세포밀도, 점액성 변화 등이 뚜렷하여 감별이 용이하지만 저등급의 경우 뼈안연골종과의 감별이 어려운 경우가 많다.

조직학적으로 침윤성 증식을 하는 소견이나, 침윤성 증식을 시사하는 방사선 소견이 있을 때 연골육종으로 진단이 가능하다. 특히 긴뼈에 발생하는 경우는 악성일 가능성이 짧은뼈보다는 높기 때문에 주의를 요한다. 조직학적으로는 등급 1, 2, 3으로 분류하는데 대부분 등급 1, 2에 속하며, 등급 3은 드문 것으로 되어 있다. 5년 생존율은 등급에 따라 90%, 81%, 43%로서 다른 악성 종양에 비하여 좋은 편이다.

다른 아형으로는 투명세포 연골육종(clear cell chondrosarcoma), 중간엽 연골육종(mesenchymal chondrosarcoma), 역분화성 연골육종(dedifferentiated chondrosarcoma) 등이 있으며 특징적인 조직학적 소견으로 진단이 가능하다.

■ 연골모세포종과 연골점액성 섬유종

연골모세포종(chondroblastoma)은 특징적인 조직학적 소견과 긴뼈의 뼈끝에 위치한다는 점이 특징이며 대부분 뼈성장이 끝나지 않은 젊은 연령에 호발한다. 연골점액성섬유종(연골점액유사섬유종, chondromyxoid fibroma)은 매우 드문 종양으로서 긴뼈의 뼈몸통끝에 편측성으로 발생하는 경향이 있으며, 조직학적으로 연골모세포종과 중복되는 소견이 많은 관계로 두 질환은 서로 연관성이 있다고 생각하고 있다.

섬유성 또는 섬유조직구성 종양

■ 섬유성 겉질 결손 및 뼈비형성 섬유종

섬유성 겉질 결손(fibrous cortical defect)과 뼈비형성 섬유종(nonossifying fibroma) 질환은 대부분 자연치유가 되기 때문에 특징적인 방사선 소견인 경우는 생검이 필요하지 않은 질환이다. 그러나 동통이 수반되고, 다른 질환과 감별되지 않는 경우 생검을 요할 수도 있다.

■ 섬유육종 및 악성 섬유조직구종

섬유육종(fibrosarcoma)과 악성 섬유조직구종(malignant fibrous histiocytoma)은 섬유아세포 기원의 육종으로서 방추형 세포로 구성되어 있으며, 악성도에 따라 다양한 다형태성이 동반되고, 경우에 따라서는 조직학적 소견이 중첩되어 진단이 어려운 경우도 있다. 대개 중년층에 호발하며 뼈경색, Paget병, 방사선조사 이후 속발하는 경우도 있다. 5년 생존율은 아직 정확한 통계는 없으나 화학요법의 발달로 뼈육종의 예후에 버금간다고 알려져 있다.

기타 종양

■ 거대세포종양

거대세포종양(giant cell tumor)은 조직학적으로 뼈파괴세포형의 거대세포가 많이 관찰되기 때문에 붙여진 이름이며, 20세 이후 뼈성장이 이루어진 뒤 긴뼈의 뼈끝에 호발하는 경향이 있다(그림 23-9).

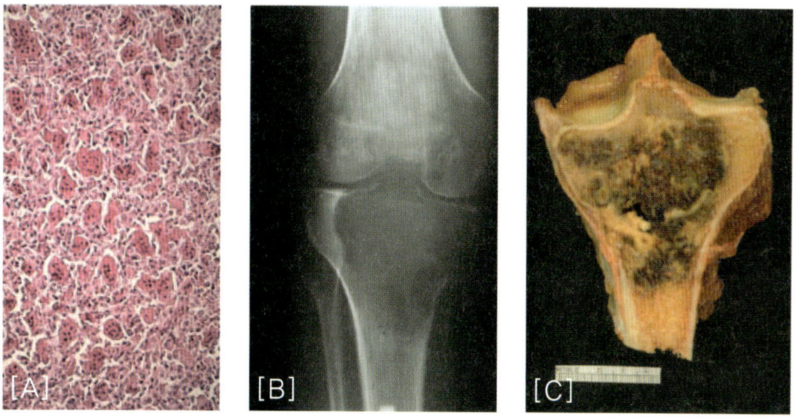

그림 23-9. 거대세포종.

[A] 현미경 소견, 단핵세포와 파골세포형 거대세포가 증식 [B] 영상의학적 소견, 근위부 경골의 골단과 골간단에 골용해성 소견 [C] 육안소견, 적갈색 고형 병변

소파술만으로는 재발을 잘하고, 악성 종양처럼 주변 조직으로 침윤하는 경향이 있으며, 드물게 육종으로 변화할 수 있기 때문에 혹자는 저등급의 악성 종양으로 간주하기도 하는 질환이다.

■ Ewing 육종 및 원시신경외배엽 종양

고등급의 악성 종양으로서 약 80%가 20세 미만, 긴뼈의 뼈몸통끝 및 뼈몸통에 호발한다. 침윤성이 매우 강한 종양으로 겉질뼈 내의 하버스 관으로 침윤하여 연부종괴를 크게 형성하는 경향이 있다.

Ewing 육종에서 부분적으로 신경성 분화의 형태학적 소견을 보일 때 원시신경외배엽 종양(primitive neuroectodermal tumor, PNET)이라고 하는데, 세포유전학적으로도 Ewing 육종과 마찬가지로 t(11;22)가 특징이어서 같은 계통의 질환으로서, 분화의 정도가 다르다고 생각하고 있다. 화학요법의 발전으로 5년 생존율이 60~75% 정도로 향상되었다.

전이성 골종양

주로 40세 이후의 연령에 호발하며, 다발성으로 발생되는 경향이 있다. 주로 뼈조직으로 전이하는 원발성 질환으로는 유방암종, 전립샘암종, 폐암종, 신장암종, 갑상샘암종 등이 있다. 드물게 육종이 전이되기도 한다.

관절

1 관절염

1) 퇴행관절염

퇴행관절염(degenerative arthritis)은 노화에 따른 관절연골의 미란을 특징으로 한다. 심한 경우 연골밑 뼈조직이 노출되며, 관절의 양측으로 하중의 방향에 따라 심한 반응성 뼈형성이 되며, 활액막에는 관절 연골의 파편으로 인한 반응성 변화가 관찰된다. 그러나 조직학적으로 염증성 질환이 아니라는 점에서 용어는 부적절하다고 생각된다.

2) 류마티스관절염

류마티스관절염(rheumatoid arthritis)은 만성적이고 점진적인 염증성 질환으로서 관절에서는 비화농성 활액막염을 유발시키며, 병이 진행되는 경우에는 뼈파괴, 섬유성 강직을 유발시켜 많은 변형을 초래하는 질환이다(그림 23-10). 원인은 자가면역 질환의 일환으로 생각되고 있다.

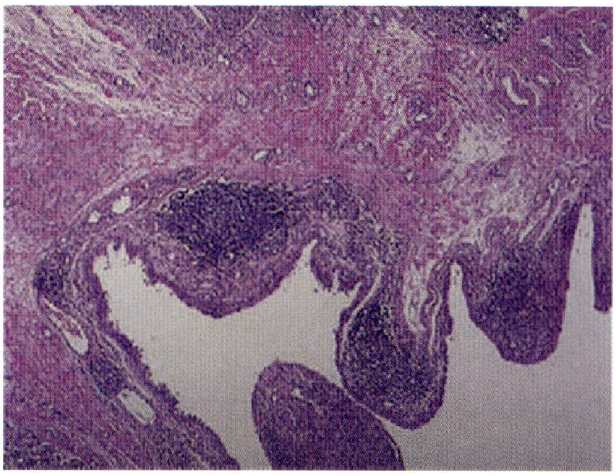

그림 23-10. 류마티스관절염.

3) 감염관절염

감염관절염(infectious arthritis)의 대표적인 질환은 급성 화농성 관절염과 결핵성 관절염이다. 전자의 경우 균의 직접적인 감염이나 골수염의 파급으로 인하여 유발되며, 관절연골의 심한 파괴를 동반하기 때문에 조기진단과 치료를 요하는 질환이다. 후자는 만성으로 진행하는 육아종성 염증으로 조직학적 소견은 다른 장기에서 보이는 결핵과 동일하다.

4) 신경병관절병증

신경병관절병증(neuropathic arthropathy)은 퇴행관절염의 매우 심한 형태로서 주로 중추신경계질환, 나병(Hansen's disease), 당뇨병 등에서 감각 이상으로 인한 심한 관절의 파괴를 동반하는 질환이며, 특징적으로 동통이 경미하거나 없는 것이 특징이다.

5) 결정체성 관절병증

내인성 또는 외인성 결정체로 인한 관절병증으로 통풍이 대표적이다.

통 풍

통풍(gout)은 고요산혈증을 필수적으로 동반한다. 특히 손, 발 등의 관절을 중심으로 침 모양의 결정체가 침착되어 관절을 파괴하며, 경우에 따라서는 종양성 침착이 되기도 한다. 조직학적으로는 결정체 주변으로 이물 반응이 일어나는 것이 특징이다(그림 23-11).

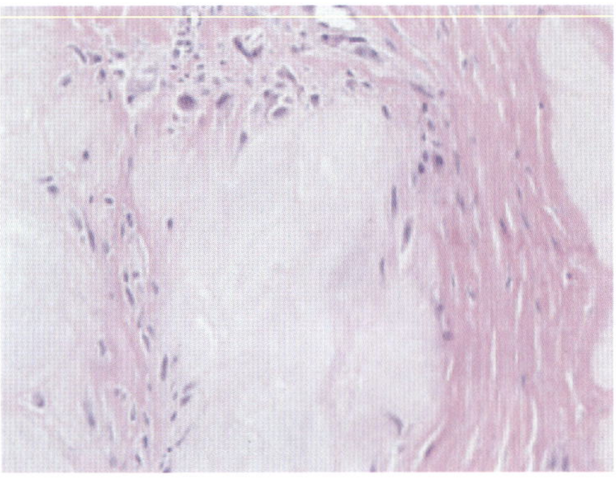

그림 23-11. 통풍.
침 모양의 결정체와 이물 반응이 보인다.

II 종 양

관절 내에 발생하는 종양은 흔하지 않으며, 대부분 양성 종양이다.

1) 색소융모결절 윤활막염

색소융모결절 윤활막염(pigmented villonodular synovitis)은 관절 내의 윤활막, 건초, 윤활낭에서 발생하는 양성 종양으로 조직학적으로는 건초거대세포종(giant cell tumor of tendon sheath)과 유사하나, 특히 융모성 변화가 있다는 점이 다르다. 육안적으로는 혈철소의 침착으로 황갈색을 띤다.

2) 윤활연골종증

윤활연골종증(활액막연골종증, synovial chondromatosis)은 윤활막에서 화생에 의하여 많은 연골 결절을 형성하는 질환으로, 관절강내로 떨어지면 loose body를 형성하기도 하며, 연골내 골화로 뼈조직이 나타날 수도 있다.

연부조직

연부조직 종양은 흔치 않은 종양으로 양성 및 악성의 비율이 100 : 1로 양성 종양이 더 흔하다. 악성 종양은 모든 악성 종양의 0.8%를 차지하는 매우 드문 질환이다. 조직학적인 형태가 매우 다양하며, 특히 반응성 비종양성 질환과 악성 종양을 구별하는 것이 중요하다. 경우에 따라서는 세포학적인 다형태성이 경미하여 악성 종양이 양성 질환으로 판단되기 쉽다는 점에서 조직학적인 진단이 어려운 분야 중의 하나이다.

악성 종양의 예후는 여러 가지 인자에 의하여 결정되지만 주로 핵등급(등급 1~3 또는 4)과 유관하며, 등급이 높을수록 예후는 불량하다. 최근 면역조직화학염색의 발달로 조직발생을 이해하는데 도움이 되고 있으며, 경우에 따라서는 진단에 매우 필수적인 도구이기도 하다. 또한 세포유전학의 발달로 염색체의 이상을 규명함으로써 질병의 진단 및 분류에 많은 도움을 주고 있다. 여기서는 임상적으로 흔히 경험하는 질환에 관해서 몇 가지 언급하고자 한다.

1) 섬유성 종양

대표적인 질환은 섬유종증(fibromatosis)으로 이 질환은 주로 성인에 호발하며, 침윤성 증식을 하기 때문에 임상적으로 암종으로 판단하기 쉬운 질환이다. 조직학적으로는 방추형의 섬유모세포의 풍부한 아교섬유가 특징적인데 드물게 저등급의 섬유육종과의 구별을 요하는 질환이다. 재발이 흔하지만 악성으로 변화되지는 않는다. 섬유육종은 양성질환보다 세포밀도가 높고, 다양한 연령층에서 발생한다. 5년 생존율은 약 41%이고, 근치수술이 주된 치료이며, 경우에 따라서는 화학요법, 방사선치료를 보조적으로 사용하기도 한다.

2) 섬유조직구종

섬유조직구종(fibrous histiocytoma)은 방추형의 섬유모세포와 기능적 또는 형태학적으로 조직구를 닮은 세포로 구성되어 있으며, 소용돌이 모양을 흔히 보이는 양성종양이다. 악성 섬유조직구종(malignant fibrous histiocytoma)은 연부조직 악성 종양 중 가장 흔한 질환이며, 성인 남자에서 호발한다. 팔다리, 후복강 등의 심부조직에서 발생하며, 5년 생존율은 약 40%이다(그림 23-12).

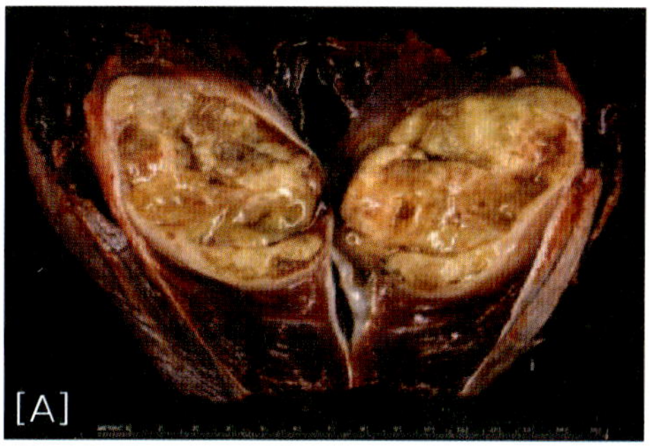

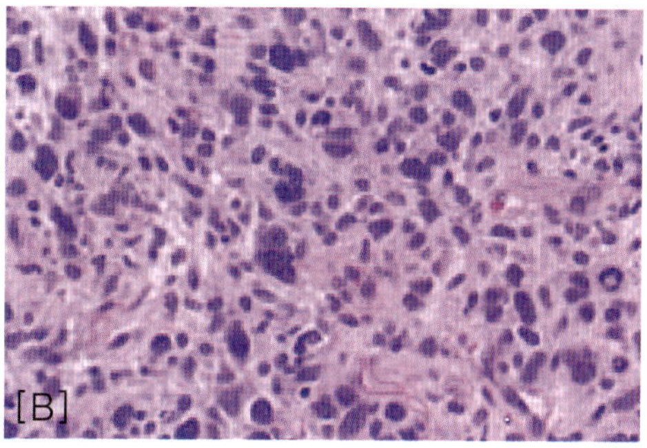

그림 23-12. 악성섬유조직구종.
[A] 육안 소견, 심부 횡문근에 위치한 종괴
[B] 현미경 소견, 큰 방추형 세포가 심한 다형성을 보이고 있는 양상

3) 지방종양

지방종

지방종(lipoma)은 연부종양 중 가장 흔한 질환으로 40~50대의 성인에서 호발하며, 소아에서는 아주 드물다. 조직학적으로는 성숙된 지방세포로 구성되어 있으며, 부분적으로 다른 결합조직(섬유조직, 혈관, 연골, 점액 등)이 섞여 있는 경우도 있다.

지방육종

지방육종(liposarcoma)은 악성 섬유조직구종 다음으로 흔한 악성 종양으로 성인에서 호발하며, 소아에서는 매우 드물다. 조직학적 소견상 지방모세포와 혈관의 모양이 특징이다. 지방육종은 고분화, 점액성, 원형세포, 다형태, 역분화 지방육종으로 구별하며, 고분화 지방육종은 재발은 하지만 원격 전이는 드물다(그림 23-13). 그러나 약 10%에서 역분화를 일으키기 때문에 장기간의 추적조사를 요하는 질환이다. 원형세포 및 다형태성의 세포 성분이 많을수록 예후는 불량하다.

4) 근종양

평활근종(leiomyoma)은 자궁에서는 가장 흔한 양성 종양이지만 연부조직에서는 드물게 관찰된다. 평활근육종(leiomyosarcoma) 역시 자궁에서 흔히 발생하며, 연부조직은 드물게 관찰된다. 횡문근종(rhabdomyoma)은 매우 드문 양성 종양이며, 횡문근육

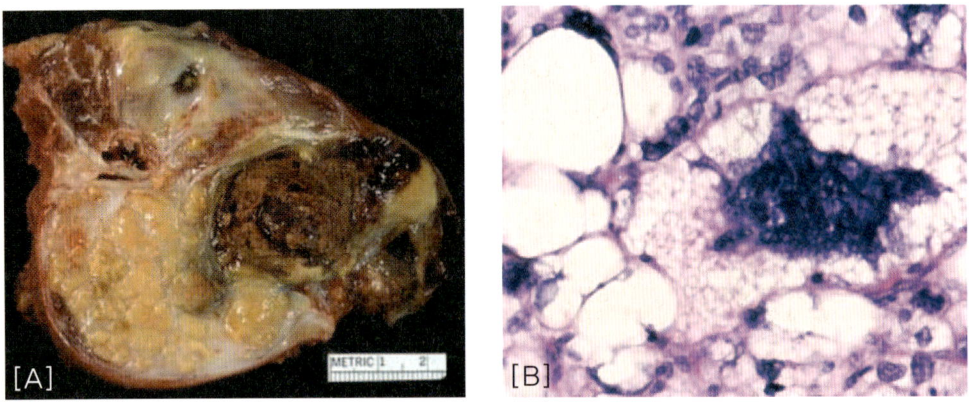

그림 23-13. 지방육종.

[A] 육안소견, 심부 근육에 괴사와 출혈이 동반된 종괴
[B] 현미경 소견, 다형태를 보이는 지방모세포

종(rhabdomyosarcoma)은 주로 소아의 머리와 목부위에 호발한다. 조직학적으로는 방추형 또는 원형세포로 구성되어 있으며, 5년 생존율은 약 10~30%로서 예후는 불량하다.

5) 혈관종양

혈관종(hemangioma)은 양성 연부종양의 7%를 차지하는 흔한 종양이다. 악성으로는 중등도의 악성인 혈관내피종(hemangioendothelioma), 악성인 혈관육종(angiosarcoma)이 있다.

6) 말초신경집 종양

신경집종(Schwannoma, Neurilemoma)

슈반세포에서 발생하는 양성종양으로 경계가 좋고 피막에 싸여 있다(그림 23-14[A]). 조직학적으로는 두 가지의 성장 양상을 보여 주는데 치밀한 방추형세포 밀도를 보이는 안토니 A형과 세포 밀도가 낮은 부위인 안토니 B형이 있다(그림 23-14[B]).

이 두 가지 성장패턴이 혼재되어 있는 것이 이 종양의 특징적인 소견이라 할 수 있다. 신경집종은 S-100 단백에 양성으로 반응한다.

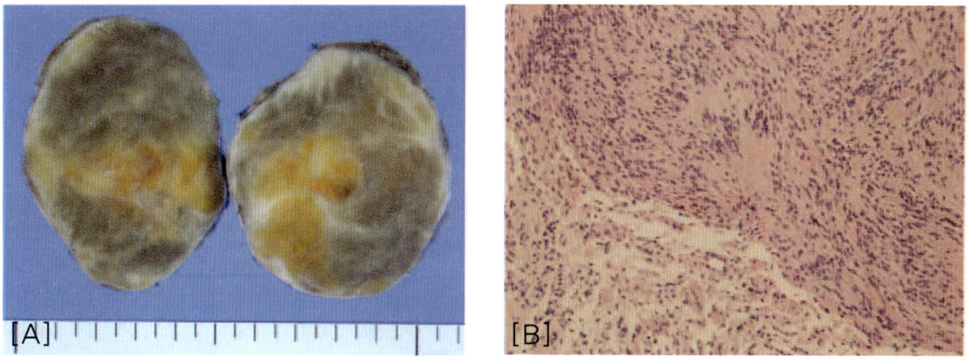

그림 23-14. 신경집종.

[A] 피막으로 싸여 주변과 경계가 잘이루어지는 종괴의 육안 사진
[B] 방추형 핵들이 질서 있게 배열된 모습을 보이는 안토니 A 영역(우상부) 세포 밀도가 떨어지는 안토니 B 영역(좌하부)

신경섬유종(neurofibroma)

신경섬유종은 양성종양으로 대부분 단발성이며, 약 10%에서는 다발성으로 관찰된다. 조직학적으로는 축삭, 슈반세포, 섬유모세포 등으로 구성되어 있으며, S-100 단백에 양성으로 반응한다. 조직학 소견은 저밀도의 방추형 세포 분포를 보이며 점액성분이나 섬유 가닥들을 배경으로 갖는다.

악성 말초신경집종(malignant peripheral nerve sheath tumor)

악성 말초신경집종은 예후가 매우 불량하다. 종양은 주변 조직을 침범하여 불분명한 경계를 이루고 괴사, 심한 핵형성 이상, 비정형 유사분열 소견을 보인다. 일부 종양에서 S-100 단백에 양성으로 반응한다. 다발성 재발과 원격 전이를 보이는 악성도가 매우 높은 암이다.

24 신경계

Nervous System

신경계는 크게 중추신경계와 말초신경계로 나눈다. 그러나 보다 광범위하게는 외부로부터 오는 자극을 수용하는 감각기계와 신경계의 명령을 전달받는 근육을 포함시키기도 한다. 중추신경계는 뇌와 척수로 구성되어 인체가 외부로부터 받는 자극을 받아들여 분석하고 상황에 맞도록 반응을 조절하는 역할을 하며, 머리뼈와 척추에 싸여 있어 외부로부터 가해지는 충격으로부터 보호된다. 중추신경계는 해부학적으로 매우 복잡한 구조를 가지고 있으며, 기능이 같은 신경세포들이 모여있고, 서로 밀접하게 연결되어 상호 보완적인 작용을 하기 때문에 생리학적인 기능을 동시에 이해하여야만 신경계질환의 병리현상을 이해할 수 있다.

중추신경계

성인의 뇌의 무게는 1,200~1,500g 정도이며, 신생아는 체중의 약 10% 정도(약 380 g)이다. 뇌는 크게 대뇌, 소뇌 그리고 뇌간으로 구성된다. 대뇌는 좌우의 양반구로 나뉘어 있으며, 이마엽, 두정엽, 관자엽 그리고 뒤통수엽으로 구분할 수 있다(그림 24-1). 외관상 대뇌표면에 주름이 많이 잡혀 있는 것을 볼 수 있는데, 이는 대뇌표면에 가까이 있는 신경세포(neuron)가 분포하는 피질의 면적을 넓게 하기 위한 구조이다.

대뇌를 좌우를 연결하는 선을 따라서 연속적으로 절단하여 보면, 대뇌의 중심에 좌우 측뇌실이 있고, 이들이 제 3뇌실, 제 4뇌실로 연결되면서 뇌척수액이 흐르는 통로가 된다.

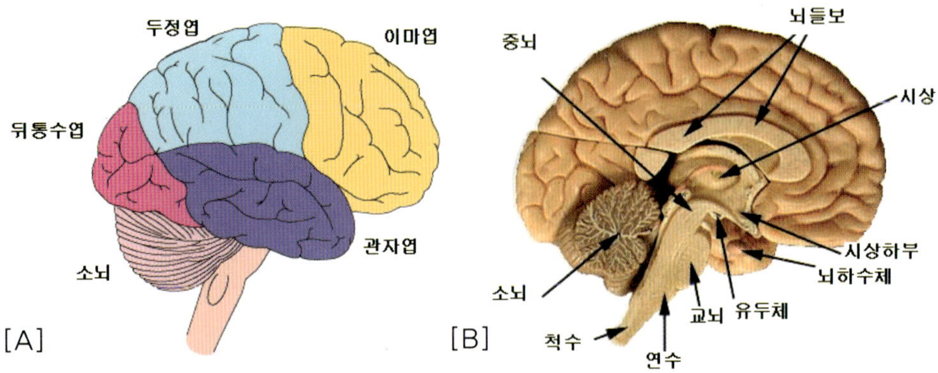

그림 24-1. 뇌의 구조[A] 시상단면[B].

대뇌의 표면 가까이에 연한 회색조를 띄는 약 4~5㎜ 두께의 회색질에는 신경세포가 위치하고 있다. 회색질 아랫쪽으로 밝은 백색을 띄는 백질이 있는데, 백질은 신경세포에서 나오는 신경섬유가 지나가는 통로이다.

소뇌는 좌우의 반구와 중앙에 위치하는 충부로 구성된다. 뇌간은 대뇌와 척수 사이에 위치하는데, 중뇌, 뇌교 그리고 연수로 되어 있다(그림 24-1[B]). 척수는 대뇌와는 반대로 중앙에 신경세포들이 모여 있는 회색질이 있고, 신경섬유의 통로는 바깥쪽에 위치하고 있다. 그리고 중앙부에는 뇌척수액이 흐르는 중심관이 있다(그림 24-2).

뇌의 혈액공급은 이중의 보안장치가 되어 있다. 목을 짚었을 때 맥박이 느껴지는 내경동맥은 머리뼈를 지나 뇌기저부의 앞부분으로 들어오는 전부순환(anterior circulation)을 담당하는데, 전체 뇌혈류의 70%를 공급한다. 한편 쇄골하동맥에서 분지한 추골동맥이 척추 속을 지나 머리뼈의 기저부에 있는 대공을 지나서 뇌기저부의 뒷부분으로 들어오는 후부순환(posterior circulation)을 이루는데 뇌혈류의 30%를 공급한다. 좌우의 모두 네 개의 커다란 동맥들이 전교통동맥과 후교통동맥에 의하여 연결됨으로써 윌리스고리(circle of Willis)를 만든다(그림 24-3).

뇌와 척수는 수막으로 싸여 있는데, 수막은 경막, 거미막 그리고 연막으로 구성되며, 거미막과 연막사이는 거미줄처럼 생긴 거미막하공간으로 뇌척수액과 혈관의 통로가 된다(그림 24-4).

중추신경계를 구성하는 세포성분은 신경세포(neuron)와 교세포(glial cell), 그리고 혈관을 이루는 세포들이다. 신경세포는 세포체(soma)와 세포체에서 뻗어 나온 가지돌기(dendrite) 그리고 신경세포의 흥분을 전달하는 축삭(axon)으로 이루어진다.

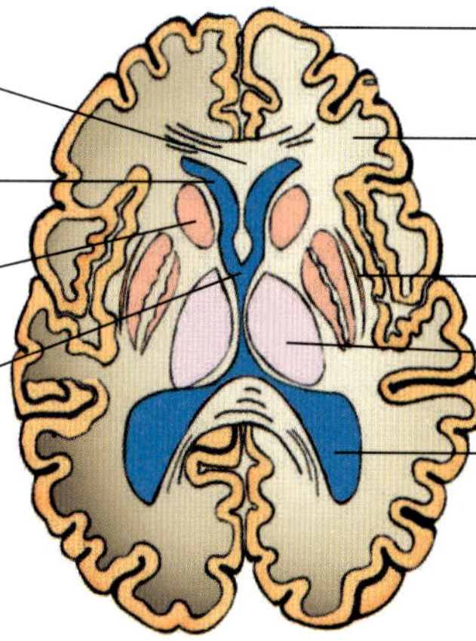

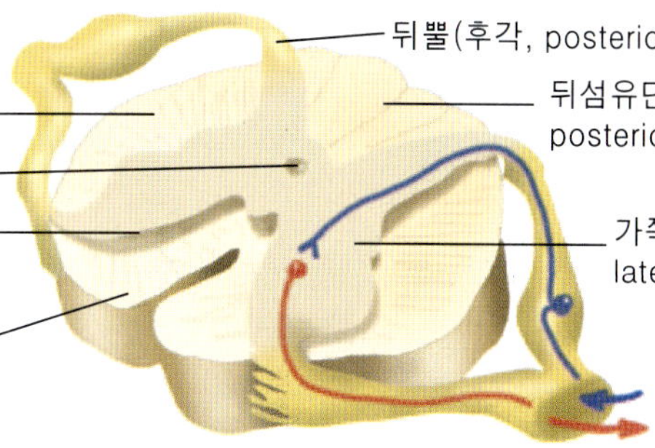

그림 24-2. 대뇌와 척수의 자른면.

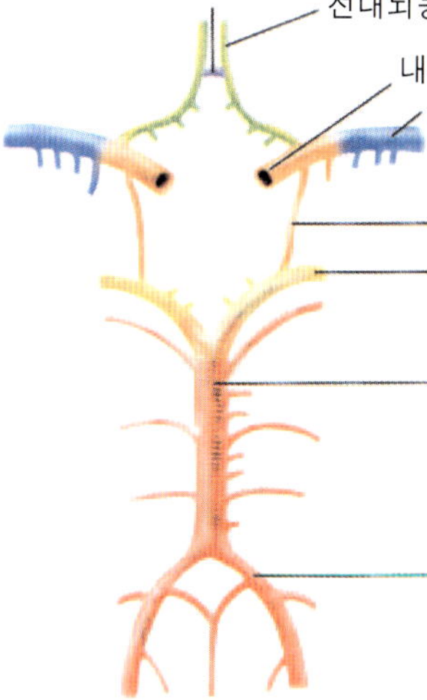

그림 24-3. 뇌저부의 뇌동맥과 Willis 동맥륜.

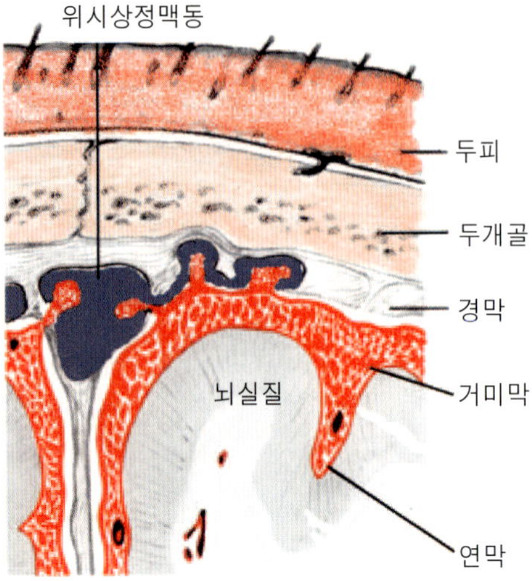

그림 24-4. 수막의 구조(좌 · 우 세로면).

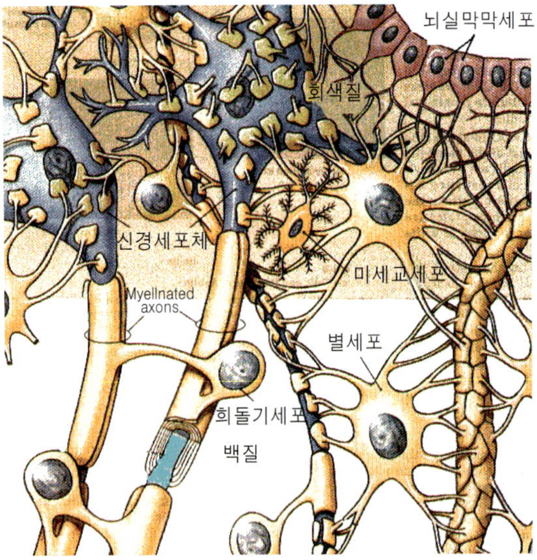

그림 24-5. 중추신경계를 구성하는 세포.

교세포에는 신경세포를 지지하는 별세포(astrocyte), 신경섬유를 싸는 수초를 만들어 내는 희돌기세포(oligodendrocyte), 뇌실을 덮고 있는 뇌실막세포(ependymal cell) 그리고 일반 신체부위의 단핵식세포에 해당되는 미세교세포(microglia)가 있다(그림 24-5).

1. 중추신경계의 선천기형

뇌의 기형은 출생 때부터 나타나는 형태와 구조의 이상이라고 정의할 수 있다. 유전적인 원인, 염색체 이상 또는 외상, 독소, 산소결핍 또는 감염 등과 같은 외인 요소에 의하여 나타난다.

중추신경계의 장애는 보통 발달과정에 따라서 분류하고 있으며, 신경관결손, 전뇌의 분할이상, 종뇌의 발달이상, 뇌실계의 발달이상 등이 있는데 이 가운데 신경관의 결손이 가장 흔히 보는 기형이다.

1) 신경관결손

중추신경계의 기형 가운데 가장 흔히 보는 이상으로 출산아 1000명당 1~2명 꼴로 발생한다. 신경관은 배아형성기에 외배엽세포들이 모여 만든 신경판이 발전하여 만드는데, 이 신경관으로부터 중추신경계가 만들어진다. 신경관결손은 크게는 두부신경관결손과 척수신경관결손으로 나눈다.

두부신경관결손에는 머리뼈가 만들어지지 않아 뇌가 밖으로 노출되는 외번뇌증(exencephaly), 대뇌가 만들어지지 않는 무뇌증(anencephaly), 뇌조직이 머리뼈 밖에 존재하는 뇌류(encephalocele), 그리고 뇌수막이 탈출하는 수막류(meningocele) 등이 있고, 척수신경관결손에는 후두공 뇌탈출, 수막류와 수막척수류(그림 24-6) 등이 있다.

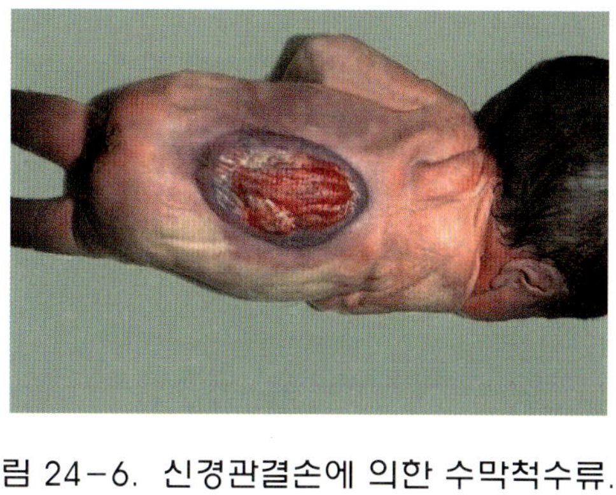

그림 24-6. 신경관결손에 의한 수막척수류.

II 주산기 신경병리학

주산기라 함은 보통 출생전후의 1주일을 말하는데 좀더 넓게 출생전후 2주일로 잡는 경우도 있다. 이 기간은 태아가 분만 후에 맞게 될 새로운 환경에 적응하기 위한 준비를 하는 매우 중요한 시기이다. 이 시기에는 뇌가 충분히 성숙되지 않은 상태이기 때문에 각종 위험인자에 쉽게 손상을 받을 수 있다.

1) 저산소성-허혈성 뇌병소

저산소성-허혈성 뇌병증은 만삭아에서는 1,000명의 생존출생아 가운데 2~4명의 빈도로 발생하지만 미숙아의 경우는 빈도가 높다. 신생아에서 볼 수 있는 저산소성-허혈성 뇌병증으로는 뇌실질의 세포내 또는 세포외에 수분이 증가하는 뇌부종, 전신성 저산소증으로 인하여, 시상주위의 상부 고랑부위의 괴사가 일어나는 시상주위 뇌손상, 측뇌실 주위의 백질이 양측성으로 괴사에 빠지는 뇌실주변백질연화증 등이 있다.

2) 핵황달

출생 직후에 신생아의 피부가 일시적으로 노랗게 변하는 생리적 황달이 올 수 있다. 하지만 혈청에 비결합 빌리루빈(unconjugated bilirubin)이 20 mg/dl 이상 높아지는 심한 황달은 태아와 산모의 Rh 혈액형의 부적합에 의하여 주로 나타나며, 용혈성 질환에서도 본다. 그리고 미숙아의 경우는 간의 발달장애와 간손상에 동반되어 올 수 있다. 이런 경우 전신 황달 뿐만 아니라 기저핵에 빌리루빈이 침착되는데 이것을 핵황달이라 한다(그림 24-7).

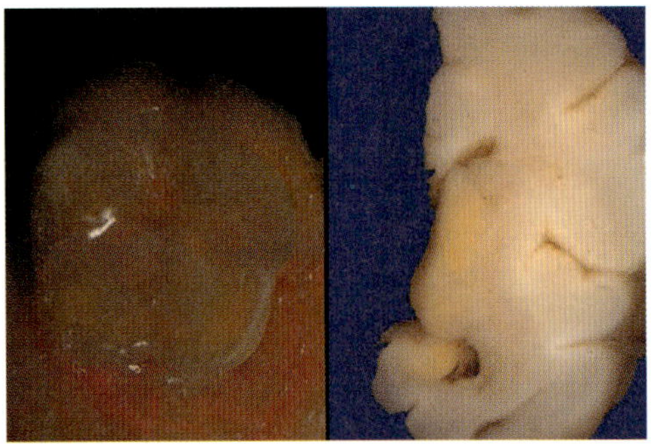

그림 24-7. 뇌의 기저핵에 황색소 침착.

III 뇌탈출과 뇌부종

두개강은 단단한 머리뼈에 의하여 둘러싸인 한정된 공간이다. 따라서 혈종 또는 종양과 같이 공간을 점유하는 병변이 생기게 되면 두개강의 내압이 상승한다. 두개내압이 상승하게 되면 연약한 뇌조직은 상대적으로 압력이 낮은 부위로 밀려나게 되는데 이와 같은 현상을 뇌탈출(herniation)이라고 한다.

뇌탈출은 주로 소뇌천막(tentorium), 대공(foramen magnum), 대뇌낫(falx cerebri) 그리고 머리뼈의 결손부위와 같은 공간을 통하여 일어난다(그림 24-8). 뇌탈출이 일어나면 탈출된 조직에 포함되어 있는 신경세포의 기능이 떨어지면서 의식이 흐려지고 호흡이 나빠지는 상황을 가져 올 수 있기 때문에 임상적으로는 매우 중요하다.

뇌조직에 수분의 함량이 증가된 상태를 뇌부종(brain edema)이라고 한다. 뇌부종은 독립된 질환은 아니지만 뇌내압을 높이는 중요한 상태이다. 뇌부종은 혈뇌장벽(blood-brain barrier)에 의한 삼투압의 이동제한 때문에 발생하는데 육안적으로는 뇌회가 팽팽해지고 뇌구가 밀착되어 보인다. 뇌부종은 발생기전에 따라서 혈관기원(vasogenic), 세포중독(cytotoxic) 및 사이질(interstitial) 부종으로 나눈다.

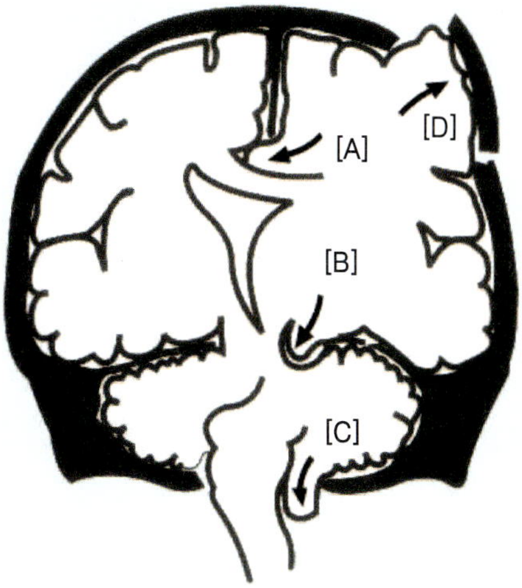

그림 24-8. 두개강 내압 상승에 의한 뇌의 탈출현상.

[A] 대뇌겸하 [B] 구상돌기 [C] 소뇌편도 [D] 두개골

Ⅳ 영양, 대사장애 및 독성질환

영양상태 및 대사의 장애가 중추신경계에 미치는 영향은 매우 다양하며 뇌의 발달 단계, 성숙도, 장애의 정도 등에 따라서 변화가 다르게 나타난다.

1) 알코올성 뇌질환

알코올성 뇌질환은 과량의 알코올 섭취에 따르는 thiamine 결핍으로 야기되는 것으로 알려져 있다. 베르니케(Wernike) 뇌병증은 안근마비, 안구진탕, 운동실조, 그리고 정신착란, 방향상실과 혼수상태와 같은 정신증상을 보인다. 코르사코프(Korsakoff) 증후군은 기억상실 증후군을 보이지만 지능과 학습된 행동은 온전한 것이 특징이다.

베르니케 뇌병증에서는 유두체와 제3, 제4 뇌실 주위에 육안적 변화를 볼 수 있는데, 급성기에는 출혈을 보이거나 회갈색의 변성이, 만성에서는 유두체의 위축과 갈색 변성을 본다(그림 24-9). 코르사코프 증후군에서는 시상과 사상하부에서 변화를 볼 수 있다.

2) 일산화탄소(CO) 중독

중독기전은 일산화탄소가 혈색소(헤모글로빈)와 결합하는 능력이 산소의 250배나 되기 때문에 오는 조직의 저산소증이다. 급성 일산화탄소중독증의 뇌를 검사하면, 육안적으로 뇌 및 수막에 일어난 울혈을 볼 수 있고, 때로는 대뇌의 백색질에 점상출혈을 보인다. 만성 중독에서는 기저핵의 렌즈핵에서 변성과 괴사를 볼 수 있다. 만성 중독의 후유증으로 심한 기억력장애, 실어, 무언증, 운동, 언어, 지남력 장애, 파킨슨 증후군 등이 나타나는데 이는 중추신경계의 회색질과 백색질의 손상과 연관이 있다.

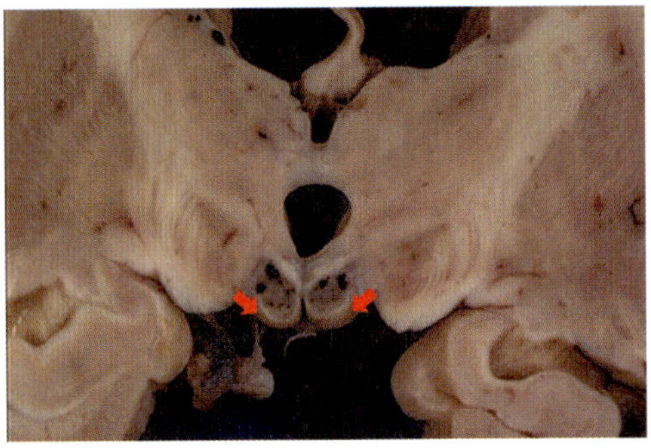

그림 24-9. 베르니케 뇌병증의 육안사진.

V 뇌혈류장애

뇌는 필요한 열량의 90%를 포도당의 산화를 통하여 얻는데, 뇌에는 포도당이 저장되어 있지 않다. 따라서 뇌가 정상적인 활동을 유지하려면 적당량의 산소와 포도당을 끊임없이 공급받아야 한다. 따라서 충분한 양의 혈액공급이 항시 이루어져야 한다. 정상적으로 중추신경계는 휴식기에 심장이 내보내는 혈액의 15%를 받고 있다.

뇌혈관발작(cerebrovascular accident) 또는 뇌졸중이라 함은 뇌혈관의 병변에 의하여 전구증상이 없이 갑자기 발생한 국소 또는 전뇌신경증상이 24시간 지속되는 것이다. 그러나 증상이 24시간 이내에 없어지는 경우도 있는데, 이를 일과성 허혈발작(transient ischemic attack)이라고 한다.

뇌경색, 뇌실질의 출혈 그리고 거미막하 출혈 등의 병변이 포함되는데 병변이 발생한 혈관의 위치에 따라서 시력장애, 운동장애, 언어장애 등 다양한 신경증상이 나타난다.

1) 뇌출혈

대뇌실질에 일어나는 출혈은 진균감염 또는 종양에 동반되는 출혈 등과 같이 다른 질환의 합병증으로도 올 수 있지만, 뇌혈관의 장애로 오는 출혈의 가장 흔한 원인은 고혈압성 소동맥 병변이다. 고혈압에 동반되는 뇌출혈이 잘 일어나는 부위는 조가비핵과 시상등 피질하핵에서 3분의 2정도가 발생하며, 소뇌반구 그리고 뇌간의 순서로 많이 발생한다(그림 24-10).

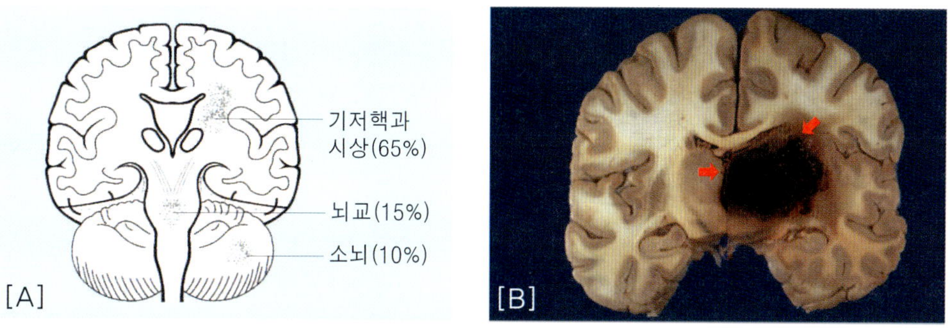

그림 24-10. 고혈압성 뇌출혈의 호발부위[A]와 육안사진[B].

기저핵을 침범하는 전형적인 고혈압성 뇌출혈이 일어나면 갑작스런 두통, 구토, 의식장애, 안구마비, 반신불수 등의 소견이 나타나는데, 특히 고혈압을 앓아 오던 중년 이상의 남자에서 흔히 볼 수 있다.

2) 거미막하 출혈

뇌척수액의 통로인 거미막하공간에 일어나는 출혈이 외상과 관련이 없이 일어나는 경우가 뇌졸중의 5~9%를 차지한다. 거미막하출혈의 가장 흔한 원인은 딸기동맥류의 파열이다. 딸기동맥류는 선천성으로 발생되며 뇌기저부에 있는 윌리스고리를 구성하는 커다란 동맥이 갈라지는 부위에 잘 생긴다(그림 24-11).

딸기동맥류의 파열에 의한 거미막하출혈이 일어나는 환자는 평균연령이 50~54세이다. 출혈 초기에는 심한 두통, 오심, 구토, 짧은 의식불명, 수막자극증상 등을 보인다.

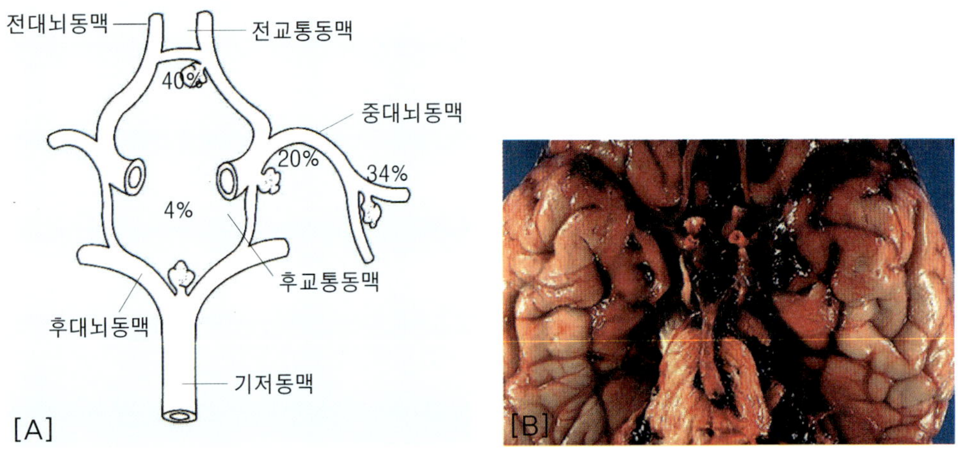

그림 24-11. 거미막하출혈의 호발부위[A]와 육안사진[B].

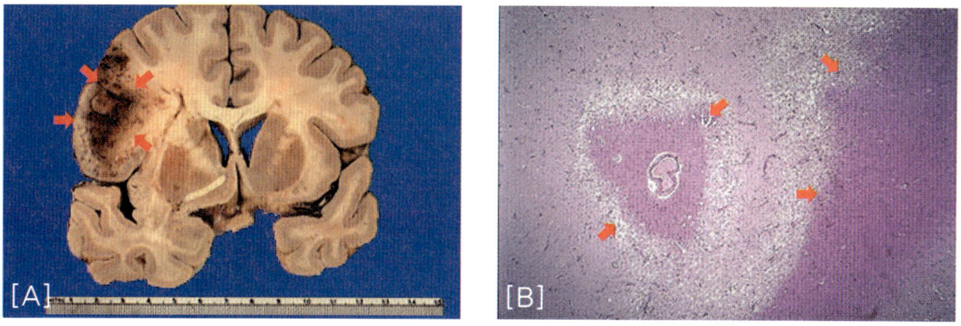

그림 24-12. 뇌경색의 육안사진[A]과 현미경사진[B].

3) 뇌경색

경색은 뇌혈류의 감소로 인하여 뇌조직에 있는 신경세포와 교세포를 포함하는 모든 세포와 혈관, 신경섬유 등에 응고괴사가 일어나는 것이다(그림 24-12). 우리가 흔히 뇌졸중이라고 부르는데, 원인은 혈전 또는 색전에 의하여 혈관이 막히거나, 혈관경련 또는 외부의 압력으로 동맥의 폐쇄가 일어나서 온다. 뇌경색은 발생원인에 따라 뇌혈전증과 뇌색전증으로 나누는 경우도 있다.

VI. 뇌외상

중추신경계는 매우 연약한 조직이지만, 머리뼈와 척추라고 하는 단단한 보호장치 안에 뇌척수액이라고 하는 충격방지 장치가 더해져서 보호되고 있다. 하지만 사회가 복잡해지면서 교통사고나 인신공격행위 등이 증가하면서 손상을 잘 입는 기관이 되고 있다. 따라서 뇌의 외상은 청장년층의 사인 가운데 매우 흔한 원인이 되고 있다.

뇌에 외력이 가해졌을 때 일어나는 변화는 외력의 종류, 힘이 가해지는 방향, 상대운동(가속, 감속 또는 회전) 등에 따라서 일어날 수 있는 변화가 매우 복잡하다(그림 24-13). 여기에서는 외상으로 인하여 뇌에 일어나는 대표적인 변화만 다루도록 한다.

1) 머리뼈골절

머리에 손상을 입고 사망한 피해자의 80%에서 머리뼈 골절을 볼 수 있다. 머리뼈는 단단한 뼈 여러 개가 견고한 결합형태인 봉합으로 연결되어 있기 때문에 강한 충격이 가해져야만 골절이 생긴다. 머리뼈골절은 생기는 위치에 따라서 두개관골절(calvarial fracture)와 두개기저부골절(basilar fracture)로 나누며, 가해진 외력의 형태와 골절의 형태에 따라서 개방골절, 폐쇄골절, 선형골절과 함몰골절 등으로 나눈다.

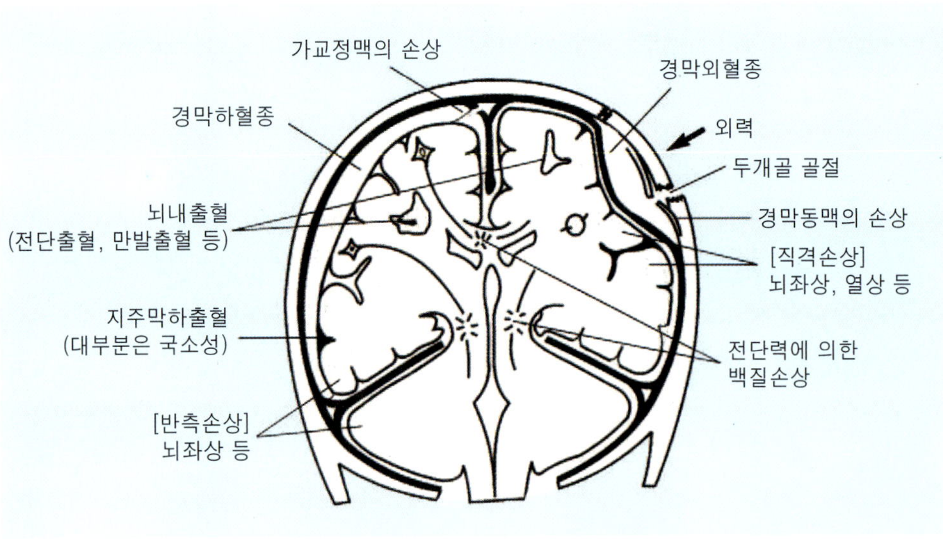

그림 24-13. 뇌외상의 종류.

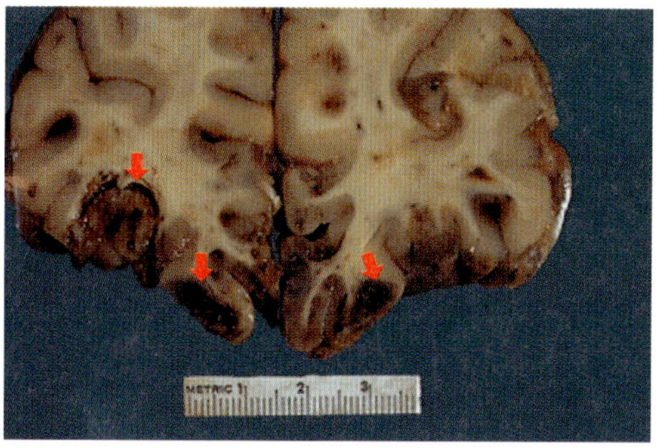

그림 24-14. 뇌좌상의 육안사진(회백질의 출혈 소견).

2) 뇌좌상

뇌좌상(cerebral contusion)은 쉽게 말하면 뇌가 멍든 것이다. 즉 둔력이 가해지는 순간에 전단력이나 압력에 의하여 뇌조직(주로 피질)에 생기는 손상이다. 따라서 뇌좌상의 위치를 보면 외력이 가해진 상황을 짐작할 수 있다. 뇌좌상은 기본적으로 뇌의 회백질의 출혈을 동반한 괴사이다. 쐐기형태로서 뇌회쪽이 바닥이고 백질쪽이 꼭지점이 된다(그림 24-14).

충격을 받았을 때, 부딪힌 쪽 뇌에 생기는 좌상을 충격좌상(coup contusion)이라고 하고, 부딪힌 반대쪽 뇌에 생긴 좌상을 반측충격좌상(contrecoup contusion)이라고 하는데, 생기는 기전은 가속 또는 감속 운동상태에 따라 뇌가 머리뼈와 부딪히는 것이다.

3) 국소 뇌손상

외상으로 인하여 일어나는 국소적인 손상으로는 경막외출혈, 경막하출혈, 거미막하출혈, 뇌실질출혈, 뇌실내출혈, 대뇌신경손상 등이 포함된다.

경막외출혈

두개관과 경막 사이에 피가 고이는 경우를 말한다(그림 24-15[A]). 외상을 입었을 때, 충격부위 머리뼈의 골절이나 변형으로 경막이 머리뼈와 분리되면서 수막동맥이 파열되어 일어난다. 동맥출혈이기 때문에 증상이 급속하게 나타나는데, 다량의 출혈이 일어나게 되면 뇌를 압박하여 신경증상이 나타나고 결국 의식을 잃는다.

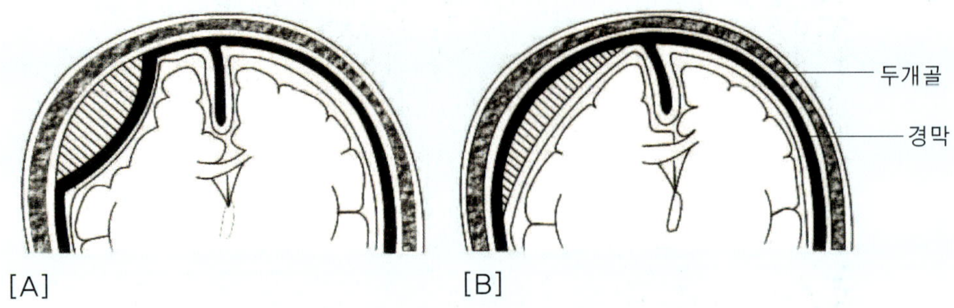

그림 24-15. 경막외출혈[A]과 경막하출혈[B] 소견.

경막하출혈

경막하출혈은 경막과 거미막의 사이에서 일어난다(그림 24-15[B]). 연결정맥의 파열이나, 뇌표면의 혈관이 파열되어 일어날 수 있다.

VII 감염증

중추신경계는 머리뼈 및 척추 그리고 수막으로 단단하게 싸여 있으며, 혈뇌장벽으로 차단되어 있기 때문에 다른 장기에 비하여 감염에 노출될 기회가 많지 않다. 중추신경계에 미생물 감염이 일어나는 경로를 보면 다음과 같다.

혈류감염

- 직접감염(머리뼈의 결손부위, 두부의 개방성 창상 또는 뇌실단락술과 같은 수술부위를 통하여)
- 국소감염의 파급(중이염 및 부비동염의 파급, 신생아에서는 신경관결손을 통한 감염)

말초신경계를 통한 감염(광견병, 단순포진 바이러스 등)

감염을 일으키는 미생물의 종류에 따라서 세균성 감염, 바이러스성 감염, 진균성 감염, 기생충 감염 그리고 프리온 감염 등이 있고, 병소에 따라서 수막염(meningitis), 뇌염(encephalitis), 척수염(myelitis) 등으로 나눈다. 여기에서는 우리 나라에서 문제가 되고 있는 대표적인 감염질환만을 다루기로 한다.

1) 세균감염

급성 화농수막염

일반적으로 수막염(meningitis)이라고 함은 거미막(arachnoidal membrane)과 연막(piamater)로 구성된 연수막(leptomeninges)에 염증이 생기는 경우를 말하는데 연령층에 따라서 원인 세균이 다르다. 신생아에서는 A군 베타-용혈사슬알균(*Group A beta-hemolytic streptococcus*)나 대장균(*E. coli*), 영아나 소아에서는 인플루엔자호혈균(*Hemophillus influenzae*), 청소년과 성인에서는 수막알균(*Neisseria meningitidis*), 그리고 노인이나 외상을 입은 후에는 폐렴사슬알균(*Pneumococcus*) 감염에 의한 경우가 많다.

세균이 거미막하공간에 도달하면 뇌척수액 속에서 급속하게 증식하고, 이로 인하여 급성 염증반응이 유발되지만 뇌실질이나 경막으로 파급되지는 않는다. 정상적에서는 투명하게 보이는 연수막이 화농성 삼출액으로 인하여 혼탁해지며, 혈관이 충혈된다. 현미경적으로는 거미막하공간 및 연수막에서 수많은 중성백혈구의 침윤을 볼 수 있다.

환자는 균감염에 의한 일반증상을 보이며, 두통, 목의 강직(neck stiffness), 의식혼탁, 흥분(irritability)과 같은 수막자극증상을 나타낸다.

뇌척수액천자를 해보면 뇌척수액압이 증가되어 있으며, 다수의 호중구가 관찰되고, 단백질은 증가되어 있으나, 세균이 당분을 사용하기 때문에 당분은 현저하게 감소되는 것이 특징이다. 뇌척수액을 배양하면 원인균을 증명할 수 있다.

뇌농양

뇌농양(brain abscess)은 뇌의 실질에 발생하는 국소적인 화농성 괴사성 병변이다. 주변의 감염소에서 전파되거나 감염성 심내막염 후에 속발되는 패혈성 혈전색전증의 경우처럼 혈류를 타고 전파되어 오거나, 머리의 개방성 창상을 통하여 만들어진다. 뇌농양은 대뇌의 백질부에 잘 생기는데 특히 회색질과 백질의 경계부에 잘 생긴다.

임상적으로는 뇌에 종괴를 만드는 다른 병소들과 비슷한 증상을 보이는데, 신경방사선학 진단법이 도움이 된다. 병리학적으로는 초기에는 중앙의 괴사부위와 주변에 호중구의 침윤을 동반하는 뇌실질의 급성염증을 볼 수 있다. 시간이 경과하면서 중심부에 액화괴사가 일어나며 림프구, 대식구, 형질세포 등과 같은 만성염증세포로 대치된다(그림 24-16). 1주일이 경과되면 주위에 육아조직이 형성되어 병소를 분리하는 변화가 진행되어 피막을 형성하게 된다.

결핵수막염

중추신경계의 결핵은 *Mycobacterium tuberculosis*가 폐 및 기타 장기를 침범하여 만드는 결핵성 병변으로부터 혈류를 타고 전파되어 오는 이차성 병변이다. 병소는 결핵수막염과 뇌실질의 결핵종의 형태로 나타난다. 우리 나라에서는 과거 결핵수막염의 발생이 매우 많았으며 아직도 드물지 않은 실정이다.

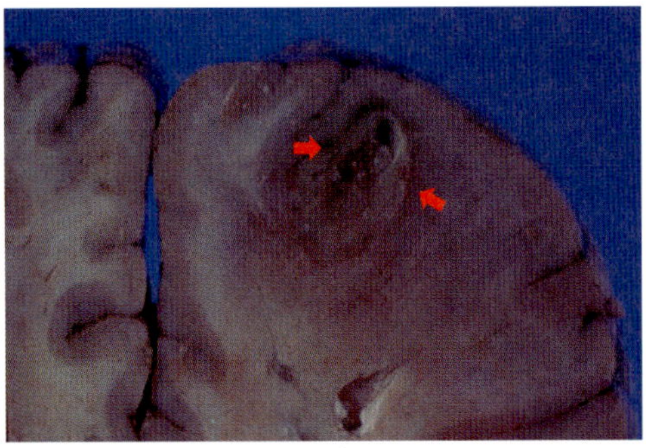

그림 24-16. 뇌농양의 육안사진.

결핵수막염은 뇌의 기저부를 침범하는 경향을 보이며 급성 화농수막염과는 달리 뇌실질이나 뇌실막 또는 뇌실막주변의 뇌실질로 확산될 수 있다.

삼출물은 주로 림프구, 형질세포 대식세포 등과 같은 단핵구로 되어 있으며, 중심에 치즈괴사(caseous necrosis)를 보인다.

뇌척수액에서는 주로 단핵세포 또는 다핵세포의 증가를 보이고(보통 1,000/㎣) 단백이 증가하고 당분이 저하되기도 한다.

신경매독

*Treponema pallidum*에 의하여 오는 매독환자가 특별한 치료를 받지 않고 지내면 약 10%에서 신경계를 침범하게 된다. 감염후 1년에서 수년이 경과한 3기에 해당하는 병변이다. 수막혈관신경매독(meningovascular syphilis), 척수매독(tabes dorsalis), 마비신경매독(general paresis)의 3가지 형태로 나타난다.

수막혈관신경매독은 대혈관 및 중등도의 혈관을 침범하는 혈관내막염의 형태로 나타나기 때문에 결핵수막염처럼 뇌기저부를 잘 침범한다. 따라서 뇌신경장애의 증상을 보일 수 있다.

조직학적으로는 혈관주위에 림프구와 형질세포가 침윤하는 염증반응과 육아종의 형태를 나타낸다. 조직내에서 스피로헤타균(spirocheta)을 검출하거나 혈액에서 매독반응검사를 시행하여 진단한다.

2) 바이러스 감염

항생제의 개발로 각종 세균성 신경계질환의 발생은 감소되고 있으나, 최근에 AIDS 발생의 증가와 장기이식에 따른 면역억제제를 사용하는 경우가 많아지면서 바이러스에 의한 신경계질환은 오히려 증가하는 추세를 보이고 있다.

대부분 중추신경계를 침범하는 바이러스감염은 포진바이러스와 같이 다른 장기를 침범한 다음 중추신경계로 파급되지만, HIV 바이러스, 절지동물에 의하여 전파되는 뇌염, 광견병 바이러스 등은 선택적으로 신경계를 침범하기 때문에 향신경 바이러스(neurotrophic virus)라고 한다.

중추신경계바이러스 감염은 수막염, 급성뇌염 또는 뇌척수염, 감염후 뇌염, 아급성뇌염의 형태로 발현한다. 육안으로는 수막의 경미한 혼탁과 뇌부종 등 비특이 소견만을 나타내는 경우가 많다.

현미경소견에서는 몇 가지 일반적인 특징을 볼 수 있다.

- 림프구성 혈관주위 염증세포침윤(perivascular lymphocytic cuffing)
- 미세교세포(microglia)의 비대와 증식과, 미세교세포의 신경포식현상(neuronophagia)
- 세포내 봉입체가 특징적으로 나타난다. 대표적인 것으로는 광견병에서 관찰되는 세포질 내의 네그리 소체(Negri body)가 있고, 단순대상포진감염시, 핵 내에서 보는 카우드리 A 봉입체(Cowdry A inclusion)를 들 수 있다.

중추신경계 바이러스 감염의 진단은 우선 임상증상이 중요하며, 뇌척수액과 혈액 및 생검조직 등을 검사한다. 뇌척수액에서는 세균감염과는 달리 단핵구의 증가를 볼 수 있고, 바이러스는 당분을 사용하지 않기 때문에 당분은 정상범위이며 단백질이 증가되는 소견을 볼 수 있다.

일본뇌염

일본뇌염(Japanese B encephalitis)은 모기에 의하여 전파되는 우리 나라에서 유일하게 유행하는 뇌염이다. 80년대 초까지만 해도 사망자가 많이 발생하였지만, 최근에는 예방백신의 개발 등으로 발병이 현저히 감소되었다. 빨간집모기(Culex tritaenionhyncus)가 주된 매개체이며, 돼지가 증폭동물이다. 고열과 두통(수막자극증상), 경련 및 의식장애(뇌증상)를 일으킨다.

광견병

개, 너구리, 스컹크, 여우, 박쥐 등 광견병에 감염된 동물에 물려서 감염이 되는데, 주로 개가 감염원이 된다. 물린 상처를 통해 들어온 바이러스는 말초신경을 따라서 중추신경에 도달하여 뇌염을 일으킨다. 잠복기간은 상처와 중추신경계와의 거리에 따라 다르다.

전신불쾌감, 두통, 발열 등과 함께, 상처주위에 감각이상이 나타나고, 병증이 진행되면서 중추신경 흥분증상이 나타난다. 특히 물을 보면 무서워하기 때문에 공수병이라고 부르기도 한다.

육안적으로 뇌에 심한 부종과 울혈을 볼 수 있고, 현미경상으로는 해마의 추체세포와 소뇌의 풀킨예세포에서 특징적인 네그리소체를 볼 수 있다.

회색질척수염

Poliovirus 감염에 의하여 발생하는 회색질척수염(poliomyelitis)은 척수뿐 아니라 대뇌와 소뇌에서도 염증을 일으킨다. 위장관을 통하여 체내에 들어온 바이러스가 혈류를 타고 중추신경계를 침범한다. 초기에 일시적인 발열이나 권태감이 있다가 반복되는 발열과 수막자극증상이 나타나며, 사지의 이완성 마비가 나타나게 된다.

병변은 주로 척수에서 볼 수 있는데, 육안적으로는 척수의 전각에 울혈과 출혈을 보며 만성기에는 위축된 소견을 볼 수 있다. 현미경적으로는 전각세포의 소실과 신경원식 현상을 볼 수 있다.

에이즈 뇌염

에이즈 환자의 중추신경계에서 볼 수 있는 병변은 다음과 같다.

- HIV에 의한 직접적인 병변
- 면역상태가 저하된 상태에서 잘 오는 기회감염
- 악성림프종 등과 같은 악성종양의 발생 등을 들 수 있다.

3) 프리온병

과거에는 slow virus감염병으로 분류되었던 질환으로 prion이라고 하는 비정상단백에 의하여 전파되는 것으로 추정되고 있으며, 대표적으로 크로이츠펠트-야콥(Creutzfeldt-Jakob)병, 광우병(madcow diease), kuru, 그리고 치명적 가족성 불면증등 이 여기에 포함된다.

육안적으로는 다양한 정도의 뇌위축을 볼 수 있으며, 현미경적으로는 신경세포내 또는 신경망 내에 수많은 공포가 보이는 해면성 변화가 특징이다. 신경세포의 소실과 별세포의 증식이 동반된다.

4) 진균감염

중추신경계의 진균감염은 호흡기나 소화기의 진균감염이 혈류를 따라서 전파되거나 머리뼈나 부비동 혹은 척추 등에 있는 감염소에서 직접 전파된다. 최근에는 악성종양, 장기이식 후에 치료목적으로 사용하는 면역억제제의 사용증가 그리고 AIDS환자의 증가에 따른 기회감염으로서 중추신경계의 진균감염이 증가하는 추세를 보인다.

진균감염에는 크립토콕쿠스증(cryptococcosis), 아스페르길루스증(aspergillosis), 캔디다증(candidiasis) 등이 있다.

5) 기생충감염

우리 나라에서 흔히 볼 수 있는 뇌의 기생충질환으로는 낭미충증(cysticercosis), 스파르가눔증(sparganosis), 및 폐흡충증(paragonimiasis) 등이 있다.

낭미충증은 유구조충(Taenia solium)의 유충이 뇌조직 내에 기생하는 질환으로 우리 나라에서 조직진단을 통하여 진단되는 기생충질환 가운데 가장 흔한 질환이다.

스파르가눔은 열두조충과의 spirometra속에 속하며 제1중간숙주는 물벼룩이고, 제2중간숙주는 개구리, 뱀, 조류이며, 최종숙주는 개 고양이 등이다. 사람은 제2중간숙주를 생식하는 경우에 감염된다. 폐흡충은 민물에 사는 가재나 게 등을 생식하였을 때 피낭유충이 인체에 들어와 감염된다.

이들 기생충질환에서는 뇌실질에 공간점유병변을 만들게 되는데, 병변의 위치나 크기, 또는 조직반응의 정도에 따라서 간질, 두통, 국소적인 신경학적 증상 등을 나타낸다.

VIII 탈수초질환

신경세포의 축삭은 중추신경계에서는 희돌기세포, 말초신경계에서는 슈반세포가 만드는 수초로 싸여져 있다. 축삭은 파괴되지 않고 축삭을 싸고 있는 수초만이 선택적으로 파괴되는 질환을 탈수초질환이라고 한다.

다발경화증

다발경화증(multiple sclerosis)은 탈수초질환의 가장 대표적인 질환이다. 여자에서 약간 많고, 20~40대 사이에서 잘 발생한다. 북유럽이나 미국의 백인에서 특히 HLA-A3, B7, DR2 항원이 있는 사람에서 발생빈도가 높으며, 동양인, 아프리카인, 북미의 인디언에서는 발생빈도가 낮다.

초기에는 감각이상, 약한 사지의 운동능력 이상, 운동실조, 방광증상 및 안구진탕 등이 나타날 수 있다. 여러 해에 걸쳐서 회복과 재발이 반복된다. 병이 진행될수록 회복이 완전하지 못하게 되고, 결국은 광범위한 대뇌 및 척수의 탈수초에 따른 실금, 양측 하지마비와 정신장애 등의 증상이 나타난다.

육안적으로는 뇌의 절단면에서 여러 개의 불규칙하고, 주위와의 경계가 뚜렷한 탈수초병변(plaques)을 볼 수 있는데, 특히 뇌실각(ventricular angle)주위의 백질에서 잘 볼 수 있다. 초기에는 분홍색조를 띠며 부종이 동반되지만, 시간이 경과되면 백질의 흰색 수초가 파괴되기 때문에 약간 투명한 느낌을 준다(그림 24-17).

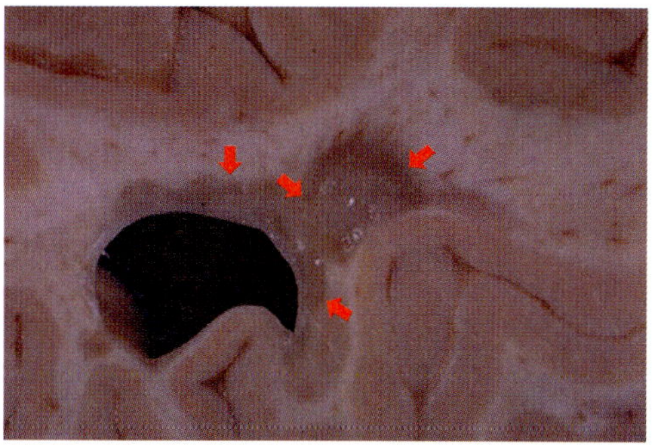

그림 24-17. 다발경화증의 육안사진(수초 탈락 병변인 판 관찰).

IX 퇴행질환

조직학적으로 초기에는 소정맥과 세정맥 주위에 단핵백혈구와 림프구의 침윤이 나타난다. 전형적인 소견은 탈수초병변과 정상조직 사이에 주로 림프구로 구성되는 염증세포의 침윤을 볼 수 있다.

중추신경계의 특정부위에 있는 신경세포들이 정상적인 노화과정보다 빨리 위축되거나 소실되는, 원인이 밝혀져 있지 않은 질환을 퇴행질환이라고 한다(표 24-1). 대부분의 질환에서 원인이 밝혀져 있지 않지만, 일부의 알츠하이머병, 모든 예의 헌팅톤무도병과 같이 유전적인 요인이 증명된 경우도 있다. 대표적인 퇴행성 질환 가운데 최근 우리나라에서도 문제가 되고 있는 알츠하이머병, 특발파킨슨병에 대하여 알아보기로 한다.

표 24-1. 중추신경계의 퇴행성 질환.

침범되는 부위	질환
대뇌피질	알츠하이머병 픽병 피질-기저핵변성
대뇌 기저핵과 뇌간	헌팅톤 무도병 특발성 파킨슨병 뇌염후 파킨슨병 선조체 흑질변성 샤이-드레거 증후군 할러보덴-스파츠 중후군 진행성 핵상마비
척수와 소뇌	감람뇌-교-소뇌(oligo-ponto-cerebellar) 위축 프라이드라이히 운동실조증 혈관확장성 운동실조증
운동신경세포	운동신경원 질환(근육위축가쪽경화증) 근육위축가쪽경화증-파킨슨증-치매복합증후군 Werdnig-Hoffmann 병 Kugelberg-Welander 증후군

1) 알츠하이머병

과거부터 나이가 들면 기억력이 떨어지고 성격이 변하며, 대소변을 가리지 못하는 노망이 온다는 말이 있어 왔다. 하지만 1906년 독일의 정신과의사인 알츠하이머가 급격한 기억력상실, 지남력장애를 초기증상으로 하고, 편집증 및 실어증을 보인 끝에 4년만에 사망한 51세된 여자 환자의 예를 보고하면서 초로성 치매에 대한 관심이 증가하기 시작하였다.

알츠하이머병은 아직 정확한 원인을 알려져 있지 않지만, 가족적으로 발병하는 경우에 유전적인 소인이 있는 것으로 확인되고 있다. 현재까지는 베타-아밀로이드라고 하는 이상단백질이 뇌에 축적되므로 인하여 신경세포의 소실이 오는 것으로 추정하고 있다. 베타-아밀로이드는 제19번 염색체에 있는 유전자의 정보에 따라 만들어지는 아밀로이드 전구물질(amyloid precursor protein)의 분해산물이다.

알츠하이머병은 치매환자의 약 65%정도를 차지하는 것으로 알려져 있다. 물론 환자마다 증상의 발현양상이라든가, 발전하는 양태 등이 다르기 때문에 진단이 어려운 경우도 있다. 하지만 보통은 기억력감퇴, 학습장애, 언어장애, 시공간 기능장애 및 실행증, 판단력 저하, 무관심 그리고 행동장애와 같이 대뇌의 고유인지기능의 장애로 나타나는 증상들을 보인다.

아직은 생화학적 검사 또는 방사선 검사를 통하여 확진할 수 있는 방법은 개발되어 있지 않고, 환자의 병력을 중심으로 신경정신학 검사를 통하여 진단에 접근하는 방법이 제시되고 있다.

알츠하이머병 환자의 뇌를 검사해 보면 뇌실질의 위축으로 무게가 감소된 소견을 볼 수 있다. 특히 젊은 나이에 발병하였을 수록 위축의 정도가 심하다. 대뇌의 무게는 대개 1,000g 내외이다. 대뇌의 위축은 이마엽과 관자엽에서 뚜렷하다. 위축의 정도에 따라서 통통하던 뇌회가 쭈그러들고, 뇌구가 넓어진다. 관상면을 따라서 절단하여 보면 양측 측뇌실이 확장된 소견을 보이는데, 이는 뇌실질의 위축으로 오는 이차적 변화이다. 해마(hippo campus)가 다양한 정도의 위축을 보일 수 있다(그림 24-18). 알츠하이머병의 현미경소견은 다음과 같다.

- 이영양성 축삭이 모여있고, 아밀로이드가 침착되는 노인판(senile plaque) 관찰(그림 24-19)
- 신경세포의 세포질 내에서 신경섬유농축체(neurofibrillary tangle) 관찰
- 과립공포변성
- 해마의 피라밋세포의 세포질에서 히라노소체 관찰

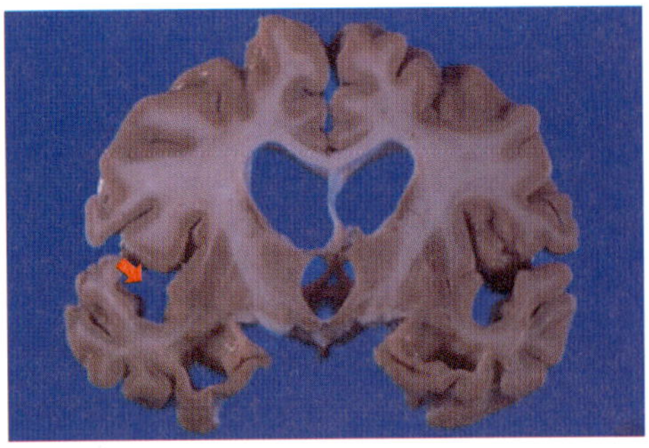

그림 24-18. 알츠하이머병 뇌
알츠하이머병의 육안단면사진(뇌의 위축으로 넓어진 뇌고랑 관찰).

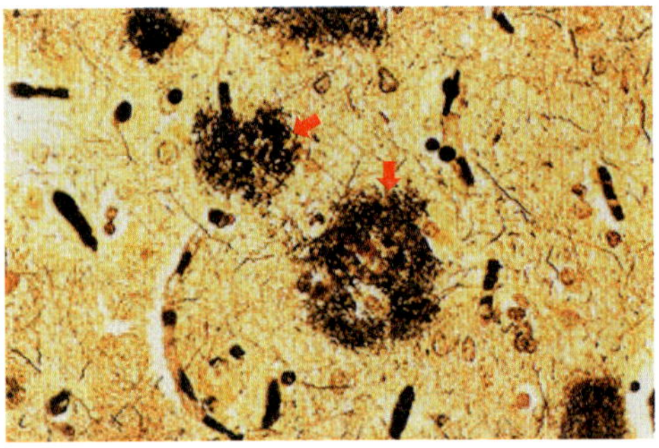

그림 24-19. 알츠하이머병 뇌
노인판(빌쇼스키 염색).

- 관자엽과 뒤통수엽의 피질에서 소동맥의 혈관벽이 두터워져 있으면서 아밀로이드물질이 침착되는 아밀로이드혈관증 관찰
- 신경세포의 소실을 볼 수 있는데, 이마엽과 관자엽의 피질, 마이네르트기저핵, 중뇌 흑질 등에서 잘 나타난다.

이 가운데 노인판과 신경섬유농축체가 진단에 있어 매우 중요한데(그림 24-19), 이 변화는 알츠하이머병 이외의 질환에서도 볼 수 있기 때문에 임상적으로 치매의 증상을 보이고, 현미경소견 상 충분한 정도의 변화를 관찰해야 병리학적인 진단이 가능하다.

2) 특발파킨슨병

운동장애는 주로 기저핵을 침범하는 질환, 시상핵의 국소적인 병리를 나타내는 질환, 중추성 자율신경계의 질환 그리고 자율신경계의 질환을 포함하는데, 그 가운데 대표적이며, 발생빈도가 높은 질환이 특발파킨슨병(idiopathic Parkinson's disease)이다. 대개 50세 이후에 증상이 나타나서 진행하는 병으로 평균발병연령은 61세이며 평균 이환 기간은 13년이다. 여자에 비하여 남자에 많다.

임상적으로는 표정이 없는 얼굴, 빳빳한 자세, 느려진 수의운동, 짧고 빠르게 움직이는 보행, 경직 및 진전 등의 운동기능 장애를 보인다. 약 25%의 환자에서 치매의 증상을 동반한다.

특발파킨슨병환자의 뇌를 조사하여 보면 중뇌의 흑질과 제 4뇌실 하방에 있는 청반의 색조가 퇴색된 것을 본다(그림 24-20). 바로 이 부위에 있는 색소성 신경세포가

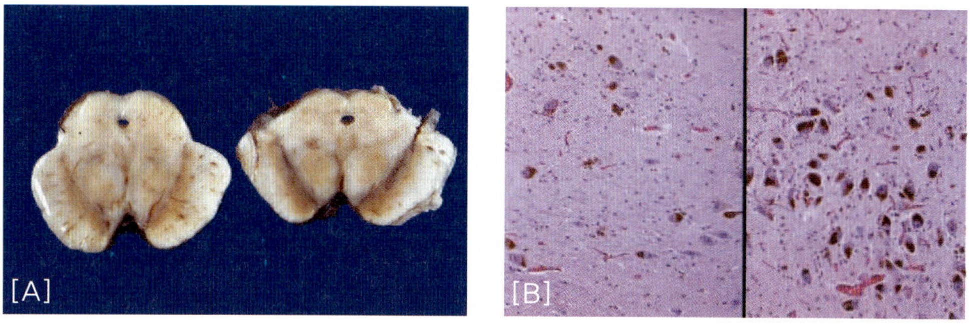

그림 24-20. 파킨슨병의 뇌

[A] 육안(정상인 우측사진에 비하여 좌측에서 색소의 감소)
[B] 현미경사진(정상인 우측에 비하여 좌측의 사진에서 색소의 감소).

소실되기 때문이다. 현미경적으로는 흑질과 청반에 있는 색소성 신경세포가 소실되어 있고, 남아있는 색소성 신경세포의 세포질 내에서 특징적인 루이소체(Lewy body)를 볼 수 있다.

환자의 뇌조직을 대상으로 하여 신경화학검사를 하여 보면, 기저핵의 선조체의 도파민이 감소하며, 대뇌 신피질의 아세트트랜스퍼라제의 활성이 감소되어 있다. 이는 흑질의 색소성 신경세포가 선조체에 보내는 투사성 섬유가 도파민성 입력을 보내는데, 흑질의 신경세포의 소실로 도파민성 입력이 감소되기 때문이다. 운동장애의 정도는 도파민의 결핍과 관련이 있다.

3) 근위축성측삭경화증

인간의 운동을 조절하는 운동신경핵으로는 대뇌운동피질에 위치하는 상부 운동신경핵(upper motor neuron)과 척수의 전각에 있는 하부 운동신경핵(lower motor neuron)이 있다. 근위축성측삭경화증(amyotrophic lateral sclerosis)는 1859년 Charcot와 Joffroy가 기술한 바대로 침범한 근육이 쇠약해지는 것이 특징적이다. 점진적으로 근육의 쇠약이 진행되어 대개 발병 5년 내에 사망한다. 사망원인은 횡격막과 호흡보조근육의 약화로 인한 호흡부전이다.

중추신경계 종양은 유형에 관계없이 신체의 다른 부위의 종양과는 다른 특징을 보인다. 그것은 두개강이나 척수강이라는 제한된 공간에 위치하고 있다는 특수성과 중추신경계가 신체를 조절하는 기능을 가지고 있기 때문이다.

X 중추신경계 종양

중추신경계의 종양은 발생장소에 따라서 두개 내에 발생하는 뇌종양과 척수에 발생하는 척수종양으로 나눌 수 있다. 또한 종양세포의 기원에 따라서 신경조직에서 기원하는 원발성 종양과 비신경조직에서 기원하는 원발성 종양 그리고 중추신경계 밖의 종양이 전이한 경우 등으로 나누고 있다. 최근에는 WHO에서 1993년에 제정한 분류법을 주로 사용하고 있다(표 24-2).

원발성 뇌종양은 전체종양의 3~5%를 차지한다. 또한 종양에 따라서 호발하는 연령이 다르고, 호발부위가 다르며, 남녀에 따른 발생빈도에도 차이가 있기 때문에 조직학적 진단을 정할 때 도움을 받을 수 있다. 여기에서는 흔히 보는 중추신경계 종양에 대하여 기술하도록 한다.

표 24-2. 중추신경계의 종양의 WHO 분류.

I. 신경상피종양 A. 별아교세포종양 B. 희돌기세포종양 C. 뇌실막세포종양 D. 혼합교세포종양 E. 맥락총 종양 F. 기원이 불확실한 종양 G. 신경세포종양과 혼합신경 세포 종양 H. 송과선 종양 I. 미분화 배세포 종양	**IV. 림프조혈기계 종양**	**VII. 뇌하수체 종양** A. 뇌하수체 선종 B. 뇌하수체 암종 C. 두개강인두종
II. 뇌신경과 척수신경종양 A. 신경집종 B. 신경섬유종 C. 악성 말초신경피막종	**V. 생식세포 종양** A. 배아종 B. 태생암종 C. 난황낭종 D. 융모암종 E. 기형종 F. 혼합 배세포 종양	**VIII. 주위로부터 침윤하는 종양** A. 방신경절종 B. 척삭종 C. 연골종, 연골육종 D. 암종
III. 수막종양 A. 수막세포 종양 B. 비수막 간엽세포 종양 C. 원발성 멜라닌세포 종양 D. 원발성 멜라닌세포 병변	**VI. 낭과 종양유사병변** A. 라트케낭 B. 표피양낭 C. 유피양낭 D. 제3뇌실의 콜로이드낭 E. 장관낭 F. 신경교낭 G. 과립세포종양 H. 시상하부의 신경원세포 과오종 I. 코의 이소신경교 J. 형질구 육아종	**IX. 전이 종양** **X. 미분류종양**

1) 별아교세포종

별아교세포종(astrocytoma)은 교종 가운데 가장 흔한 종양으로 교종의 약 30%를 차지한다. 30~40대에 호발하고 약 3:2의 비율로 남자에서 더 많다. 호발 부위는 대뇌반구와 뇌간이다. 육안적으로는 주위 뇌조직과의 경계가 불분명하고 주위 조직으로 침윤하면서 성장한다(그림 24-21).

악성변화를 보이는 역형성 별아교세포종에서는 높은 세포밀도, 핵의 다형성 및 과염색증, 유사분열상, 혈관내피세포의 증식 등을 볼 수 있으며, 40대에 호발한다. 다형성아교모세포종(glioblastoma multiforme)은 별아교세포종 가운데 악성도가 가장 높은 종양으로서 지도모양의 괴사와 괴사주위에서 종양세포들이 책상배열을 하고 있는 모습을 볼 수 있다(그림 24-22).

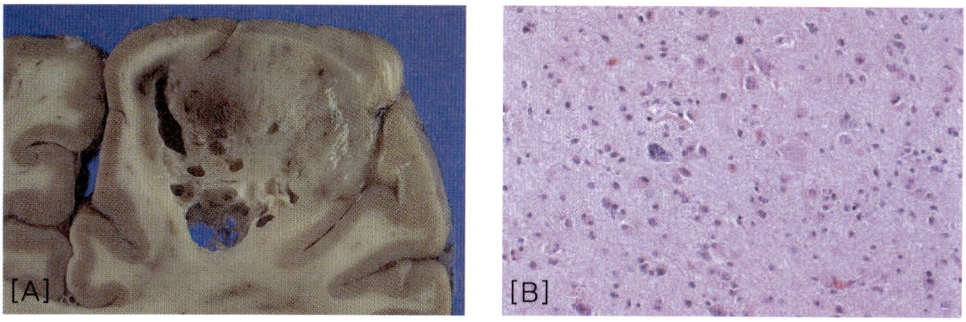

그림 24-21. 별아교세포종.

[A] 주변 뇌조직으로 침윤성 성장을 하는 종괴의 육안사진
[B] 중등도의 종양세포 밀도를 보이는 현미경사진.

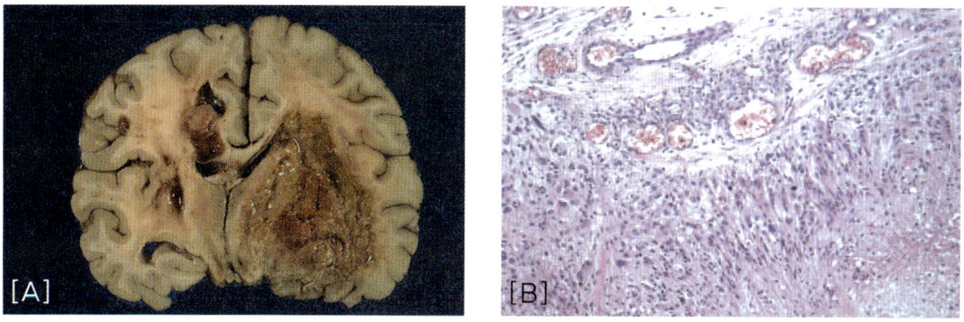

그림 24-22. 다형성아교모세포종.

[A] 괴사와 출혈을 동반한 종괴의 육안사진
[B] 혈관내피세포 증식을 동반한 고등도의 종양세포 밀도를 보이는 현미경사진.

2) 뇌실막세포종

뇌실막세포종(ependymoma)은 전체 교종의 2~6%를 차지하며, 소아와 성인에서 잘 생긴다. 뇌실계의 어디에서도 생길 수 있으며 제 4뇌실에서 가장 흔하다. 두개강에서는 2/3이 천막하부에서 발견되는데 주로 소아에 흔하다.

주위조직과 경계가 분명하고 현미경적으로는 혈관주위에 종양세포가 모이는 가성로제트 형성이 특징이다. 때로는 중앙에 관상구조를 보이는 진성로제트를 만들기도 한다.

3) 수모세포종

수모세포종(medulloblastoma)은 소뇌의 외과립층세포에서 발생하는 것으로 짐작되고 있는 종양으로 20세 이하의 비교적 어린 나이에 발생하는 종양으로 주로 소뇌에서 발생한다. 전체 뇌종양의 2~4%를 차지하며, 소아에서는 중추신경계 종양의 20%를 차지하여 털모양별세포종 다음으로 흔한 종양이다.

종양은 소뇌의 충부에 잘 생기는데 성인에서는 소뇌의 반구에서 생기는 경향을 보인다. 종양은 주위조직으로 잘 파고들며, 뇌척수액을 따라서 전이를 잘 한다. 육안적으로는 흔히 경계가 좋으며 팽창하는 성장양태를 보인다.

단면은 과립상 회분홍색을 띠며 부드러운 경도를 가진다. 현미경적으로는 세포밀도가 매우 높으며, 원형이거나 난원형 혹은 당근모양의 핵을 가지며, 세포질은 거의 없다.

4) 신경집종

신경집종(neurilemmoma)은 전체 두개강내 종양의 6~8% 그리고 척수종양의 16~30%를 차지하는 비교적 흔한 종양이다. 30~50대의 성인에서 많다. 두개강내 신경집종의 80~90%는 소뇌교각에 위치하며 제8번 신경의 전정신경분지에서 발생한다.

육안적으로는 둥글거나 난원형의 종괴를 형성하며 고무모양의 촉감을 나타낸다. 표면은 매끄러우며 피막으로 잘 싸여 있다. 종양이 발생한 신경의 일부가 종괴에 매달려 있을 수 있다. 현미경소견에서는 세포밀도가 높은 부위와 낮은 부위가 섞여 있다. 종양세포가 울타리모양으로 나란히 배열한 모습을 자주 보이며, 방추모양 구조의 양쪽 끝에 배열하여 Verocay body를 형성하기도 한다(그림 24-23).

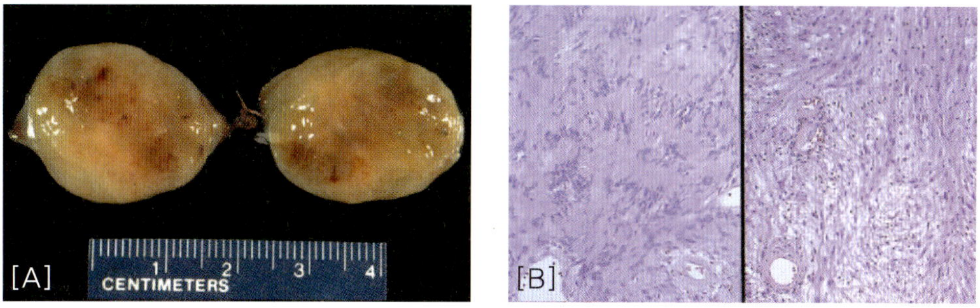

그림 24-23. 신경초종

[A] 난원형의 매끄러운 표면을 보이는 종괴의 육안사진
[B] 좌측 : 세포밀도가 높은 부위 Verocay body 관찰, 우측 : 세포밀도가 낮은부위의 현미경사진.

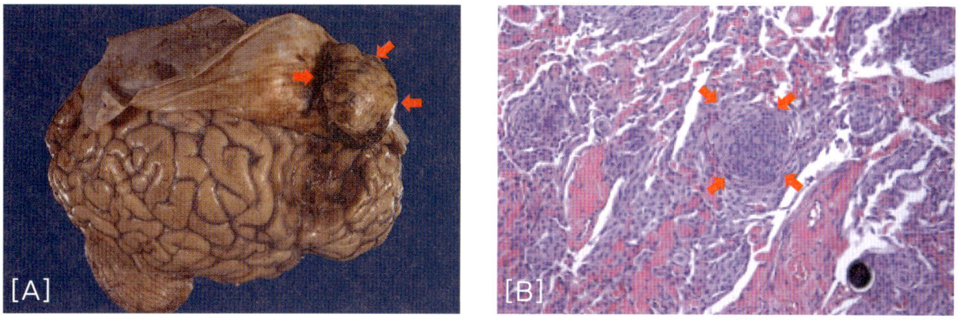

그림 24-24. 수막종

[A] 피막으로 덮여있는 종괴의 육안사진
[B] 난원형의 핵과 풍부한 세포질을 갖은 종양세포로 융합체를 만들고 있다.

5) 수막종

수막종(meningioma)은 Cushing과 Eisenhardt가 정의한대로 "경막에 부착된 경계가 매우 좋은 종양으로 수막을 구성하는 모든 성분에서 기원한 종양"이다.

수막종은 매우 다양한 조직학적 유형을 보이는 이질적인 종양이다. 종양의 절단면은 비교적 단단하고 엽상구조를 띈다.

현미경적으로는 종양세포들이 판상으로 배열하고 있으며, 소용돌이치는 모양을 나타내는 융합체형 수막종과 긴 꼬리를 가지는 섬유형 수막종 그리고 이들 두 가지 형태의 특징을 공유하는 이행형이 있고, 모래종형이 있다(그림 24-24). 악성 수막종은 뇌실질로의 침윤이 뚜렷하거나 원격전이가 있는 경우이다.

말초신경계 질환

말초신경계는 신경절(ganglion)과 말초신경으로 이루어진다. 말초신경은 뇌와 뇌간에서 나오는 12쌍의 뇌신경과 31쌍의 척수신경이 해당되는데, 골격근의 운동을 지배하는 운동신경(motor nerve)과 피부 및 체벽에서 느끼는 온각, 냉각, 촉각, 압각 그리고 통각 등과 같은 체성감각을 중추신경계에 전달하는 감각신경(sensory nerve) 그리고 내장이나 혈관 또는 분비선의 기능을 조절하는 자율신경(autonomic nerve)으로 분류할 수 있다.

말초신경은 신경섬유가 모여 신경다발을 이루고, 몇 개의 신경다발이 모여 개개의 신경을 이룬다. 이들은 각각 신경섬유막(endoneurium), 신경다발막(perineurium) 및 신경외막(epineurium)이라는 섬유성피막으로 싸여 있다. 신경섬유는 축삭과 이를 싸고 있는 수초 그리고 수초를 만들어내는 슈반세포(Schwann cell)로 되어 있고, 수초는 랑비어결절(Ranvier' s node)로 구분되어 있어 말초신경의 흥분이 원활하게 전달된다.

말초신경은 기계적 손상에 의하여 일시적 또는 항구적인 마비를 가져올 수 있다. 또한 영양결핍으로 신경성 각기병, 펠라그라, 알코올성 신경병증 등이 올 수 있으며, 다양한 독물질이나 전신성 대사질환 및 유전성 대사장애질환에서도 말초신경에 변성이 올 수 있다.

나병, 라임병, 수두대상포진 바이러스, 인체면역결핍바이러스 등과 같은 감염질환과 원인이 밝혀지지 않은 염증성 질환들도 있다. 여기서는 대표적인 말초신경계 질환에 대하여 간략하게 설명하도록 하겠다.

1) 월러변성

말초신경의 축삭이 절단되면 절단된 아랫부분에서는 퇴행변화가 나타나게 되는데, 수초가 파괴되고 수축되기 때문에 랑비어결절은 넓어지게 된다. 변형된 수초와 축삭의 잔해는 대식세포와 슈반세포에 의하여 포식되어 처리된다. 이를 월러변성(Wallerian degeneration)이라고 한다.

손상을 입은 신경의 말단에서 축삭이 재생되면서 아랫부분에 생존해 있는 슈반세포에 연결이 되면, 신경은 재생이 된다. 이때 신경손상부에서 슈반세포와 축삭이 과도하게 재생되어 종괴를 이루는 경우가 있는데 이것을 외상신경종(traumatic neuroma)이라고 한다.

2) 신경나병

나균(*Mycobacterium leprae*)에 의하여 오는 나병은 말초신경을 침범하여 나병성 신경병증을 유발한다.

대칭성 다발신경병증을 나타내며 감각소실을 동반하는 나병종나병과 국소적인 지각마비와 무한증을 보이는 결핵나병으로 구분한다. 나병종나병에서는 신경외막과 신경주위막에 나타나는 대식세포를 포함하는 염증반응을 나타내며 AFB염색에서 나균을 증명할 수 있다. 결핵나병에서는 육아종성 병변을 보이며 신경구조는 심하게 파괴되어 있다.

3) 길랑-바레 증후군

급성염증 탈수초 다발 신경근병증(acute inflammatory demyelinating polyradiculopathy ; AIDP)이라고도 부르는, 원인이 밝혀지지 않은 질환이다. 2/3의 환자에서 선행하는 급성 감염질환의 병력이 있다. 근력의 약화가 가장 흔한 증상이며, 미약한 실조에서부터 모든 운동신경과 뇌신경의 마비가 나타나는 심한 경우까지 다양하다.

4) 당뇨병 신경병증

당뇨병은 탄수화물 지방 및 단백질의 대사이상이 나타나는 만성질환인데, 신경병증은 당뇨병환자가 보이는 가장 흔한 합병증이다. 대칭성 다발신경병증과 국소성 및 다초점성 신경병증 등으로 분류한다.

5) 신경성 각기병

티아민(thiamine)이 결핍되면, 말초신경 원위부의 대칭성 운동감각성 신경병증을 보일 수 있으며, 때로는 동통, 이상감각 등이 나타난다. 신경침범은 서서히 시작된다. 말초신경중에서도 하지신경, 미주신경, 횡격신경을 주로 침범하며, 조직소견으로는 원위부의 축삭변성과 소실, 근위부의 분절성 탈수초 등을 보인다.

6) 말초신경의 종양

말초신경에서 기원하는 종양으로는 슈반세포에서 기원하는 신경집종(neurilemmoma), 신경섬유종(neurofibroma) 그리고 악성신경집종(malignant neurilemmoma) 등이 있다.

감각기계

1 청 각

귀는 해부학적으로 외이, 중이, 내이로 구성된다(그림 24-25). 외이는 이개와 귀의 입구로부터 고막까지를 이어지는 외이도로 구성된다. 중이는 고막, 고실 및 이관으로 이루어지고, 고실에는 등자뼈, 모루뼈, 망치뼈로 구성되는 청소골이 있다. 중이는 유스타기오관에 의하여 비인두와 통하게 되어 있는데, 고막 양쪽의 압력을 유지하는 해부학적 구조이다. 내이는 기능적으로 청각기능을 담당하는 와우관과 평형감각을 담당하는 전정기관으로 구성되어 있다.

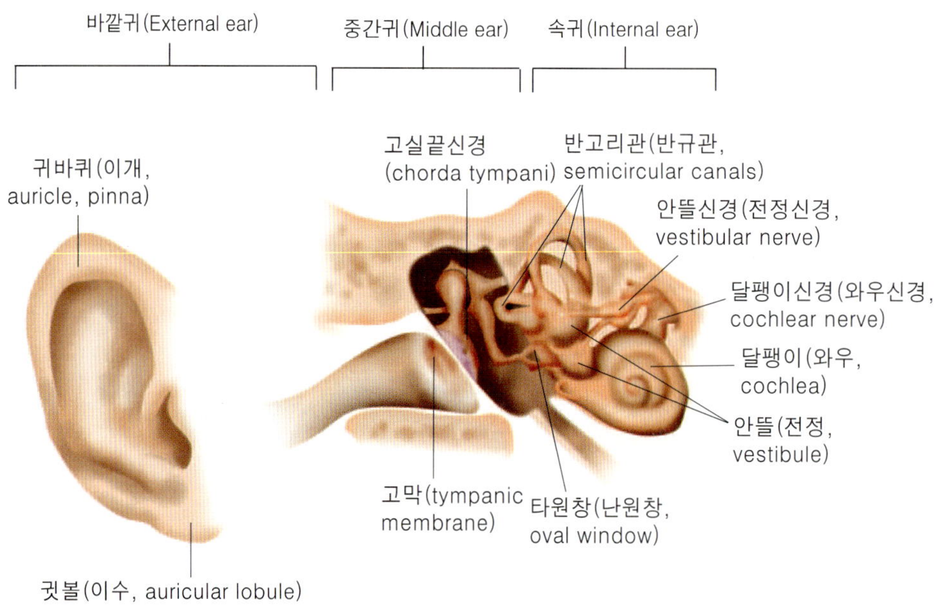

그림 24-25. 귀의 해부학적 구조.

1) 염증

외이염

외이도에 일어나는 화농성 염증은 대부분 상처의 감염으로 온다. 이절(耳癤; otofuruncle)이라고 하는 급성 국한성 외이도염은 외이도의 바깥쪽 1/3의 연골부에 잘 오는 병변으로 모낭, 지방샘, 한샘 또는 이구샘 등의 염증으로 황색포도상구균의 감염이 가장 많다.

중이염

중이의 급성염증은 용혈성 사슬알균, 폐렴사슬알균, 포도상구균 등 세균성 감염이 가장 많다. 염증이 파급되는 경로는 유스타키오관을 통하여 오는 경우가 가장 많다. 염증변화가 진행되면 점막상피에 배상세포가 증가해서 분비물이 많아지며, 염증이 진행되면서 분비물이 점액성에서 화농성으로 변한다. 염증이 심해지면 골벽에까지 변화가 파급된다.

2) 변성

이경화증

주로 젊은 여성에서 나타나는 유전성 질환이다. 난청과 이명의 증상을 보이는 질환으로 내이의 골성미로가 골아세포와 파골세포의 불균형으로 경화가 일어나는데, 해면성 골조직이 증식하여, 등자골의 골성경직이 일어난다.

Meniere병

중년이후의 남자에서 호발하는 발작성 돌발성 현기증, 감음성 난청, 이명의 세 가지 증상을 보이는 난치성 내이질환으로 중이염이나 머리의 손상으로 발생하기도 하고, 뚜렷한 원인을 찾지 못하는 경우도 있다. 처음에는 미로의 수종이 나타나고, 이것이 막성미로 전체로 파급되어 와우와 전정의 증상을 초래하게 된다.

3) 종양

외이에는 양성의 편평상피유두종, 혈관종 및 림프관종, 피양낭종, 지방종 그리고 섬유종 등이 올 수 있으며, 악성 종양으로는 기저세포암종, 편평상피암종 및 악성흑생종이 발생할 수 있다. 중이에서는 부신경절종이 흔하고 선암종과 편평상피암종이 생길 수 있다. 내이에서는 청신경종이 발생하기도 한다.

II 시 각

눈은 안구와 그 부속기로 구성된다. 안구는 그림에서 보는 것처럼(그림 24-26), 안구섬유막(각막, 공막), 안구혈관막(홍채, 섬모체, 맥락막), 망막 및 시신경, 그리고 안구 내에 있는 수정체(렌즈)와 유리체로 구성되어 있다. 부속기관으로는 누선기관, 안와근막, 안구운동근 등과 안검부속기관이 있다. 부위별로 대표적인 질환을 열거한다.

1) 안 검

안검의 염증성질환으로는 우리가 다래끼라고 부르는 맥립종(hordeolum)과 속립종(chalazion)이 있다. 맥립종은 속눈썹의 모근에 있는 피지선이 화농균(주로 황색포도상구균)에 감염되어 일어나는 급성 화농성 염증으로 안검에 발적이 일어나고 종창을 나타낸다. 자발통과 압통이 있고, 몇 일이 지나면 단단해지면서 농이 배출되어 치유된다. 속립종은 마이봄선(Meibomian gland)의 만성 육아종성 염증으로 검판에 좁쌀크기부터 콩알크기의 통증이 없는 작은 종류가 생기는 질환이다.

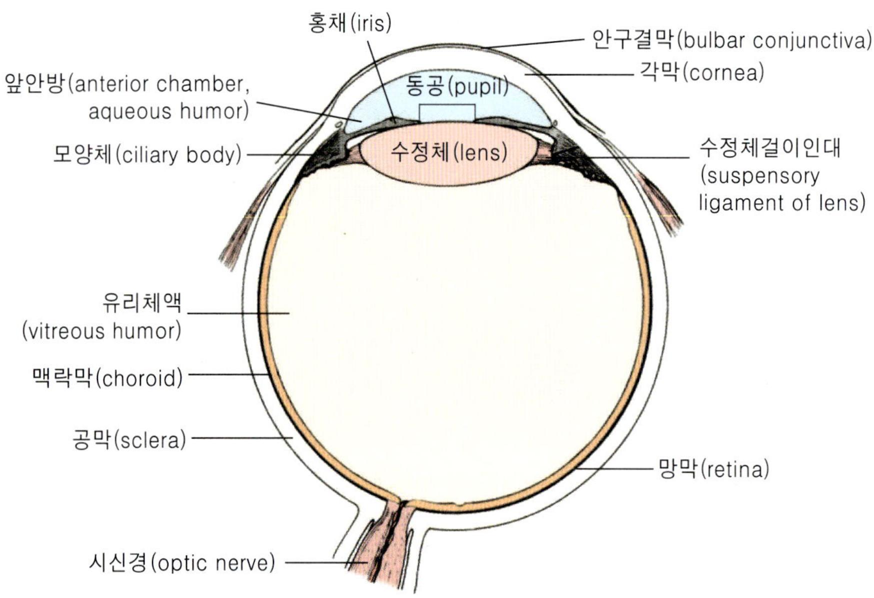

그림 24-26. 안구의 구조

2) 결 막

결막에 염증이 생기면 점막출혈이 일어나기 때문에 눈이 충혈되고 눈꼽이 낀다. 원인에 따라서 세균성, 바이러스성, 클라미디아성 그리고 과민성으로 나눈다.

트라코마는 *Chlamydia trochomatis*에 의하여 오는 결막염으로 초기에 급성 삼출성 결막염으로 시작하여 만성 증식성염증으로 발전한다. 특히 바이러스성의 경우는 adenovirus 8형의 감염에 의하여 일어나는 전염성이 강한 유행성 각결막염은 과거에 아폴로눈병이라고 부르기도 하였는데, 안검의 종창, 결막의 충혈과 부종, 구결막에 작은 출혈반점 등을 보이는데, 증상이 가라앉으면 특별한 합병증 없이 치유된다.

3) 각 막

각막의 염증은 시력장애나 동통, 이물감 등의 증상을 나타내며, 대상포진바이러스에 의하여 잘 일어나는 표층 각막염과 고유각막질까지 염증이 파급되는 매독, 결핵, 나병 등에 의한 심층 각막염이 있다. 심층 각막염에서는 각막에 궤양이 발생하며 치유된 후에 반흔이 남아 각막의 혼탁을 야기하기도 한다. 콘택즈렌즈를 장시간 착용하거나, 방호안경 내지 용접광을 본 5~8시간 후에 심한 안통이나 눈물을 흘리면서 안검의 부종으로 눈을 뜰 수 없는 증상을 나타내는 급성 미만성 각막염은 각막상피염으로 콘택즈렌즈안염 또는 전기성 안염이라고 한다.

4) 망 막

본태성 고혈압을 포함하는 사구체신염, 자간증 등과 같은 고혈압성 질환이나 당뇨병, 백혈병 그리고 뇌종양 등과 같은 질환이 있을 때는 망막혈관의 협착 또는 확장, 망막출혈과 삼출물 형성, 망막과 시신경 유두의 부종 등과 같은 변화를 볼 수 있다.

5) 녹내장과 백내장

녹내장은 안압이 높아져 시각기능의 장애가 일어나는 상태를 말하는데, 안구나 우각의 상태가 변하지 않고 안압이 서서히 높아져 시신경의 위축이 일어나는 원발성 개방성 우각녹내장과, 우각이 폐쇄되어 홍채의 방수의 흐름을 방해하여 급격한 안압의 상승이 일어나는 급성 원발성 폐쇄성 우각녹내장이 있다. 후자의 경우에는 심한 두통, 오심, 구토, 안통, 시력장애를 호소하며, 결막이 충혈되고 동공이 확대된다. 그 밖에도 다양한 안질환에서 녹내장이 병발할 수 있고, 스테로이드를 장기간 투여하는 경우에도 녹내장이 올 수 있다.

백내장은 수정체가 혼탁해지는 경우를 말하는데, 출생 시부터 수정체가 백색으로 혼탁한 선천성 백내장, 외상 후에 오는 외상성 백내장, 포도막염 등과 같은 다른 안 질환에 의하여 오는 병발 백내장, 그리고 노인기에 발병하는 노인성 백내장이 있다.

6) 종 양

안검에 잘 오는 양성종양으로는 황색탄성종, 유피낭종 등이 있고, 악성종양으로는 편평상피암이 가장 많고 악성 흑색종 등이 있다.

안와에 종양이 생기면 안구의 돌출, 안구운동장애, 안검의 부종 등을 일으킨다. 소아에서는 횡문근육종, 시신경교종 등이 잘 오고, 성인에서는 혼합종양, 수막종, 악성 림프종, 전이암 등이 올 수 있다.

안구내 종양으로는 망막아종(retinoblastoma)과 악성 흑색종(malignant melanoma)이 잘 온다. 망막아종은 망막을 침범하는 악성 종양으로 주로 5세 이하의 어린이에게 잘 온다. 13번 염색체의 Rb유전자의 이상에 의한다. 악성 흑색종은 80% 이상이 맥락막 부위에 발생하며, 주로 40대 이후의 백인에서 호발한다.

찾아보기

「ㄴ」

「ㄷ」

「ㅅ」

「ㅇ」

『ㅈ』

「ㅎ」

INDEX

「R」

「S」

기본병리학

2002년 2월 20일 초판발행
2004년 8월 20일 2판발행
2006년 3월 10일 2판2쇄발행
2008년 3월 10일 3판발행
2011년 9월 10일 4판발행
2020년 9월 10일 4판2쇄발행

지은이 대한병리학회 대전·충청지회
펴낸이 이상태
펴낸곳 청구문화사
주　소 (03706) 서울특별시 서대문구 성산로11길 15
전　화 02) 332-0541(代)　팩　스 02) 337-9577
등　록 1990년 11월 2일 제9-247호

정가 35,000원

ISBN 978-89-5616-460-1 93510